编委会

前言

护理学随社会的进步、科学的发展,以及疾病形态的变化与医疗保健体系的进步而不断发展。21 世纪的护理学集医学、社会科学、人文科学及管理学于一体,在保障人民健康、防治重大疾病、提高人口素质中发挥着重要作用。其中,护理管理是医院管理的重要组成部分,如何实施科学有效的管理、改善护理系统的运行状态、提高运行效益,是护理管理研究的重大课题。发展中的现代护理学不仅要求临床护理人员熟练掌握临床各科常见病护理的精要,还要求相关从业人员学习和掌握一定的人文社会科学知识和医学基础理论,从而为护理对象提供更加舒适、人性化的服务。为了不断提高护理工作质量,培养优秀的护理管理人才,我们特组织一批专家编写了《现代护理管理与临床实践》一书。

本书基于临床实际搭建出护理工作的整体架构,坚持"以过程性知识为主、以陈述性知识为辅"的基本原则进行编写。首先,简要叙述了护理学基础知识及护理管理的内容。然后,重点讲解了神经内科、消化内科、神经外科、普外科等科室常见疾病的护理,针对疾病概念、病因、发病机制、诊断与鉴别诊断、临床表现等方面仅做简要讲解,着重讲述每种疾病的护理评估、护理目标、护理措施等内容。最后,简要叙述了体检中心护理和健康管理的内容。本书条理清晰、内容精练、资料可靠,具有较强的科学性和实用性,适合基层护理人员和护理专业学生阅读参考。

在本书编撰过程中,各位编者都付出了巨大的努力,对稿件进行了多次修改,但限于个人学识,加之编写经验不足,书中难免存在疏漏之处,敬请广大读者提出宝贵的修改意见,以期再版时修正完善。

《现代护理管理与临床实践》编委会
2022 年 7 月

目录

第 一 章

护理学绪论

第一节 护理学发展史

护理学的发展与人类社会的发展息息相关,是人类生存的需要,从人类诞生开始,就有了护理。

一、护理学的形成

(一)人类早期的护理

最初的护理诞生于祖先自我防护本能的基础上,以自我护理和家庭护理为主。如用流水冲洗伤口,将烧热的石块置于患处,腹部不舒服时用手抚摸等。但对疾病和死亡,只能听之任之,无法救治,甚至把疾病看成是一种灾难,认为是神灵主宰或鬼神作祟。巫师用放血、冷水泼、念咒等方法祈求神灵帮助,驱除鬼怪,减轻痛苦,治疗疾病。后来在征服自然的过程中,人类逐渐积累了大量的经验。在中国、印度、埃及等文明古国,早期文化中就有按摩、分娩、凉水降温、伤口包扎、泥湿敷、固定骨折、拔火罐等护理技术的记载。在公元初年基督教兴起,教会对护理的影响长达一千多年。教徒们在各地修建了医院,最初是用作收容徒步朝圣者的休息站,后来发展为治疗精神病、麻风病等疾病的医院及养老院。当时一切照顾工作均由妇女承担,虽然没有接受过专业训练,但她们工作认真,以温柔慈祥的母爱照顾着老人和病残者,这就是医疗护理的萌芽。

(二)中世纪的护理

中世纪欧洲的政治、经济、宗教迅速发展,战争频繁,疫病流行,这些对护理工作的发展起到了一定的促进作用。护理工作除大部分由修女担任外,还有一些自愿为贫病者服务的女性。她们虽然缺乏护理知识,又没有足够的护理设备,但以良好的道德品质为患者提供护理服务。当时的护理受宗教控制,医院条件很差,内科、外科甚至传染科患者都混杂住在一起,床位严重不足,晚上患者在床上、地板上轮流睡觉,交叉感染非常严重。有的医院还受神父干涉,认为护理患者是次要的,让"护士"们去祷告,让患者斋戒或禁食,以使患者的"灵魂得救"才是首要的。

(三)文艺复兴与宗教改革时期的护理

公元 1400 年,意大利兴起的文艺复兴运动对欧洲的各行各业产生了深远的影响,西方国家称之为科学新发现时代。在此期间,医学也发展迅猛,摒弃了神话和迷信,治疗疾病有了新依据。

文艺复兴后,护理逐渐摆脱了教会的控制,培训护理人员的机构相继成立,护理工作开始成为一种独立职业。但是在1517年发生宗教革命后,社会结构发生了很大变化。妇女地位低下,没有机会接受教育,担任护理工作的是那些找不到工作的人,甚至是女犯人和妓女,她们既无护理经验又未经过培训,也没有宗教热情,只能做一些仆役式的工作,而且服务态度差,导致了护理质量大大下降,护理的发展进入了历史上的黑暗时期。

(四)现代护理的诞生与南丁格尔的贡献

19世纪,随着社会文化、科学技术和医学技术的发展,护理工作的社会地位有所改善,社会需要具有良好护理技术的护士。一些系统化培训护士的教育应运而生,玛丽·艾肯贺首先创立了爱尔兰慈善姐妹会。1836年德国牧师弗利德纳(1800—1864年)在恺撒斯威斯城成立了医院和女执事训练所,专门招收年满18周岁、身体健康、品德良好的年轻女性,进行3年的课程训练,训练的内容包括授课、医院实习、家庭访视,这就是最早的有组织的系统化的护理训练。佛罗伦斯·南丁格尔(1820—1910年)就曾在此接受过训练,弗利德纳共建立了32所女执事训练所,并著有《护士教育记录》一书,它是最早的护理教科书。

佛罗伦斯·南丁格尔是历史上最负盛名的护士,被誉为护理学的鼻祖,现代护理的创始人,她的贡献对护理产生了深远的影响。南丁格尔重建了军中与民间的医院,发展了"通过改善环境,促进舒适和健康"的护理理念。1860年,在英国的圣托马斯医院创办了第一所护士学校,标志着近代护理的诞生。

南丁格尔1820年5月12日出生于意大利的佛罗伦斯,她的家庭是英国名门,所以从小就接受了良好的教育,曾就读于法国巴黎大学,精通英、法、德、意四国语言,具有较高的文化修养。受母亲的影响,南丁格尔善良、乐于助人,经常随父母参加慈善活动,她渐渐感受到训练有素的护士的重要性。1850年,南丁格尔冲破重重阻碍,来到当时最好的护士训练基地——德国的恺撒斯威斯城学习,完成了长达32页的"莱茵河畔的恺撒斯威斯学校"一文。1851年,她又重返该校参加了3个月的护理训练班,并考察了英、法等国家的护理现状。1853年,在慈善委员会的赞助下,南丁格尔在伦敦哈雷街1号开设了第一所护士看护所,开始了护理生涯。

1854年,英法联军与沙俄发生战争,攻占了俄属克里米亚岛阿尔马河一带。当时英国的战地医院护理条件极差,大批浴血奋战的将士由于得不到恰当的护理而死亡。1854年10月南丁格尔被任命为"驻土耳其英国总医院妇女护士团团长",率38名护士抵达战地医院。通过改善供水条件、伤员饮食、个人卫生、医院环境等,使伤病员的死亡率由50%降至2.2%。她工作细致、认真,每天晚上都提着油灯,不辞辛苦地巡视各个病房,伤病员深受感动,甚至亲吻她的身影,这就是著名的"石壁之吻"。1856年,战争结束后南丁格尔回到英国,英国政府奖励她44 000英镑的巨额奖金,但南丁格尔全部用于护理事业。瑞士银行家邓南在她的影响下,1864年在日内瓦成立了国际红十字会,帮助救治欧洲战场上的伤病员。南丁格尔编写的《健康和工作效率对英国军队医院管理的影响》对英国陆军医院的建设起了很大作用,她一生写了大量的论文、日记、报告、论著,最著名的是《医院札记》和《护理札记》,被认为是护理教育和医院管理的重要文献。1910年8月13日,南丁格尔于睡梦中安然长逝,享年90岁,她终生未嫁,将自己的一生奉献于护理事业。为了纪念南丁格尔的伟大贡献,国际护士会建立了南丁格尔基金,并把南丁格尔的诞辰日——5月12日定为"国际护士节"。

二、现代护理学的发展

护理学在从南丁格尔时代向科学事业的转化过程中发生了巨大的变化,已经由医学辅助学科发展为医学科学中的具有独特功能的一门学科。现代护理学不仅形成了自己特有的理论和实践体系,而且正日益向深度和广度方向迈进,发展经历可分为三个阶段。

(一)以疾病为中心的护理阶段

以疾病为中心的护理阶段是现代护理学发展的初级阶段,从南丁格尔时代持续到20世纪中期,当时认为"健康就是没有疾病""有病就是不健康""疾病是由细菌或外伤引起的机体结构改变或功能异常"。此时期的护理特点是以疾病护理为中心,护士的工作主要是机械地执行医嘱和完成生活护理。护士工作给人的印象只是打针、发药,社会地位较低,护士自身成就感差。此阶段的护理理论体系发展不完善,但这也是人们在当时历史条件下对健康和疾病认识水平较低的产物。

(二)以患者为中心的护理阶段

20世纪30年代末,美籍奥地利理论生物学家贝塔朗菲提出了"系统论",接着美国心理学家马斯洛提出了"人的基本需要层次论",生态学家纽曼提出了"人和环境的相互关系论"。这些理论和学说的相继出现促使人们重新认识人类健康与心理、精神、社会、环境之间的关系。1948年,世界卫生组织提出了新的健康观,认为"健康不但是身体没有疾病,还要有完整的生理、心理状态和良好的社会适应能力"。这一概念的提出,强调了健康的全面性,为护理研究提供了广泛的领域。1955年,美国莉迪亚、霍尔提出了"护理程序",使护理有了科学的方法。20世纪60年代后出现的一些护理理论提出应重视人的整体性,人类的健康受生理、心理、社会、经济等多方面因素的影响。1977年,美国医学家恩格尔提出了"生物-心理-社会"医学模式。从此,护理发生了根本的变革,也相应地提出了满足患者"生物-心理-社会"需要的护理模式。护理工作从以疾病为中心转变为以患者为中心。护士工作不再是被动地执行医嘱和各种护理技术操作,而是根据患者的实际情况,合理应用护理程序,为患者提供护理照顾。患者由入院到出院由一位护士负责,包括入院介绍、制订护理计划、各种护理操作、护理病历书写、观察病情、心理护理、健康宣教、出院时的护理小结与评价等。实现了以患者为中心,运用现代护理技术来维护患者的身心健康,但此时的护理工作范围仍局限于患者,工作场所局限于医院。

(三)以人的健康为中心的护理阶段

随着生活水平的提高,人们观念的改变,疾病谱发生了很大的变化,常见的疾病由过去的传染病、营养不良转变为由生活习惯和生活方式不良导致的一系列疾病,如"两管一瘤",即心血管、脑血管和肿瘤。为了满足广大民众对卫生保健服务的需求,护理学发展到"以人的健康为中心"的护理阶段。此期的护理对象由患者扩展到全体人类,护理过程扩展到从健康到疾病的全过程,护理场所由医院扩展到所有有人的地方。

三、我国护理学的发展

(一)祖国医学与护理

我国古代的护理历史悠久,在祖国古代的医学中早已存在,只是一直处于医、护、药不分的状态,从重视疾病的"三分治,七分养"中,不难看出护理在古代医学中的重要性。在大量的医学典籍和历代名医传记里,保留着护理理论和技术的记载,如饮食调护、口腔护理、冰块降温、急救、功能锻炼、消毒隔离、疾病预防等,其中相当一部分内容对现代护理仍具有指导意义。

西汉完成的《黄帝内经》是我国现存的最早的医学经典著作,它强调热病的反复与饮食调节的关系,自然环境和气候变化的关系,并指出了饮食必须多样化,着重强调加强自身防御的重要性。如提出了"上工救其萌芽""肾病勿食盐""怒伤肝,喜伤心……""圣人不治已病治未病"等防病和早治的思想。《本草衍义》中提出了与现代饮食护理相关的观点,在食盐与肾病的关系中指出"水肿者宜全禁之"。春秋末年,齐国的扁鹊提出了"切脉、望色、听声、写形、言病之所在",总结了观察疾病的方法和意义。三国时期外科鼻祖华佗创编了强身健体的"五禽戏",唐代杰出的医药家孙思邈创造了葱管导尿法,东汉末年的名医张仲景发明了猪胆汁灌肠术、人工呼吸和舌下给药法。明代胡正心提出用蒸气消毒处理传染病患者的衣物,当时还采用焚烧艾叶、喷洒雄黄酒等空气消毒法。这些宝贵的经验和方法是历代先人智慧的结晶,为我国近代护理事业的发展奠定了坚实的基础。

(二)中国近代护理发展史

我国近代护理开始于鸦片战争前后,带有浓厚的欧美式宗教色彩,当时外国的传教士、医师可以自由出入我国,他们除建教堂外,还开办了医院、学校。1820年,英国医师开始在澳门开设诊所。1835年,英国传教士巴克尔在广州开设了第一所西医院(即现在的广州孙逸仙医院)。两年后,该医院以短训班的方式培训护理人员。1884年美国妇女联合会派到中国的第一位护士麦克尼在上海妇孺医院推行"南丁格尔"护理制度,她是最早来华的西方护士。1888年,美国的约翰逊女士在福州创办了第一所护士学校。1900年以后中国各大城市建立了许多教会医院并附设了护士学校,逐渐形成了护理专业队伍。据记载,1900—1915年间,英美教会所开办的护士学校有36所,到1915年时外国教会在中国开设的基督教会医院及诊所共330所,外国医师有383名,外国护士112名。同时在培养护士方面发展迅速,其中包括培训男护士,主要承担骨科、手术室、泌尿外科等工作,非常受欢迎。在当时的北京同仁医院、湖北普爱医院、保定思候医院等十多家医院均有男护士。1909年,中国护理界的群众学术团体"中华护士会"在江西牯岭成立。1937年改为中华护士学会,1964年改为中华护理学会。1912年,中华护士会成立了护士教育委员会,开始负责全国护士的注册工作。1920年护士会创刊《护士季报》,这是我国护理的第一本综合性刊物。1921年,北京协和医学院开办高等护理教育,学制4~5年,五年制的学生毕业时授予理学学士学位。1932年,我国第一所由政府开办的中央高级护士职业学校在南京成立。1934年,教育部成立护士教育专门委员会,将护士教育改为高级护士职业教育,招收高中毕业生,学制3~4年,护士教育逐渐被纳入国家正式教育系统。1950年,北京协和医学院与东吴大学、燕京大学、岭南大学、齐鲁大学、金陵女子文理学院等合办了五年制高等护理教育,培养了一批护理精英,主要从事护理教学、护理管理、护理研究、临床护理等工作。在军队里,护理工作备受党和中央政府的重视。1928年,在井冈山的五井地区创建了具有历史意义的红军医院。1931年,在江西开办了中央红色护士学校。1932年,创建了我军第一所军医学校,并在长征开始前培训了300名看护生。

(三)中国现代护理的成就

1.护理教育迅猛发展

1950年,我国将护理教育列为中等专业教育,纳入了正规教育系统,从此,有了全国统一的护士教材和教育计划。1988年,我国首届护理本科生在天津医学院毕业。1992年北京开始了护理硕士研究生教育。1996中国协和医科大学成立了护理学院。从20世纪80年代起,各个地区开展了各种形式的护理成人教育。现在部分医学院校已经开设了护理博士教育,完善了中专、大专、本科、硕士、博士 5 个层次的护理教育体系。1997 年,中华护理学会在无锡召开护理继续教育座谈会,制定了继续教育法规。目前,我国已经实现了护理终身教育,护理人才结构发展合理。

2.护理专业水平不断提高

在 20 世纪 50 年代初,我国创造并推广了无痛注射法,完善了无痛分娩法。近几年专科护理发展迅猛,如显微外科、营养疗法、器官移植、造口护理、大面积烧伤、重症监护等专科护理技术逐步完善,专科护士深受欢迎。护理设施不断更新,护理质量不断提高。

3.护理学术活动频繁

1977 年中华护理学会和各地分会相继恢复,多次召开各种全国性的、地方性的护理学术经验交流会、专题学习班、研讨会等。1954 年创刊的《护理杂志》于 1977 年 7 月复刊,1981 年改名为《中华护理杂志》。同时《国外医学护理杂志》《实用护理杂志》《护理学杂志》《护士进修杂志》等十多种护理杂志如雨后春笋般出现。中华护理学会多次与美国、日本、澳大利亚、加拿大等国家的护理学会联合召开国际护理学术会议,互派专家、学者讲学和参观访问。1985 年,全国护理中心在北京成立,取得了世界卫生组织对我国护理学科发展的支持。

4.护理管理体制逐步健全

我国国家原卫生部设立了护理处,负责统筹全国的护理工作,制定有关政策法规。各省、市、自治区卫生厅(局)在医政处下设专职护理管理干部,负责协调管辖范围内的护理工作。各医院护理部健全了护理管理体制,以保证护理质量。1979 年国务院批准原卫生部颁发的《卫生技术人员职称及晋升条例(试行)》明确规定了护理专业人员的高级、中级、初级职称。1993 年原卫生部颁发了第一个关于护士执业和注册的部长令和《中华人民共和国护士管理办法》。1995 年在全国举行了首次护士执业考试,经考试合格获执业证书方可申请注册,护理管理步入了法制化道路。

5.护士的社会地位不断提高

1981 年 5 月,在北京召开了首都护理界座谈会,号召全社会都来尊重护士、爱护护士。1986 年在南京召开了全国首届护理工作会议,增设了护龄津贴,并对从事护理工作 30 年以上的护士颁发"荣誉证书"和"证章"。南丁格尔奖章是红十字国际委员会设立的护理界国际最高荣誉奖,1983 年我国首次参加了第 29 届南丁格尔奖章评选,到 2009 年的第 42 届为止,我国先后有 48 名优秀护理工作者获此殊荣。

(楚梦苛)

第二节 护理学的基本概念、任务和目标

通过学习护理学的相关知识,帮助人群减轻痛苦、维持健康、恢复健康、促进健康。

一、护理学的基本概念

护理学包括四个核心概念:人、环境、健康和护理。对这四个概念的认识直接影响着对护理学内涵的理解。

(一)人

护理的对象是人,对人的认识是护理理论、护理实践的核心和基础。如果说护理的对象是从健康人到患者,从个体到群体,那么就可以说,护理的对象是全体人类。作为护理对象的人不只是"生物的人",而是生理、心理、社会、文化的统一体。任何一个因素出现异常,都会对"人"这个整体产生影响。人与周围环境不断进行着物质、能量、信息的交换,保持机体内环境的稳定和平衡,以适应外环境的变化。所以说,人不仅是一个整体,还是一个开放的整体。为了生存、成长和发展,不同年龄组的人具有不同层次的基本需要。如果需要得不到满足,会因为内、外环境的失衡而产生疾病,护理的功能就是通过帮助护理对象满足基本需要,来帮助个人调节内环境,去适应外环境的变化,以获得或维持身心的平衡——健康。每个人都有责任努力追求恢复、维持和促进自身良好的健康状态,护理人员应充分调动人的主观能动性,使其积极参与维护健康的全过程,这对预防疾病、促进健康十分重要。

(二)环境

环境是指与人类和一切生命活动有着密切关系的各种因素的总和,包括内环境和外环境。内环境是指人的生理、心理、社会、思想、思维等方面。外环境包括自然环境和社会环境,自然环境指水、空气、食物和土壤等自然因素。社会环境指生活方式、文化、人际关系、宗教等方面。人类的一切活动都离不开环境,并且时刻与环境相互作用,相互依存,不断地进行着物质、能量和信息的交换,导致人类患病的一切细菌都存在于环境中。为人类创造适于生活、休息的良好环境对维持健康、减少疾病具有很大的意义。

(三)健康

随着人类文明的发展,社会的进步,健康的概念也发生了很大变化。在古代,人们把疾病看成是鬼神的附体,或者将疾病看成是自身与日、月、星辰之相应所致。中世纪认为疾病是上帝对人的惩罚,健康是上帝对人的恩赐。近代科学发展迅猛,人类开始从解剖学和生理学的角度看待健康与疾病。健康和疾病既是一组相对的概念,又无法分开,可以把健康和疾病看成是一个连续统一体,健康在一端,疾病在另一端。任何生物都要经历健康、疾病、老化、死去的过程。每个人的健康状况都处在这个连续统一体的某一点上,而且时刻都在变化着。人类的健康受生理、心理、精神、感情、社会文化、环境等多种因素的影响。因此,1948年世界卫生组织将健康定义为"健康不仅是没有疾病和身体缺陷,还要有完整的生理、心理状态和良好的社会适应能力。"

每个人对健康和疾病都可能有自己的理解和定义,它受文化程度、宗教信仰、个人对健康和疾病的经历等方面的影响。护理人员应加深对健康的认识,因为护士有责任促进人类健康,减少疾病。

(四)护理

护理是护士与患者之间互动的过程,是科学、艺术和人道主义的结合。护理活动是有目的、有组织、有创造性的活动,其基本工作方法是护理程序。不同的护理学家从不同的角度给护理下了定义。

1859年南丁格尔指出"护理的独特功能在于协助患者置身于自然而良好的环境下,恢复身心健康"。1885年她又指出"护理的主要功能在于维护人们良好的状态,协助他们免于疾病,达到他们最高可能的健康水平"。1966年美国著名护理理论家韩德森认为"护理的独特功能是协助患病的人或健康的人,实施有利于健康、健康的恢复或安详死亡等活动。这些活动在个人拥有体力、意愿和知识时,是可以独立完成的,护理也就是协助个人尽早不必依靠他人来执行这些活动"。著名护理理论家奥伦说"护理是对人类的服务,是帮助人的一种方式,包含几个核心因素:服务性、艺术性、精湛性、知识性和技术性"。另一位护理理论家罗伊指出"护理就是通过控制各种内、外部环境刺激因素,促进人在健康和疾病状态下在生理功能、自我概念、角色功能和相互依赖四个方面的适应"。1970年美国护理学家罗吉斯提出"护理是一种人文方面的艺术和科学,它直接服务于整体的人。护理要适应、支持或改革人的生命过程,促进个体适应内外环境,使人的生命潜能得到发挥"。我国著名护理专家王琇瑛认为"护理是保护人民健康,预防疾病,护理患者恢复健康的一门科学"。

1980年美国护士学会将护理定义为"护理是诊断和处理人类对现存的和潜在的健康问题的反应"。

上述护理概念从不同角度阐述了护理的内容和范围,总之,护理就是满足患者的各种需要,增强患者应对及适应的能力,增进健康,预防疾病。

人、健康、环境和护理四个概念之间相互关联、相互作用,人是护理服务的对象,健康是护理工作的核心,人类赖以生存的环境又时刻威胁着人类的健康。只有把人、健康、环境和护理看成一个立体网络系统,才能探索出护理学的发展规律。

二、护理学的任务和目标

在护理学科不断发展和护理理念不断变化的基础上,护理学的目标和任务也发生了巨大变化。1978年世界卫生组织指出"护士作为护理的专业工作者,其唯一的任务就是帮助患者恢复健康,帮助健康的人促进健康",并提出健康与疾病的五个阶段中护理人员应该提供的护理服务。

(一)健康维持阶段

帮助个体尽可能达到并维持最佳健康状况。

(二)疾病易感阶段

保护个体,预防疾病的发生。

(三)早期检查阶段

尽早识别处于疾病早期的个体,尽快诊断和治疗,避免和减轻痛苦。

(四)临床疾病阶段

帮助处于疾病中的个体解除痛苦和战胜疾病。对于濒死者则给予必要的安慰和支持。

(五)疾病恢复阶段

帮助个体从疾病中康复,减少残疾的发生,或帮助残疾者使其部分器官的功能得以充分发挥,使残疾损害降到最低限度,达到应有的健康水平。

护理的目标是在尊重人的需要和权利的基础上,以人为中心,提高人的生命质量,维持和促进个人高水平的健康。护理的最高目标是面向家庭、面向社区、面向社会,提供全面、系统、整体的身心护理。

(陈树霞)

第三节　护理学的内容与范畴

护理学属于生命科学的范畴,包括理论和实践两大方面。

一、护理学的理论范畴

(一)护理学的研究对象

护理学的研究对象由患者发展到健康的人，由人的生理方面扩展到人的心理、社会、精神、文化等各个方面，即整体的人。由个体健康发展到群体健康（家庭、社区、社会），可以说，护理学研究的对象是全体人类。

(二)护理学与社会发展的关系

护理学的发展与社会发展相辅相成，社会的发展对护理学的发展提出了更高的要求，促进了护理学科的发展。反之，护理学的发展对促进社会发展具有一定的作用和价值。如人口老龄化、高血压等慢性疾病的增多加快了社区护理的发展，健康教育技巧、与人有效沟通等已经成为护士的基本技能之一，网络化、信息化提高了护理工作效率。

(三)护理专业知识体系与理论架构

自20世纪60年代以来，一批护理理论家经过不断的探讨先后建立了一些护理学的理论与模式，为护理知识体系的建立、学科发展作出了重要贡献。如以"人是一个整体""护理应提供整体性服务"为核心的奥伦的自护学说、罗伊的适应模式、纽曼的系统模式等。

(四)护理交叉学科和分支学科

护理学与自然科学、社会科学、人文科学等多种学科相互渗透，形成了一些综合型、边缘型的交叉学科和分支学科，如护理礼仪与美学、护理心理学、护理伦理学、精神科护理学、中医护理学、社区护理学、临床营养学等，扩大了护理学科范围的发展。

二、护理学的实践范畴

(一)临床护理

临床护理具体包括基础护理和专科护理两方面。

1.基础护理

基础护理是专科护理的基础，以护理学的"三基"（即基本理论、基本知识、基本技能）为基础，结合患者生理、心理特点和治疗康复的需求，满足患者的基本需要。如提供舒适的环境、病情观察、各种给药法、膳食护理、排泄护理、无菌技术等护理基础技术。

2.专科护理

专科护理结合临床各专科患者的特点及诊疗要求，形成了较完善的各科护理常规，如高血压护理常规、气管炎护理常规、胃溃疡护理常规等。目前各专科护理正日趋精细，如成立了显微外科、器官移植、重症监护等。

(二)护理管理

近年来，现代管理学与护理学交叉、融合，使护理管理发展迅猛。无论是护理管理者，还是各科临床护士都需要有现代管理的知识和能力，科学地管理护理工作中的人、财、物、时间、信息，提高护理工作的效率和效果。

(三)护理教育

护理教育的目标是培养合格的护理实践者，以保证护理专业适应未来发展的需要。护理教育一般分为基础护理教育、毕业后护理教育和继续护理教育三大类。基础护理教育包括中专教育、大专教育和本科教育，毕业后护理教育指岗位培训和研究生教育，继续护理教育是对从事实际工作的护理人员提供学习新理论、新知识、新技术、新方法的终身性的在职教育。

(四)护理研究

护理人员有责任通过观察、科学实验、调查分析等科学研究的方法改进护理工作,推动护理学的发展。

(五)社区护理

社区护理的对象是一定范围内的居民和社会群体,具体包括老年护理、婴幼儿护理、妇女健康指导、吸烟者的戒烟活动、慢性疾病及高危人群的预防保健等。通过采用临床护理的理论知识和技能,结合社区的特点,改变人们对健康的态度,帮助个体建立健康的生活方式,提高全民的健康水平。

(楚梦苛)

第四节　护理学体系的构建

在前述研究基础上,为使所构建的学科体系具备现实可操作性,本部分研究首先考察国内相关学科体系设置现状,为学科体系构建提供现实参考依据。之后从护理学科体系的逻辑起点出发,依据"护理学二级学科准入条件",构建适合我国国情的护理学学科体系,并经专家论证,进一步完善该体系内容。

一、我国部分学科体系设置现状及启示

前述有关学科对护理学科的影响度分析已显示,护理学与临床医学、预防医学等学科的发展密切相关。因此,我们全面考察了新世纪相关学科体系的设置状况。

(一)资料来源与方法

本部分研究资料来自教育部相关官方网站及部分文献,包括专著、教材等。

(二)结果与分析

1.医学哲学视野中的医学构成

国内某教授在《新编医学哲学》中认为,医学领域包括基础医学、应用医学、技术医学、人文医学四大领域或者说是四大学科群,应用医学包括预防医学、临床医学、康复医学、特种医学等学科。本研究认为该医学构成较为合理,符合医学的人文、科学双重属性,也是中华医学会提出的"环境-社会-心理-生物-工程医学模式"的集中体现,为护理学学科体系的学科群范畴划分提供一定依据。

2.部分学科分类状况

(1)学科划分依据具有多维性:临床医学的二级学科按照不同的诊疗功能来设置,包括诊断、治疗、保健、疾病临床治疗等,范围划分细致,内在逻辑是按照患者就诊流程来设置的,侧重对疾病的诊疗和处理。内科学下设三级学科是按照不同系统的器官疾病来划分,部分按照致病因素设置,如结核病学、变态反应学等。预防医学则按照公共卫生所涉及的对象、环节、场所进行设置,也没有统一的划分主线,侧重从人群的整体健康考虑,针对营养、消毒、环境、职业病、地方病等影响健康的因素进行研究。对于特殊人群,如儿童、青少年、妇女等则单独设置学科探讨其健康问题,侧重点在于防控。军事医学按照战争涉及的各个环节进行划分,同时依据不同的武器所

致战创伤进行划分,未设置统一的划分依据。

人文社会学科的划分依据同样呈现多维性,如社会学中分出历史、方法、应用、比较及元学科(科学社会学),是按照学科的源起、实践、技术方法、对外横向比较、学科自身的理论思考这一逻辑而设置,即遵循本体论、方法论、客体论的思维模式。体育学科则从人文、社会、生物、竞技、教育等角度进行设置,涵盖体育现象涉及的各环节因素,也注重对中国传统的体育项目进行研究,较系统地体现了体育学科的综合应用性学科特色,涵盖体育实践流程、学科属性两条逻辑主线。教育学科有三条逻辑主线,一条是针对教育对象层级,分为学前、普通、成人、高等教育、职业技术教育、特殊教育学等;一条是针对教学过程,分为原理、技术方法、应用等;还有一条逻辑主线是针对教育知识演进历程,从科学学视角,分为基础、历史、方法、应用等维度。

由上述分析可见,国内学科体系划分具有多维性特点,各学科分别沿着对象、实践流程、科学学要素等逻辑主线进行划分,采用的是综合性逻辑主线。这一发现对护理学学科体系构建具有重要借鉴意义。

(2)新的研究生招生专业目录比国家标准更具宽口径特点:比较国家学科分类标准与2012年度硕士研究生招生专业目录发现,后者并没有严格按照国家标准设置招生方向,而是合并了相关领域。如治疗学与康复医学合并为康复医学与理疗学,治疗学不再单独设置。预防医学中原来十三个二级学科合并为营养与食品卫生学、流行病学与统计学等五个二级学科,呈现宽口径特点,使对应的人才培养就业面较为宽泛。从这些变动也可看到,原国家学科分类标准有一定的合理性,但随着社会进展与学科的进步,原有学科体系也会作出调整,使学科的知识体系、组织形态更趋合理。同时也发现,口腔医学从二级学科升为一级学科后,将原来的口腔材料学、口腔内科学三级学科改为口腔基础医学、口腔临床医学两个二级学科,较原来体系更趋合理、规范,涵盖内容较以前增加。人文社会学科的硕士研究生招生方向也具有宽口径特点。

这一特点与学科知识的整合与分化兼具趋势相一致,也说明2009年的国家标准同样是参考依据,但不能照搬,应依据学科实际状况重新合理设置。从这一点看,原国家标准内容中有关护理学科的设置仅可为本研究提供一定参考,但不能简单将原三级学科直接升格为二级学科,还必须经过严格论证,重新构建合理的二级学科体系,使培养出的护理人才避免专业视野过于狭隘、就业面过窄。

(3)二级学科之间具有一定的内在逻辑关系:尽管从整体上分析,各二级学科体系划分依据呈多维态,但各分支学科之间仍有一定的内在逻辑关系。如体育学学科体系按照体育领域涉及的人文、社会、竞技、训练及中国传统体育项目来进行设置,与体育的学科内涵相符合,主要按照体育实践活动的范畴来划分。

国内学者杨文轩总结认为,客观认识对象、研究方法、研究范围、研究目的、学科性质、学科特点、活动和实践形式、地域标准等是人们通常对学科分类的依据。本次研究发现,多数学科所选择的学科体系划分依据倾向于以活动和实践形式为依据,更多以综合性的划分依据来进行设置。如预防医学是研究预防和控制疾病,保持和促进健康,改善和创造有利于健康的生产环境、生活环境和生态环境的医学。研究重点为人群健康与环境(物理、化学、生物和社会环境)的关系。围绕该学科中心目的,下设重点人群(妇儿、老年、慢性病患者群)卫生保健、营养卫生、环境与职业健康等二级学科,其共性是均围绕健康影响因素展开研究,如环境、年龄、营养状况等。发现这一特点,有助于本研究在构建护理学学科体系时,围绕学科本质内涵,按照一定的内在综合逻辑关系展开探讨。

二、我国护理学学科体系框架初步构建

(一)护理学学科体系的构建原则

在前述对护理学科的理论研究、历史研究基础上,参考国家学科分类标准中遵循的分类原则,研究者逐步形成了构建护理学学科体系的指导原则。总结为以下 6 个方面。

1.科学性原则

根据护理学科的本质属性特征及其相互之间的联系,按照科学的逻辑推理,划分不同的从属关系和并列次序,组成一个有序的学科分类体系。即基于护理学中人、环境、健康、护理四个概念构建理论体系,通过科学的研究方法论、抽象概念的理论建构、演绎与归纳思维的运用、实证精神引导,描述、预测护理现象的产生和发展及复杂实践内在的联系,充分展现护理学科体系的科学特征。

2.整体性原则

护理学的研究对象是接受卫生保健服务的人,而人同时具有社会属性和自然属性,因此,其学科体系应围绕"整体人的健康反应"而展开,以促进整体人的健康反应中的各实践环节为范畴,兼顾不同种类人群、不同场所、不同疾病阶段的患者的身心反应,包括生物、心理、社会、环境、技术等各种层面的健康反应状态,从整体思维角度,全面构建护理学学科体系。

3.兼容性原则

考虑国内护理学科传统分类体系的继承性和实际使用的延续性,并注意立足国际视野,使学科体系具有适当的国际可比性。即综合经典的护理学科分类特点,辅以国内外前沿学科信息,尊重不同文化背景下的护理技术,使所构建的学科体系在一段时期内能够体现国际性、前沿性、继承性特点。

4.现实性原则

分析当代社会需求及近期发展趋势,在科学预测的基础上,注重突出护理学科体系的本土特点。即构建护理学学科体系必须立足于对当代社会需求和护理学科现实发展水平的分析以及近期发展趋势的判断,能为护理学科理论与实践提供指导框架和发展的空间。

5.扩延性原则

现代科学技术体系具有高度动态性的特征,即在当前大科学观、大医学观指引下,考虑到护理学新兴交叉学科、边缘学科不断随着科学发展而涌现,在学科体系中设置"其他学科",为新兴次级学科发展留出空间。

6.唯一性原则

在所构建的护理学科体系中,一个学科只能用一个名称,以免造成将来不必要的混淆。这也是国家学科分类标准中采用的原则之一。

(二)护理学科知识体系的构建

1.护理学科体系推演的策略与过程

前述第二部分研究中,已确定将"人的健康反应"作为护理学学科体系的逻辑起点,通过分析护理实践过程,将护理学科知识体系分别沿人、环境、护理三条轴线进行交叉,在空间形成复杂的、立体的、网状的知识体系。据此,我们从体现护理本质的四个核心概念(人、环境、护理、健康)和两大属性(科学性和人文性)出发,以人的生命过程、人的生存环境和人的健康照护作为划分学科群和贯穿所有二级学科的逻辑主线,推演出完整的护理学科体系。

2.护理学科体系构成的诠释

(1)人文护理知识体系:护士面对不同个体或群体的复杂的健康反应,需要具备关爱精神、同理心、精湛技术和沟通艺术相结合的积极向上的生命力和职业情感,注重对患者的生命价值、权利的尊重及健康活动的促进和支持。即完整的护理实践要求护士具备良好的人文素养,能够深刻理解护理学科的本质内涵和神圣使命,善于与服务对象分享各种健康反应的体验,敏锐观察健康反应的变化、预测新的健康反应需求,并能尽力创造促进健康反应达到最佳适应状态的环境。这些能力与素养的培养,需要护士对护理学发展史、护理理论、护理哲学、护理伦理学、护理美学、护理社会学、护理管理学等知识有一定了解和掌握。而要较好掌握这些知识,传承护理人文精神,需要通过教师授课和示范,逐步引领护生走入护理学术殿堂。这一过程是护理实践中不可或缺的环节,需要专门探究提高教学质量的理论和方法,因而,护理教育知识与技能必不可少。

由此,我们推演出人文护理知识体系的内涵:是主要研究护理实践中的人文、社会现象发生、发展规律的一组知识群,侧重对护理学信念系统知识的创新与传播。具体又可分为对护理学元理论知识即护理学原理,以及与相关人文社会学科交叉的护理学跨学科知识,前者包括护理学史、护理哲学等,并将对护理科学的认识过程集中于护理研究知识中,以不断揭示护理学科的发展规律;后者包括护理学与教育学、管理学、经济学、社会学、信息学、伦理学等学科交叉而形成的跨学科知识。

(2)科学护理知识体系:这是以诊断和处理个体、群体的不同健康反应为主要内容的学科群。护士需要评估个体、群体的健康反应,与医师密切协作,通过药物、手术和其他方法促进个体、群体的健康反应达到最佳适应状态,并需同步运用人文护理艺术,通过与不同生理、心理、社会文化背景的个体或群体的互动交流,获得大量的有关疾病反应资料,从中归纳、整理、分析、提炼出不同疾病状态下的健康反应规律,以采取有针对性的护理干预措施。个体或群体的健康反应可因生命阶段或环境不同而细分出不同系统或器官的疾病、不同严重程度、不同病因所致疾病状态下的健康反应。

人包括个人和人群,人具有生理、精神心理、社会文化特征。其生理特征具体以处于不同生命阶段的人(孕产妇、婴幼儿、儿童、成人、老人)及其器官、系统功能的状态(消化系统、呼吸系统等)为特征,整体人与环境(人文社会环境、生态环境、物理环境)不断进行互动,从环境中获取能量、信息,从而具备不同的精神心理特征和社会文化特征,包括从事不同的社会实践活动,处于不同的文化背景中,形成特有的健康反应状态(健康、亚健康、疾病)。本研究认为,在所有人的特征中,生命周期是不可逆的过程,而精神心理、社会文化特征都是可以因环境变化而循环改变的,因此,注重以生命周期作为人的主要划分依据,相应地与母婴护理学、儿童护理学、成人护理学、老年护理学对应。人的精神心理与环境互动导致的健康反应变化规律与精神心理护理学知识相对应。

因个体与生存环境不断互动而出现不同的健康反应,故还应将生存环境区分为社区、战场、灾难现场等不同的物理环境,对应着社区护理学、军事护理学、灾难护理学等知识。同时,护士在处理人的不同健康反应时,会受到现代护理学与传统护理学两种医药文化的影响,包括中医、民族医学,这些传统医药文化已历经千年,形成了独立的理论体系;而西方医学在多数国家得以应用,形成与中医不同的另一种理论体系,由这两种医药文化背景下衍生的中国传统护理学与西方护理学也形成不同的理论体系。西方护理学已融入临床、社区护理学中,而中国传统护理学则需要独立探讨。鉴于中国是一个多民族国家,汉族、蒙古族、藏族、苗族等民族都具有独特的传统医药文化,形成了不同的护理特色,因此,从学科知识整体性角度考虑,应重视各民族的传统护理经验,侧重有关中国传统护理学实践的知识创新与传播。由此涉及中医护理、藏医护理学、苗医护理学等民族护理学知识。

处理不同环境、不同生命阶段的人或人群的健康反应,需要护士运用一定的诊疗照护技术,才能完成护理实践过程,因而护理诊疗知识不可或缺。现代医学模式将"环境、技术"因素纳入其中,可见现代技术对医学的渗透已达到相当重要的程度。本研究所界定的护理诊疗知识,包括经验、思维、理念、设备等所构成的操作程序与应急处理知识。依据前述中文大量关键词聚焦于"静脉输液""压疮"等现状以及日益增多的重症监护技术、血液净化技术等高精设备的操作与设备维护需求,本研究将基础护理学、健康评估、健康教育等知识列入护理诊疗知识,侧重从技术角度协助完成护理程序。

3.发展人文护理知识体系的紧迫性、可行性分析

前述有关中国护理学科演进历程分析表明,国内护理学科长期作为临床医学下的二级学科,其知识体系侧重临床医学与护理技术的融合,人文护理教育不足,制约了护理学科的健康发展。本研究将人文护理知识体系与科学护理知识体系并列,并将发展人文护理知识的现实紧迫性、可行性做一分析,简述如下。

(1)与人文医学同步发展的需要:首先从现代人文医学发展现状分析。现代医学目的包括预防疾病和损伤,促进和维持健康;解除由疾病引起的疼痛和疾苦;照料和治愈有病者,照料那些不能治愈者;避免早死和追求安详死亡;提供人文关怀。有教授早在1995年已经指出,医学应包括与其密切相关的社会的、心理的、人文的研究,才比较完备,也有教授提出将医学分为生命与健康科学、数学与技术、哲学与社会科学三大支柱;其他如邱鸿钟、苏占青等学者也都提出医学具有人文科学属性,必须将哲学、美学、伦理学等人文社会科学纳入医学研究范畴。WHO对医师提出明确要求:"21世纪的医师,应是优秀的卫生管理人才,患者的社区代言人,出色的交际家,有创见的思想家、信息家,掌握社会科学和行为科学知识的专业医师和努力终身学习的学者"。由此,我们可看到现代医学发展,日益注重对医学人文精神培养,护理学应与人文医学同步发展。

(2)适应护理学科发展现状的需要:从护理学科的现实需求分析。WHO 2000年发布的《护理工作范畴的报告》提出护理工作的范畴主要包括专业照顾、协助治疗、健康指导、沟通协调。而要实现有效的健康指导和沟通协调,必须具备一定的护理社会学知识。随着社会文明的进步,护士必须促进护理对象"生理的、心理的、社会的、道德的良好适应状态",而器官移植、基因技术、辅助生殖技术的推广应用,也带来一系列的道德伦理思考,需要进一步探究患者的道德适应及护士本身的职业道德问题。国际护士会的护理定义将参与政策制定、环境安全、健康管理等新元素融入护理实践范畴,拓展了学术视野。由此可见,医疗技术的进步,国际护理学的进展,已愈加重视护理学的人文属性。

有学者认为:"护士的护理哲理,影响其个人的专业发展。其信念系统及了解足以强烈地决定一个人在某种现象或情境的思考,而一个人的思考方式也是影响其行为抉择的强烈因素。"足见人文护理学对于护士核心信念的重要作用。国内胡雁教授认为,当前护理研究的发展趋势之一是关注文化因素和健康缺陷状况。护理人员越来越多地认识到,研究必须对人们的健康信念、行为、文化价值观、方言、语言差异尤其加以关注。因此,提高护理质量和学术水平,人文护理学将成为核心影响因素和关键内容。

(3)发展人文护理知识体系的现实可操作性:首先分析发展护理人文知识体系的组织建制平

台。2009年1月,中国科协审议通过了成立中国科协"科技与人文专门委员会"的决议,是科学与人文并行发展的科学发展理念的直接体现,也为人文护理学发展提供了良好平台。2008年4月,北京大学医学部成立医学人文研究院,以多学科的视野和跨学科的方法来阐释当代医学技术、医疗服务和卫生保健事业所面临的社会、伦理、法律等问题,为护理人文知识体系的发展提供了组织建制、学术交流平台。

其次,分析护理人文知识体系研究现状。国内有1所院校开设护理伦理方向,3所院校开设人文护理方向,具有一定的人才培养基础。有《医学与哲学》杂志刊载有关人文护理研究文献,本研究的12种杂志均刊登有关《护理伦理》《护理与法》等文章,3种杂志开设专栏。《中国护理事业发展规划纲要2011-2015》指出,护理教育应突出护理专业特点,在课程设置中加大心理学、人文和社会科学知识的比重,增强人文关怀意识。原卫生部《护理临床实践指南》《实施医院护士岗位管理的意见》中均指出,应提高护士人文素养,提高跨文化能力,说明社会对护理人文知识体系的需求较高。

综上所述,发展人文护理知识体系,是护理学科升级为一级学科后的重要任务,具有一定的现实紧迫性、可行性,也是体现护理学科本质属性的重要举措。

(三)构建基于"护理学二级学科准入标准"的学科体系

上述基于逻辑起点推演的护理学科知识体系是一种自然状态。当我们与学科人才培养、层级管理联系起来的时候,该学科体系即呈现一种立体结构,每个学科的现有资源、学术影响力等会显现不同,从而使整个护理学科体系成为一个生态系统或"学科丛林"。现依据前述研究提出的"护理学二级学科准入标准",初步对次级护理学科进行层次划分。

1.依据护理学二级学科准入标准初步筛选二级学科

(1)依据条目"有5所以上'211'大学设置该领域研究方向"和"已培养3届本领域硕士研究生":前期分析国内护理学硕士研究生的招生方向设置状况时已发现,护理管理、护理教育、临床护理、社区护理、心理护理、内外科护理、老年护理、危重症护理、儿科护理均有10所以上高校进行该领域的研究,具体分析各"211"大学的护理学院的研究方向,发现上述研究方向有超过5所以上高校开设。将表中的部分研究方向合并,如"急救护理"与"危重症护理"合并为"急危重症护理学"列入成人护理学,将"肿瘤护理"与"内外科护理"合并为"成人护理"等,共提取出符合条件的备选二级学科8个,分别为护理管理学、护理教育学、精神与心理护理学、母婴护理学、儿童护理学、成人护理学、老年护理学、社区护理学。

(2)依据条目"有相应的科研论文参与国际学术交流":依据前期考察SCI论文的高被引关键词聚类情况,发现8门备选二级学科的关键词分布与国内CNKI关键词分布状况较一致,说明这几个学科相对较成熟,能够不同程度地与国际护理发展趋势衔接。

(3)依据条目"国内有相应的教材或专著出版,并在实践中应用4年以上":参考国内护理学教材与专著状况并按学科分类,分别统计"读秀数据库"收录的教材与专著数量,发现最少的护理教育学教材与专著已达20本,其他备选二级学科的教材与专著数量均较丰富。

(4)依据条目"有对应的护理专业学术组织":参考国内护理专业学术组织现状,发现8门备选二级学科都有相应的全国性学术组织,主要以中华护理学会各专业学术委员会为主,其中护理教育学科还有全国医学高等教育委员会护理教育分会对应,护理心理学有全国心理卫生专业委员会护理分会对应。

(5)依据条目"有对应的专科护理期刊或期刊专栏":目前国内有《中华护理教育》《中国护理

管理》《护理管理杂志》3种有专科倾向的期刊,重点收录护理教育、护理管理学科的文献,但也兼顾收录其他6门学科的文献,只是数量较少。

研究者重新检索了12种护理源期刊的专栏设置状况,发现8门备选二级学科中,成人护理学多归入"临床护理"栏目,母婴护理学多归在"儿科护理"栏目。多数期刊的"论著""调查研究""研究生论文精选"等栏目均收录8门学科的文献。

(6)依据条目"有明确的职业岗位(服务场所、服务对象、服务内容等)描述"和"开展相应的职业满意度或社会评价研究":发现备选学科均在这一项中欠缺。该条目内容主要指有关学科对应人才的岗位描述是否有确切规定,相关的研究是否开展。依据现有文献资料分析,目前备选学科尚未完整描述职业岗位。说明这是整个护理学科发展中面临的挑战,也是国内专科化进程中逐步要解决的问题。但在国务院学位办自主申报二级学科申请表中,均要求填写这一项,说明所有二级学科都将关注这方面的研究,备选的8门学科也将按政府要求补充这一条目内容。

2. 依据护理学二级学科准入标准对备选学科的论证资料汇总

结合前述提取的8门备选二级学科,逐一综合前期研究收集到的护理学科现状及历史考察资料,可见,8门备选二级学科符合"护理学二级学科设置准入条件",且均有10年以上学科发展史。依据前期历史研究资料,民国时期已经开设的学科有:内科护理学、外科护理学可归入成人护理学,助产护理归入母婴护理学,使学科史更为久远。这里没有列出"理论内涵"维度的论证资料,是考虑到该条目属于学科独立的首要条件,毋庸置疑具有独特的理论内涵,故未再论证。

3. 新增2门备选二级学科的思考与依据

在分析护理学科知识体系时发现,部分学科处于相对重要位置且受当前国内卫生政策所引导,但因不完全符合"护理学二级学科准入标准"而未进入初筛的二级学科中。依据学科设置的现实性原则,从国家发展民族、传统医药的需求、国际环境变化的需求分析,课题组提出军事护理学、中医护理学2门护理学科作为备选二级学科。分别陈述如下。

(1)军事护理学概念及内涵:军事护理学是研究在战争环境中,对大批伤病员实施紧急救护的组织措施和工作方法;掌握对伤员进行战地救护的知识和技能,以提高战地救护质量,保护伤病员生命,提高救治成功率,降低伤残率的学科。其对象是战争环境下的部队官兵。主要任务包括战争条件下的医疗救护、伤病员的分类及后送;卫生流行病学侦查与调查;各种战伤的救护及并发症的预防和护理;核武器、化学、生物武器所致创伤及疾病的救护和预防;特殊环境所致疾病与损伤的救护与预防;战地各种传染病的预防、隔离和救护;各种内科疾病的救护与预防、战时急危重症的监测与救护;战时战争应激综合征的预防与护理。

(2)军事护理学发展现状:长期以来,因涉及军队保密制度等,军事护理学的学术成果推广、传播受到一定限制,但其作为军事医学与护理学交叉产生的学科,是满足军队指战员健康需求的必备学科之一。目前,国内已经有《解放军护理杂志》刊行,设有军事护理专栏。已成立有全军护理专业委员会,并自30年代已出版《军事看护学》教材,现代则有《野战护理学》《战创伤护理学》等特色教材。前述文献计量学数据已揭示,在前50名国内高被引文献作者中,来自军事院校与军队附属医院的高被引文献作者总数占到28名(56%),说明国内军队护理人员在推动护理学科发展过程起到不可低估的作用。在国内原来三所军医大学中,已进行了具有军队特色的野战护理学、急救护理学专业研究生培养并进行了若干军事护理学研究。第三军医大学护理学院的《高原、高寒、高温高湿、沙漠地区伤病护理与器材的研究》、武警总医院的《灾害国际救援护理研究与应用》分别获2011年度中华护理学会科技进步奖一等奖,在全部41个奖项中,来自军队的获奖课题有 8 项,接近 1∶5 比例。

在实践领域,据官方报道,2009 年军队卫生系统的 30 支医疗救护专业力量纳入国家应急专业力量体系,承担国家反恐维稳、抢险救灾、维护权益、安保警戒、国际维和、国际救援等应急卫勤保障任务,也从另一侧面描述了现代军事护理学的实践范畴及学科的现实重要性。据文献报道,美国军队的护理人员训练早已列入联邦发展计划,设立多个军事训练营,开展多种陆军、海军、空军护士专业训练,相比之下,国内军事护理训练尚有差距。郭建提出,鉴于我军在国家急救救援体系中的地位,应加强我军灾害医学教育。和平时期的军事护理人员多次参加大型灾害事故现场救援活动,积累了丰富的灾区野战护理经验,应进一步进行规范军事护理学理论体系和应急训练,促进特种环境下的民众健康反应达到最佳适应状态。

(3)军事护理学作为二级学科建设的紧迫性:由军事护理学发展现状可知,该学科已基本符合"护理学二级学科准入标准"。随着现代战争日益复杂化及国际安全形势变化,军队在担负作战任务的同时,还要担负维护社会稳定、抢险救灾、参加维和行动、打击恐怖主义等非战争军事行动任务,要求军事护理学随之快速成长,以培养胜任现代战争需要的军队护理高级人才。现代高技术武器的广泛使用,具有高速度、高效度、软杀伤特点,造成短时间内大量致伤且多处伤、多发伤、重伤和多器官功能损伤的比例增加;激光、声波、电磁等非致命武器导致新型战伤,使作战环境发生很大变化,作战部队的发病和疾病减员也发生相应变化。立足于新时期军事斗争准备的需要,目前急需建立应对陆、海、空立体化战争的立体化医疗救护体系,以保障国防安全。出于以上对国家安全考虑,本研究将军事护理学作为当前必不可少的备选二级学科列出。

(4)中医护理学的概念及内涵:中医护理学是以中医理论为指导,运用独特辨证施护、饮食调护、情志护理、养生保健等护理技术,处理和诊断整体人的健康反应的学科。主要秉承中医传统的整体思维、辨证施护哲学理念,具有独特的人体与健康、人体与疾病理论体系及艾灸、拔罐等护理技术,在疾病预防、日常保健、食疗养生等方面发挥出重要作用。

(5)中医护理学发展现状:1959 年南京出版第一部系统的中医护理专著《中医护病学》,80 年代后出版《中医基础护理学》《中医护理古籍汇要》《中医心理护理学》等专著。1985 年开设大专学历教育,1999 年开设本科中医护理教育。目前,中华护理学会已设有中医、中西医结合委员会,国内中医护理学教材达 90 种之多,广州中医药大学、北京中医药大学等已于 2006 年起招收中医护理学方向硕士研究生,部分中医护理学院已开始培养中西结合护理学方向博士,前述研究所用的 12 种护理源期刊中均刊载有中医护理学论著。1993 年中华护理学会举办的"全国首届护理科技进步奖"评审活动,评出"中药空气消毒液作用的临床观察与实验研究"等 6 项中医护理科研成果,填补了中医护理科研的空白。现有中医护理课程包括《中医内科护理学》《中医外科护理学》《中医儿科护理学》等,其理论体系正在逐步形成,甚至有专家呼吁将中医护理学作为一级学科以加快建设。

目前,中医护理学的学科建设还处于探索阶段,在许多学科发展的基本问题上存在着问题,如缺乏独立完整的理论体系,临床实践无中医护理特色,学科教育体系严重西化等。但促进该学科自组织演变的因素不断涌现,可能导致该学科快速发展,这一涌现因素即是国家政策与社会需求。

(6)中医护理学的社会需求分析:《国务院关于扶持和促进中医药事业发展的若干意见》指出,要大力加强综合医院、乡镇卫生院和社区卫生服务中心的中医科室建设,积极发展社区卫生服务站、村卫生室的中医药服务。在其他医疗卫生机构中积极推广使用中医药适宜技术。国家中医药管理局于 2009 年设立福建中医药大学、南京中医药大学附属医院的中医护理学科为重点学科。2011年,中医护理学的相关内容被纳入执业护士考试科目,可见其在护理知识结构中具有相当重的分量。国内何国平认为,中医护理学在社区护理中拥有明显优势:预防为主的理念、广泛的群众基础、低成本的医药费用等。因此,尽管目前中医护理学的组织建制、学术传播、人才培养等各方面与前述8门备选学科存在一定差距,但因其独特的理论体系及政府的日渐重视,加之其在国际护理界的影响力逐步增大,从国情现状考虑,本研究将中医护理学列入新增的备选二级学科中。

4.依据"护理学二级学科准入标准"构建的护理学学科体系

依据"护理学二级学科准入标准"及新增二级学科分析,研究者提出10门备选二级学科,与前述"基于逻辑起点推演的护理学学科知识体系"衔接。

5.对10门备选护理学二级学科的论证——基于专家小组会议法研究

为进一步探讨所构建的二级学科体系的合理性,本研究进一步通过两轮专家小组会议对其进行了修订讨论。会议举行时间为2012年10月25日和29日,地点在杭州和北京,共有27位护理专家参加了课题讨论。专家平均年龄47.41岁,正高职称者12位(占44.44%),副高职称者15位(占55.56%)。职务分布情况为:护理学院管理者14位(占51.85%),护理学院教师9位(33.33%),临床护理管理者4位(占14.81%),军校护理专家5名。

(1)关于护理学二级学科体系框架的专家小组会议结果:在专家小组会议上,各位护理专家对依据二级学科准入标准提出的学科体系框架进行了探讨。本研究中专家意见一致的标准为表示"赞同"专家人数达25人(92.59%)以上。结果共有中医护理学、老年护理学等8门二级学科获得专家"赞同"意见。主要争议之处在于军事护理学设置问题,以及部分专家对护理教育学提出质疑。另外,针对各门备选二级学科,部分专家提出一些个人看法供课题组参考。将在下部分内容中进行探讨。

(2)对有关二级学科及其争议的剖析及论证:通过分析专家意见的主题,发现存在争议的本质原因在于对备选二级学科的具体内涵理解不同,专家们主要从各自的学术视野来探讨学科体系框架。针对专家意见,课题组依据各二级学科的研究现状和社会需求,逐条进行了剖析,最后基本与专家达成较一致意见。

(3)关于军事护理学:有5位专家赞同其作为二级学科,16位专家不赞同其作为二级学科,6位专家对此表示不确切。专家争议问题:①军事护理学的主要内容依托外科、急救护理学,缺乏自己独立的研究对象和内容,不清楚军事特色究竟显现在哪里。②目前国内仅有3所军医大学护理学院,培养的护理人才与地方院校无特色区别。③战时军队医院仍需从地方招收大量地方护士,军护与普通护士在工作内容上和工作能力方面无明显区别。

军事护理专家认为,军事护理学因受制于保密等要求,很多课题、成果等不能发表,而只能在军队内部交流,无法让地方院校及医院的专家深入了解该学科属性。军事医学本身与临床医学、预防医学也有一定的重复,但不影响其发挥独特的军事特色,国内现有三所军医大学,本身已说明军事医学的特殊性。军事护理学部分内容与临床护理学内容有交叉,其特色在于适应野战救护及特殊战创伤救护需要,培养对象是军队护士,在身体素质、军事素质、战地救护能力方面与非军人护士有一定区别,知识核心是军事理论、战地救护技能、新概念武器伤救治、生物战防护、战争心理应激训练、立体化战争救护体系等,具有特殊的军事特色。现代战争环境已发生重大变化,涵盖了高原、沙漠、严寒、酷暑等极端自然环境,涉及新概念武器、生化武器、气象武器等特种武器引致的复杂战创伤。这些疾病都不是普通外科、急救护理学所能解决的问题。另外,随着我国海军力量的增强,医院船得以发展应用,使舰艇紧急救护、海水浸泡伤口的护理、潜水作业伤害的防护等救护需求随之产生,包括航空母舰使用中的伤员救护等技术,均需要军事护理知识。因此,军事护理学应作为二级学科加快建设。课题组将前面有关增加军事护理学作为备选二级学科的论证重申一遍,有25位专家表示赞同军事护理学作为二级学科。

(4)关于母婴护理学:尽管与会专家全部认同母婴护理学作为二级学科,但仍提出以下有关学科问题:①妇女保健学的内容不清楚;②助产护理学应独立发展,已经召开多次国际助产大会,助产士的需求很多,应按照二级学科层次来建设。

对此,课题组对母婴护理学主要内容重新做了陈述。传统的妇产科护理学一直是作为一个独立学科发展,涵盖了妇科、产科护理学知识,均面对妇女的特殊的生理和病理且两个亚学科的疾病多互为因果关系。现代妇女保健应从青春期开始,经过孕产期、围绝经期等,伴随妇女一生。因此,妇科与产科知识可作为一个整体来看待,其中围生期关系到孕产妇和新生儿的健康,是预防出生缺陷、提高人口素质、保障母亲安全健康的关键阶段,需要特别的助产人员进行护理。其他有关妇女生殖系统保健则可在医院、社区、家庭开展,但不同于普通的成人保健。故考虑将传统的妇产科护理学划分为母婴护理(助产护理)、妇女健康两大领域。我国妇产科护理学自民国时期已经按照妇科、产科内容命名,涵盖妇女保健、生育健康两大领域,以母婴护理学为总称有一定概括性。

对于助产护理学科专家的意见,课题组赞同其关于助产士存在大量社会需求观点。世界卫生组织规定"每一例分娩都应该由熟练的助产人员进行"。在发达国家,助产士与生育妇女比例为1:1000,而我国为1:4000,可见我国助产士严重短缺。但目前国内从事助产护理的人员层次复杂,由大量非护理人员组成,具体实践范畴尚未明确,其组织建制有待完善,与本研究提出的护理学二级学科准入标准相差较大,故暂归入母婴护理学,其学科定位将视今后发展状况而定。

(5)关于成人护理学和急危重症护理学的关系:与会专家全部认同成人护理学可以作为二级学科,但需要进一步澄清以下问题:①国外现在有眼科专科护士、心血管专科护士、内外科专科护士,全部归于成人护理学是否合适。②急危重症护理学中也包括部分儿童、老年护理学内容中的危重症,怎么理清这部分内容的交叉。

课题组发言认为,成人护理学中主要涵盖内外科护理学、眼耳鼻喉口腔护理学等知识内容,为各分支学科常见疾病的护理理论与技术,主要以人体各系统功能为知识主线,如感官认知系统、消化系统、心血管系统等器官的功能反应及处理。国外已有眼科专科护士、心血管专科护士、内外科专科护士等人才培养标准及专科认证机制,是建立在较成熟的成人护理学基础上,进一步分化出亚学科而进行的人才细化培养形式。目前国内的成人护理学专科护士培养机制尚有待完善,其亚专科领域的执业标准及评价制度可能需更长时间的探索,将视社会需求、学科成熟度而逐步培养相应的心血管、血液净化、胃肠专科、神经专科护士等,即可以在三级学科层次培养专科护士。

关于急危重症护理学与儿童、老年护理学部分内容交叉的问题,有专家现场发言,提出前者主要处理临床紧急、危重情境下的患者健康反应,侧重综合考虑多个器官系统的协同反应并迅捷实施急救技术。而以生命周期为主线的护理学分支学科主要涵盖常见疾病的健康反应与处理知识,当涉及本学科内的危重症案例时,可主要放在急危重症护理学中。这与目前医院重症监护工作的常见模式相对应:专科病房收治普通疾病患者,而将那些有生命危险、需要密切监护的危重症患者转入重症监护病房(ICU)中。由此课题组认为,急危重症护理学是综合性学科,而老年、儿童护理学侧重常见健康反应的处理,其急危重症护理知识一般集中在急危重症护理学内容中,不会有过多交叉内容。

(6)关于老年护理学与社区护理学的关系:有 25 位专家赞同将老年护理学作为二级学科对待,2 位专家不赞同。而对社区护理学,则全部赞同其作为二级学科。专家提出以下意见供课题组会后思考:①老年护理学与社区护理学究竟有什么区别、可否要合并。②社区与医院是对应的,这里与前面的生命周期主线有逻辑交叉,知识内容是否有重复。

针对专家的思考意见,课题组做如下分析:社区护理学包括老年群体的健康卫生工作,但仅仅是其中一部分。其研究对象是不同生命周期的人群的健康、亚健康状态反应,侧重对影响人群健康的环境因素、行为因素进行研究,包括群体、社团、社区医疗环境等,而老年护理学的研究对象是 65 岁以上老年人的健康反应规律及常见健康问题。前者更注重老年群体的健康问题,方法是优化环境来促进群体的健康,后者则更关注老年个体衰老过程中的功能衰退与疾病过程的特殊问题。重点提供更适合老年生命阶段特征的护理干预。

当前我国人口老龄化进程加快、老龄人口基数大、慢性疾病患病率高,面临着不断增长的老年人医疗卫生需求与保障服务能力不相适应的严峻挑战。因此,当社会对老年护理学的现实需求成为重要的涌现因素时,该学科自组织演变过程可能会偏离常规而加速发展。依据构建学科体系的现实性原则,应将老年护理学作为二级学科加速发展。

此外,从现有国家政策分析看,国内社区护理学将更多融入公共卫生学元素,重心前移到预防干预,关注基层人群健康。如《2012 年中国医学科技发展报告》中指出:"我国的卫生人才规划将基层医疗卫生人才发展作为首要任务,突出公共卫生机构人才队伍建设。"充分说明卫生部门已从国家宏观管理高度,将培养公共卫生及社区基层人才作为战略重心。学者杨晓媛在国内第一本《灾害护理学》中提出,经历 2008 汶川大地震后,护理学专家总结发现国内严重缺乏灾难护理学和专业急救护士、公共卫生护士,这是灾害救护实践对社区护理教育提出的严峻挑战。另据原卫生部调查资料,国内居民总体健康素养较低,每 100 人中不到 7 人具备健康素养。其中慢性病预防素养得分最低,仅占 4.66%。我国先后出台《关于疾病预防控制机构指导基层开展基本公共卫生服务的意见》《关于印发"十二五"期间卫生扶贫工作指导意见的通知》等文件,将"实现全民均等的基本公共卫生服务"纳入重要规划,要求护理人员在广大乡镇、农村地区配合基本公共卫生服务工作,公共卫生护理学内容将逐步成为社区护理学的重要内容,而职业健康护理学、学校护理学等也将逐步得到发展。可见,公共卫生护理学将作为社区护理学的主要领域而发展。

经上述分析可见,社区护理学与老年护理学、成人护理学、母婴护理学均各有侧重。护理知识本身是一个整体,人与环境总处于互动之中,势必互有交叉,由此使学科边界有一定重叠交错,不能截然分开,这与知识分化与综合交叉发展趋势相一致。

(7)关于护理管理学:有 25 位专家赞同其作为二级学科,2 位专家不赞同。主要质疑问题:①护理管理学是否应归于人文社会学科。②任何专科护理都涉及管理知识,是否应作为护理人才的核心基础学科,而不是专科化方向。③仅仅学习护理管理学科,脱离临床专科知识,是否就能胜任护理管理工作。

表示赞同的专家认为,随着"经验式管理"向"科学化管理"发展,国内护理管理学已逐步成熟。随着信息技术、经济成本核算、护理产业等新知识的渗透影响,护理管理人员面临更新知识结构的新挑战。与会专家有不少是医院现任护理管理者,其最后一个提问,是基于这样的思考:如果护理管理学作为二级学科,其人才直接对应护理管理岗位,缺乏临床经验和管理经历磨炼,是否能胜任管理工作。

课题组认为,以上问题涉及对护理管理学人才的培养定位。护理管理学主要分为护理行政管理、临床护理主管两大领域,涵盖护理组织行为学研究、护理领导学研究等内容。现有实践符合护理学二级学科准入标准。专家提出的思考问题涉及医院对护理管理人才的聘用、培养机制因素,需要相应的配套制度改革来保障护理管理学的全面发展。

会后课题组补充资料发现,原卫生部于 2010 年首次批准护理人力资源配置、护士动态管理、绩效考核等研究课题,2012 年我国开始实施"百万护理人才计划",加大科学管理培训力度,显示国内对护理管理科学化、专业化趋势的密切关注。护理管理学属于人文护理知识体系,是每位护士应具备的核心知识。当承担护理管理角色时,则需通过跨学科知识学习,进一步提高管理能力。故赞同专家意见,可将护理管理学作为核心基础学科。

(8)关于护理教育学:共有 22 位专家赞同其作为二级学科,5 位专家不赞同。其主要问题为:①现在的护理教师以讲授专科护理知识为主,教学技能是所有教师必备的,教师资格证是全国统考,但统考内容并不是护理专业的,而多为教育学内容。是否有必要设置为二级学科。②目前的护理教师与其他师范院校毕业的教师差别在于护理专业知识,教育技能、教育心理学理论基础等差别不大,是否能作为二级学科发展,还是应放在教育学科中,作为一个职业教育学分支来看待。③医学教育比护理教育工作开展得早,但医学教育尚未成立医学教育学科,专业目录中也没有医学教育学专业。是否需要设置护理教育二级学科,作为一门课程是否更合适。

与会专家对护理教育学的质疑较多。课题组主要针对第一个问题进行了回答,认为护理教育学在国内已有多年实践,从学术底蕴、成果积累等方面,已达到本研究所提出的"护理学二级学科准入标准",不是有无必要设置的问题,而是客观的学术积累要求。关于护理教师的资格证与专业特色衔接不够紧密问题,专家的提问令人深思,提示我们应进一步研究国内护理教师的胜任力标准,作为一个专业去发展其执业标准。

针对第二个问题,课题组会后分析认为,护理教育学既包含教育理论、技能,也包括护理学知识、技能,其护理专业特点更加明显。从现实需求角度分析,护理人才教育规模和层次结构需求发生变化,国际化趋势日益明显,如 2009 年原卫生部人才交流中心引进国际护士执业水平考试,使国内护理教育者了解到国际护理教育体系、概念和方法,进一步思考与国际护理教育衔接问题。如何培养双师型护理教师、可否设置医院护理教育专科护士岗位。诸多问题都需要通过专门的护理教育研究来回答,而如果作为职业教育学分支,则无法解决此类专业问题。因此,护理教育学不能作为职业教育学分支,但可以运用其职业教育研究成果,融入护理教育实践中。

关于将护理教育学与医学教育作类比问题,课题组专门查阅了相关资料,发现:医学教育学的实践历史比护理教育学更长。中国的医学教育始于南北朝,至今已有 1 500 年历史,20 世纪80 年代初,国内已经建立几个国家级医学教育研究和发展中心,如北京医科大学、中山医科大学等,至今发挥医学教育改革的示范作用。目前医学教育研究开展得也很多,如 2011 年有关医学教育的期刊文献有 939 篇,探讨医学教育问题的硕博士论文有 53 篇,而同年护理教育期刊文献552 篇,护理教育方向硕博士论文 35 篇,数量规模低于医学教育研究文献。国内第一部《医学教育学》由王桂生、关永琛主编,于 1985 年出版,比《护理教育学》出现要早;2000 年苏博等主编《高等医学教育学》、黄亚玲主编《现代医学教学方法学》出版,并有专业学术期刊《中国高等医学教育》等提供医学教育交流平台,国外已建立了多个医学教育硕士培养项目。我国于 20 世纪 80 年代在北京医科大学首次开展医学教育硕士教育,20 年后,中国医科大学医学教育研究中心第二次开展"医学教育硕士班"。因此,医学教育学作为独立学科的条件早已成熟。

至于国内多数院校未设置医学教育学二级学科的原因,本研究认为,这与学科培养人才的性质及师资状况有关。现有的医学教师多为临床医师,更注重临床实践经验和技能的传授,医学教育更多表现出研究倾向。而目前多数临床护理师资因学历、教学素养等限制,尚无法承担大学护理教育任务,因此,需要专职护理教师承担教育重任,这是护理学科现状的需求。因此,护理教育学应作为独立学科发展,兼顾教师培养与研究任务,促进护理教育发展。

护理教育学也属于人文护理学知识体系的重要领域,可视为护理学核心基础学科,是每位护士应掌握的核心知识内容之一。当承担教师角色时,则应通过专门的教育技能训练及教育理论学习,进一步探讨护理教育现象中的问题,提高教育质量。

6.综合逻辑推演、专家意见后的护理学学科体系

前期由"人的健康反应"这一逻辑起点出发,沿着人、环境、照护三条交织的主线,推演出护理学学科知识体系。继而依据"护理学二级学科准入标准"及专家会议论证,课题组提出10门护理学二级学科。

成人护理学涵盖的三级学科数量最多,其他二级学科以研究方向居多,较少有相对独立的三级学科,且临床护理学二级学科群涵盖的二级学科也最多,这与前面的学科影响度分析结果一致。军事护理学、中医护理学包含的三级学科或研究方向都较少,说明这两个学科群需要加强建设投入。国家学科分类标准中提出,"标准中出现的学科分类层次和数量分布不均衡现象是各学科发展不平衡的客观实际所决定的。"同理,部分知识领域下二级学科、二级学科涵盖的三级学科数量的不均衡,也是由于各二级学科发展不平衡的客观实际所决定的。部分三级学科如急危重症护理学、手术室护理学等,在发展到一定阶段后,可能会升级成为二级学科,这符合学科演进的规律。因此,该学科体系是一个动态发展的知识体系,与学科的人才培养、知识创新、知识传播、社会需求的变化密切相关。

三、研究小结

护理科学的分化已经有了近百年的历史,不断随着社会、经济、科技发展而演变出新的分支学科。相对而言,部分分支学科较成熟,有的则显得稚嫩,在新的历史条件下,成熟学科要求有新的发展,相对稚嫩学科要求迅速成长。随着护理实践与理论发展,随着相关实践领域理论与实践的发展,护理科学的分化还将继续。故本研究所展示的护理学学科体系,只是当前护理学科大致的面貌。可以预见,当学科发展的学术环境适宜、配套机制改革得以顺利运行时,新的分支学科仍将涌现,一个时期后护理学学科体系的知识内容将更加丰富、涵盖的学术空间将更为广阔。因此,本部分研究重在引入一种构建护理学学科体系的策略,基于可持续发展观来分析护理知识分类,为护理实践发展指引方向。

(魏天红)

第五节 护理学体系的发展框架及研究策略

在研究中美护理演变历程及特点的过程中,研究者发现学科发展历程与生态发展过程极其类似。各层级学科知识之间的消融、渗透、移植交叉以及学科自身的成长、成熟过程,也具有一定

的生态特征。护理学科不断汲取相关学科的营养,促进自身学术空间的拓展,与临床医学、预防医学及相关人文社会学科之间也呈现"共生、共荣"趋势。由此,本研究尝试从生态学角度,提出护理学学科体系发展框架及发展策略。

一、本部分研究的理论基础——生态位理论

(一)生态位概念及起源

生态位的概念是由格林内尔(J·Grinnel)于1917年首次提出的,是生态元(可以是生物种群,也可以是其他的生态要素)在区域生态可持续发展过程中的地位、作用和功能以及与其他生态元的相对关系。目前,生态位一词已被广泛应用于政治、经济、教育、城市规划等领域。我国学者朱春全提出生态位是生物单元在特定生态系统中与环境相互作用过程中形成的相对地位和作用。即生态位是生物种群在生态系统中的空间位置、功能和作用,是生态系统结构中的一种秩序和安排。

生态因子也称生存资源,主要是指物种生存所需的各种环境条件,即环境因子中对生物的生长、发育、行为和分布有直接或间接关系的环境要素。根据性质,将生态因子分为气候因子、地形因子、土壤因子、生物因子、人为因子五大类。气候因子包括光、温度、水分、空气等,地形因子指地面的起伏、坡度、坡向等,通过影响气候和土壤,间接影响植物生长和分布。生物因子包括生物之间的各种相互关系,如捕食、寄生、竞争和互惠共存等。人为因子指人类活动对生物和环境的影响。

生态因子具有四大特征。①综合性:每一个生态因子都与其他因子相互影响、相互作用,任何一个因子的变化都会在不同程度上引起其他因子的变化。②非等价性:对生物起作用的诸多因子中,有1~2个是起主导作用的,称为主导因子,其改变常会引起许多其他生态因子发生明显变化或使生物的生长发育发生明显变化。③不可替代性和互补性:生态因子不可缺少,也不能互相替代。但某一因子的数量不足,有时可靠另一因子的加强而得到调剂和补偿。④限定性:生物在生长发育的不同阶段需要不同的生态因子或生态因子的不同强度。故某一生态因子的有益作用常只限于生物生长发育的某一特定阶段。

(二)生态位理论核心内容

1.共生及协同进化理论

在生物学中,"共生"被认为是两种生物或其中的一种由于不能独立生存而共同生活在一起的现象。当共生关系高度发展时,共同生活在一起的两种生物会在生理上表现出一定的分工,并且在组织形态上产生一些新的结构。而协同进化是指在物种进化过程中,一个物种的性状作为对另一物种性状的反应而进化,而后一物种性状的本身又作为前一物种性状的反应而进化的现象。

2.生态位竞争理论

当物种共同利用的资源有限时,物种间将形成一定范围的生态位竞争,通过选择和进化,实现共存。具体包括生态位重叠(指不同物种的生态位之间的重叠现象或共有的生态位空间,即两个或更多的物种对资源位或资源状态的共同利用)、生态位移动(指种群对资源谱利用的变动。种群的生态位移动往往是环境压迫或竞争的结果)、生态位分离(指两个物种在资源序列上利用资源的分离程度)等过程。

(三)生态位理论在学科建设研究中的应用

1966年英国教育学家阿什比首次提出"高等教育生态"的概念,1976年美国哥伦比亚师范学院院长劳伦斯·A·克雷明提出教育生态学概念,自此教育生态学在全球范围内得以应用。近年来,知识生态学在构建学科体系中得以逐步应用。知识生态学是研究知识体系的生长发育、动力机制、形态结构、演化机理及其与环境关系的一种拟议中的新学科,认为学科与学科之间、新知识与旧知识之间的关系也像生物与环境之间的关系一样,既相互影响,又相互调和,因此,可以将这种现象称为知识生态现象。

国内有学者认为,大学中的学科具有生态现象。大学应该坚持平衡与适应、开放与优化、多样与综合、交叉与渗透的学科发展观,按生态规律推进学科发展。与之类似,也有学者从不同角度论证了大学学科系统的生态特征。以下是从学科生态位研究中提取的重要概念。

1.学科生态位概念

有学者提出学科生态位概念,即特定时间内学科在学科系统中与社会环境及其他学科交互作用过程所形成的位置、职能、作用及相互关系。在各种环境要素的推动下,学科生存的环境发生变化,学科自身及从环境中获得的资源也随之发生变化。

2.学科生态因子概念

学科生态因子是指组成学科生态位的各种要素,其数量的多寡、质量和结构的优劣,直接决定了学科生态位的状况。学科生态位之间也存在邻接、重叠、包含、分离等几种关系。学者王崇迪从教育生态学角度,将影响高等教育质量的生态因子分为内部因子、外部因子两类,前者包括主体因子即教师与学生,载体因子即知识;后者包括环境因子即社会和家庭、管理因子即教育管理的制度、方法和人员。可见,学科生态因子是借用生态因子的概念,将各种影响因素分别命名,注重的是内在相似性,并不局限于采用固定的人为因子、地形因子等生态学术语。

(四)生态位理论在本研究中的应用

本研究主要从学科生态位角度探讨学科发展策略,借用生态因子概念对影响护理学科的关键因素进行分析,运用生态系统概念描述护理学科体系的整体均衡发展状态,以帮助护理学者树立学科的可持续生态发展科学理念。

二、我国护理学学科体系发展框架研究

(一)理论框架前期研究

1.基于历史研究法,提炼出影响美国护理学科演进历程的关键因素

(1)知识创新贯穿学科体系发展历程。

(2)护理学术组织引领学科体系发展。

(3)重视护理人才培养是学科体系发展的核心内容。

(4)政府支持是学科体系发展的主要驱动力。

(5)高度关注护理社会需求是学科体系发展的前提保障。

2.基于历史研究法和内容分析法,提炼出影响国内护理学科演进的关键因素

(1)中华护理学会对国内护理学科体系发展影响深远。

(2)对外开放促进了护理学科体系演进。

(3)护理科研发展缓慢制约护理学科体系演进历程。

(4)人文教育不足影响护理学科体系的健康发展。

3.基于理论研究法,抽象出构建护理学学科体系发展框架的理论前提

(1)护理学科发展的源泉在于创新。

(2)学科发展需要良好的学术环境。

(3)学科发展的核心任务是知识传播和知识创新。

(4)科研经费投入量与产出量成正比关系。

(5)学科发展有一定的生命周期,伴随生态位的扩展而成长。

(6)学科发展的核心因素是人才。

(7)学科发展的驱动力是社会需求。

(8)学科发展受社会、经济、技术、文化等因素影响。

4.基于护理学的定义和学科影响度,探讨学科体系的成长路径

护理是向不同年龄的、来自不同家庭、群体和社会的健康或生病的个体提供自主性和合作性照顾,包括健康促进、疾病预防、患病、残疾和临终者的照顾,同时承担维护、促进环境安全,参与健康政策制定的研究,患者的健康管理和教育等主要任务(国际护士会),护理学则是研究以上护理现象的科学知识体系。结合前期学科影响度研究结果,护理学知识持续不断地与人文、社会、自然科学、医学等学科进行交叉,形成新的知识增长点,由此促进护理学科体系不断汲取跨学科知识营养而成长、成熟。

(二)护理学科体系发展框架的形成步骤

1.首先运用理论研究法,提炼出五个学科生态发展的基本概念

通过系统学习生态学相关理论,思考其概念、原理对于护理学科建设的启示,初步界定了发展理论框架的五个核心概念。

(1)护理学科生态位:指特定时间内护理学科在学科系统中与社会环境及其他学科交互作用过程所形成的地位、职能、作用及相互关系,可以看作是护理学科随历史演变、发展形成的对环境适应能力大小的环境效应的定位,是展现护理核心竞争力的重要组成部分。

(2)护理学科生态因子:指组成护理学科生态位的各种要素,包括教育、科研、对外开放、政策、法令制度等生态因子,直接影响护理学科的成长、成熟状况。每一生态因子下,又涵盖若干次级生态因子。护理学科的生存状态即是其生态位不断延伸与萎缩的结果,受到所处地域的气候因子、土壤因子、人为因子等生态资源影响。人才是学科发展的核心基础,任何创新与实践都基于培养人才的教育过程中,与植物生长离不开土壤一样重要,故以土壤因子比拟教育因素;科研状况与学术氛围有关,故以气候因子比拟科研因素;学术组织和对外开放因素受到社会环境、经济、理念等因素影响,对于知识传播过程有重要影响,类似于植物成长的地形复杂状况,缺乏有效的学术组织和对外开放环境,可视为高寒偏远地形,而学术组织活动频繁、对外开放渠道多的学科,可视为温暖湿润地形,该学科的成长将更加顺畅,因此,以地形因子比拟学术组织和对外开放因素。政策、法令的制定主要是人为活动,故比拟为人为因子;而学科知识不断受到其他学科影响,类似于生物种群之间的相互作用,故以生物因子比拟学科内涵。这里的生态因子比拟各种影响因素,仅是研究者个人的观点,侧重突出影响学科演进的各关键因素的重要性。

(3)护理创新:创新是在原有资源(工序、流程、体系单元等)的基础上,通过资源的再配置,再整合(改进),进而提高(增加)现有价值的一种手段。本研究将护理创新界定为通过重组已知的护理资源(信息、能量、物质资源),产生护理新事物、新思想的活动,包括护理理论创新、技术创新、机制创新三个维度。其本质是突破旧的思维定式和常规流程,核心是"创造"。

(4)护理理性思维:理性思维是在表象、概念的基础上进行判断、推理的思想活动,是人们把握客观事物本质和规律的能动活动。本研究将护理理性思维界定为一种有明确的思维方向和充分的思维依据,能对护理现象进行观察、比较、分析、综合、抽象与概括,进而把握现象本质和规律的一种高级思维形式。

(5)护理学科生态系统:指由护理学科之间、学科与其生态环境之间相互作用、相互影响而形成的一个整体性的生态系统。护理学科体系可看作是一个与周围环境不断进行能量流动的复杂生态系统,具有开放性、整体性、动态性特点,各分支学科不断从外界环境如经济、政治、文化等交换信息,汲取相关学科知识营养,拓展知识深度和广度,从而促进整个学科体系发展壮大,同时,各分支学科之间通过竞争、合作,保持动态的生态平衡。

2.分析概念之间关系,绘制简图

运用概念分析法,从概念内涵及概念间的逻辑关系考虑,初步绘制核心概念之间的关系图。之后,围绕核心概念,结合理论前提,运用类比法,将学科发展因素融入学科成长过程,构成护理学学科体系发展框架。

发展框架自下而上呈树状,树干由护理实践、新知识点、知识单元、护理学次级学科、学科群及生态系统组成,类似生物机体的基因、细胞、器官、机体、种群、群落、生态系统发展过程。护理实践是学科知识的源泉,理性思维与创新是学科萌生、成长的根基,位于树根部,围绕"促进人的健康反应达到最适状态"学科主线,在教育、科研、对外开放等六种关键生态因子的作用下,学科知识点逐步扩展为研究领域,直至成长为一门独立的分支学科。树冠上端为护理学科体系的整体生态位拓展,与临床医学、基础医学等学科共生共荣,形成学科丛林,最终促进护理学科体系的繁荣发展。因此,学科之树顶端生命活力与树根、树身的生长是一体化进程。

三、护理学学科体系发展策略——基于学科体系发展框架的应用研究

以上从生态学视域揭示我国护理学学科体系发展路径和主要影响因素,为各级机构制定系统的护理学科发展策略提供了理论思路。在微观层面,可结合护理学各分支学科的生态因子现状,从次级生态因子入手,逐项提出有针对性的发展改革策略;在宏观层面,关注各相关学科知识发展,围绕"人的健康反应"这一本质内核,不断与其他学科进行合作,催生新的知识增长点。运用该发展框架,本研究提出以下学科体系发展策略。

(一)巩固学科基本要素,奠定学科成长根基

护理学科之树的根基,直接决定了学科的成长动力和发展状态。上述发展框架粗略地将影响学科发展的因素分为六个生态因子,但各因子间存在复杂的相互作用,同样具有综合性、不可替代性、限定性等特征。因此,各生态因子及其涵盖的次级生态因子均对护理学分支学科、护理学科体系的生态位产生重要作用,在推进学科演进历程中,均应引以关注。以下结合本研究前期考察结果,从宏观角度分析拓展学科生态位的策略,以期为学科建设提供一定的发展思路。

1.护理教育联手学术组织,营造学科发展适宜土壤

目前我国的护理教育体系初步完善,处于规模扩展向内涵式发展的转型时期。护理高等教育作为学科发展的基石,其核心在于培养人才的质量。依据次级生态因子的分类,不同层次的护理教育近期可侧重培养机制、实践技能、知识结构、教育评价四方面的改革,如不同学位类型的研究生培养机制改革、实践教学模式、课程设置中的人文社科知识比重、办学水平评估与护理学专业认证等。学科发展的核心是创新,因此,注重创新思维和创新能力培养,增进护生对护理实践

的理性思考,是推动学科发展的关键因素,而诸多改革举措的关键依据则应是社会需求,即护理教育应紧贴临床、社区需求进行人才培养模式的改革。通过本研究资料分析,课题组认为,在护理教育中结合护理学术组织的作用,可作为推进护理学转化进程的必经路径。

长期以来,护理学课堂教学与临床实践的衔接不足,成为制约护理学科发展的瓶颈问题。结合前述历史研究提示,各级学术组织在专科化进程中发挥了重要作用。如美国护理教育联盟与各护理专业学术委员会共同制定《不同护理专业领域的初级保健能力》《精神心理健康护士核心能力》标准等,为高级护理实践人才培养提供依据,美国护士协会为争取护士的福利、政治地位等做出不懈努力。鉴于当前护理学会组织已日趋健全,建议有关部门可考虑进一步挖掘各学术组织的潜能,通过科学研究,制定国内专科护理执业标准并尽快与高级护理实践人才培养衔接。以创新能力培养为主线,以贴近临床和社区需求为宗旨,以专科护理实践标准与核心知识、能力要求为指导,合理设置护理课程体系,完善毕业生与专科护士认证的衔接机制。教育改革的主导思想可考虑以下思路:在深刻把握护理学科本质属性基础上合理设置课程体系,突出人文社会学科知识的重要性。在合理的学科体系框架内,有针对性地推进成熟学科提高层次,扶助薄弱学科成长,催生新的学科知识增长点,营造学科发展适宜的土壤。

2.以实践反思引领护理科研,营造学科发展的适宜气候

护理学科知识来源于实践,这在学科发展框架中已明确显示。而由实践形成系统的知识,需要实践反思。尤其是临床实践反思,对于提高护理人员评判性思维能力及促进创新思维具有重要影响,其中循证护理实践是关键环节。依据前期对国际护理学科四种形态的分析,课题组建议从循证护理教育入手,在学历教育、继续护理教育项目中融入循证理念和循证技能训练,以引领护生、护士对临床情境进行专业思考。这将成为我们提高护理科研能力的切入点。此外,我们呼吁相关部门加大护理研究经费投入,协助建立一定数量的护理科研机构,提高学术刊物的发行质量并缩短出版周期,以加快科研成果的交流与转化,促进形成良好的学术气候。结合国外护理研究基金来源考察,建议可依托护理专业学术组织等机构,进一步拓展科研课题资助渠道,包括向社会、慈善机构、企业等寻求资助。目前,中国卫生和计划生育委员会下属有中国健康促进基金会、中国初级保健基金会、中国癌症基金会等,与护理学科体系建设有一定的共性目标,可考虑作为护理学跨学科研究的合作伙伴,为营造学科发展的适宜气候提供平台。

(二)拓宽生态资源,加速护理学科的国际化、制度化进程

护理学科生态系统具有复杂性系统特点,与外界环境不断进行能量、信息、物质的交换,以维持生态平衡。该生态系统具有开放性、非线性、动态性特征。因此,该生态系统必须加强对外交流,同时通过法令、制度保障各种能量、信息交流的顺畅运行。对外学术交流可以视作引入"负熵",促进生态位不断拓展,逐步实现国际护理界主流接轨;建立规范的学科制度,将为学科沿着正常轨道运行提供边界线。我国近年已陆续选派护理人员到欧美国家访学,但其所占全国护士总数比例仍很小,无法满足国内护士大量的学习需求。对此,课题组建议可建立长期稳定的护士海外留学或研修项目,资助优秀护士深造的同时,也带动提高国内护士的职业荣誉感及学术素养,推进护理国际化进程。此外,瞄准国外一流的护理研究团队进行深度合作,渗透、移植先进的科研管理经验,也将有利于带动国内护理科研进入新的轨道。这些都需要规范化的培养机制、科研机制来保障运行。国外先进经验是否能够在国内推广应用,也需要一定的制度保障,与本土文化、理念相融合。因此,争取政策支持,优化健康职业环境,提供护理能级进阶平台,拓宽学科的生态资源,加速护理国际化、制度化发展,是关系国内护理学科建设水平的重要策略。

（三）汲取跨学科知识营养，促进护理学科丛林繁荣发展

如前述框架所示，学科之树成长的主干是围绕"促进人的健康反应达到最适状态"目标而开展的各种创新实践。当前医学发展呈现学科整合与分化并存趋势，护理学科也将由于其人文、自然学科属性而不断与相关学科知识交叉发展。建立护理学科交叉共生机制，使护理学与人文、社会、工程、技术等学科相互促进，是拓展护理学科生态位的关键环节。Beckstead 通过对护理理论家的调查发现，其理论中运用最多的是有关心理、生物、哲学知识，显示出相关学科对发展护理学知识的重要作用。众多学科发展经验也揭示，学科发展往往最先源于学术交叉点，学科体系的繁荣发展，与学科生态系统中每一次级学科有关，也与相关学科的营养供给状况有关。当今护理学科的发展，不再是孤立的自身发展问题，应充分考虑社会健康需求，顺应卫生政策的发展趋势与医药卫生体制改革的需要，充分考虑市场经济、生态环境、社会导向对护理专业的影响，因此，需要我们不断汲取跨学科营养，才能促进护理学科丛林的繁荣发展。

四、研究小结

本部分研究基于前期历史研究结果，采用理论研究方法，从生态学视域提出我国护理学学科体系发展框架，涵盖了护理学学科体系发展的影响因素和发展趋势。据此框架，提出国内护理学学科体系建设的三项发展策略，作为发展框架的应用实例。本研究引入护理学科生态因子、生态系统概念，是在梳理中美护理学体系演进历程中，不断加深对学科知识、组织、历史形态的理解而尝试进行的一种学科交叉研究。总结提炼的六个生态因子及其涵盖的次级生态因子，可为学科建设进程提供有价值的参考依据；从基因到丛林的生态学发展路径，揭示了护理学科从知识点到学科丛林的成长过程，可为推进学科知识创新提供一定思路。

（于　爽）

第二章

基础护理操作

第一节 铺 床 法

病床是病室的主要设备,是患者睡眠与休息的必须用具。患者,尤其是卧床患者与病床朝夕相伴,因此,床铺的清洁、平整和舒适,可使患者心情舒畅,增强治愈疾病的自信心,并可预防并发症的发生。

铺床总的要求为舒适、平整、安全、实用、节时、节力。常用的病床。①钢丝床:有的可通过支起床头、床尾(二截或三截摇床)而调节体位,有的床脚下装有小轮,便于移动。②木板床:为骨科患者所用。③电动控制多功能床:患者可自己控制升降或改变体位。

病床及被服类规格要求。①一般病床:高 60 cm,长 200 cm,宽 90 cm。②床垫:长宽与床规格同,厚9 cm。以棕丝制作垫芯为好,也可用橡胶泡沫,塑料泡沫作垫芯,垫面选帆布制作。③床褥:长宽同床垫,一般以棉花作褥芯,棉布作褥面。④棉胎:长 210 cm,宽 160 cm。⑤大单:长 250 cm,宽 180 cm。⑥被套:长 230 cm,宽 170 cm,尾端开口缝四对带。⑦枕芯:长 60 cm,宽 40 cm,内装木棉或高弹棉、锦纶丝棉,以棉布作枕面。⑧枕套:长 65 cm,宽 45 cm。⑨橡胶单:长 85 cm,宽 65 cm,两端各加白布 40 cm。⑩中单:长 85 cm,宽 170 cm。以上各类被服均以棉布制作。

一、备用床

(一)目的
铺备用床为准备接受新患者和保持病室整洁美观。

(二)用物准备
床、床垫、床褥、枕芯、棉胎或毛毯、大单、被套或衬单及罩单、枕套。

(三)操作方法
1.被套法
(1)将上述物品置于护理车上,推至床前。
(2)移开床旁桌,距床 20 cm,并移开床旁椅置床尾正中,距床 15 cm。
(3)将用物按铺床操作的顺序放于椅上。

(4)翻床垫,自床尾翻向床头或反之,上缘紧靠床头。床褥铺于床垫上。

(5)铺大单,取折叠好的大单放于床褥上,使中线与床的中线对齐,并展开拉平,先铺床头后铺床尾。①铺床头:一手托起床头的床垫,一手伸过床的中线将大单塞于床垫下,将大单边缘向上提起呈等边三角形,下半三角平整塞于床垫下,再将上半三角翻下塞于床垫下。②铺床尾:至床尾拉紧大单,一手托起床垫,一手握住大单,同法铺好床角。③铺中段:沿床沿边拉紧大单中部边沿,然后,双手掌心向上,将大单塞于床垫下。④至对侧:同法铺大单。

(6)套被套。①S形式套被套法(图2-1):被套正面向外使被套中线与床中线对齐,平铺于床上,开口端的被套上层倒转向上约1/3。棉胎或毛毯竖向三折,再按S形横向三折。将折好的棉胎置于被套开口处,底边与被套开口边平齐。拉棉胎上边至被套封口处,并将竖折的棉胎两边展开与被套平齐(先近侧后对侧)。盖被上缘距床头15 cm,至床尾逐层拉平盖被,系好带子。边缘向内折叠与床沿平齐,尾端掖于床垫下。同上法将另一侧盖被理好。②卷筒式套被套法(图2-2):被套正面向内平铺于床上,开口端向床尾,棉胎或毛毯平铺在被套上,上缘与被套封口边齐,将棉胎与被套上层一并由床尾卷至床头(也可由床头卷向床尾),自开口处翻转,拉平各层,系带,余同S形式。

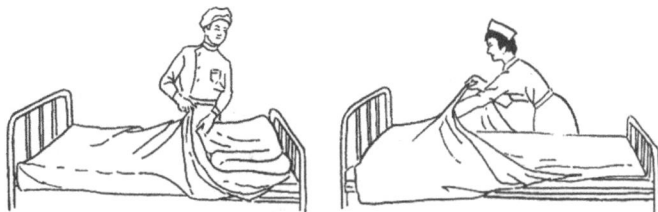

图 2-1 S形套被法

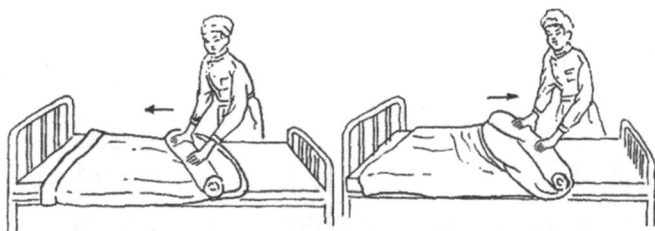

图 2-2 卷筒式套被套法

(7)套枕套,于椅上套枕套,使四角充实,系带子,平放于床头,开口背门。

(8)移回桌椅,检查床单,保持整洁。

2.被单法

(1)移开床旁桌、椅,翻转床垫、铺大单,同被套法。

(2)将反折的大单(衬单)铺于床上,上端反折10 cm,与床头齐,床尾按铺大单法铺好床尾。

(3)棉胎或毛毯平铺于衬单上,上端距床头15 cm,将床头衬单反折于棉胎或毛毯上,床尾同大单铺法。

(4)铺罩单,正面向上对准床中线,上端与床头齐,床尾处则折成斜45°,沿床边垂下。转至对侧,先后将衬单、棉胎及罩单同上法铺好。

(5)余同被套法。

(四)注意事项

(1)铺床前先了解病室情况,若患者进餐或做无菌治疗时暂不铺床。

（2）铺床前要检查床各部分有无损坏，若有则修理后再用。

（3）操作中要使身体靠近床边，上身保持直立，两腿前后分开稍屈膝以扩大支持面增加身体稳定性，既省力又能适应不同方向操作。同时手和臂的动作要协调配合，尽量用连续动作，以节省体力消耗，并缩短铺床时间。

（4）铺床后应整理床单及周围环境，以保持病室整齐。

二、暂空床

（一）目的
铺暂空床供新入院的患者或暂离床活动的患者使用，保持病室整洁美观。

（二）用物准备
同备用床，必要时备橡胶中单、中单。

（三）操作方法
（1）将备用床的盖被四折叠于床尾。若被单式，在床头将罩单向下包过棉胎上端，再翻上衬单做25 cm的反折，包在棉胎及罩单外面。然后将罩单、棉胎、衬单一并四折，叠于床尾。

（2）根据病情需要铺橡胶中单、中单。中单上缘距床头 50 cm，中线与床中线对齐，床沿的下垂部分一并塞床垫下。至对侧同上法铺好。

三、麻醉床

（一）目的
（1）铺麻醉床便于接受和护理手术后患者。

（2）使患者安全、舒适和预防并发症。

（3）防止被褥被污染，并便于更换。

（二）用物准备
1.被服类

同备用床，另加橡胶中单、中单两条。弯盘、纱布数块、血压计、听诊器、护理记录单、笔。根据手术情况备麻醉护理盘或急救车上备麻醉护理用物。

2.麻醉护理盘用物

治疗巾内置张口器、压舌板、舌钳、牙垫、通气导管、治疗碗、镊子、输氧导管、吸痰导管、纱布数块。治疗巾外放电筒、胶布等。必要时备输液架，吸痰器、氧气筒、胃肠减压器等。天冷时无空调设备应备热水袋及布套各 2 只、毯子。

（三）操作方法
（1）拆去原有枕套、被套、大单等。

（2）按使用顺序备齐用物至床边，放于床尾。

（3）移开床旁桌椅等同备用床。

（4）同暂空床铺好一侧大单、中段橡胶中单、中单及上段橡胶中单、中单，上段中单与床头齐。转至对侧，按上法铺大单、橡胶中单、中单。

（5）铺盖被。①被套式：盖被头端两侧同备用床，尾端系带后向内或向上折叠与床尾齐，将向门口一侧的盖被三折叠于对侧床边。②被单式：头端铺法同暂空床，下端向上反折和床尾齐，两侧边缘向上反折同床沿齐，然后将盖被折叠于一侧床边。

(6)套枕套后将枕头横立于床头,以防患者躁动时头部碰撞床栏而受伤(图2-3)。

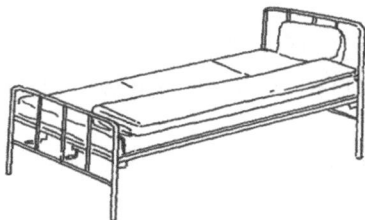

图2-3　麻醉床

(7)移回床旁桌,椅子放于接受患者对侧床尾。

(8)麻醉护理盘置于床旁桌上,其他用物放于妥善处。

(四)注意事项

(1)铺麻醉床时,必须更换各类清洁被服。

(2)床头一块橡胶中单、中单可根据病情和手术部位需要铺于床头或床尾。若下肢手术者将单铺于床尾,头胸部手术者铺于床头。全麻手术者为防止呕吐物污染床单则铺于床头。而一般手术者,可只铺床中部中单即可。

(3)患者的盖被根据医院条件增减。冬季必要时可置热水袋两只加布套,分别放于床中部及床尾的盖被内。

(4)输液架、胃肠减压器等物放于妥善处。

四、卧有患者床

(一)扫床法

1.目的

(1)使病床平整无皱褶,患者睡卧舒适,保持病室整洁美观。

(2)随扫床操作协助患者变换卧位,又可预防压疮及坠积性肺炎。

2.用物准备

护理车上置浸有消毒液的半湿扫床巾的盆,扫床巾每床一块。

3.操作方法

(1)备齐用物,推护理车至患者床旁,向患者解释,以取得合作。

(2)移开床旁桌椅,半卧位患者,若病情许可,暂将床头、床尾支架放平,以便操作。若床垫已下滑,须上移与床头齐。

(3)松开床尾盖被,助患者翻身侧卧背向护士,枕头随患者翻身移向对侧。松开近侧各层被单,取扫床巾分别扫净中单、橡胶中单后搭在患者身上。然后自床头至床尾扫净大单上碎屑,注意枕下及患者身下部分各层应彻底扫净,最后将各单逐层拉平铺好。

(4)助患者翻身侧卧于扫净一侧,枕头也随之移向近侧。转至对侧,以上法逐层扫净拉平铺好。

(5)助患者平卧,整理盖被,将棉胎与被套拉平,掖成被筒,为患者盖好。

(6)取出枕头,揉松,放于患者头下,支起床上支架。

(7)移回床旁桌椅,整理床单位,保持病室整洁美观,向患者致谢意。

(8)清理用物,归回原处。

(二)更换床单法

1.目的

(1)使病床平整无皱褶,患者睡卧舒适,保持病室整洁美观。

(2)随扫床操作协助患者变换卧位,又可预防压疮及坠积性肺炎。

2.用物准备

清洁的大单、中单、被套、枕套,需要时备患者衣裤。护理车上置浸有消毒液的半湿扫床巾的盆,扫床巾每床一块。

3.操作方法

(1)适用于卧床不起,病情允许翻身者(图2-4)。①备齐用物推护理车至患者床旁,向患者解释,以取得合作。移开床旁桌椅,半卧位患者,若病情许可,暂将床头、床尾支架放平,以便操作。若床垫已下滑,须上移与床头齐。清洁的被服按更换顺序放于床尾椅上。②松开床尾盖被,助患者侧卧,背向护士,枕头随之移向对侧。③松开近侧各单,将中单卷入患者身下,用扫床巾扫净橡胶中单上的碎屑,搭在患者身上再将大单卷入患者身下,扫净床上碎屑。④取清洁大单,使中线与床中线对齐。将对侧半幅卷紧塞于患者身近侧,半幅自床头、床尾、中部先后展平拉紧铺好,放下橡胶中单,铺上中单(另一半卷紧塞于患者身下),两层一并塞入床垫下铺平。移枕头并助患者翻身面向护士。转至对侧,松开各单,将中单卷至床尾大单上,扫净橡胶中单上的碎屑后搭于患者身上,然后将污大单从床头卷至床尾与污中单一并丢入护理车污衣袋或护理车下层。⑤扫净床上碎屑,依次将清洁大单、橡胶中单、中单逐层拉平,同上法铺好。助患者平卧。⑥解开污被套尾端带子,取出棉胎盖在污被套上,并展平。将清洁被套铺于棉胎上(反面在外),两手伸入清洁被套内,抓住棉胎上端两角,翻转清洁被套,整理床头棉被,一手抓棉被下端,一手将清洁被套往下拉平,同时顺手将污棉套撤出放入护理车污衣袋或护理车下层。棉被上端可压在枕下或请患者抓住,然后从床尾逐层拉平后系好带子,掖成被筒为患者盖好。⑦一手托起头颈部,一手迅速取出枕头,更换枕套,助患者枕好枕头。⑧清理用物,归回原处。

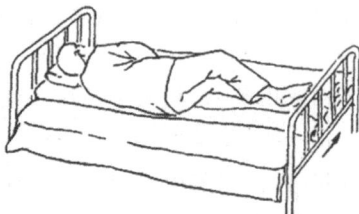

图2-4 卧有允许翻身患者床换单法

(2)适用于病情不允许翻身的侧卧患者(图2-5)。①备齐用物推护理车至患者床旁,向患者解释,以取得合作。移开床旁桌椅,半卧位患者,若病情许可,暂将床头、床尾支架放平,以便操作。若床垫已下滑,需上移与床头齐。清洁的被服按更换顺序放于床尾椅上。②两人操作。一人一手托起患者头颈部,另一人一手迅速取出枕头,放于床尾椅上。松开床尾盖被,大单、中单及橡胶中单。从床头将大单横卷成筒式至肩部。③将清洁大单横卷成筒式铺于床头,大单中线与床中线对齐,铺好床头大单。一人抬起患者上半身(骨科患者可利用牵引架上拉手,自己抬起身躯),将污大单、橡胶中单、中单一起从床头卷至患者臀下,同时另一人将清洁大单也随着污单拉至臀部。④放下上半身,一人托起臀部,一人迅速撤出污单,同时将清洁大单拉至床尾,橡胶中单放在床尾椅背上,污单丢入护理车污衣袋或护理车下层,展平大单铺好。⑤一人套枕套为患者枕好。一人备橡胶中单、中单,并先铺好一侧,余半幅塞患者身下至对侧,另一人展平铺好。⑥更换被套、枕套同方法一,两人合作更换。

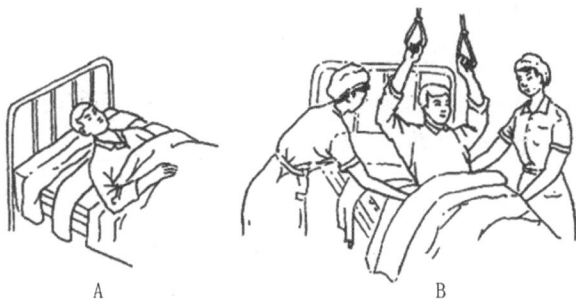

图 2-5　卧有不允许翻身患者床换单法

(3)盖被为被单式更换衬单和罩单的方法:①将床头污衬单反折部分翻至被下,取下污罩单丢入污衣袋或护理车下层。②铺大单(衬单)于棉胎上,反面向上,上端反折 10 cm,与床头齐。③将棉胎在衬单下由床尾退出,铺于衬单上,上端距床头 15 cm。④铺罩单,正面向上,对准中线,上端和床头齐。⑤在床头将罩单向下包过棉胎上端,再翻上衬单做 25 cm 的反折,包在棉胎和罩单的外面。⑥盖被上缘压于枕下或请患者抓住,在床尾撒出衬单,并逐层拉平铺好床尾,注意松紧,以防压迫足趾。

4.注意事项

(1)更换床单或扫床前,应先评估患者及病室环境是否适宜操作。需要时应关闭门窗。

(2)更换床单时注意保暖,动作敏捷,勿过多翻动和暴露患者,以免患者过劳和受凉。

(3)操作时要随时注意观察病情。

(4)患者若有输液管或引流管,更换床单时可从无管一侧开始,操作较为方便。

(5)撒下的污单切勿丢在地上或他人床上。

(魏亚南)

第二节　氧　疗　法

一、目的

提高动脉血氧分压和动脉血氧饱和度,增加动脉血氧含量,纠正各种因素导致的缺氧状态,促进组织的新陈代谢,维持机体正常生命活动。

根据呼吸衰竭的类型及缺氧的严重程度,选择给氧方法和吸入氧分数。① Ⅰ 型呼吸衰竭:PaO_2 在 $6.7\sim8.0$ kPa(50~60 mmHg),$PaCO_2<6.7$ kPa(50 mmHg),应给予中流量(2~4 L/min)吸氧,吸入氧浓度(>35%)。② Ⅱ 型呼吸衰竭:PaO_2 在 $5.3\sim6.7$ kPa(40~50 mmHg),$PaCO_2$ 正常,间断给予高流量(4~6 L/min)高浓度(>50%),若 $PaO_2>9.3$ kPa(70 mmHg),应逐渐降低吸氧浓度,防止长期吸入高浓度氧引起中毒。

供氧装置分为氧气筒和管道氧气装置两种。

给氧方法分为鼻导管给氧、氧气面罩给氧及高压给氧。氧气面罩给氧适于长期使用氧气,患者严重缺氧、神志不清,病情较重者,氧气面罩吸入氧分数最高可达 90%,但由于气流及无法及时喝水,常会造成口腔干燥、沟通及谈话受限。而双侧鼻导管给氧则没有这些问题。鼻导管给氧方法又分单侧鼻导管给氧法和双侧鼻导管给氧法。

吸氧方式的选择:严重缺氧但无二氧化碳潴留者,宜采用面罩吸氧(吸入氧分数最高可达 90%);缺氧伴有二氧化碳潴留者可用双侧鼻导管吸氧方法。

二、准备

(一)用物准备

1.治疗盘外

氧气装置一套包括氧气筒(管道氧气装置无)、氧气流量表装置、扳手、用氧记录单、笔、安全别针。

2.治疗盘内

橡胶管、湿化瓶、无菌容器内盛一次性双侧鼻导管或一次性吸氧面罩、消毒玻璃接管、无菌持物镊、无菌纱布缸、治疗碗内盛蒸馏水、弯盘、棉签、胶布、松节油。

3.氧气筒

氧气筒顶部有一总开关,控制氧气的进出。氧气筒颈部的侧面,有一气门与氧气表相连,是氧气自氧气瓶中输出的途径。

4.氧气流量表装置

由压力表、减压阀、安全阀、流量表和湿化瓶组成。压力表测量氧气筒内的压力。减压阀是一种自动弹簧装置,将氧气筒流出的氧压力减至 $2\sim3$ kg/cm² $(0.2\sim0.3$ mPa),使流量平稳安全。当氧流量过大、压力过高时,安全阀内部活塞自行上推,过多的氧气由四周小孔流出,确保安全。流量表是测量每分钟氧气的流量,流量表内有浮标上端平面所指的刻度,可知氧气每分钟的流出量。湿化瓶内盛 $1/3\sim1/2$ 蒸馏水、凉开水、$20\%\sim30\%$ 酒精(急性肺水肿患者吸氧时用,可降低肺泡内泡沫的表面张力,使泡沫破裂,扩大气体和肺泡壁接触面积使气体易于弥散,改善气体交换功能),通气管浸入水中,湿化瓶出口与鼻导管或面罩相连,湿化氧气。

5.装表

把氧气放在氧气架上,打开总开关放出少量氧气,快速关上总开关,此为吹尘(为防止氧气瓶上灰尘吹入氧气表内)。然后将氧气表向后稍微倾斜置于气阀上,用手初步旋紧固定然后再用扳手旋紧螺帽,使氧气表立于氧气筒旁,按湿化瓶,打开氧气检查氧气装置是否漏气,氧气输出是否通畅后,关闭流量表开关,推至病床旁备用。

(二)患者、护理人员及环境准备

患者了解吸氧目的、方法、注意事项及配合要点。取舒适体位,调整情绪。护理人员应衣帽整齐,修剪指甲,洗手,戴口罩。环境安静、整洁、光线、温湿度适宜,远离火源。

三、操作步骤

(1)携用物至病床旁,再次核对患者。

(2)用湿棉签清洁患者双侧鼻腔,清除鼻腔分泌物。

(3)连接鼻导管及湿化瓶的出口。调节氧流量,轻度缺氧 $1\sim2$ L/min,中度缺氧 $2\sim$

4 L/min,重度缺氧 4～6 L/min,氧气筒内的氧气流量＝氧气筒容积(L)×压力表指示的压力(kg/cm)/1 kg/cm^2。

(4)鼻导管插入患者双侧鼻腔约 1 cm,鼻导管环绕患者耳部向下放置,动作要轻柔,避免损伤黏膜,根据情况调整长度。

(5)停止用氧时,首先取下鼻导管(避免误操作引起肺组织损伤),安置患者于舒适体位。

(6)关流量表开关,关氧气筒总阀,再开流量表开关,放出余气,再关流量表开关,最后砌表(中心供氧装置,取下鼻导管后,直接关闭流量表开关)。

(7)处理用物,预防交叉感染。

(8)记录停止用氧时间及效果。

四、注意事项

(1)用氧时认真做好四防:防火、防震、防热、防油。

(2)禁用带油的手进行操作,氧气和螺旋口禁止上油。

(3)氧气筒内氧气不能用完,压力表指针应＞0.5 mPa。

(4)防止灰尘进入氧气瓶,避免充氧时引起爆炸。

(5)长期、高浓度吸氧者观察患者有无胸骨后烧热感、干咳、恶心呕吐、烦躁及进行性呼吸困难加重等氧中毒现象。

(6)长期吸氧,吸氧浓度应＜40％。氧气浓度与氧流量的关系:吸氧浓度(％)＝21＋4×氧气流量(L/min)。

(魏亚南)

第三节 鼻 饲 法

一、目的

对病情危重、昏迷、不能经口或不愿正常摄食的患者,通过胃管供给患者所需的营养、水分和药物,维持机体代谢平衡,保证蛋白质和热量的供给需求,维持和改善患者的营养状况。

二、准备

(一)物品准备

1.治疗盘内

一次性无菌鼻饲包一套(硅胶胃管 1 根、弯盘 1 个、压舌板 1 个、50 mL 注射器 1 具、润滑剂、镊子 2 把、治疗巾 1 条,纱布 5 块)、治疗碗 2 个、弯血管钳 1 把、棉签适量、听诊器 1 副、鼻饲流质液(38～40 ℃)200 mL,温开水适量、手电筒 1 个、调节夹 1 个(夹管用)、松节油、漱口液、毛巾。慢性支气管炎的患者视情况备镇静剂、氧气。

2.治疗盘外

安全别针 1 个、夹子或橡皮圈 1 个、卫生纸适量。

(二)患者、护理人员及环境准备

患者了解鼻饲目的、方法、注意事项及配合要点。调整情绪,指导或协助患者摆好体位。护理人员应衣帽整齐,修剪指甲,洗手,戴口罩。环境安静、整洁、光线、温湿度适宜。

三、评估

(1)评估患者病情、治疗情况、意识、心理状态及合作度。

(2)评估患者鼻腔状况,有无鼻中隔偏曲、息肉,鼻黏膜有无水肿、炎症等。

(3)向患者解释鼻饲的目的、方法、注意事项及配合要点。

四、操作步骤

(1)确认患者并了解病情,向患者解释鼻饲目的、过程及方法。

(2)备齐用物,携至床旁核对床头卡、医嘱、饮食卡,核对流质饮食种类、量、性质、温度、质量。

(3)患者如有义齿、眼镜应协助取下,妥善存放。防止义齿脱落误吞吐食管或落入气管引起窒息。插管时由于刺激可致流泪,取下眼镜便于擦除。

(4)取半坐位或坐位,可减轻胃管通过咽喉部时引起的咽反射,利于胃管插入。无法坐起者取右侧卧位,昏迷患者取去枕平卧位,头向后仰可避免胃管误入气管。

(5)将治疗巾围于患者颌下,保护患者衣服和床单,弯盘、毛巾放置于方便易取处。

(6)观察鼻孔是否通畅,黏膜有无破损,清洁鼻腔,选择通畅一侧便于插管。

(7)准备胃管测量胃管插入的长度,成人插入长度为 45～55 cm,一般取发际至胸骨剑突处或鼻尖经耳垂至胸骨剑突处,并做标记,倒润滑剂于纱布上少许,润滑胃管前段 10～20 cm 处,减少插管时的摩擦阻力。

(8)左手持纱布托住胃管,右手持镊子夹住胃管前端,沿选定侧鼻孔缓缓插入,插管时动作轻柔,镊子前端勿触及鼻黏膜,以防损伤,当胃管插入 10～15 cm 通过咽喉部时,如为清醒患者指导其做吞咽动作及深呼吸,随患者做吞咽动作及深呼吸时顺势将胃管向前推进胃管,直至标记处。如为昏迷患者,将患者头部托起,使下颌靠近胸骨柄,可增大咽喉部通道的弧度,便于胃管顺利通过,再缓缓插入胃管至标记处。若插管时患者恶心、呕吐感持续,用手电筒、压舌板检查口腔咽喉部有无胃管盘曲卡住。如患者有呛咳、发绀、喘息、呼吸困难等误入气管现象,应立即拔管。休息后再插。

(9)确认胃管在胃内,用胶布交叉胃管固定于鼻翼和面颊部。验证胃管在胃内的三种方法:①打开胃管末端胶塞连接注射器于胃管末端抽吸,抽出胃液即可证实胃管在胃内。②置听诊器于患者胃区,快速经胃管向胃内注入 10 mL 空气,同时在胃部听到气过水声,即表示已插入胃内。③将胃管末端置于盛水的治疗碗内,无气泡溢出。

(10)灌食:连接注射器于胃管末端,先回抽见有胃液,再注入少量温开水,可润滑管壁,防止喂食溶液黏附于管壁,然后缓慢灌注鼻饲液或药液等。鼻饲液温度为 38～40 ℃,每次鼻饲量不应超过 200 mL,间隔时间不少于 2 小时,新鲜果汁,应与奶液分别灌入,防止凝块产生。鼻饲结束后,再次注入温开水 20～30 mL 冲洗胃管,避免鼻饲液积存于管腔中而变质,造成胃肠炎或堵塞管腔。鼻饲过程中,避免注入空气,以防造成腹胀。

(11)胃管末端胶塞:塞上如无胶塞可反折胃管末端,用纱布包好,橡皮圈系紧,用别针将胃管固定于大单,枕旁或患者衣领处防止灌入的食物反流和胃管脱落。

（12）协助患者清洁口腔、鼻孔，整理床单位，嘱患者维持原卧位20～30分钟，防止发生呕吐，促进食物消化、吸收。长期鼻饲者应每天进行口腔护理。

（13）整理用物，并清洁，消毒，备用。鼻饲用物应每天更换消毒，协助患者擦净面部，取舒适卧位。

（14）洗手，记录。记录插管时间，鼻饲液种类，量及患者反应等。

五、拔管

停止鼻饲或长期鼻饲需要更换胃管时进行拔管。

（1）携用物至床前，说明拔管的原因，并选择末次鼻饲结束时拔管。

（2）置弯盘于患者颌下，夹紧胃管末端放于弯盘内，防止拔管时液体反流，胃管内残留液体滴入气管。揭去固定胶布用松节油擦去胶布痕迹，再用清水擦洗。

（3）嘱患者深呼吸，在患者缓缓呼气时稍快拔管，到咽喉处快速拔出。

（4）将胃管放入弯盘中，移出患者视线，避免患者产生不舒服的感觉。

（5）清洁患者面部、口腔及鼻腔，帮助患者漱口，取舒适卧位。

（6）整理床单位，清理用物。

（7）洗手，记录拔管时间和患者反应。

六、注意事项

（1）注入药片时应充分研碎，全部溶解方可灌注。多种药物灌注时，应将药物分开灌注，每种药物之间用少量温开水冲洗一次，注意药物配伍禁忌。

（2）插胃管时护士与患者进行有效沟通，缓解紧张度。

（3）插管动作要轻稳，尤其是通过食管三个狭窄部位时（环状软骨水平处，平气管分叉处，食管通过膈肌处）以免损伤食管黏膜。

（4）每次鼻饲前应检查胃管是否在胃内及是否通畅，并用少量温开水冲管后方可进行喂食，鼻饲完毕后再次注入少量温开水，防止鼻饲液凝结。注入鼻饲液的速度要缓慢，以免引起患者不适。

（5）鼻饲液应现配现用，已配制好的暂不用时，应放在4℃以下的冰箱内保存，保证24小时内用完，防止长时间放置变质。

（6）长期鼻饲者应每天进行两次口腔护理，并定期更换胃管，普通胃管每周更换一次，硅胶胃管每月更换一次，聚氨酯胃管留置时间2个月更换一次。更换胃管时应于当晚最后一次喂食后拔出，翌日晨从另一侧鼻孔插入胃管。

（7）每次灌注前或间隔4～8小时应抽胃内容物，检查胃内残留物的量。如残留物的量大于灌注量的50%，说明胃排空延长，应告知医师采取措施。

（楚梦苛）

第四节 无菌技术

无菌技术是医疗护理操作中防止发生感染和交叉感染的一项重要的基本操作,执行无菌技术可以减少以至杜绝患者因诊断、治疗和护理所引起的意外感染。因此,医务人员必须加强无菌操作的观念,正确熟练地掌握无菌技术,严密遵守操作规程,以保证患者的安全,防止医源性感染。

一、相关概念

(一)无菌技术

无菌技术指在医疗、护理操作过程中防止一切微生物侵入人体和防止无菌物品、无菌区域被污染的操作技术。

(二)无菌物品

经过物理或化学方法灭菌后保持无菌状态的物品。

(三)非无菌区

指未经过灭菌处理或虽经过灭菌处理但又被污染的区域。

二、无菌技术操作原则

(一)环境清洁

操作区域要宽敞,无菌操作前30分钟通风,停止清扫工作,减少走动,防止尘埃飞扬。

(二)工作人员准备

修剪指甲,洗手,戴好帽子,口罩(4～8 小时更换,一次性的少于 4 小时更换)必要时穿无菌衣,戴无菌手套。

(三)物品妥善保管

(1)无菌物品与非无菌物品应分别放置。

(2)无菌物品须存放在无菌容器或无菌包内。

(3)无菌包外注明品名、时间,按有效期先后安放。

(4)未被污染下保存期 7～14 天。

(5)过期或受潮均应重新灭菌。

(四)取无菌物应注意

(1)面向无菌区域,用无菌钳钳取,手臂须保持在腰部水平以上,注意不可跨越无菌区。

(2)无菌物品一经取出,即使未使用,也不可放回。

(3)未经消毒的用物不可触及无菌物品。

(五)操作时要保持无菌

不可面对无菌区讲话,咳嗽,打喷嚏,疑有无菌物品被污染,不可使用。

(六)一人一物

一套无菌物品,仅供一人使用,防止交叉感染。

三、无菌技术基本操作

无菌技术及操作规程是根据科学原则制定的,任何一个环节都不可违反,每个医务人员都必须遵守,以保证患者的安全。

(一)取用无菌物持钳法

使用无菌物持钳取用和传递无菌物品,以维持无菌物品及无菌区的无菌状态。

1.类别

(1)三叉钳:夹取较重物品,如盆、盒、瓶、罐等,不能夹取细的物品。

(2)卵圆钳:夹取镊、剪、刀、治疗碗及盘等,不能夹取较重物品。

(3)镊子:夹取棉球、棉签、针、注射器等(图2-6)。

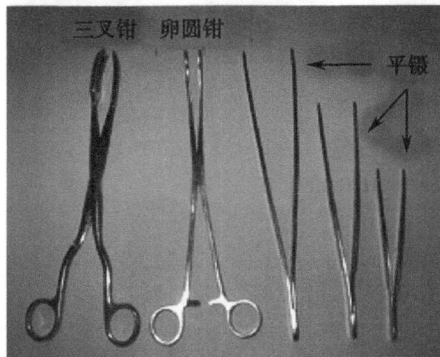

图 2-6　无菌持物钳(镊)类别

2.无菌持物钳(镊)的使用法

(1)无菌持物钳(镊)应浸泡在盛有消毒溶液的无菌广口容器内,液面需超过轴节以上 2～3 cm或镊子 1/2 处。容器底部应垫无菌纱布,容器口上加盖。

每个容器内只能放一把无菌持物钳(镊)(图2-7)。

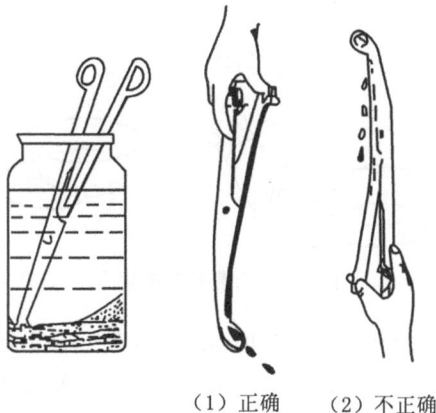

(1) 正确　　(2) 不正确

图 2-7　无菌持物钳(镊)的使用

(2)取放无菌持物钳(镊)时,尖端闭合,不可触及容器口缘及溶液面以上的容器内壁。手指不可触摸浸泡部位。使用时保持尖端向下,不可倒转向上,以免消毒液倒流污染尖端。用后立即放回容器内,并将轴节打开。如取远处无菌物品时,无菌持物钳(镊)应连同容器移至无菌物品旁使用。

（3）无菌持物钳（镊）不能触碰未经灭菌的物品，也不可用于换药或消毒皮肤。如被污染或可疑污染时，应重新消毒灭菌。

（4）无菌持物钳（镊）及其浸泡容器，每周消毒灭菌 1 次，并更换消毒溶液及纱布。外科病室每周 2 次，手术室、门诊换药室或其他使用较多的部门，应每天灭菌 1 次。

（5）不能用无菌持物钳夹取油纱布，因粘于钳端的油污可形成保护层，影响消毒液渗透而降低消毒效果。

（二）无菌容器的使用法

无菌容器用以保存无菌物品，使其处于无菌状态以备使用（图 2-8，图 2-9）。

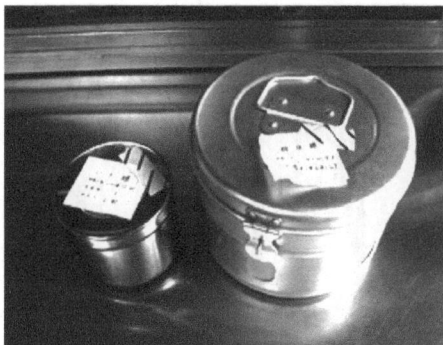

图 2-8　无菌容器

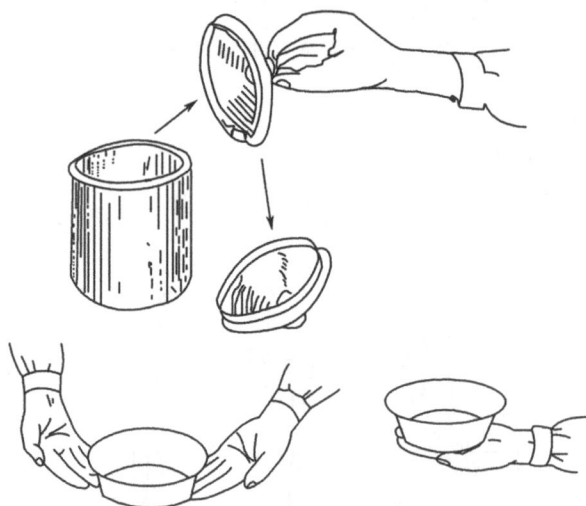

图 2-9　无菌容器使用

（1）取无菌容器内的物品，打开时将盖内面（无菌面）向上置于稳妥处或内面向下拿在手中，手不可触及容器壁的内面，取后即将容器盖盖严，避免容器内无菌物品在空气中暴露过久。

（2）无菌容器应托住容器底部，手指不可触及容器边缘及内面。

（三）取用无菌溶液法

目的是维持无菌溶液在无菌状态下使用。

1.核对

药名、剂量、浓度、有效期。

2.检查

有无裂缝、瓶盖有无松动、溶液的澄清度、质量。

3.倒用密封瓶溶液法

擦净瓶外灰尘,用启瓶器撬开铝盖,用双手拇指将橡胶塞边缘向上翻起,再用示指和中指套住橡胶塞拉出,先倒出少量溶液冲洗瓶口,倒液时标签朝上,倒后立即将橡胶塞塞好,常规消毒后将塞翻下,记录开瓶日期、时间,有效期24小时,不可将无菌物品或非无菌物品伸入无菌溶液内蘸取或直接接触瓶口倒液,以免污染瓶内的溶液,已倒出的溶液不可再倒回瓶内。

4.倒用烧瓶液法

先检查后解系带,倒液同密封法。

(四)无菌包使用法

目的是保持无菌包内无菌物品处于无菌状态,以备使用。

1.包扎法

将物品放在包布中央,最后一角折盖后用化学指示胶带粘贴,封包胶带上可书写记录,或用带包扎"+"。

2.开包法

三查:名称、日期、化学指示胶带。

撕开粘贴或解开系带,系带卷放在包布边下,先外角再两角,后内角,注意手不可触及内面,放在事先备好的无菌区域内,将包布按原折痕包起,将带以"一"字形包扎,记录,24小时有效(图2-10)。

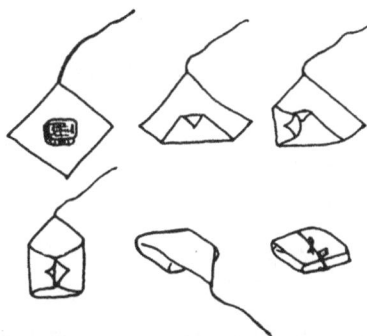

图2-10 无菌包的使用

3.小包打开法

托在手上打开,另一手将包布四角抓住,稳妥地将包内物品放入无菌区域内。

4.一次性无菌物品开包法

注射器或输液条,敷料或导管。

(五)铺无菌盘法

目的是维持无菌物品处于无菌状态,以备使用。

将无菌治疗巾铺在清洁、干燥的治疗盘内,使其内面为无菌区,可放置无菌物品,以供治疗和护理操作使用。有效期限不超过4小时(图2-11)。

(1)无菌治疗巾的折叠法 将双层棉布治疗巾横折2次,再向内对折,将开口边分别向外翻折对齐。

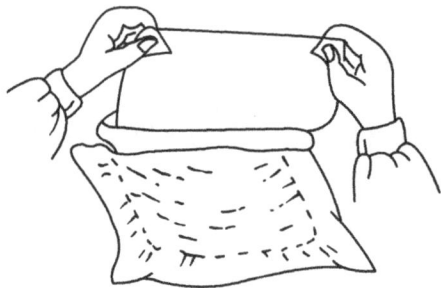

图 2-11　无菌巾铺法

(2)无菌治疗巾的铺法　手持治疗巾两开口外角呈双层展开,由远端向近端铺于治疗盘内。两手捏住治疗巾上层下边两外角向上呈扇形折叠三层,内面向外。

(3)取所需无菌物品放入无菌区内,覆盖上层无菌巾,使上、下层边缘对齐,多余部分向上反折。

(六)戴、脱无菌手套法

目的是防止患者在手术与治疗过程中受到感染,处理无菌物品过程中确保物品无菌(图 2-12)。

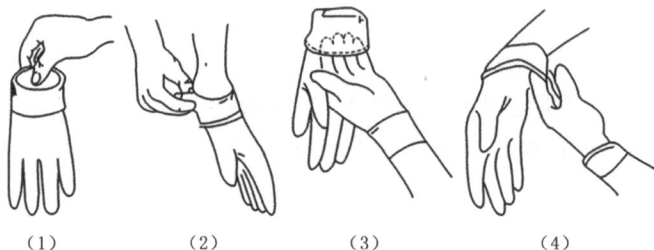

(1)　　　　　(2)　　　　　(3)　　　　　(4)

图 2-12　戴脱无菌手套

(1)洗净擦干双手,核对号码及日期。

(2)打开手套袋,取出滑石粉擦双手。

(3)掀起手套袋开口处,取出手套,对准戴上。

(4)双手调手套位置,扣套在工作衣袖外面。

(5)脱手套,外面翻转脱下。

(6)注意:①未戴手套的手不可触及手套的外面。②已戴手套的手不可触及未戴手套的手或另一手套内面。③发现手套有破洞立即更换。

(七)取用消毒棉签法

目的是保持无菌棉签处于无菌状态下使用。

1.无菌棉签使用法

(1)检查棉签有效作用期及包装的完整程度,有破损时不能使用。

(2)左手握棉签棍端,右手捏住塑料包装袋上部,依靠棉棍的支撑向后稍用力撕开前面的包装袋。

(3)将包装袋抽后折盖左手示指,以中指压住。

(4)右手拇指顶出所用棉签并取出。

2.复合碘医用消毒棉签使用法

(1)取复合碘医用消毒棉签 1 包,检查有效期,注明开启时间。

(2)将包内消毒棉签推至包的右下端,并分离 1 根留置包内左侧。

(3)左手拇、示指持复合碘医用消毒棉签包的窗口缘,右手拇指、示指捏住窗翼,揭开窗口。

(4)将窗翼拉向右下方,以左手拇指按压窗翼,固定窗盖。

(5)右手从包的后方将包左上角向后反折,夹于左手示指与中指之间,露出棉签手柄部。

(6)以右手取出棉签。

(7)松开左手拇指和中指,拇指顺势将窗口封好,放回盘内备用。

（于　爽）

第五节　导　尿　术

一、目的

(1)为尿潴留患者解除痛苦;使尿失禁患者保持会阴清洁干燥。

(2)收集无菌尿标本,做细菌培养。

(3)避免盆腔手术时误伤膀胱,为危重、休克患者正确记录尿量,测尿比重提供依据。

(4)检查膀胱功能,测膀胱容量、压力及残余尿量。

(5)鉴别尿闭和尿潴留,以明确肾功能不全或排尿功能障碍。

(6)诊断及治疗膀胱和尿道的疾病在医学教育网搜集整理,如进行膀胱造影或对膀胱肿瘤患者进行化疗等。

二、准备

(一)物品准备

1.治疗盘内

橡皮圈 1 个,别针 1 枚,备皮用物 1 套,一次性无菌导尿包一套(治疗碗两个、弯盘、双腔气囊导尿管根据年龄选不同型号尿管,弯血管钳一把、镊子一把、小药杯内置棉球若干个,液状石蜡棉球瓶一个,洞巾一块)。弯盘一个,一次性手套一双,治疗碗一个(内盛棉球若干个),弯血管钳一把、镊子两把、无菌手套一双,常用消毒溶液有 0.1% 苯扎溴铵(新洁尔灭)、0.1% 氯己定等,无菌持物钳及容器一套,男患者导尿另备无菌纱布 2 块。

2.治疗盘外

小橡胶单和治疗巾一套(或一次性治疗巾),便盆及便盆巾。

(二)患者、护理人员及环境准备

患者了解导尿目的、方法、注意事项及配合要点。取仰卧屈膝位,调整情绪,指导或协助患者清洗外阴,备便盆。护理人员应衣帽整齐,修剪指甲,洗手,戴口罩。环境安静、整洁、光线、温湿度适宜,关闭门窗,备屏风或隔帘。

三、评估

(1)评估患者病情、治疗情况、意识、心理状态及合作度。

(2)患者排尿功能异常的程度,膀胱充盈度及会阴部皮肤、黏膜的完整性。

(3)向患者解释导尿的目的、方法、注意事项及配合要点。

四、操作步骤

将用物推至患者处,核对患者床号、姓名,向患者解释导尿的目的、方法、注意事项及配合要点。消除患者紧张和窘迫的心理,以取得合作。①用屏风或隔帘遮挡患者,保护患者的隐私,使患者精神放松。②帮助患者清洗外阴部,减少逆行尿路感染的机会。③检查导尿包的日期,是否严密干燥,确保物品无菌性,防止尿路感染。④根据男女性尿道解剖特点执行不同的导尿术。

(一)男性患者导尿术操作步骤

(1)操作者位于患者右侧,帮助患者取仰卧屈膝位,脱去对侧裤腿,盖在近侧腿上,对侧下肢和上身用盖被盖好,两腿略外展,暴露外阴部。

(2)将一次性橡胶单和治疗巾垫于患者臀下,弯盘放于患者臀部,治疗碗内盛棉球若干个。

(3)左手戴手套,用纱布裹住阴茎前 1/3,将阴茎提起,另一手持镊子夹消毒棉球按顺序消毒,阴茎后 2/3 部→阴阜→阴囊暴露面。

(4)用无菌纱布包裹消毒过的阴茎后 2/3 部→阴阜→阴囊暴露面,消毒阴茎前 1/3,并将包皮向后推,换另一把镊子夹消毒棉球消毒尿道口,向外螺旋式擦拭龟头→冠状沟→尿道口数次,包皮和冠状沟易藏污,应彻底消毒,预防感染。污棉球置于弯盘内移至床尾。

(5)在患者两腿间打开无菌导尿包,用持物钳夹浸消毒液的棉球于药杯内。

(6)戴无菌手套,铺洞巾,使洞巾与包布内面形成无菌区域。嘱患者勿移动肢体保持体位,以免污染无菌区。

(7)按操作顺序排列好用物,用镊子取液状石蜡棉球,润滑导尿管前端。

(8)左手用纱布裹住阴茎并提起,使之与腹壁呈 60°,使耻骨前弯消失,便于插管。将包皮向后推,右手用镊子夹取浸消毒液的棉球,按顺序消毒尿道口、螺旋消毒龟头、冠状沟、尿道口数遍,每个棉球只可用一次,禁止重复使用,确保消毒部位不受污染,污棉球置于弯盘内,右手将弯盘移至靠近床尾无菌区域边沿,便于操作。

(9)左手固定阴茎,右手将治疗碗置于洞巾口旁,男性尿道长而且又有三个狭窄处,当插管受阻时,应稍停片刻嘱患者深呼吸,减轻尿道括约肌紧张,再徐徐插入导尿管,切忌用力过猛而损伤尿道。

(10)用另一只血管钳夹持导尿管前端,对准尿道口轻轻插入 20～22 cm,见尿液流出后,再插入约 2 cm,将尿液引流入治疗碗(第一次放尿不超过 1 000 mL,防止大量放尿,腹腔内压力急剧下降,血液大量滞留腹腔血管内,血压下降虚脱及膀胱内压突然降低,导致膀胱黏膜急剧充血,发生血尿)。

(11)治疗碗内尿液盛 2/3 满后,可用血管钳夹住导尿管末端,将尿液导入便器内,再打开导尿管继续放尿。注意询问患者的感觉,观察患者的反应。

(12)导尿毕,夹住导尿管末端,轻轻拔出导尿管,避免损伤尿道黏膜。撤下洞巾,擦净外阴,脱去手套置弯盘内,撤出臀部一次性橡胶单和治疗巾置治疗车下层。协助患者穿好裤子,整理床单位。

(13)整理用物。

(14)洗手,记录。

(二)女性患者导尿术操作步骤

(1)操作者位于患者右侧,帮助患者取仰卧屈膝位,脱去对侧裤腿,盖在近侧腿上,对侧下肢和上身用盖被盖好,两腿略外展,暴露外阴部。

(2)将一次性橡胶单和治疗巾垫于患者臀下,弯盘放于患者臀部,治疗碗内盛棉球若干个。

(3)左手戴手套,右手持血管钳夹取消毒棉球做外阴初步消毒,按由外向内,自上而下,依次消毒阴阜、两侧大阴唇。

(4)左手分开大阴唇,换另一把镊子按顺序消毒大小阴唇之间→小阴唇→尿道口→肛门,减少逆行感染的机会。污棉球置于弯盘内,消毒完毕,脱下手套置于治疗碗内,污物放置治疗车下层。

(5)在患者两腿间打开无菌导尿包,用持物钳夹浸消毒液的棉球于药杯内。

(6)戴无菌手套,铺洞巾,使洞巾与包布内面形成无菌区域。嘱患者勿移动肢体保持体位,以免污染无菌区。

(7)按操作顺序排列好用物,用镊子取液状石蜡棉球,润滑导尿管前端。

(8)左手拇指、示指分开并固定小阴唇,右手持弯持物钳夹取消毒棉球,按由内向外,自上而下顺序消毒尿道口、两侧小阴唇、尿道口,尿道口处要重复消毒一次,污棉球及弯血管钳置于弯盘内,右手将弯盘移至靠近床尾无菌区域边沿,便于操作。

(9)右手将无菌治疗碗移至洞巾旁,嘱患者张口呼吸,用另一只弯血管钳夹持导尿管对准导尿口轻轻插入尿道4～6 cm,见尿液后再插入1～2 cm。

(10)左手松开小阴唇,下移固定导尿管,将尿液引入治疗碗。注意询问患者的感觉,观察患者的反应。

(11)导尿毕,夹住导管末端,轻轻拔出导尿管,避免损伤尿道黏膜。撤下洞巾,擦净外阴,脱去手套置弯盘内,撤出臀部一次性橡胶单和治疗巾置治疗车下层。协助患者穿好裤子,整理床单位。

(12)整理用物。

(13)洗手,记录。

五、注意事项

(1)向患者及其家属解释留置导尿管的目的和护理方法,使其认识到预防泌尿道感染的重要性,并主动参与护理。

(2)保持引流通畅,避免导尿管扭曲堵塞,造成引流不畅。

(3)防止泌尿系统逆行感染。

(4)患者每天摄入足够的液体,每天尿量维持在2 000 mL以上,达到自然冲洗尿路的目的,以减少尿路感染和结石的发生。

(5)保持尿道口清洁,女患者用消毒棉球擦拭外阴及尿道口,如分泌物过多,可用0.02%高锰酸钾溶液冲洗,再用消毒棉球擦拭外阴及尿道口。男患者用消毒棉球擦拭尿道口、阴茎头及包皮,1～2次/天。

(6)每周定时更换集尿袋1次,定时排空集尿袋,并记录尿量。

(7)每月定时更换导尿管1次。

(8)采用间歇性夹管方式,训练膀胱反射功能。关闭导尿管,每4小时开放1次,使膀胱定时充盈和排空,促进膀胱功能的回复。

(9)离床活动时,应用胶布将导尿管远端固定在大腿上,集尿袋不得超过膀胱高度,防止尿液逆流。

(10)协助患者更换体位,倾听患者主诉,并观察尿液性状、颜色和量,尿常规每周检查一次,若发现尿液混浊、沉淀、有结晶,应做膀胱冲洗。

(魏亚南)

第三章

护 理 管 理

第一节　管理理论引入护理管理

护理管理学是管理科学在护理事业中的具体应用,是一门系统而完整的管理分支学科。它结合护理工作的特点,研究护理的规律性,在实现护理学科目标中提供一种重要手段及根本保证。在大量的护理实践中,护理人员要运用科学管理方法,组织执行护理职责、完成护理任务,因此,它也是护理中基本的重要的工作内容。

一、概念

联合国世界卫生组织(WHO)护理专家委员会认为:"护理管理是发挥护士的潜在能力和有关人员及辅助人员的作用,或者运用设备和环境、社会活动等,在提高人类健康中有系统地发挥这些作用的过程。"我国台湾出版的《护理行政管理学》提出:"护理管理是促使护理人员提供良好护理质量之工作'过程'"。美国护理专家吉利斯(Gillies)认为护理管理过程应包括资料收集、规划、组织、人事管理、领导与控制的功能(Gillies,1994)。他认为卓越的护理管理者若能具备规划、组织、领导、控制的能力,对人力、财力、物力、时间能做最经济有效的运用,必能达到最高效率与收到最大效果。

护理管理是以提高护理质量和工作效率为主要目的的活动过程。管理中要对护理工作的诸输入要素,进行科学的计划、组织、领导、控制、协调,以便使护理系统达到最优运转,放大系统的效能,为服务对象提供最优的护理服务输出,并同时得到工作人员的提高发展和一定的研究成果。

二、护理管理的任务

护理管理是应用现代管理理论,紧密结合我国卫生改革的实际和护理学科的发展,研究护理工作的特点,找出其规律性,对护理工作中的人员、技术、设备及信息等进行科学的管理,以提高护理工作的效率和效果,提高护理质量。所以,护理管理的任务是:①向人们提供最良好的护理。②应用科学化的管理过程。

中国的护理管理学经过了前20多年的建立和发展阶段,已经有所成就,但距离国际先进管理理论和在实践中的应用仍有很大差距。目前,我国护理管理面临的任务仍很艰巨。今后应进一步加快步伐,加强科学研究,并将研究成果推广、应用到卫生改革和医院改革的实践中。主要研究方向可考虑:①我国卫生改革的发展形势和护理管理的环境特点。②我国护理管理实践中的成功经验和存在问题。③研究、学习现代护理管理的理论、经验和技能并加以运用。④结合我国实际,考虑护理管理发展战略和策略。⑤发展、完善具有中国特色的护理管理学科。

三、护理管理研究范围

根据管理学的研究内容和特点,凡护理学研究的领域或护理活动所涉及的范围都是护理管理学的研究范围。

美国护理专家 Barbara J Stevens 博士提出了一个护理管理模型(图 3-1)

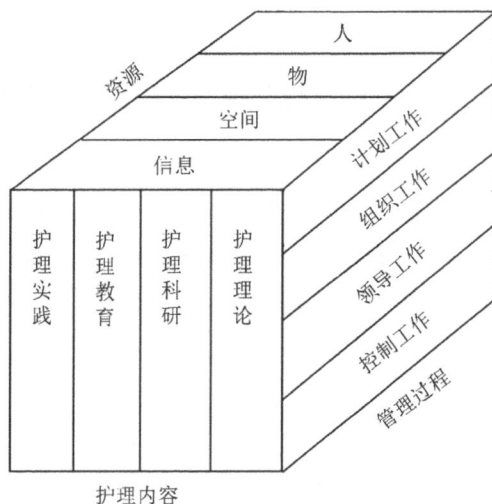

图 3-1　护理管理模型

该模型表示护理管理作为一个过程所涉及的范围。护理实践、护理教育、护理科研、护理理论都是管理应研究的部分。人、物、空间、信息是管理的要素,主要的资源。人力资源包括工作人员的数量、智力和类型;物质资源包括仪器、设备、物资和工程应用技术;空间资源包括建筑设计布局和规模;信息资源将提供社会和环境对护理服务的影响及反映等。

四、护理管理的特征

现代护理学已经发展为一门独立学科,护理服务的模式也发生了很大变化。护理服务面对的是人的健康和生命,它不同于工业、农业、商业等其他专业,有自己的学科特点。护理管理需要结合护理工作的实际特点和适应其规律性,因此要研究护理学科的特点,注意在实践中与之相适应。护理管理除具有一般管理学的特点外,还有以下特征。

(一)护理管理要适应护理作为独立性学科的要求

现代护理学综合应用了自然科学、社会科学、行为科学方面的知识,帮助、指导、照顾人们保持或重新获得体内外环境的相对平衡,以达到身心健康、精力充沛。护理工作有与医师协作进行诊断、治疗的任务,但主要是要独立地进行护理诊断和治疗人们现存的和潜在的健康问题的反应,有区别于医疗实践,工作有相对独立性。由于医学模式的转变,促使护理工作发展得更具有独立性、规律性的特点,这就要求在管理中应加以适应。例如,对患者的分类与护理、工作人员的分工与培养教育以及质量管理,都应适应整体护理模式的需要与采取护理程序的方法,管理体制和管理方法均需要适应独立性的要求。

(二)护理管理要适应护理与多专业集体协作的协同性要求

医院工作是多种专科技术人员和医护、医技分工协作的单位。护理工作需要与各级医师协作对患者进行诊断、治疗,同时与手术、理疗、药房、放射、其他各种功能检查等医技科室及后勤服务部门工作有密切的联系。大量的护理质量问题与各方协同操作、协调服务有关,需要与各方面加强协同管理,以便更好地发挥整体协调与合作功能。

(三)护理管理要适应专业对护士素质修养的伦理性要求

由于护理职业主要工作对象是患者,面对的是人的健康与生命,是服务性很强的工作。因此对护士素质修养提出了特殊的要求。①安心本职,有良好的医学道德,树立革命的人道主义精神。②要有高度的责任感和认真细致的工作作风。③业务技术上要精益求精,严格操作规程和严谨的科学态度。④仪表整洁、举止大方,使患者感到亲切、信赖、安全并能充分合作。培养和保持护士的良好伦理道德和素质修养是护理管理建设的重要内容之一。

(四)护理管理要适应护理工作的科学性和技术性的要求

现代护理理论和实践的不断发展,新技术、新知识的引入,加强了护理的科学性、技术性。由于护理是为人类健康服务的工作,尤其是临床护理是以患者为中心,具有较强的科学性、技术性和脑力劳动特征,要求护理管理中重视护理业务技术管理;加强专业化、信息化建设;通过继续教育和建立学习型组织,提高人员业务水平和终身学习的自觉性与能力;并培养一批专业带头人才;还要注意培养护理人员工作的责任心、主动性及创造精神。

(五)护理管理要适应护理人员人际沟通广泛性的要求

护理工作在医院内需要与各方协作,因此,与各部门广泛交往,与医师、后勤人员、患者及家属和社区人员的人际关系及沟通技巧甚为重要。培养护理人员良好的人际沟通技巧、准确表达能力与符合专业要求的礼仪也是护理管理建设的重要内容。

(六)护理管理要适应护理工作的连续性、时间性和性别特点的要求

护理工作连续性强,夜班多,操作技术多,接触患者密切,精神紧张,工作劳累,生活很不规律。

时间性对护理工作也非常重要。患者较多时要分清轻重缓急,治疗时要分清药物的时间性,所有治疗、护理必须按时间进行。没有时间概念也就没有护理质量。

护理人员中妇女又占绝大多数,身心均有特殊性,且一般在家庭中负担较重。

护理管理者实施管理措施时,一方面必须十分重视保证临床工作的连续性、时间性、重视护理效果和质量,另一方面也要重视适当解决护理人员各种困难,保证愉快、安心工作。

(七)护理管理要适应护理工作的安全性的要求

患者到医院首先需要在安全的基础上进行诊疗,保证护理安全性是护理管理的重要特点。护理工作中危险因素很多,经常会遇到一些突发或危机事件,造成大量患者同时就诊或住院,需要紧急抢救及护理。护理操作多和工作环节多,也容易发生护理差错和事故,或出现医疗护理纠纷等。这些都需要管理中加强控制,时时处处把关,保证患者的治疗正确、及时、彻底、安全、有效。遇到危机情况,则需加强危机管理。

(八)护理管理综合性和实践性的特点

管理本身即有综合性和实践性,需综合利用有关的知识和理论。护理管理又是以管理学作为基础,在实践中还具有护理学科多种影响因素。例如,基层护理管理者决策时,需综合考虑各方面影响因素。①医院内外环境因素:政策、法律、风俗习惯、地理位置、建筑条件、设备设施等。②组织机构因素:现行体制要求、自己的权限、成员编制数量及选择补充渠道、薪资和培训等管理措施、信息系统等。③组织目标宗旨:质量要求、工作效率、社会效益等。④人员状况:护理人员学历、经历、价值观、内聚力、工作动机及积极性等素质。⑤任务技术因素:医院任务的种类、计划、医疗护理技术水平、工作程序、要求的身体条件等。可见,实践中要综合考虑多方面因素,运用多方面业务和知识。

护理管理的实践性,即需要理论结合我国目前护理实践加以应用,积累自己的管理经验,增加对实际情况的切身体验。不断提高工作艺术性。

(九)护理管理广泛性的特点

护理管理涉及的范围广泛,包括行政管理、业务管理、教学管理、科研管理、信息管理等多方面广泛的内容。由于管理内容广泛,要求管理人员应具有相关的管理理论和较广泛的知识。

在医院内,几个层次护理管理人员各有自己的管理职责。护理副院长、护理部正副主任的职责主要是建立全院性的护理工作目标、任务和有关标准,组织和指导全院性护理工作,控制护理质量等;科护士长主要是组织贯彻执行上层管理部门提出的决策、任务,指导和管理本部门护理管理人员及所管辖的护理工作;基层护士长主要是管理和指导护士及患者工作;护士作为管理者也都有参与管理患者、管理病房、管理物品等职责,进行一定的管理活动。所以,护理中参加管理的人员较广泛。由于以上特点,要求护理管理知识的普及性及广泛性。

五、护理管理的重要性

(一)科学管理的重要性

随着社会发展和生产社会化程度的提高,人们越来越深刻认识到管理的重要性,因此对管理的要求越来越高。我国的现代化建设和改革、开放的实践给管理提出了很多新课题,确实需要强调管理科学和管理教育也是兴国之道。对管理的重要性,宣传得还太少,要大力宣传加强企业的经营管理,要大力提倡振兴中国的管理科学。

科学技术固然能决定社会生产力水平,但如果没有相应的管理科学的发展,则会限制科学技术成果作用的发挥。人们已经认识到管理学是促进社会和经济发展的一门重要学科。在社会生产中,管理的实质将起放大和增效作用,而放大的倍率主要是取决于管理功能的发挥。

实践证明,若管理有方、管理有效,可以使一个组织有崇高的目标、很强的凝聚力;人们可以在重大决策时坦诚讨论;充分发表意见;成员同舟共济,共同为集体成效负责;人们会坚持高标准,勇于承担责任,全力以赴为实现组织目标而奋斗;人人都会关心集体,对发生的问题主动予以解决;相互信任;坚持质量第一;成员间亲密无间,互相关心、互相帮助,不断进步;在实现组织目标、个人目标和社会责任等方面也会取得令人满意的成绩。若管理不利,组织则缺乏一个人们愿意为之努力奋斗的目标;不能鼓励人们同舟共济,有技术的人也不会充分发挥自己的聪明才智而努力工作;会缺乏追求卓越的精神;管理者与员工互不信任,人际关系紧张,甚至相互拆台;人员缺乏培训且素质差、业务水平低;不重视产品质量或服务质量低劣等。总之,管理在组织发挥社会功能、提高系统的社会效益和经济效益中起着非常重要的作用。

（二）科学管理在护理中的重要作用

在现代医学中，护理学作为一门独立的应用学科，是不可缺少的重要组成部分。卫生工作要完成为人民健康服务的任务，提高工作效率和质量，离不开加强护理管理；护理学本身要想获得飞跃发展，也离不开科学管理。近代护理学创始人南丁格尔在克里米亚战争中将伤病员死亡率从 50％降到 2.2％，就是综合运用护理技术和护理管理的结果。

在医院内，护理人员占卫生技术人员的 50％，工作岗位涉及医院 3/4 的科室、部门，工作职责和任务关系到医疗、教学、科研、预防保健、经济效益、医院管理等很多重要方面。护理管理科学有效，通过护理人员辛勤工作，可以为医务人员和患者提供一个良好的工作、诊疗和修养环境；准备足够、合格的医疗物资、仪器设备、药品、被服等；可以使医疗、护理、医技人员、后勤之间的关系，以及医院工作人员与患者和亲属之间的关系协调，减少冲突；可以为完成治愈疾病、恢复健康的医疗任务提供保证，并使医护工作提高效率和质量；可以加强预防、保健工作、控制或减少医院感染的发生；可以为医学教学、科研的开展创造良好的条件；还通过护士参与记账和核算等经济工作，有利于医院经济效益等。在推进护理专业本身的建设和发展中，护理管理的重要作用也是十分明显的。我国护理学的建设任务也十分艰巨。例如，扩展护理工作领域，发挥护理独特优势，进一步加强社区护理、老年护理等任务就很急迫，深化专科护理业务建设的趋势也要求加强护理管理。护理管理水平还间接反映医院管理水平，因此，护理管理的科学化也有利于医院建设和推动医学科学的发展。

（宗训霞）

第二节　护理管理思想的形成与发展

护理管理作为专业领域的管理，是随着护理学科的发展而形成和发展的。护理事业的发展与护理管理的发展互相影响，互为因果。

护理管理的形成和发展，一方面是伴随着护理学科发展的需要，管理由简单到复杂；另一方面作为研究专业领域的管理规律，是管理学的分支学科，也受管理学发展的重要影响。护理学与管理学的理论、原则、技能方法不断交叉、融合，使护理管理由经验型到科学化，护理管理学逐渐形成和得到迅速发展。依发展的不同时期，大体可分为以下几个阶段。

一、管理学形成和发展的历史背景

管理学界普遍认为，科学管理理论和管理科学形成于 19 世纪末 20 世纪初。在这之前，人类为了分工发展，共同劳动，已经经历了几千年的管理实践活动，但并没有将管理作为一门学问来研究。

早期的管理活动比较简单，管理也不可能成为人们自觉地有意识地行为。例如，在古代早期家族式的护理中，在后来宗教的修女们以宗教意识对患者的照顾和精神安慰中，护理管理并不那么自觉和明确。但人们在管理实践中积累了丰富的经验，并有许多重要的管理思想形成，大多数记载于当时的经济学、历史学、军事学、哲学著作中。例如，罗马天主教会今天的组织结构基本上是在公元 2 世纪建立的，说明组织管理实践已经存在几千年，并有成功的经验。护理方面，在公元 400 年,基督教会的 Phoebe 首先组织修女建立了护理团体,从事护理工作,这是护理管理的开始。

到 14 世纪时,意大利文艺复兴时期,随着管理实践的发展,管理思想有所深化,多包含在统治阶级思想家的政治主张之中。例如,当时的政治思想家、历史学家尼克罗·马基维利(Niccolo Machiavell,1469—1527 年),在著作《君主论》中提出的关于领导者素质的论述就是典型代表,对管理学中领导理论的形成有重要影响。

当时的护理在一般医疗机构和教会式医疗机构两种医疗环境中发展。教会式的医疗机构都遵循一定的护理管理原则,按照病情轻重对患者进行分类,将患者安排在不同的病房。当时护理管理的重点是改变医疗环境,包括改变采光、通风及空间的安排等。由于战争,使伤病员大量增加,因此需要大量随军救护人员并开始有男性从事护理工作。这一时期,护理管理除了重视医疗环境的改善外,也开始重视护理人员的训练、护理技术的发展、对患者的关怀、工作划分及其他的方面。

文艺复兴后,慈善事业的发展,使护理逐渐脱离教会控制,成为一种独立事业。公元 1517 年发生的宗教改革,使许多基督教团体独立,原修道院医护功能遭到破坏。护理进入长达 200 年的"黑暗时期",护理管理也陷入瘫痪。

1576 年,法国天主教神父、St.Vincent De Paul 在巴黎成立慈善姊妹会,她们经过一定培训后,深入群众为病弱者提供护理服务,深受人们的欢迎。

在资本主义早期,英国古典政治经济学体系的重要创立者亚当·斯密(Adam Smith,1723—1790 年),提出了劳动专业化分工,即将工作分解成一些单一的和重复性的作业,使得因提高工人的技巧和熟练程度,提高了劳动生产率。从 18 世纪的英国开始的产业革命,又使机械力迅速取代了人力,使得大型、高效生产成为可能,则更需要管理的计划、组织、领导和控制工作,这是 20 世纪前促进管理发展的重要背景。

历史背景时期的管理实践和管理思想,为系统的管理理论的形成做了充分的准备。同时,管理思想和方法的形成过程均对护理事业的管理有重要影响。

二、南丁格尔对护理管理的贡献

近代护理管理的发展是从 19 世纪中叶,英国的南丁格尔开创科学的护理开始。1853 年,南丁格尔曾受聘担任伦敦一家看护所的管理者,1854 年 10 月,被任命为"驻土耳其英国总医院妇女护士团团长"。她不论是在当时的看护所里,还是在 1854—1856 年克里米亚战争救护伤员中,都不仅用先进的技术加强护理,而且注意加强管理,在疾病恢复中发挥了巨大作用。

南丁格尔对护理管理的主要贡献表现在以下几个方面。

(一)设立了一套护理管理制度

她提出护理管理要采用系统化方式,强调设立医院必须先确定相应的政策,使护理人员担负起护理患者的责任,适当授权,以充分发挥每位护理人员的潜能。在护理组织的设置上,要求每个医院必须设立护理部并由护理部主任来管理护理工作;各病区设有护士长,管理病房的护理行政及业务。

(二)设立医院设备及环境方面的管理要求

要求重视改善病房环境,包括采光、通风、照明、墙壁的颜色等,使患者有一个舒适的康复环境。强调医院设备要满足护理的需要。

(三)努力提高护理工作效率及质量

要求护理人员做好患者的护理记录,及时认真地对患者护理情况进行统计。强调护理人员除了照顾患者的身体之外,必须重视心理问题。研究改善护理人员的工作环境及节省人力、物力资源的方法。要求病房护理用品有条理的存放,并注意库存量,以保证正常供应。

(四)注重了护理人员的训练及资历要求

她探询一些社会改革者和医师的意见,他们都一致认为对护士素质的要求是必要的,南丁格尔建立世界第一所护校,要求护理人员经过专门培训,护理管理者必须接受一定的管理训练。

南丁格尔的努力使护理学在向科学化、正规化的方向发展的同时,又使护理管理也走上了独立发展的道路,她对近代护理和护理管理的发展产生的影响是深远的。

三、管理学发展的多样化时期及其对护理管理的影响

20世纪的前半期是管理思想发展的多样化时期。不同的管理学家从不同背景和角度出发,对管理加以研究,形成了不同的管理理论和学说,为我们理解管理规律作出了重要贡献,也对现代护理科学管理的形成和发展有重要影响。下面简要介绍4个方面的管理理论及其对护理管理的影响。

(一)科学管理

科学管理理论的创始人是弗雷德里克·温斯洛·泰勒(Frederick Winslow Taylor,1865—1915年),美国人。开始时他在钢铁厂做工人,当体会到工人在生产中有很大潜力时,他开始研究,当工人用铁锹向货车铲料及搬运铁块时,他测定每次活动与停止的时间以及观察如何动作效率最高,经过研究设计出有效的标准化动作、标准化工具,使生产中使用最短时间和最精练的动作,并予以推广,提高了劳动生产率。从科学管理的3个基本出发点:①谋求最高工作效率。科学管理的中心问题是提高劳动生产率。②谋求取得最高效率的重要手段。使生产工具、机器、操作方法、作业环境等均标准化,动作精简化和工作专门化,即合理化三原则(或三S化)。③要求劳资双方实行重大精神变革,在工作中互相协作,共同努力,并把管理职能与执行职能分开。同时泰勒提出实行刺激性的报酬制度。他的著作《科学管理原理》1911年出版,标志着现代管理理论的诞生。

科学管理思想在当时被誉为第二次产业革命,对资本主义社会的影响是划时代的,对管理理论的形成起着里程碑的作用。

科学管理理论在发展过程中,不断应用到护理中,对现代护理管理理论的形成与发展也产生着深远的影响。例如:①使用科学方法改进护理人员在病房工作的分工方式。在以前主要采用个案护理方法,即护士每天当班时负责一位或两位患者的全部护理任务。科学管理提出了专业化分工,护士开始实行功能制护理方式。是按照工作内容分配护理人员。如同工厂的专业化分工—流水作业一样,将相同或相似的工作内容相对集中,划分成一些单一的和重复性的作业。例如,治疗性工作、临床生活护理、处理医嘱和文字书写、临床带教工作等,分别由治疗班、护理班、主班、教学护士等专门护士承担特定任务,一个岗位的1~2位护士面对全体患者,对患者的护理由各班护理人员的相互协作共同完成。由于经常从事一种性质的工作,提高了技术操作的技巧性和熟练程度,也免去了不断更换护理用具的麻烦,因此提高了劳动生产率。这种护理方式较原来的宗教的自然哲学模式前进了一大步,是护理管理发展中有意义的重要阶段。②部分护理工作标准化,并加强对护士的训练。受科学管理加强作业操作管理和实现精简化、标准化管理思想

的影响,注意制订标准统一、动作精练的护理技术操作规程和各项护理工作标准,并以此训练护士减少操作中不必要的多余动作和提高效率,并用时间作为衡量技术熟练与否的手段。③改善工作条件和环境。使护理用物、仪器设备、药品等规格化,放置位置均标准、统一、固定,从而使方便使用,提高工作效率和质量。④同时,对护理管理重要性的认识得到加强。

(二)一般行政管理理论

与科学管理同时代的另一批思想家是从整个组织上层管理问题入手关注管理,称为一般行政管理理论家。

1.法约尔的管理职能学说

法约尔(Henri Fayol 1841—1925 年),法国人。担任采矿冶金公司经理,曾将濒临破产的公司改变为成功的企业。他提出在公司管理中有 14 项组织经营原则:合理分工;权责相适应;严格纪律;统一命令;统一领导;个人服从集体,领导人调谐关系;个人报酬公平合理;集中权力;有等级制;事物均有秩序;公平;对下属亲切、友好、公正;人事稳定;有创新精神;保持集体团结合作。法约尔研究企业活动,并将管理职能分为计划、组织、指挥、协调和控制。

2.韦伯的行政组织理论

马克斯·韦伯(Max Weber 1864—1920 年),德国人。在管理思想上提出了"理想的行政组织体系理论"。主要内容:①理想的行政组织是通过职务和职位按等级来进行管理的。并提出了一系列实施原则和方法。②权力有各种不同的类别。任何一种组织都是以某种形式的权力为基础,才能实现组织的目标。③理想的行政组织的管理制度,意味着以规则为依据来进行控制。在组织体系中,为实现目标,要把全部活动划分为各种基本作业分配给组织中的每个成员,有一定的规章、规定和程序、奖惩制度等。管理制度要适应各种管理工作,有利于提高管理效率。

这些古典组织理论对管理摆脱传统经验方法变成科学方法是一重大转变。

在护理方面,19 世纪时医院护理组织体系尚未形成,护理部主任和总护士长主要是协助医院干事完成一些具体管理工作。进入 20 世纪以后,在南丁格尔使护理组织管理开始走向正规化的基础上,受一般行政管理理论影响,医院护理组织管理得到迅速发展。主要表现在:①护理组织系统逐渐完善。例如,大多数医院采用层级结构,建立护理部;形成护理部正副主任—科护士长—护士长—护士等直线指挥系统,明确沟通路线和权力关系,每一层职位均授予相应职权。②各级管理人员和护士职能不断明确。护理管理中各种岗位、各级职责、各班护士角色与功能划分开始明确。③建立制度和进行考核。奖惩、绩效考核和各部门工作相应的规章制度均给予建立起来,依章处理问题;建立护理操作规程手册,并成为正式的工作说明单,使技术一致化。④强调各级护理管理者负起部门的计划、组织、指挥、协调、控制等事项。⑤建立一套固定的员工薪资办法,使酬劳公平化。⑥人员晋升考虑个人学历、经历,也考虑工作表现和奖惩记录。以上均是在一般行政管理理论的影响下形成和完善的结果。

(三)人际关系和行为科学理论

行为科学理论产生于 20 世纪 20—30 年代。早期被称为"人群关系"学说,20 世纪40—50 年代被称为"行为科学理论",60 年代中叶发展成"组织行为学"。

行为科学管理阶段应用了心理学、社会学、人类学及其他相关科学,着重研究组织中的人的行为规律,发现人类行为产生的原因及人的行为动机的发展变化。研究改善组织中人与人的关系和激励人的积极性,以提高劳动生产率。现将有代表性的理论学说简介如下。

1.梅奥及人群关系学说

乔治·埃尔顿·梅奥(George Elton Mayo,1880—1949年),曾担任美国哈佛大学工商管理研究室副教授,领导了著名的"霍桑试验"。

"霍桑试验"是1924—1932年在美国芝加哥的霍桑工厂进行的,主要是寻求提高劳动生产率的途径。大体经过4个阶段,即研究照明度与工作效率之间的关系;研究工作条件变换对生产率的影响;对工人进行广泛的访谈和试验计件奖金的作用。

经过试验,梅奥等人发现决定工人工作效率最重要的不是工作条件和奖励性计件工资,而是职工在集体中的融洽性(人际关系)和安全感。研究结果表明,"人"不只是"经济人"(即认为工人工作的动机只是经济原因),而且是"社会人"。管理当局和工人之间以及工人相互之间的社会关系是影响劳动生产率最重要的条件,群体的社会准则或标准是决定工人个人行为的关键要素。于1935年,梅奥出版了《工业文明中人的问题》,提出了人群关系学说。

梅奥认为,作为管理者须同时具有专业技术、经济管理技能和搞好人际关系的技巧,这样可以提高领导能力,有利于缓和和解决领导者与被领导者之间的矛盾,提高劳动生产率。

2.马斯洛的人类需要层次理论

在人际关系学说提出后,更多的社会、心理和人类学专家对管理进行研究。

美国心理学家和行为科学家亚伯拉罕·马斯洛(Abraham H·Maslow,1908—1970年),提出了人类需要层次理论。认为人有5种需要,是依次要求、依次满足、递级上升的五个层次。主要是生理的需要、安全的需要、社会交往(爱和所属)的需要、自尊和受人尊重的需要,以及自我实现的需要。当需要未被满足时,可以成为激励的起点。

人类需要层次论为研究人类行为的产生与发展规律奠定了基础,在国内外管理中得到了广泛的应用。并在该理论的基础上,以后又产生了很多学说。

3.麦格雷戈的X-Y理论

道格拉斯·麦格雷戈(Douglas.Mc.Gregor,1906—1964年)是美国行为科学家。在1960年提出了X-Y理论,是关于人的特性的两套系统性假设;他把传统的管理假设概括为X理论,把与X相对立的理论统称为Y理论。两种观点决定了管理者的管理行为和方式。

简要地说,X理论基本上是一种关于人性的消极观点,它假设人们缺乏雄心壮志,不喜欢工作,总想回避责任,以及需要在严密地监督下才能有效地工作;另一方面,Y理论提出了一种积极观点,它假设人们能够自我管理,愿意承担责任,以及把工作看作像休息和娱乐一样自然。麦格雷戈相信Y理论假设最恰当地抓住了工人的本质,相信成员能自我激励,强调管理中要启发内因,发挥人的主观能动性和自我控制能力。

4.卢因的群体力学理论

库尔特·卢因(Kurt Lewin,1890—1947年),德国心理学家,于1944年提出"群体力学"概念。重点研究组织中的群体行为。

其主要观点:群体是一种非正式组织,是处于相对平衡状态的一种"力场"。群体行为就是各种相互影响的力的结合,这些力也修正个人行为。并提出了群体目标、群体内聚力、群体活动规范、群体的结构、群体领导方式等概念。此外,卢因对群体内聚力的测定、影响内聚力的因素、内聚力与群体士气和生产率的关系等,都进行了有成效的试验研究。

5.关于领导理论的研究

组织行为学中关于领导理论的研究成果非常丰富,主要有关于领导者和被领导者相比较具有哪些特质的特质理论;有总结领导者工作作风和方式的领导行为理论;有重视具体情境对领导有效性影响的权变理论;还有综合各种领导理论,寻找共同点的最新的领导学说等。

行为科学理论的发展对护理管理也有巨大影响。表现在:①小组制护理产生。小组制护理形成于20世纪50年代初期,管理的人际关系学说和行为科学形成以后。该护理方式是由一位有经验的护士任组长,领导一组护士(一般3~4人)对一组患者(10~20位)提供护理,各小组有较大权责。小组可由不同等级护理人员组成,由所有成员共同参与护理,对患者做护理计划并评估效果,成员间彼此合作、协调、分享成就,可形成良好的工作氛围。小组制护理产生的另一个背景,是二战后正规护校毕业的合格护士数量不足,一些专业训练不足的人员进入护理队伍。小组制可由合格护士任组长,其他人为组员,既可满足护理人员的心理需要(例如,可减少功能制护理时护士单独上一种班的孤独感,新护士也不会因业务不熟练而紧张);又可使不同水平成员各自发挥特长,进行传帮带,容易沟通协调;还因为一组护士仅负责一组患者,比功能制护理时护士面对全病房患者更有利于对患者全面了解,加强沟通,有利于提高护理质量。②在日常管理中关心和尊重护理人员、满足心理需要。例如,医院提供护士宿舍,开办托儿所、幼儿园,提供必要的劳动保护措施,搞好食堂等生活服务,改善环境等。③建立双向沟通渠道。例如,有的医院采用小本子;有的护理部主任开放办公室时间;或用意见箱;或召开护理人员生活检查会等。④改变管理者的领导方式。主张采用参与式管理,贯彻人性化原则。护理人员可参与单位决策,同时也可对全院问题提出建议等。⑤重视人的因素。例如,重视培训;重视对护理人员的激励与奖励;加强人力资源的开发及合理应用,调动护理人员的工作积极性;建立护理人力库等。

(四)定量方法

定量方法还被称为运筹学和管理科学,包括统计学的应用、最优化决策数学模型、信息处理模型和计算机的应用等。此理论应用的目的是降低不确定性,寻找管理的定量化。例如,通过成本-效益分析寻求资源分配决策的定量化。

定量方法对护理管理的影响是使护理管理业务量化和电脑化。例如,使用统计抽样方法检查、监测护理质量问题,应用数学方法计算合格率等;开展了应用计算机排班、计算护理人力编制、统计出勤率、物资管理、质量考核及评估护理单位的劳动生产率等项工作。

四、管理学近年来的趋势及其护理管理的发展

管理理论发展到20世纪60年代初期,进入了成熟阶段。其趋势是以整体观念来认识管理,趋向于将管理理论一体化,发展成一种统一的整合型的理论框架。这一时期护理与现代管理的结合更为紧密,护理管理得到深入和迅速的发展。现将使管理理论一体化的代表性的方法简介如下。

(一)过程方法

1961年12月,美国管理学家哈罗德·孔茨(Har old Koontz)认为,当时管理研究的各种各样的方法已经形成了"管理理论丛林",提出用"管理过程方法"来综合当今的各种管理理论。认为管理是建立在计划、组织、领导、控制基本职能基础上连续的循环过程。

把管理工作按照任务及完成任务所需要的基础知识划分成职能,把各种管理理论的成就囊括到各职能中分成几个相对独立的部分进行深入细致的研究,并围绕职能学习管理,是当今大多数管理学教科书采用的一种统一框架。

(二)系统方法

20 世纪 60 年代中期开始,形成了一种认为应当按照系统框架来分析管理的思路。系统方法认为系统是由存在于环境中的若干相互联系、相互作用的要素所构成的,是具有特定功能的有机整体。社会是系统,任何一个组织以及管理过程、人体都是系统。

系统有两种基本类型:封闭系统和开放系统。封闭系统不受环境影响,也不与环境发生相互作用。相反,开放系统认为系统与环境间存在着动态的相互作用。例如,我们讲的组织是一个系统,是指组织与环境之间处于不断的相互作用中,组织是否成功,取决于这个系统与其所依赖的外部团体和机构之间的交互作用。

主张系统观点的学者将组织看成是由"相互依赖的多种因素,包括个人、群体、态度、动机、正式结构、相互作用、目标、状态和职权"组成的系统,把组织部门及群体的关系、行为看成是人们在意见、力量、愿望和思想等方面广泛协作的系统,管理者的任务是应用系统方法处理管理中的问题,协调组织的各个部分,使组织内部平衡和对外界环境相适应,以实现组织的目标。

(三)权变方法

此学派提出因地制宜理论。权变管理即权宜管理和应变管理的合称。其基本思想:认为在组织管理中,不存在一成不变、普遍适用的、最好的管理理论和管理方法,组织管理必须随着组织所处的内外条件变化而随机应变。主张管理者掌握各种管理理论,在实践中随机使用之。

随着科学技术的进步和国际政治经济形势的剧烈变化,当前的管理,又面临新的挑战,形成一些新理论。现代管理的概念成为不断地发展、检验、修正、再检验的结果。例如,随着经济全球化、迅速发生变革的环境以及信息时代的到来,要求在新型、能有效进行创新和变革的管理者领导下,建立灵活的、能快速反应的组织;随着工作人员受到更多的教育和培训,水平不断提高,要求管理者改变风格,不应再是只吩咐干什么的"老板",而应变为团队领导者,更关注激励、指导和鼓励。

20 世纪 60 年代以来,在现代管理的系统模式、开放模式、过程模式和权变理论深远影响和指导下,护理管理进入了一个新纪元,护理领域出现了巨大的变革。表现在:①系统方法在护理管理中广泛应用。例如,用系统思想解释护理管理过程、建立护理组织系统结构,并明确各层级职责的划分、建立合理的患者分类系统、全面规划人力资源管理及进行全面质量管理、质量改进等。②按照生物、心理、社会医学模式重新建立健康、人、环境、护理新概念,改革传统的护理模式,形成了以患者和人的健康为中心的整体护理模式。③应用科学方法产生了护理程序的护理工作框架。④护理人员临床分工方式改变为责任制护理(由责任护士系统、全面的负责从患者入院到出院全部护理任务)、个案管理(由医师、护士和其他专业人员合作,共同负责针对某个诊断或手术患者的照顾,进行最适当、有顺序性的护理,贯彻医院-社区-家庭系统化照顾),提高了护理质量。⑤护理强调根据患者个体差异,制订有针对性的个体护理计划进行护理。⑥管理者根据被管理者的不同成熟度,因人、因地、因时选择适宜的领导方式。采用激励措施,应用民主参与式管理和授权,强调对护理人员的人性化管理。⑦应用现代管理的思想、方法探讨并取得了对业务管理(医院感染管理、急诊急救护理管理、社区护理管理、各专科护理管理)的新成就等。现代护理管理最重要的特征是使人的观念发生了巨大的变化,人们在用新的精神风貌加强学习、以适应形势;改革、开放,开阔视野;探讨革新,不断追求卓越,护理事业在发生着前所未有的重大变革。

五、中国现代护理管理的发展

在国家改革、开放和进行现代化建设的大环境中,在现代管理思想的影响下,我国近年护理事业和护理管理的发展,取得了长足进步,为社会主义现代化建设和人民群众的健康作出了应有的贡献,成就巨大。主要表现在以下几方面。

(1)通过护理改革和提高工作质量,发展护理专业的学科地位在护理实践中,全国护理管理人员,注意学习先进国家的护理及其管理经验,接受新的护理模式和管理思想,贯彻改革开放精神,转变观念,提高紧迫感和竞争意识,力争与世界先进水平接轨,做出了巨大努力。近20年,我国确立了护理学的独立学科地位,护理专业的重要性越来越被认识,社会地位得到显著提高。

(2)加强组织管理:1986年第一次护理工作会议,提出《关于加强护理工作领导,理顺管理体制的意见》文件,全国加强护理管理组织建设。全国性护理组织——中华护理学会、原卫生部护理中心和各级护理行政机构加强建设,并配备了相应的干部力量,更好地发挥了作用;医院内护理直线指挥系统也得到了建立和健全。

(3)加强人力资源管理:用科学方法为护理组织确定编制,合理配备护理人员,加强队伍建设;现在全国护理人员已从1949年的3万余人,发展到2001年底的128.69万余人;按照独立学科要求建立了护理人员业务职称系列;加强护理教育,培养高学历人才,加强护士规范化培养和继续教育,提高队伍素质;按职上岗、分层使用,注意发挥护理人员主动性、积极性、创造性;建立法制化、规范化的护士职业考试和定期注册制度,严格把住准入关;以及培养专科护理人才和骨干等。

(4)实施以患者为中心,以科学、系统的护理程序为框架,为患者实施整体护理。20世纪80年代初从国外引进责任制护理方式,开始贯彻护理程序,取得了初步成绩;1994年,原卫生部与联合国开发总署合作项目,引进整体护理,在全国大力推行,现成立了有100所医院参加的整体护理协作网,建设了一大批整体护理模式病房,指导和推动此项工作,整体护理现已普遍在全国二级以上医院推行,对于提高护理质量和患者的满意度,取得了非常明显的效果。整体护理正在不断深化过程中。

(5)护理教育:我国护理教育自1888年创办第一所护士学校至今,已有一个多世纪,在学校数量、教育层次以及教学质量方面,均发生了很大变化,特别是20世纪80年代以来,迅速发展。1984年开办高等护理教育,培养学士学位护士;1992年开始招收硕士学位研究生;现在有些学校正在筹备和争取博士学位的培养。目前已有100多所大学培养大专和本科学历护理专业学生,已经形成了适合我国国情需要的护理教育体系。除各层次正规护士教育外,国家还开办了多层次、多规格、多形式的在职教育,如护理专业自学考试、《专业证书》制度、夜校、函授教育以及专科护理短期培训等。在教育内容上贯彻整体护理模式,增加社会、人文学科知识;并进行教育改革,改进教学方法等。

(6)加强专科护理和业务管理:国内外医学的发展,使内、外、妇、儿等各专科护理业务更为深化,新业务、新技术层出不穷,全国各种护理专业组织加强业务建设,举办各种学术交流、讲座,在加强基础护理的同时,发展专科护理。另外,在卫生改革中,在原有地段保健的基础上,发展社区卫生服务和社区护理、老年护理、临终关怀,均取得了很大成效。在医院感染管理的规范化和科学性方面有很大进展等。

(7)开展科学研究,推动护理学科的建设:随着高等护理教育的开展和专题培训,全国培养、形成了一批护理科研人才，科研文章增加，质量不断提高。全国范围内出版了许多护理学教材、专著，十几种护理杂志创刊，并建设出一批在全国范围有较大影响的刊物。一些护理报刊、网站应运而生，大大推动了护理学科的建设。

(8)加强护理质量管理：配合原卫生部20世纪80年代末开始的三级医院评审制度，建立了护理质量评审标准和各级护理质量管理组织和质量管理制度，引用各种质量监测和管理方法，加强了护理质量管理并取得一定成效。随着医疗体制改革和保险制度的实行，护理管理人员对质量管理的重要性和紧迫感加强，改变过去"要我抓质量"的观念，出现"我要抓质量"的局面，增强了自觉性。

(9)护理法规的建立：1994年，正式颁发我国第一部护理法制文件——《中华人民共和国护士管理办法》，使我国护理法制管理加强。

(10)加强医院感染管理：1986年在全国召开医院感染工作会议，出台有关文件，现在各医院建立医院感染管理委员会(或小组)，配备专职人员，进行综合管理。护理系统注意发挥了在加强医院感染管理中的特殊的重要作用。

(11)信息化建设：随着各医院信息系统的完善，计算机在护理工作和护理管理中已应用到各个方面。例如，建立护理专家咨询系统、情报检索系统、临床应用计算机处理医嘱、观察病情和人员、财务、物资、质量、教学等行政管理，提高了工作自动化程度，提高了效率和质量，减少了差错，减轻了护士工作负担。

(12)加强护理管理队伍建设：培训、公开招聘、科学考核护理管理人员，培养管理人才和骨干，使管理队伍现代化、管理方法科学化。

我国的护理管理现代化建设虽然取得了巨大成绩，但与世界先进水平比较，还有非常大的差距。

例如，如何提高护理管理队伍素质，转变观念，适应形势；将护理自身的发展纳入卫生改革的大潮中，放到卫生事业全局中考虑；将护理的发展与广大人民群众对卫生服务的需求接轨；处理好卫生投入偏低而要求卫生服务覆盖面要高、服务水平要比较好的矛盾；如何面对我国进入WTO带来的新挑战；面对群众医疗保健服务需求模式发生变化的新形势；如何尽快改变护理队伍整体素质偏低、缺乏专业骨干人才的状况；如何解决普遍存在的临床护理人力编制不足的问题；如何解决护理教育结构的变化带来的师资力量短缺、教材质量需要提高、教学内容需要更为合理和教育改革提出的其他任务；如何推动整体护理的深化和更好的发挥护理专业的独特功能与作用，使服务内容和模式多样化(发展社区护理、老年护理、临终关怀等)；如何发展卫生改革中急需要解决的护理经济学问题；如何更好地与其他卫生技术人员合作，学习先进的护理新技术、新业务；如何大力宣传护理的重要作用和开发领导层，以提高护理的专业地位；护理事业已经取得的成绩如何巩固、提高等。大量的护理管理问题急切需要解决，给护理管理的建设和护理管理人员提出了重要课题，护理管理仍面临严峻的挑战。

研究、学习国内外管理理论研究的最新成果，注视发展动向，一定要结合并应用于我国护理管理实践，创建适合我国国情的护理管理理论，以适应护理改革的形势要求。

(宗训霞)

第三节 护理规章制度

护理规章制度是护理管理的重要内容,是护理人员正确履行工作职责、工作权限、工作义务及工作程序的文字规定。它是护理管理、护理工作的标准及遵循的准则,是保障护理质量、护理安全的重要措施,并具有鲜明的法规性、强制性等特点。因此,护理人员必须严格遵守和执行各项护理规章制度。

本节仅列举主要的护理规章制度,各级管理者可根据医院实际情况不断修改补充,完善更新各项护理制度,并认真贯彻执行,定期督促检查执行情况。

一、护理部工作制度

(1)护理部有健全的组织管理体系,根据医院情况实行三级或二级管理,对科护士长、护士长进行垂直领导。

(2)按照护理部工作职责,协助医院完成护理人员的聘任、调配,负责培训、考核、奖惩等相关事宜。

(3)实行护理工作目标管理,护理工作有中长期规划,有年计划,季度安排,月、周工作重点,并认真组织落实,每年对执行情况有分析、总结,持续改进。

(4)依据医院的功能、任务制订护理工作的服务理念,建立健全适应现代医院管理的各项护理规章制度、疾病护理常规、护理技术操作规程及各级护理人员岗位职责和工作标准。

(5)根据医院的应急预案,制定护理各种应急预案或工作指南。

(6)有护理不良事件管理制度,并不断修订、补充、完善。

(7)有健全的科护士长、护士长的考核标准,护理部每月汇总护理工作月报表,发现问题及时解决。

(8)组织实施护理程序,为患者提供安全的护理技术操作及人性化的护理服务。

(9)定期深入科室进行查房,协助临床一线解决实际问题。

(10)护理质量管理实施三级或二级质量控制。护理部、护理质量安全管理委员会、大科护士长严格按照护理质量考核标准,督促检查护理质量和护理服务工作,护理部专人负责护理质量管理,对全院护理质量有分析及反馈,有持续质量改进的措施。

(11)定期组织召开各种会议,检查、总结、布置工作。

(12)护理教学:护理部专人负责教学工作,制订年度教学计划及安排,制定考核标准。定期组织各级各类护理人员继续医学教育培训及岗前培训、业务考核,年终有总结及分析。

(13)护理科研:有护理科研组织、有科研计划并组织实施,对科研成果和优秀论文有奖励方案。

二、会议制度

(一)医院行政办公会

护理副院长和护理部主任(副主任)参加。获取医院行政指令并汇报护理工作情况。

（二）医院行政会

全体护士长应参加。了解掌握医院全面工作动态，接受任务，传达至护士。

（三）护理部例会

1～2周召开1次。传达医院有关会议精神，分析讨论护理质量和工作问题，做工作小结和工作安排。

（四）护士长例会

每月召开1次。全体护士长参加，传达有关会议精神；组织护士长业务学习。通报当月护理工作质量控制情况，分析、讲评、研究护理工作存在问题，提出改进措施，布置下月工作。

（五）临床护理带教例会

护理部每学期召开不少于2次，科室召开每月1次。传达有关会议精神，学习教学业务。检查教学计划落实情况，分析、讲评、教学工作，做教学工作小结，布置工作。

（六）护理质量分析会

每年召开1～2次，对护理管理及护理工作中存在的问题、疑点、难点及质量持续改进等问题进行分析、通报，加强信息交流，采取有效的护理措施，规范护理工作。

（七）医院护理质量安全管理委员会会议

每年至少召开2次，分析、讲评、研究护理质量安全管理问题，修改、补充和完善护理规章制度、护理质量检查标准和护理操作规程。

（八）全院护士大会

每年召开1～2次。传达上级有关会议精神，护理专业新进展新动态，表彰优秀护士事迹，总结工作、部署计划。

（九）晨交班会

由护士长主持，全科护士参加，运用护理程序交接班，听取值班人员汇报值班情况，并进行床旁交接班，解决护理工作中存在的主要问题，布置当日的工作。每天08:00～08:30。

（十）病区护士会

每月召开1次，做工作小结，提出存在问题和改进措施，传达有关会议精神，学习业务及规章制度。

（十一）工休座谈会

每月召开1次，由护士长或护士组长主持。会议内容：了解患者需求，听取患者对医疗、护理、生活、饮食等方面的意见和建议；宣传健康保健知识；进行满意度调查；要求患者自觉遵守病区规章制度等。

三、护理部文件档案管理制度

（1）护理部文件：①全院护理工作制度、工作计划、工作总结。②护理质量控制、在职培训、进修、实习情况。③各种有关会议纪要、记录。④护士执业注册、出勤、奖、惩、护理不良事件、晋升资料。⑤护理科研、新技术、新项目、科研成果、学术论文申报及备案资料。⑥上级有关文件及申报上级有关文件存底。⑦护理学习用书、资料。⑧护理部仪器设备，如打印机、扫描仪、计算机、相机等。

（2）护理部指定专人负责资料收集、登记和保管工作。

（3）建立保管制度，平时分卷、分档存放，年终进行分类、分册装订，长期保管。

（4）严格遵守保密原则，机密文件、资料的收发、传阅、保管须严格按有关程序办理，加强计算机、传真机的管理，护理部以外其他人员不得动用各种文件及仪器设备，严禁通过无保密措施的通信设施传递机密文件及信息。

（5）护理部文件不得带出护理部。如需借用，填写借用单，妥善保管，不能丢失，并在规定时间归还。

四、护理查房制度

（一）护理部查房

1.管理查房每月1次

查阅护士长管理资料。依据相关标准，进行全面质量检查、评价，提出改进意见。

2.业务查房每季度1次

护理部组织，由科室确定查房病例，对各科危、重患者的护理每周1次，对护士的岗位职责、护理服务过程、分级护理质量、危重患者护理、疾病护理常规、技术操作规程、病区管理、差错事故隐患、医院感染控制、抢救药品、器械完好情况等工作进行检查、督促、落实。

（二）教学查房

全院教学查房每季1次，科室教学查房每季1~2次。对护理病例进行分析、讨论，对主要发言人作点评，会前做好提问和答疑准备。

（三）全院护士长夜查房

每周2次。夜班护士长不定时到科室查房，重点巡视护士岗位职责、规章制度的落实情况，解决护理工作疑难问题、临时调配护理人员，指导或参与危重患者抢救并做好值班记录。

（四）节假日查房

节假日安排查房。护理部或科护士长组织对全院各病区进行巡查，检查各科值班人员安排是否合理，护士工作状态和规章制度的落实情况，指导危重患者抢救护理，及时解决护理工作中疑难问题。

（五）护士长参加科主任查房

每周1次，掌握特殊、危重患者病情，了解护理工作情况和医疗对护理的要求。

五、护理会诊制度

（1）护理会诊的目的：为了解决重危、复杂、疑难患者的护理问题，切实、有效地提高护理质量。

（2）护理会诊工作由护理部负责，由各护理专科小组承担会诊任务，定期进行工作总结、反馈、整改。全院性会诊，由护理部安排有关护理专家进行，会诊地点常规设在护理会诊申请科室。

（3）对于临床危重、复杂、疑难病例的护理，科室先组织护士进行讨论，讨论后仍难以处理，报告大科护士长协调处理，由大科护士长决定是否申请院内护理会诊。

（4）认真填写护理会诊申请单，经护士长书面签字后送交或电话通知大科护士长，再由大科护士长汇报护理部。

（5）护理部主任负责会诊的组织、协调有关护理人员进行会诊。

（6）会诊由护士长或管床护士汇报情况，会诊小组提出处理意见，并记录在会诊单上，科室执行处理意见详细记录在护理记录单上。会诊记录单一式两份，护理部一份，科室留存一份。

（7）参加护理会诊的人员由医院护理质量安全管理委员会成员、专科护士（经专科护士培训取得合格证，并具有一定临床工作能力）组成。

（8）普通会诊24小时内完成，急护理会诊2小时内完成。请院外护理会诊须经主管护理的院领导同意，由护理部向被请医院护理部提出会诊邀请。

六、护理制度、护理常规、操作规程变更制度

（1）护理制度、操作常规、操作规程变更，应立足于适应临床工作需要，规范护理行为，提高工作质量，确保患者安全。

（2）护理制度、操作常规、操作规程变更，由护理质量管理委员会负责。如有变更需求，护理部、科室提出变更意见和建议，待委员会讨论批准后执行。

（3）变更范围。①对现有护理制度、操作常规、操作规程的自我完善和补充。②对新开展的工作，需要制定新的护理制度、护理常规或操作规程。

（4）护理制度、护理常规、操作规程变更后，应试行3～6个月，经可行性再评价后方可正式列入实施。文件上须标有本制度执行起止时间及批准人。

（5）变更后的护理制度、护理常规、操作规程由护理部及时通知全院护士，认真组织培训并贯彻执行。

（6）重大护理制度、护理常规、操作规程变更需与医疗管理职能部门做好协调，保持医疗护理一致性，并向全院通报。

七、护士管理规定

（1）严格遵守中华人民共和国《护士条例》，护士必须按规定及时完成首次执业注册和定期延续注册。

（2）护士执业过程中必须遵守相关法律法规、医疗护理工作的规章制度、技术规范和职业道德。

（3）护士需定期考核，接受在职培训，完成规范化培训和继续教育有关规定。

（4）护士应对自己的护理行为负责，热情工作，尊重每一位患者，努力为患者提供最佳的、最适宜的护理服务。

（5）护士要养成诚实、正直、慎独、上进的品格和沉着、严谨、机敏的工作作风。护士通过实践、教育、管理、学习等方法提高专业水平。

（6）护士的使命是体现护理工作的价值、促进人类健康；护士应与其他医务人员合作，为提高整个社会健康水平而努力。

八、护士资质管理规范

（1）护理部每年审核全院护士执业资质，按上级通知统一组织护士首次执业注册和延续注册（在注册期满前30天），对《中华人民共和国护士执业证》进行集体校验注册。

（2）护理部协助人事部门审核招聘护士的身份证、毕业文凭、《中华人民共和国护士执业证书》。

（3）护理部负责审核进修护士的身份证、毕业文凭、《中华人民共和国护士执业证书》。

（4）护理部为转入护士及时办理变更执业注册，在有效变更注册前不得在临床单独值班。

（5）实习护士、进修护士、未取得《中华人民共和国护士执业证书》并有效注册的新护士不能

单独工作,必须在执业护士的指导下进行护理工作。

(6)护理部对资质审核不合格的护士,书面通知相关人员,确保做到依法执业。

(7)按"各级护士考核制度"进行定期考核,考核合格方可注册。

(8)护士长严格执行上述规范,加强依法执业管理。

九、护理质量管理制度

(1)建立护理质量安全管理委员会,在分管院长及护理部主任的领导下进行工作,成立三级护理质量控制组织,负责全院的护理质量监督、检查与评价,指导护理质量持续改进工作。

(2)依据相关法律法规和卫生行政相关规范和常规,修订完善医院护理质量管理标准、规章制度、护理不良事件等管理制度。

(3)定期监督、检查各项护理规章制度、岗位职责、护理常规、操作规程落实情况,发现问题及时纠正。

(4)检查形式采取综合检查、重点检查、专项检查、夜班检查等。

(5)护理质量控制要求。①全院各病区每月检查不得少于 1 次,有整改措施、有记录。②根据护理工作要求,制定和完善患者对护理工作满意度调查表,每季度满意度调查 1 次,每个病区5 张调查表。③按照《临床护理实践指南(2011)》进行护士的培训和考核,每年急救技术(CPR)操作培训,要求人人参训并掌握。

(6)对患者及家属的投诉、纠纷及护理安全隐患,做到三不放过(事件未调查清楚不放过;当事人未受教育不放过;整改措施未落实不放过)。对问题要调查核实讨论分析,提出改进措施和投诉反馈。

(7)每月汇总各类质控检查结果,作为护理部和科室质量改进的参考依据,存在问题作为次月质控考核的重点,年终质控结果与科室护理工作奖惩挂钩。

(8)护理不良事件管理登记完整,及时上报汇总,定期组织讨论,提出预防和改进措施。

(9)强化对全院护士的质量管理教育,树立质量管理意识,参与质量管理,定期进行护理安全警示教育。

十、重点科室、重点环节护理管理制度

(一)重点科室护理管理制度

(1)重点科室包括重症医学科、急诊科、产房、血液透析室、手术室、供应室。

(2)根据相关要求,制定各重点科室的护理质量管理考评标准。

(3)科护士长严格按照质量标准的各项要求管理、督导护理工作。

(4)护理质量管理委员会对上述科室的护理工作进行重点检查。

(二)重点环节护理管理制度

(1)重点环节护理包括以下内容。①重点环节:患者交接、患者信息的正确标识、药品管理、围术期管理、患者管道管理、压疮预防、患者跌倒/坠床、有创护理操作、医护衔接。②重点时段:中班、夜班、连班、节假日、工作繁忙时。③重点患者:疑难危重患者、新入院患者、手术患者、老年患者、接受特殊检查和治疗的患者、有自杀倾向的患者。④重点员工:护理骨干、新护士、进修护士、实习护士、近期遭遇生活事件的护士。

(2)落实组织管理:护士长应组织有关人员加强重点时段的交接班管理和人员管理,根据病

房的具体情况,科学合理安排人力,对重点时段的工作、人员、工作衔接要有明确具体的要求,并在排班中体现。

(3)落实制度:严格执行各项医疗护理制度,护理操作规程。

(4)落实措施:病房针对重点环节,结合本病房的工作特点,提出并落实具体有效的护理管理措施,保证患者的护理安全。

(5)落实人力:根据护士的能力和经验,有针对性地安排重点患者的护理工作,及时检查和评价护理效果,加强对重点患者的交接、查对和病情观察,并体现在护理记录中。

(6)控制重点员工,工作职责有明确具体的要求,并安排专人管理。

十一、抢救及特殊事件报告制度

各科室进行重大抢救及特殊病例的抢救治疗时,应及时向医院有关部门及院领导报告。

(一)需报告的重大抢救及特殊病例

(1)涉及灾害事故、突发事件所致死亡3人及以上或同时伤亡6人及以上的重大抢救。

(2)知名人士、保健对象、外籍、境外人士的抢救,本院职工的病危及抢救。

(3)涉及有医疗纠纷或严重并发症患者的抢救。

(4)特殊危重病例的抢救。

(5)大型活动或其他特殊情况中出现的患者。

(6)突发甲类或乙类传染病及新传染病患者。

(二)应报告的内容

(1)灾害事故、突发事件的发生时间、地点、伤亡人数、分类及联络方式;伤病亡人员的姓名、年龄、性别、致伤、病亡的原因,伤者的伤情、病情,采取的抢救措施等。

(2)大型活动和特殊情况中发生的患者姓名、年龄、性别、诊断、病情、预后及采取的医疗措施等。

(3)特殊病例患者姓名、性别、年龄、诊断、治疗抢救措施、目前情况、预后等。

(三)报告程序及时限

(1)参加院前、急诊及住院患者抢救的医务人员向医务部(处)、护理部报告;参加门诊抢救的医务人员向门诊部报告;节假日、夜间向院总值班报告。在口头或电话报告的同时,特殊情况应填报书面报告单在24小时内上交医务部和护理部。

(2)医务部(处)、护理部、门诊部、院总值班接到报告后,应及时向院领导报告。

十二、护理投诉管理制度

(1)在护理工作中,因服务态度、服务质量、技术操作出现的护理失误或缺陷,引起患者或家属不满,以书面或口头方式反映到护理部或有关部门的意见,均为护理投诉。

(2)护理投诉管理制度健全,有专人接待投诉者,使患者及家属有机会陈诉自己的观点,并做好投诉记录。

(3)接待投诉时要认真倾听投诉者意见,并做好解释说明工作,避免引发新的冲突。

(4)护理部设有护理投诉专项记录本,记录事件发生的时间、地点、人员、原因,分析和处理经过及整改措施。

(5)护理部接到护理投诉后,调查核实,应及时反馈给有关科室的护士长。科室应认真分析事发原因,总结经验,接受教训,提出整改措施。

(6)投诉经核实后,护理部可根据事件情节严重程度,给予当事人相应的处理。①给予当事人批评教育。②当事人认真做书面检查,并在护理部或护士长处备案。③向投诉者诚意道歉,取得谅解。④根据情节严重程度给予处罚。

(7)对护理投诉,进行调查、分析并制定相应措施,要及时在护士长会议通报,减少投诉、纠纷的发生。

十三、护理不良事件报告及管理制度

护理不良事件是指医院对住院患者、孕妇及新生儿,由于护理不周,直接或间接导致患者受伤、昏迷,甚至死亡等事件。

(1)护理不良事件包括护理差错、护理事故、在院跌倒、坠床、护理并发症、护理投诉及其他意外或突发事件。

(2)主动及时报告:凡发生护理不良事件,当事人或者知情人应立即主动向科室领导或护士长报告,护士长向护理部报告,护理部及时上报医院领导。发生严重差错逐级上报,不得超过24小时。

(3)护理部接到护理投诉,应热情接待,认真调查、尊重事实、耐心沟通、端正处理态度,避免引发新的冲突。调查核实后,应及时向有关科室的护士长进行反馈。

(4)及时补救:对护理不良事件采取积极有效的补救措施,将问题及对患者造成的不良后果降到最低限度,并立即报告医师及时抢救、启动应急预案及时处理。

(5)调查分析:发生护理不良事件,护理部应组织有关人员了解情况,核对事实,同时指导科室确定不良事件的性质及等级,找出原因,进行分析,上报书面材料。

(6)按规定处理:对护理不良事件,应根据医院有关规定进行处理,以事实为依据,客观、公正地按护理不良事件的判定标准评定处理,既考虑到造成的影响及后果,又要注意保护当事护理人员。护理事故由医院医疗事故技术鉴定委员会定性或由医学会组织专家鉴定。

(7)吸取教训:护理不良事件的处理不是最终目的,关键是吸取教训,将防范重点放在预防同类事件的重复发生上。应视情节及后果,对当事人进行批评教育,召开会议。对事件的原因与性质进行分析、讨论,吸取经验教训,提出处理和改进措施,不断提高护理工作质量。

(8)发生护理不良事件的各种有关记录,检验报告、药品、器械等均应妥善保管,不得擅自涂改、销毁,必要时封存,以备鉴定。

(9)各科室及护理部如实登记各类护理不良事件,护理部指定专人负责护理不良事件的登统,详细记录不良事件发生的原因、性质、当事人的态度、处理结果及改进措施等。

(10)执行非惩罚性护理不良事件主动报告制度,并积极鼓励上报未造成不良后果但存在安全隐患的事件以及有效杜绝差错的事例。对主动报告、改进落实有成效的科室及护士长,在当月护士长会上给予口头表扬,并对不良事件进行分析、总结。对主动报告的当事人按事件性质给予奖励50~100元。如不按规定报告、有意隐瞒已发生的护理不良事件,经查实,视情节轻重严肃处理。

十四、紧急状态护理人员调配制度

(1)护理部、科室有护理人员紧急调配方案,担任紧急任务的人员需保持联络通畅。

（2）突发事件发生时,护理部、科室依照情况需要,统一组织调配。夜间、节假日由科室值班护士立即向医院总值班和病区护士长报告,总值班根据情况统一组织调配。

（3）院内、外重大抢救时,正常工作时间由护理部统一调配人员;夜间、节假日听从院总值班和护理部统一调配,同时向科护士长、病区护士长通报。护理部、科护士长或护士长接报后立即妥善安排工作。

（4）在岗护理人员有突发情况不能工作时,首先通知该病区护士长,安排人员到岗。病区有困难时,应逐级向科护士长、护理部汇报,由上级部门协调解决。

（5）病事假原则上应先请假或持有相关部门的有效假条作凭证。如遇临时特殊情况急需请假有书面报告,应立即向病区护士长报告,病区内安排有困难可逐级请科护士长、护理部协调解决,等待替换人员到岗后方可离开。

十五、护理人员培训与考核制度

(一)岗前培训制度

新护士必须进行岗前培训。由护理部负责组织护理专业相关内容培训。

(二)在岗培训与考核制度

(1)每年对各级护士要制订护理培训考核计划,包括基础理论、基本操作、基本技能、专科技能、新业务技术及应急处置技能培训。由护理部组织实施。

(2)要求护士参训率、考核合格率达标。

(3)根据专科发展需要,有计划选送护士进修学习。

(4)护理部每月组织业务授课,科室每月组织业务学习。

(5)组织继续护理学教育,完成年度规定学分,考核登记归档。

十六、护理人员技术档案管理制度

(1)护理人员技术档案由护理部指定专人管理,负责收集资料、整理、登记和档案保管工作,档案用专柜存放并上锁。

(2)档案内容包括护士的一般资料(姓名、年龄、婚否、性别、家庭地址和电话号码、学历、职称、职务、毕业学校、毕业时间、执业注册、论文发表、科研、晋升时间等)护士年度行为评价资料、继续教育情况及一些特殊情况记录。

(3)技术档案登记完善、准确、不得随意涂改、伪造或遗失,保管者调动工作时应及时移交。有记录。

(4)每年核对补充整理档案,发现问题及时解决。

(5)技术档案不得外借,以确保档案保密性。

（宗训霞）

第四节　护理防护管理

一、护理人员职业安全防护

护理人员由于其职业的特殊性经常暴露于各种各样的危险中,如会接触到一些体液、血液,甚至被体液、血液污染的锐器刺伤,或接触一些对身体有害的药物和射线等,导致多种职业危害的发生。加强护理人员职业安全防护,避免职业危害的发生具有重要意义。

(一)护理人员职业危害的分类

护理人员职业危害分四类,即生物、化学、物理和心理危害。

1.生物危害

细菌、病毒、寄生虫等引起的感染性疾病。主要是针刺伤,含锐器损伤所致的血源性传播疾病的感染。护理人员频繁接触患者血液、体液、分泌物及排泄物,受感染的危险性大。大量研究证实,各种污染的针头刺伤是医院内传播乙型肝炎病毒、丙型肝炎病毒和人类免疫缺陷病毒等的重要途径。针刺伤及其有关的侵害已成为护理人员的严重的职业性健康问题。

2.化学危害

在消毒、洗手、治疗、换药等过程中接触的各种消毒剂、清洁剂、药物及有害物质等引起的疾病。如各种毒物引起的职业中毒、职业性皮肤病、职业肿瘤;一些不溶或难溶的生产性粉尘引起的肺尘埃沉着病。

3.物理危害

(1)噪声干扰。

(2)高温、低温引起中暑或冻伤。

(3)高湿或化学消毒剂使两手等处发生皮肤糜烂,促使皮肤病的发生。

(4)电离辐射如 X 线、γ 射线等引起的放射病。

(5)身体长期固定于某一姿势或用力可能导致机械性损伤。

4.心理危害

主要是精神压力、工作紧张、倒班、生活缺乏规律可致慢性疲劳综合征以及睡眠障碍、代谢紊乱、抑郁等。护理工作的性质是细致的脑力与体力劳动相结合,它要求护理人员思想高度集中,由于精神过度紧张、工作不定时,护理人员易患溃疡病、心脏病、偏头痛、下肢静脉曲张、胃下垂、慢性腰腿痛、慢性肝胆疾病等。同时也会产生不良的心理状态,如精神紧张、焦虑烦躁等。

(二)生物(感染性)危险因素的防护

1.感染途径

感染途径为经血传播疾病。护理人员在治疗护理过程中被锐器损伤;通过黏膜或非完整性皮肤接触引起感染;进行日常护理操作后手的带菌率等。

2.经血液传播常见疾病

乙型肝炎、丙型肝炎、艾滋病,其他(疟疾、梅毒、埃博拉出血热等)。

3.职业防护中感染控制的预防原则

护理人员在感染控制的防护中应遵循标准预防的原则。所谓标准预防即认定患者的血液、体液、分泌物、排泄物均具有传染性,需进行隔离,不论是否具有明显的血迹污染或是否接触非完整的皮肤与黏膜,接触者必须采取隔离预防措施。标准预防的基本特点是既防止血源性疾病的传播又防止非血源性疾病的传播,强调双向防护;既防止疾病从患者传至医务人员,又防止疾病从医务人员传至患者;根据疾病的主要传播途径实施相应的隔离措施,包括接触隔离、空气隔离和微粒隔离。其操作规程包括:①当接触患者的血液、体液、黏膜或破损的皮肤时一定要戴手套。②每次操作完毕或每次脱下手套时彻底洗手。③根据疾病的不同传播途径使用障碍法来保护眼睛、鼻子、嘴和皮肤,如戴双重手套、穿防护衣、戴护目镜或面罩。④严格执行清洁、无菌技术和隔离制度。标准预防的原则主张医护人员要严格执行消毒隔离制度和操作规程,充分利用各种屏障防护用具和设备,减少各种危险行为,最大限度地保护医护人员及患者。

4.防护措施

(1)正确使用和处理锐器,预防锐器损伤:尽可能减少处理针头和锐器的概率。医护人员在进行侵袭性诊疗和护理操作中要保证充足的光线,特别注意被潜在感染的针头和锐器刺伤。禁止直接用手传递针头、刀片等锐器。针头不能重新盖帽、有意弯曲或折断,或用手将针头从注射器上去除。如必须盖帽要用止血钳或用单手持注射器将针头挑起。也可以使用具有安全性能的注射器、输液器等医用锐器,以防刺伤。使用后的锐器应直接放入一次性的耐刺防渗漏的锐器盆内,锐器盆需放在方便处。

(2)锐器损伤时的应急处理:立即在伤口旁从近心端向远心端轻轻挤压,尽可能挤出损伤处的血液,相对减少受污染的程度;用流动自来水和消毒肥皂液清洗(如溅出,用清水冲洗鼻、眼、嘴和皮肤等直接接触部位);碘伏等皮肤消毒液涂擦伤口等处理。伤后48小时内报告上级并填写临床护士锐器伤登记表,72小时内做乙型肝炎病毒、丙型肝炎病毒和人类免疫缺陷病毒等基础水平检查。可疑暴露于乙型肝炎病毒感染的血液、体液时,应注射乙型肝炎病毒高价抗体和乙肝疫苗;可疑暴露于丙型肝炎病毒感染的血液、体液时,尽快于暴露后做丙型肝炎病毒抗体检查,追踪丙型肝炎病毒抗体,必要时进行干扰素治疗;可疑暴露于人类免疫缺陷病毒感染的血液、体液时,建议使用免疫治疗,受伤后1个月、3个月、6个月定期复查追踪;注意不要献血,捐赠器官及母乳喂养,性生活要用避孕套。

(3)正确洗手和手的消毒:洗手是预防感染传播最经济有效的措施,我国原卫生部《医院感染管理规范》对洗手的指征、方法、频次有明确规定。

洗手指征:接触患者前后,特别是在接触有破损的皮肤、黏膜和侵入性操作前后;进行无菌操作前后;戴口罩和穿脱隔离衣前后;接触血液、体液和被污染的物品前后;脱手套后。

洗手方法:采用非接触式的洗手装置实施六步洗手法。第一步将手全部用水浸湿取清洁剂,掌心相对,五指并拢,相互揉搓;第二步手心对手背,沿指缝相互揉搓,交换进行;第三步掌心相对,双手交叉沿指缝相互揉搓;第四步一手握另一手大拇指旋转揉搓,交换进行;第五步一手握拳在另一手掌心旋转揉搓,交换进行;第六步将五个手指尖并拢在另一手掌心旋转揉搓,交换进行。用流动水冲洗净,时间不少于15秒,整个洗手的过程不少于2分钟。正确的洗手技术对消除手上的暂住菌具有重要意义,护理人员每天洗手频率应>35次。

手消毒指征:进入和离开隔离病房、穿脱隔离衣前后;接触血液、体液和被污染的物品前后;接触特殊感染病原体前后。

手消毒方法:用快速手消毒剂揉搓双手;用消毒剂浸泡 2 分钟。

常用手消毒剂:氯己定醇速效消毒液、0.3%～0.5%碘仿、75%乙醇溶液。

(4)选择合适的防护用品:当预料要接触血液或其他体液以及使用被血液或体液污染的物品时应戴手套,手套使用前后,接触无污染的物品前及下一个患者之前应立即脱去;当接触经呼吸道传播和飞沫传播疾病的患者时要戴好口罩和帽子;当预料有可能出现血液或体液溅出时,要加戴眼罩、面罩,避免口、鼻、眼黏膜接触污染的血液或体液。在工作区域要穿工作服,进出隔离病房须穿隔离衣,预料有大量的血液、体液溅出时,必须加穿防渗漏的隔离围裙和靴子。

(三)化学危险因素的防护

1.化学消毒剂灭菌防护

目前医院广泛应用于各种器械、物品、空气消毒灭菌的化学消毒剂为环氧乙烷、戊二醛、臭氧等。国内还有少数医院使用甲醛消毒,这些化学消毒剂可刺激护理人员皮肤、黏膜引起职业性哮喘、肺气肿、肺组织纤维化,能使细胞突变、致癌、致畸,也可引起职业性皮炎。因此,护理人员要认真做好化学消毒剂灭菌的职业防护。选用环氧乙烷灭菌器(12 小时可自动排放毒物),需有专用的房间消毒和排放毒物系统,灭菌后的物品放置一段时间后再使用;接触戊二醛时应戴橡胶手套,防止溅入眼内或吸入,尽量选用对人体无害的消毒剂代替戊二醛;在臭氧消毒期间避免进入消毒区域,消毒后要尽量通风,定期检查空气中臭氧浓度。

2.麻醉废气的防护

手术室的护理人员每天暴露于残余吸入麻醉药的工作环境中,长期吸入使麻醉废气在机体组织内逐渐蓄积产生慢性中毒和遗传的影响(包括突变、致癌、致畸)。所以要重视麻醉废气的管理,建立良好的麻醉废气排放系统,使用密闭性能好的麻醉机减少泄露,并对麻醉机定期进行检测。尽量采用低流量紧闭式复合麻醉,选用密闭度适宜的麻醉面罩。根据麻醉种类及手术大小合理安排手术间,孕妇不安排进房间工作。

3.乳胶手套的防护

护理人员使用的手套大多是一般性能的一次性手套,乳胶成分易引起变态反应。1999 年5 月,美国感染控制护理协会发表了《手套使用原则》并承诺停止不适当的选择、购买和使用医用手套。英国皇家护理学会和美国感染控制护理协会已经开始全面禁止使用玉米粉末手套。因此,从护理人员健康出发,应尽量选用不含玉米粉的优质手套。

(四)物理危险因素的防护

1.噪声预防

(1)护理人员应自觉保持室内安静,做到"四轻"(说话轻、走路轻、关门轻、操作轻),减少人员参观及陪护。医院对特殊科室如手术室应安装隔音设备。

(2)加强巡视,降低持续及单调的监护声音,减少报警发生,为患者吸痰及做床上浴前,都应先调消音器。

(3)对科室所有仪器、设备进行普查,做好保养与维修,如定时给治疗车轮轴上润滑油。选用噪声小、功能好的新仪器,尽量消除异常噪声。

2.预防颈椎病、腰肌损伤

(1)合理用力,使用省力原则做一切治疗。

(2)加强腰背肌及颈部运动,下班后进行 15～20 分钟的颈、背部活动,提高肌肉、韧带等组织的韧性及抗疲劳能力,有助于预防颈椎病及腰肌损伤。

(3)睡前用热水袋热敷,以促进局部组织血液循环,有利用组织酸痛消失。

3.放射损伤的防护

(1)屏障防护:护理人员应穿铅制的防护衣或用铅板屏风阻挡放射线。

(2)距离防护:最有效的减少射线的方法为增加距离,护理人员在为带有放射源的患者进行护理时,应注意保持一定的距离。

(3)时间防护:护理人员在护理带有放射源的患者时要事先做好护理计划,安排好护理步骤,尽量缩短与患者接触时间。

(4)对放射源污染的物品:如器械、敷料以及患者的排泄物、体液等必须在去除放射性污染后方能处理或重新使用,处理时应戴双层手套以防手部污染。

(五)心理危害因素的防护

(1)危重患者多、工作量较大时护理管理者要适当增加值班人员,实行弹性排班,合理配置人力,以减轻护理人员的心理压力。

(2)护理人员对生理,心理疲劳要学会自我调节;注意保证充足的休息和睡眠,如感到生活、工作压力过重,可适当休息,以调整体力和情绪。

(3)处理好与上级、同事、患者之间的关系,创造和谐的工作气氛。

(4)多组织集体活动,放松心情,及时释放工作压力,将心理性职业损伤降低到最低限度。

(六)管理层的措施

管理人员要严格执行相关政策及法律法规。思考问题要从防御的角度出发,增强自身的防范意识。认真组织专业人员进行培训教育;提供人力和防护物质上的充分的保障,合理安排,减少忙乱;尽量减少不必要的血液接触;对因工作接触而被感染上的医务人员应有相当优厚的待遇作为保障:如钱的赔偿,终身雇佣等。

二、肿瘤化学治疗的职业防护

化疗是治疗恶性肿瘤的三大手段之一。广泛应用于临床,但化疗药物在杀伤肿瘤细胞的同时,也对接触这类药物的护理人员和环境造成一定的危害;为了避免这些危害的发生,有关护理人员在工作中需严格遵循化疗防护两个原则:工作人员尽量减少不必要的与抗癌药物接触;尽量减少抗癌药物对环境的污染。

(一)加强化疗防护的护理管理

(1)制订化疗药物操作和防护规程,加强专科护理人员化疗防护知识的培训。

(2)化疗药物进行严格分类及专柜保管,在保管储存药品时要做好标识。

(3)药物使用管理采用国际上较通用的集中式管理,所谓集中式管理指在医院内设静脉液体配制中心专职护士完成化疗药物的配制,然后发送到病房使用。

(4)配药室要安装通风设备,所有的化疗药物均在垂直层流生物安全机内配制,以保证环境的洁净度,避免操作者受到伤害。同时备水源作紧急冲洗之用。并定期对室内空气进行检化。

(5)实行轮流配药操作,尽量延长每个人接触化疗药物的周期。

(6)建立健康档案,定期对有关人员进行体格检查,包括白细胞计数、分类及血小板的变化。

(二)化疗操作护理防护措施

(1)个人防护:护理人员在进行化疗操作时,使用一次性防渗漏的隔离衣,戴帽子、口罩及双层手套(一层聚乙烯手套和一层乳胶手套),并戴上眼罩。

(2)配药时的防护。①抽取瓶装化疗药物时,应用无菌纱布裹住针头和瓶塞部位,以防药液外渗或外溅。溶解后的药瓶要抽气,防止瓶内压力过高致药液向外喷溅。②使用冷冻剂安瓿时,先用砂轮轻锯安瓿颈部,然后用无菌纱布包裹掰开。注入溶剂时缓慢由瓶壁注入瓶底,待药粉浸透后再摇动。③抽吸药液不能超过注射器容量的3/4。

(3)无菌注射盘用聚乙烯薄膜铺盖,用后按化疗废弃物处理。

(4)从滴管内静脉推注药液要缓慢注入,防止药液外溢。如需推排注射器或滴管内的空气,要用无菌纱布覆盖针头和滴管开口。以吸收不小心排出的药液。

(5)如不慎药液溅到皮肤上或眼里,立即用大量清水或生理盐水冲洗。

(6)遇药液溢到桌面或地上。应用吸墨纸吸尽,再用肥皂及水擦洗。

(7)操作完毕脱弃手套后应洗手、洗脸。

(8)护理人员不能在工作区吃东西。

(三)化疗废弃物及污染的处理

(1)化疗废物应与其他垃圾分开管理,存放在坚固、防漏、带盖的容器中。并在上标明"细胞毒性废弃物",按有毒垃圾处理。

(2)化疗患者的各类标本及排泄物,避免直接接触。水池、抽水马桶用后反复用水冲洗。

三、艾滋病护理防护

维护医护人员的职业安全,杜绝或减少医护人员在工作中发个职业暴露感染艾滋病及医源性感染的发生,世界卫生组织向全球医护人员推荐"普遍性预防"和"标准预防"的策略;我们要求在"标准预防"的基础上对感染易发因素采取有针对性的防护。

(一)预防暴露

1.洗手

洗手是控制人类免疫缺陷病毒(human immunodeficiency virus,HIV)传播最重要的方法。接触患者后需严格按照六步洗手法擦洗整个手的皮肤并用流动水彻底冲洗。特别是被血液或其他体液污染时,必须立即洗手或进行手的消毒,脱弃手套后还要洗手。洗手是护理人员接触患者前要做的第一件事,也是离开患者或隔离区域前要做的最后一件事。

2.使用防护用品

当直接接触到血和体液时,必须使用防护用品,选择何种防护用品或方法需考虑以下内容:接触到血液或体液的可能性;体液的种类;可能遇到血液或体液的量;是否是已知的HIV患者。

(1)手套的使用:进行采血、注射、清洁伤口、处理污物等工作估计可能接触到血液或体液时,需戴手套。不同性质的工作采用不同的手套。处理污物、打扫卫生时戴厚手套。做较精细的操作戴薄而合手的手套。无菌手套只用于侵入性操作。一次性手套不可重复使用,戴手套前或脱手套后均要洗手。

(2)口罩、眼罩、面罩的使用:在进行有可能出现血液或体液飞沫溅出的操作中,要戴口罩、眼罩、面罩,避免口、鼻、眼黏膜接触污染的血液或体液。

(3)使用隔离衣、隔离围裙和其他的保护衣:在工作区域要穿工作服,在有可能出现血液或体液外溅时必须穿隔离衣,如果有大量的血液、体液时,必须穿隔离衣、隔离围裙和靴子。

(4)如有皮肤破损时尽量避免进行外科手术等可能接触到血液、体液的操作,如果进行,破损皮肤必须用防水敷料包扎,另戴2~3层手套。

(5)接触过血液、体液又需再用的医疗器械,要先用清水冲洗在经高温或消毒剂消毒。

3.使用锐器时的安全操作方法

(1)禁止双手回套针帽,没有可利用的条件,可用单手操作方法。

(2)任何时候,不要弯曲、损坏或剪割你的针,当拿着一支针不要做与操作无关动作。

(3)不要把针放在任何不适当的地方。

(4)使用不易穿透的容器保存或处理,不要用力将锐利器具放入已经过满的容器,不要将手指伸入容器内。

(5)传递锐器时使用安全的器皿,并在传递的过程中给予提示。

(6)如果可能的话,使用钝针,不要盲缝。

4.处理使用过锐器时的安全操作方法

(1)使用过的锐器应尽快进行处置。

(2)把注射器与针头的处置作为一个单独的处置步骤。

(3)分类放置用后锐器和其他垃圾的容器结构应符合 BS7320 标准,这是 1990 年制订的并得到了联合国的批准。

(4)搬运锐器盒时护理人员必须穿防护服,并与身体保持一定距离。

(5)在销毁用过的注射器前,锐器盒必须是密封的,并放置在一个可靠的防护严密的区域内。

(二)暴露后预防

医护人员发生艾滋病病毒职业暴露后,应当立即按照实施局部处理、报告与记录、暴露的评估、暴露源的评估、暴露后预防、随访和咨询等步骤进行处理。

1.局部处理

用肥皂液和流动水清洗污染的皮肤,用生理盐水冲洗黏膜,如有伤口应当在伤口旁轻轻挤压,尽可能挤出损伤处的血液,再用肥皂液和流动水进行冲洗;禁止进行伤口的局部挤压。受伤部位的伤口冲洗后,应当用消毒液,如 75％乙醇或者 0.5％碘仿进行消毒,并包扎伤口;被暴露的黏膜,应当反复用生理盐水冲洗干净。

2.记录与报告

(1)记录暴露的基本情况:暴露发生的日期、时间、发生地点,如何发生;暴露部位,有关器具的型号等;污染物的类型,数量,暴露的严重程度。

(2)记录暴露源的情况:污染物是否含有 HIV,HBV 或 HCV,如来源于 HIV 患者应记录患者的疾病分期、CD4 及病毒载量、抗病毒情况、耐药等信息。

(3)记录暴露者的情况:HBV 接种及抗体反应;以前的 HIV 抗体检测情况;相关病史及用药情况;妊娠或哺乳。

(4)报告:向职业暴露管理部门报告,并注意保密。当地卫生防疫站应建立"艾滋病职业暴露人员个案登记表"。

3.暴露的评估

HIV 职业暴露级别分为三级。

(1)一级暴露:暴露源为体液、血液或含有体液、血液的医疗器械、物品;暴露类型为暴露源污染了有损伤的皮肤或黏膜,暴露量小且暴露时间较短。

(2)二级暴露:暴露源为体液、血液或含有体液、血液的医疗器械、物品;暴露类型为暴露源污染了有损伤的皮肤或黏膜,暴露量大且暴露时间较长,或暴露类型为暴露源刺伤或割伤皮肤,但损伤程度较轻,为表皮擦伤或针刺伤。

(3)三级暴露:暴露源为体液、血液或含有体液、血液的医疗器械、物品;暴露类型为暴露源刺伤或割伤皮肤,但损伤程度较重,为深部伤口或者割伤物有明显可见的血液。

4.暴露源的评估

暴露源的病毒载量水平可分为三种类型(轻度、重度和暴露源不明)。

(1)轻度类型:经检验暴露源为 HIV 阳性,但滴度低,HIV 感染者无临床症状、CD4 计数正常者。

(2)重度类型:经检验暴露源为 HIV 阳性,但滴度高、HIV 感染者有临床症状、CD4 计数低者。

(3)暴露源不明显型:不能确定暴露源是否为 HIV 阳性。

5.暴露后预防

根据暴露级别和暴露源病毒载量水平对发生艾滋病病毒职业暴露的医护人员实施预防性用药方案。预防性用药方案分为基本用药程序和强化用药程序。

(1)基本用药程序:为两种反转录酶制药(如齐多夫定、双脱氧胞苷等),使用常规治疗剂量,连续使用 28 天。

(2)强化用药程序:在基本用药程序的基础上,同时增加一种蛋白酶抑制药(如沙奎那韦、英地那韦等),使用常规治疗剂量,连续使用 28 天。

(3)预防性用药:应当在发生艾滋病病毒职业暴露后尽早开始,最好在 4 小时内实施,最迟不得超过24 小时;即使超过 24 小时,也应实施预防性用药。

6.随访和咨询

医护人员发生 HIV 职业暴露后,医疗卫生机构应当给予随访和咨询。随访和咨询的内容包括在暴露后的第 4 周、第 8 周、第 12 周及 6 个月时对 HIV 抗体进行监测;对服用药物的毒性进行监控和处理;观察和记录 HIV 感染的早期症状;追踪暴露源 HIV 的耐药性等。

(三)血标本及其他标本的处理

(1)血标本应放在带盖的试管内,然后放在密闭的容器中送检,送检时应戴手套。

(2)如果标本的容器外有明显的血液或体液污染,必须用消毒剂消毒清理干净。

(3)所有的标本均应醒目标明"小心血液,提防污染"的标志。以防止标本在运送的过程中溅洒外溢。

(四)血渍及外溅体液的处理

(1)操作者必须戴手套。

(2)含氯消毒剂浸洒在血渍上 15~30 分钟。用可弃的纸巾擦去。

(3)再用含氯消毒剂清洗一次,丢弃纸巾和手套按生物废弃物处理。

(4)完成上述工作后彻底清洗双手。

(五)医疗废物的处理

(1)严格分类收集医疗垃圾,对于 HIV 阳性患者使用的生活垃圾按医疗垃圾处理。

(2)一次性的锐器使用完后,应放入锐器盒中,该锐器盒应尽量放在操作区域附近。其他的感染性敷料及手术切除组织器官应放入特制的有黑色的"生物危害"标识黄色垃圾袋内,由专人回收。记录回收数量,做好交接签字。

(3)接触过 HIV 血液或体液的一次性医疗用品用不透水的双层胶袋包好,贴上标志,焚烧处理。

（4）运送人员在运送医疗废物时，应当防止造成包装物或容器破损和医疗废物的流失、泄漏和扩散，并防止医疗废物直接接触身体。

四、呼吸道传染病的护理防护

呼吸道传染病是医院常见的一种传染病，疾病的发生有明显的季节性，好发于冬春两季。如流感、风疹、麻疹、流行性脑脊髓膜炎、腮腺炎、高致病性禽流感等，尤其是给大家留下深刻印象的"传染性非典型肺炎（SARS）"由于强传染性和医护人员的高感染率曾引起社会各界的高度重视，目前我国卫健委已经将 SARS 列为法定传染病。护理人员密切接触患者，属于高度易感人群，必须重视预防工作。认真做好呼吸道传染病的防护，保证护理人员的身体健康。

（一）护理人员防护的总体要求

（1）加强对护理人员呼吸道传染病防护的培训工作。可采用开办学习班、举行座谈会，观看幻灯录像、科技电影，办墙报或黑板报等多种形式，不断增强护理人员呼吸道传染病的自我防护意识。

（2）护理人员是 SARS、流感等呼吸道传染病的高暴露职业人群。因此，应设有感染监控员，负责保证护理人员的健康及感染的控制。建立护理人员观察记录单。每天检测体温及呼吸道相关症状并做好记录，及时掌握护理人员的身体变化情况。并对患病的人员做到早隔离、早治疗，避免医院内发生医源性的呼吸道传染病的流行。

（3）加强通风和空气消毒，特殊病区要安装通风设备，加强空气流通，并根据气候条件适时调节。

（4）护理人员必须掌握消毒隔离知识及技能。①严格区分三区二线：即清洁区、污染区、半污染区；清洁路线及污染路线。②做到"四严"：清洁污染划分严；污染物品消毒严；新来人员培训严；互相提醒监督严。③认真执行消毒隔离制度，把好"三关"，即局限污染区，就地消毒；控制中间期，少受污染；保护清洁区，不受污染。

（5）护理人员进出隔离单位要严格按隔离要求着装，从清洁区进入隔离区前要有专人检查是否符合着装标准，下班后要进行卫生通过后方能离开。

（6）隔离服装必须符合中华人民共和国国家标准。严格区分管理，不同区域服装应有标志。不可将污染区服装穿入半污染区或清洁区。

（7）合理安排护理人员的班次，保证护理人员得到充分休息，加强营养并给予预防性用药，做好人群主动免疫和被动免疫。同时在护理人员中，提倡适当的体育锻炼，增强体质，以有效抵御流感等呼吸道传染性疾病。

（8）在 SARS 病区工作的护理人员必须进行医学检测，隔离检测半月后方能解除隔离。

（二）护理人员防护物品的穿脱流程

1.从清洁区进入半污染区前

洗手→戴工作帽→戴防护口罩（12 层以上棉纱口罩）→穿防护衣→戴手套→换工作鞋。

2.从半污染区进入污染区前

洗手→戴一次性工作帽→戴一次性 N-95 口罩→戴防护眼镜→穿隔离衣→戴外层手套→戴鞋套。

3.从污染区进入半污染区前

护理人员需戴手套在 2 000 mg/L 含氯消毒液中浸泡 3 分钟后依次将外层全部脱掉；摘防护

眼镜→摘一次性 N-95 口罩→脱一次性工作帽→脱隔离衣→摘鞋套→摘手套。

4.从半污染区进入清洁区前

先用百能快速消毒液消毒双手:脱防护衣→摘防护口罩(12 层以上棉纱口罩)→摘工作帽→脱工作鞋→摘手套→清洁双手。

(三)卫生员工作流程与污染物品的出入流程

1.病区卫生员工作流程

按照进工作区要求穿一般工作服和帽子→经清洁路线进入隔离区→打扫清洁区卫生→将清洁区焚烧垃圾装入黄色垃圾袋封口、将回收物品装入黑色垃圾袋封口→移至半污染区门口→按进入半污染区隔离要求穿戴整齐→进入半污染区→将清洁区垃圾移至污染区门口→打扫半污染区卫生→将半污染区垃圾分别装入黄色、黑色垃圾袋封口→移至污染区门口→按进入污染区隔离要求穿戴整齐→进入污染区→打扫污染区卫生→将各区垃圾或回收物品注明标签并在封口处喷上 2 g/L 84 消毒液一并带出污染区→经污染路线送至指定位置处理。

2.污染物品的处理

(1)所有一次性物品在患者使用后均放入黄色垃圾袋内,双层封扎在封口处喷上 2 g/L 含氯消毒液放在指定地点,由卫生员送焚烧地点焚烧。

(2)所有使用后的治疗、护理用物(如输液器、注射器、吸氧管等)均放入黄色垃圾袋内按焚烧垃圾处理。注意各种锐器应放在锐器盒内,按使用锐器时的安全操作方法处理。

(3)可回收重复使用的防护物品包括防护服、隔离衣,防护口罩,工作帽等,分类在 2 g/L 含氯消毒液中浸泡 30 分钟,拧干后用双层布袋扎紧开口,由专人送至指定地点先消毒再洗涤,清洗后的物品送供应室进行高压消毒后备用。

(四)医疗设备的消毒

1.体温计消毒

使用后用 75%乙醇浸泡 15~30 分钟后干燥备用。血压计、听诊器每次使用前后用 75%乙醇擦拭消毒。使用一次性压舌板。

2.湿化瓶的消毒

将用后的湿化瓶浸泡在 2 g/L 的含氯消毒液中 30 分钟,清水冲洗后备用。使用一次性鼻导管。

3.床边 X 线机、心电图机及监护仪的消毒

使用后及时用 0.5 g/L 含氯消毒液进行表面擦拭消毒。各种探头等精密仪器设备表面用 75%乙醇擦拭消毒 2 次。

(五)环境的消毒保洁

1.隔离区空气消毒

病房、内走廊空气用 0.5%过氧乙酸行喷雾消毒或用三氧消毒机照射密闭 2 小时,有人的房间用多功能动态杀菌机照射 2 小时,2 次/天。消毒完毕后充分通风,通风是空气消毒最好的方法。外走廊用 0.5%过氧乙酸行喷雾消毒,2 次/天。

2.隔离区内物体表面消毒

用 1 g/L 含氯消毒液擦拭桌、台面、门把手及其他物体表面,2 次/天。地面用 2 g/L 含氯消毒液拖地,2 次/天,污染时随时消毒。清洁用具分区使用。使用后的清洁用具分别浸入 2 g/L 含氯消毒液浸泡 30 分钟,清水冲净晒干备用。清洁区、污染区、半污染区各区域门口放置浸有

2 g/L含氯消毒液脚垫,不定时补充喷洒消毒液,保持脚垫湿润。

3.患者的排泄物、分泌物及时消毒处理

可在患者床旁设置加盖的容器,装入足量的 2 g/L 含氯消毒液,作用 30～60 分钟后倾倒。容器再次用 2 g/L 含氯消毒液浸泡 30～60 分钟后使用。

(陈树霞)

第五节 护理质量管理

一、概述

(一)护理质量管理的概念

1.质量概念

质量通常有两种含义,一是指物体的物理质量,另外是指产品、工作或服务的优劣程度。现在讲的护理质量是后者。从后者的定义可以看出,质量不仅指产品的质量,也包括服务质量。服务包括技术性服务,也包括社会性服务。在医疗护理服务中,既有技术服务质量,也有社会服务质量。质量概念产生于人们的社会生产或社会服务中,质量具有以下特性。

(1)可比较性:质量是可分析比较和区别鉴定的。同一服务项目有的深受用户满意,有的导致用户意见很大。同一规格、型号的产品有的加工精细,有的粗糙,有的使用寿命长,有的寿命短,这种差别是比较的结果。人们可运用比较与鉴别的方法来选择质量好的产品和服务。因而,人们对产品或服务质量预定的标准,便于他们进行对比、鉴定。有的产品或服务可以进行定量分析,有的产品或服务只能进行定性分析,我们由此分别称之为计量和计数质量管理。在医院管理中,对生化的质量控制、药品质量控制是计量质量管理,而更多的是定性分析和计数判定的质量管理。

(2)客观规定性:质量有它自身的形成规律,人们是不能强加其上的。客观标准必须符合客观实际,离开客观实际需要的质量标准是无用的。质量受客观因素制约,在经济和技术发达的国家或地区所生产的产品及所提供的服务质量要比经济技术不发达的国家或地区好。同一经济技术水平的行业和部门人员素质高,管理科学严格,其产品质量或服务质量较好,相反就差。由此可见质量的客观规定性。

2.护理质量管理

质量管理是对确定和达到质量所必需的全部职能和活动的管理。其中包括质量方针的制订,所有产品、服务方面的质量保证和质量控制的组织和实施。

所谓护理质量是指护理工作为患者提供护理技术和生活服务效果的程度,即护理效果的好坏反映护理质量的优劣。护理质量是护理工作“本性”的集中体现。护理质量反映在护理服务的作用和效果方面。它是通过护理服务的计划和实施过程中的作用、效果的取得经信息反馈形成的,是衡量护理人员素质、护理领导管理水平、护理业务技术水平和工作效果的重要标志。

有关专家认为,医院护理质量包括以下几个方面:①是否树立了护理观念,即从患者整体需要去认识患者的健康问题,独立主动地组织护理活动,满足患者的需要。②患者是否达到了接受检查、治疗、手术和自我康复的最佳状态。③护理诊断是否全面、准确,是否随时监护病情变化及心理状态的波动和变化。④能否及时、全面、正确地完成护理程序、基础护理和专科护理,且形成了完整的护理文件。⑤护理工作能否在诊断、治疗、手术、生活服务、环境管理及卫生管理方面发挥协同作用。

护理质量管理按工作所处的阶段不同,可分为基础质量管理、环节质量管理和终末质量管理。

(1)基础质量管理:人员、医疗护理技术、物质、仪器设备、时间的管理。①人员:人员素质及行为表现是影响医疗护理质量的决定因素。人员的思想状况、行为表现、业务水平等都会对基础医疗质量产生重要影响,而医务人员的业务水平和服务质量则起着至关重要的作用。②医疗护理技术:医学和护理学理论、医学和护理学实践经验、操作方法和技巧。医、护、技、生物医学和后勤支持系统等高度分工和密切协作,各部门既要自成技术体系,又要互相支持配合,才能保障高水平的医疗护理质量。③物质:医院所需物质包括药品、医疗器械、消毒物品、试剂、消耗材料及生活物资等。④仪器设备:现代医院的仪器设备对提高医疗护理质量起着重要作用,包括直接影响质量的诊断检测仪器、治疗仪器、现代化的操作工具、监护设备等。⑤时间:时间就是生命,时间因素对医疗护理质量有十分重要的影响。它不仅要求各部门通力合作,更主要的是体现高效率,各部门都要争分夺秒,为患者提供及时的服务。

(2)环节质量管理:保证医疗护理质量的主要措施之一,是各种质量要素通过组织管理所形成的各项工作能力。环节质量管理包括对各种服务项目、工作程序或工序质量进行管理。

(3)终末质量管理:终末质量管理是对医疗护理质量形成后的最终评价,是对整个医院的总体质量的管理。每一单项护理工作的最后质量,可以通过某种质量评价方法形成终末医疗质量的指标体系来评价。终末质量管理虽然是对医疗质量形成后的评价,但它可将信息反馈于临床,对下一循环的医疗活动具有指导意义。

(二)护理质量管理的意义

护理质量管理是护理工作必不可少的重要保证。护理工作质量的优劣直接关系到服务对象的生命安危,因此护理质量保证是护理工作开展的前提。提高护理工作质量是护理管理的核心问题,通过实施质量管理、质量控制,可以有效地保证和提高护理质量。另外,护理质量是医院综合质量的重要组成部分,实施护理质量管理是促进医疗护理专业发展、提高科学管理的有效举措。随着现代医学科学的发展,护理工作现代化也势在必行,现代医学模式要求护理工作能提供全面的、整体的、高质量的护理,以满足患者身心各方面的需求,这就不仅要求护理人员全面掌握知识,提高专业水平,而且要有现代化的质量管理。建立质量管理体系是现代化管理的重要标志,所以,护理质量管理不仅对开展护理工作具有重要意义,而且对于促进护理学科的发展和提高人员的素质也具有深远意义。

(三)护理质量管理的特点

护理质量管理的特点包括以下几个方面。

1.护理质量管理的广泛性和综合性

护理质量管理具有有效服务工作质量、技术质量、心理护理质量、生活服务质量及环境管理、生活管理、协调管理等各类管理质量的综合性,其质量管理的范围是相当广泛的。因此,不应使护理质量管理局限在临床护理质量管理的范围内,更不应该仅是执行医嘱的技术质量管理。这一特点,充分反映了护理质量管理在医院服务质量管理方面的主体地位。

2.护理质量管理的程序性与连续性

护理质量是医疗质量和整个医院工作质量中的一个大环节的质量。在这个大环节中，又有若干工作程序质量。例如，中心供应室的工作质量就是一道完整的工作程序质量，临床诊断、治疗等医嘱执行的技术质量，也是这些诊断、治疗工作质量的工作程序质量。工作程序质量管理的特点，就是在质量管理中承上启下，其基本要求就是对每一道工作程序的质量进行质量把关。不论护理部门各道工作程序之间或是护理部门与其他部门之间，都有工作程序的连续性，都必须加强连续的、全过程的质量管理。

3.护理质量管理的协同性与独立性

护理工作既与各级医师的诊断、治疗、手术、抢救等医疗工作密不可分，又与各医技科室、后勤服务部门的工作有着密切联系。大量的护理质量问题，都从它与其他部门的协调服务和协同操作中表现出来，因此，护理质量管理必须加强与其他部门协同管理。另外，护理质量不只是协同性的质量，更有其相对的独立性，因此护理质量必须形成一个独立的质量管理系统。

二、护理质量管理的基本方法

(一)质量管理的基本工作

进行质量管理工作必须具备的一些基本条件、手段和制度，是质量管理的基础。护理质量管理也不例外。

首先，要重视质量教育，使全体人员树立"质量第一"的思想。质量管理教育包括两个方面：一是技术培训，二是质量管理的普及宣传和思想教育。通过教育要达到以下目的：①克服对质量管理认识的片面性，进一步理解质量管理的意义，树立质量管理人人有责的思想。②使每个护理人员掌握有关的质量标准、管理方法和质量管理的工具，如会看图表等。③使全体人员弄清质量管理的基本概念、方法及步骤。

除进行质量管理教育外，还要建立健全质量责任制，即将质量管理的责任明确落实到各项具体工作中，使每个护理人员都明白自己在质量管理中所负的责任、权力、具体任务和工作关系，在其位，任其责，形成质量管理的体系，并与奖惩制度联系起来。

(二)质量管理的工作循环

全面质量管理保证体系运转的基本方式是以PDCA(计划→实施→检查→处理)的科学程序进行循环管理的。它是20世纪50年代由美国质量管理专家戴明根据信息反馈原理提出的全面质量管理方法，故又称戴明循环。

1.PDCA循环的步骤

PDCA循环包括质量保证系统活动必须经历的四个阶段八个步骤，其主要内容有以下几点。

(1)计划阶段：计划阶段包括制订质量方针、目标、措施和管理项目等计划活动，在这阶段主要是明确计划的目的性、必要性。这一阶段分为四个步骤：①调查分析质量现状，找出存在的问题。②分析影响质量的各种因素，查出产生质量问题的原因。③找出影响质量的主要因素。④针对主要原因，拟定对策、计划和措施，包括实施方案、预计效果、时间进度、负责部门、执行者和完成方法等内容。

(2)执行阶段：执行阶段是管理循环的第五个步骤。它是按照拟定的质量目标、计划、措施，具体组织实施和执行，即脚踏实地按计划规定的内容去执行的过程。

(3)检查阶段：第三阶段即检查阶段，是管理循环的第六个步骤。它是把执行结果与预定的目标对比,检查拟定计划目标的执行情况。在检查阶段,应对每一项阶段性实施结果进行全面检查、衡量和考查所取得的效果,注意发现新的问题,总结成功的经验,找出失败的教训,并分析原因,以指导下一阶段的工作。

(4)处理阶段:处理阶段包括第七、八两个步骤。第七步为总结经验教训,将成功的经验加以肯定,形成标准,以便巩固和坚持;将失败的教训进行总结和整理,记录在案,以防再次发生类似事件。第八步是将不成功和遗留的问题转入下一循环中去解决。

PDCA循环不停地运转,原有的质量问题解决了又会产生新的问题,问题不断产生而又不断解决,如此循环不止,这就是管理不断前进的过程。

2.PDCA循环的特点

(1)大环套小环,互相促进。整个医院是一个大的PDCA循环,那么护理部就是一个中心PDCA循环,各护理单位如病房、门诊、急诊室、手术室等又是小的PDCA循环。大环套小环,直至把任务落实到每一个人;反过来小环保大环,从而推动质量管理不断提高。

(2)阶梯式运行,每转动一周就提高一步。PDCA四个阶段周而复始地运转,而每转一周都有新的内容与目标,并不是停留在一个水平上的简单重复,而是阶梯式上升,每循环一圈就要使质量水平和管理水平提高一步。PDCA循环的关键在于"处理这个阶段",就是总结经验,肯定成绩,纠正失误,找出差距,避免在下一循环中重犯错误。

3.护理质量的循环管理

护理质量管理既是一个独立的质量管理系统,又是医院质量管理工作中的一个重要组成部分,因此,它是在护理系统内不同层次上的循环管理,也是医院管理大循环中的一个小循环。所以,护理质量循环管理应结合医院质量管理工作,使之能够纳入医院同步惯性运行的循环管理体系中。

我国大多数医院在护理管理中实施计划管理,即各层次管理部门有年计划、季计划、月安排、周重点,并对是否按计划达标有相应的检查制度及制约措施。

各护理单元及部门按计划有目的地实施,护理各层管理人员按计划有目的地检查达标程度,所获结果经反馈后及时修订偏差,使护理活动按要求正向运转。具体实行时可分为几个阶段。①预查:以科室为单位按计划、按质量标准和项目对存在的问题进行检查,为总查房做好准备。②总查房:护理副院长、护理部主任对各科进行检查,现场评价,下达指令。③自查:总查房后,科室根据上级指令、目标与计划和上月质量管理情况逐项分析检查,找出主要影响因素,制订下月的对策、计划、措施。④科室质量计划的实施:科室质量计划落实到组或个人,进行PDCA循环管理。这种动态的、循环的管理办法,就是全面管理在护理质量管理中的具体实施,对护理质量的保证起了重要作用。

三、护理质量评价

(一)评价的目的与原则

1.目的

(1)衡量工作计划是否完成,衡量工作进展的程度和达到的水平。

(2)检查工作是否按预定目标或方向进行。

(3)根据实际提供的护理数量、质量,评价护理工作需要满足患者的程度、未满足的原因及其影响因素,为管理者提高护理管理质量提供参考。

（4）通过评价工作结果肯定成绩，找出缺点和不足，并指出努力的方向。也可以通过比较，选择最佳方案来完成某项工作。

（5）检查护理人员工作中实际缺少的知识和技能，为护士继续教育提供方向和内容。

（6）促进医疗护理的质量，保障患者的权益。

（7）确保医疗设施的完善，强化医疗行政管理。

2.原则

（1）实事求是的原则：评价应建立在事实的基础上，将实际执行情况与原定的标准和要求进行比较。这些标准必须是评价对象能够接受的，且在实际工作中可以测量的。

（2）可比性的原则：评价与对比要在双方水平、等级相同的人员中进行，制订标准应适当，标准不可过高或过低。过高的标准不是每位护士都能达到的。

（二）护理质量评价的内容

1.护理人员的评价

护士工作的任务和方式是多样化的，因此在评价时应从不同的方面去进行，如护士的积极性和创造性、完成任务所具备的知识基础、与其他人一起工作的协作能力等。对护士经常或定期地进行评价，考察护理工作绩效，为护理人员的培养、职称的评定、奖罚提供依据。一般从人员素质、护理服务效果、护理活动过程的质量或将几项结合起来进行评价。

（1）素质评价：从政治素质、业务素质、职业素质三个方面来综合测定基本素质，从平时的医德表现及业务行为看其政治素质及职业素质；从技能表现、技术考核成绩、理论测试等项目来考核业务素质。方法可用问卷测评方式或通过反馈来获得综合资料，了解护士的基本情况，包括他们的道德修养、积极性、坚定性、首创精神、技能表现、工作态度、学识能力、工作绩效等素质条件。

（2）结果评价：结果评价是对护理人员服务结果的评价。由于很多护理服务的质量不容易确定具体目标，评价内容多为定性资料，不易确定具体的数据化标准，所以结果评价较为困难。并且在评价后，只能告诉护理人员是否达到了目标，并不能告诉他以后怎样去达到目标，因此应采用综合方法进行评价，以求获得较全面的护理人员服务质量评价结果。通过信息反馈，指导护理人员明确完成护理任务的具体要求和正确做法。

（3）护理活动过程的质量评价：这类评价的标准注重护士的实际工作做得如何，评价护理人员的各种护理活动，如表 3-1，某医院病房对主班护士任务的执行情况进行评价。

表 3-1　某医院病房对主班护士任务的执行情况评价表

评价项目	评价等级			
	及格(1)	达到标准(2)	超过标准(3)	出色(4)
1.执行医嘱情况				
2.及时掌握和交流患者病情变化的情况				
3.向护士长反映患者病情变化的情况				
4.记录有无失效的仪器设备，并采取修理措施				

这种评价的优点是给工作人员以具体的标准、指标，使评价对象知道如何做才是正确的，有利于护理人员素质和水平的提高。不足之处是费时间，且内容限制在具体任务范围之内，比较狭窄，对人的责任评价范围小，只能评价护理人员在具体岗位上的工作情况。

（4）综合性评价：即用几方面的标准综合起来进行评价，凡与护理人员工作结果有关的活动都可结合在内,如对期望达到的目标、行为举止、素质、所期望的工作结果和工作的具体指标等进行全面的考核与评价。

2.临床护理质量评价

临床护理质量评价,就是衡量护理工作目标完成的程度,衡量患者得到的护理效果。临床护理质量评价的内容有以下三方面。

(1)基础质量评价:基础质量评价着重评价进行护理工作的基本条件,包括组织机构、人员素质与配备、仪器、设备与资源等。这些内容是构成护理工作质量的基本要素。具体评价以下几个方面。①环境:各护理单位是否安全、清洁、整齐、舒适。②护理人员的素质与配备:是否在人员配备上做出了合适的安排、人员构成是否适当、人员素质是否符合标准等。③仪器与设备:器械设备是否齐全、性能完好情况、急救物品完好率、备用无菌注射器的基数以及药品基数是否足够等。④护理单元布局与设施:患者床位的安排是否合理、加床是否适当、护士站离重患者的距离有多远等。⑤各种规章制度的制订及执行情况,有无各项工作质量标准及质量控制标准。⑥护理质量控制组织结构:可根据医院规模,设置不同层次的质控组织,如护理部质控小组、科护长质控小组、护士长质量控制小组。

(2)环节质量评价:主要评价护理活动过程中的各个环节是否达到质量要求。其中包括:①是否应用护理程序组织临床护理活动,向患者提供身心整体护理。②心理护理:健康教育开展的质量。③是否准确及时地执行医嘱。④病情观察及治疗效果的观察情况。⑤对患者的管理如何,如患者的生活护理、医院内感染等。⑥与后勤及医技部门的协调情况。⑦护理报告和记录的情况。

此外,也可按三级护理标准来评价护理工作的质量。在环节质量的评价中,还常用定量评价指标来评价护理工作质量,其具体内容如下:①基础护理合格率。②特护、一级护理合格率。③护理技术操作合格率。④各种护理表格书写合格率。⑤常规器械消毒灭菌合格率。⑥护理管理制度落实率。

(3)终末质量评价:终末质量评价是评价护理活动的最终效果,是从患者角度评价所得到的护理效果与质量,是对每个患者最后的护理结果或成批患者的护理结果进行质量评价。终末评价的选择和制订是比较困难的,因为影响的因素比较多,有些结果不一定能说明护理的效果,如伤口愈合率与治愈率的高低不一定完全是护理的结果。根据现代医学模式,护理结果的评价应当包括患者的生理、心理、社会、精神等各个方面。

将上述三个方面相结合来进行评价,即综合评价,能够全面说明护理服务的质量。评价结果所获的信息经反馈纠正偏差,达到质量控制的目的。

(三)护理质量的评价方法

1.建立健全质量管理和评价组织

质量管理和评价要有组织保证,落实到人。

2.加强信息管理

信息是计划和决策的依据,是质量管理的重要基础。护理质量管理要靠正确与全面的信息,因此应注意获取和应用信息,对各种信息进行集中、比较、筛选、分析,从中找出影响质量的主要的和一般的、共性的和特性的因素,再从整体出发,结合客观条件做出指令,然后进行反馈管理。

3.采用数理统计指标进行评价

建立反映护理工作数量、质量的统计指标体系,使质量评价更具有科学性。在运用统计方法时,应注意统计资料的真实性、完整性和准确性,注意统计数据的可比性和显著性。应按照统计学的原则,正确对统计资料进行逻辑处理。

4.常用的评价方式

常用的评价方式有同级间评价、上级评价、下级评价、服务对象评价(满意度)、随机抽样评价等。

5.评价的时间

评价的时间可以是定期的检查与评价,也可以是不定期的检查与评价。定期检查可按月、季度、半年或一年进行,由护理部统一组织全面检查评价。但要注意掌握重点问题、重点单位。不定期检查评价主要是各级护理管理人员、质量管理人员深入实际,随时按质量管理的标准进行检查评价。

(四)临床护理服务评价程序

评价工作是复杂的活动过程,也是不断循环的活动过程。一般有如下步骤。

1.确定质量评价标准

(1)标准要求:理想的标准和指标应详细说明所要求的行为或成果,将其存在的状况、程度和应存在的行动或成果的数量写明。制订指标的要求:①具体(数量、程度和状况)。②条件适当,具有一定的先进性和约束力。③简单明了,易于掌握。④易于评价,可以测量。⑤反映患者需求与护理实践。

(2)制订标准时要明确:①建立标准的类型。②确定标准的水平是基本水平或最高水平。③所属人员参与制订,共同确定评价要素及标准。④符合实际,可被接受。

标准是衡量事物的准则,是医疗护理实践与管理实践的经验总结,是经验与科学的结晶。只有将事实与标准比较之后,才能找出差距,评价才有说服力。

2.收集信息

收集信息可通过建立汇报统计制度和制订质量检查制度来进行。对护理工作数量、质量的统计数字应及时准确,做好日累计、月统计工作。除通过统计汇报获得信息外,还可采用定期检查与抽查相结合的方式,将检查所收集到的信息与标准对照,获得反馈信息,计算达标程度。

3.分析评价

应反复分析评价的过程,如分析:①评价标准是否恰当、完整,被评价者是否明确。②收集资料的方式是否正确、有效,收集的资料是否全面,能否反映实际情况。③资料与标准的比较是否客观。④所采用的标准是否一致等。

4.纠正偏差

将执行结果与标准对照,分析评价过程后找出差距,对评价结果进行分析,提出改进措施,以求提高护理工作的数量与质量。

(五)评价的组织工作

1.评价组织

在我国,医院一般是在护理部的组织下设立护理质量检查组,作为常设机构或临时组织。由护理部主任(副主任)领导,各科、室护士长参加,分项(如护理技术操作、理论、临床护理、文件书写、管理质量等)或分片(如门诊、病区、手术室等)检查评价。多采用定期自查、互查互评或上级检查方式进行。

院外评价经常由上级卫生行政部门组成,并联合各医院评价组织对医院工作进行评价。其中护理评审组负责评审护理工作质量。

2.临床护理服务评价的注意事项

(1)标准恰当:制订的标准恰当,评价方法科学、适用。

(2)防止偏向:评价人员易产生宽容偏向,或易忽略某些远期发生的错误,或对近期发生的错误比较重视,使评价结果发生偏向,应对此加以克服。

(3)提高能力:为增进评价的准确性,需提高评价人员的能力,必要时进行培训,学习评价标准、方法,明确要注意的问题,使其树立正确的评价动机,以确保评价结果的准确性与客观性。

(4)积累资料:积累完整、准确的记录以及有关资料,既能节省时间,便于查找,又是促进评价准确性的必要条件。

(5)重视反馈:评价会议前准备要充分,会议中应解决关键问题,注意效果,以达到评价目的。评价结果应及时、正确地反馈给被评价者。

(6)加强训练:按照标准加强对护理人员的指导训练较为重要。做到平时按标准提供优质护理服务质量,检查与评价时才能获得优秀结果。

四、医院分级管理与护理标准类别

(一)医院分级管理与医院评审的概念

1.医院分级管理

医院分级管理是根据医院的不同功能、不同任务、不同规模和不同的技术水平、设施条件、医疗服务质量及科学管理水平等,将医院分为不同级别和等次,对不同级别和等次的医院实行标准有别、要求不同的标准化管理和目标管理。

2.医院评审

根据医院分级管理标准,按照规定的程序和办法,对医院工作和医疗服务质量进行院外评审。经过评审的医院,达标者由审批机关发给合格证书,作为其执业的重要依据;对存在问题较多的医院令其限期改正并改期重新评审;对连续三年不申请评审或不符合评审标准的医院,一律列为"等外医院",由卫生行政部门加强管理,并根据情况予以整顿乃至停业。

(二)医院分级管理和评审的作用

医院分级管理和评审的作用如下。

(1)促进医院医德、医风建设。

(2)医院分级管理和评审制度具有宏观控制和行业管理的功能。

(3)促进医院基础质量的提高。

(4)争取改革的宽松环境,为逐步整顿医疗收费标准提供科学依据。

(5)有利于医院总体水平的提高。

(6)有利于调动各方面的积极性,共同发展和支持医疗事业,体现了大卫生观点。

(7)有利于三级医疗网的巩固和发展。

(8)有利于充分利用有限的卫生资源。

(9)有利于实施初级卫生保健。

(三)医院分级管理办法

1.医院分级与分等

我国医院分级与国际上三级医院的划分方法一致,由基层向上,逐级称为一级、二级、三级。

直接为一定范围社区服务的医院是一级医院,如城市的街道医院、农村的乡中心卫生院;为多个社区服务的医院是二级医院,如农村的县医院、直辖市的区级医院;面向全省、全国服务的医院是三级医院,如省医院等。各级医院分为甲、乙、丙三等,三级医院增设特等,共三级十等。医院分等以后,可以通过竞争促使医院综合水平提高而达到较好的等次,体现应有的价值。

2.医院评审委员会

医院评审委员会是在同级卫生行政部门领导下,独立从事医院评审的专业性组织。可分为部级、省级、地(市)级三级评审会。

部级由卫健委组织,负责评审三级特等医院,制订与修订医院分级管理标准及实施方案,并对地方各级评审结果进行必要的抽查复核。

省级由省、自治区、直辖市卫生厅(局)组织,负责评审二、三级医院。

地(市)级由地(市)卫生局组织,负责评审一级医院。

评审委员会聘请医院管理、医学教育、临床、医技、护理和财务等有关方面有经验的专家若干人,要求其成员作风正派,清廉公道,不徇私情,身体健康,能亲自参加评审。

(四)标准及标准化管理

1.标准

标准是对需要协调统一的技术或其他事物所做的统一规定。标准是衡量事物的准则,要求从业人员共同遵守的原则或规范。标准是以科学技术和实践经验为基础,经有关方面协商同意,由公认的机构批准,以特定的形式发布的规定。因此,标准具有以下特点:①明确的目的性。②严格的科学性。③特定的对象和领域。④需运用科学的方法制订并组织实施。

2.护理质量标准

护理质量标准是护理质量管理的基础,是护理实践的依据,是衡量整个工作、或单位及个人工作数量、质量的标尺和砝码。护理质量标准应是以工作项目管理要求或管理对象而分别确定的。

3.标准化

标准化是制订和贯彻执行标准的有组织的活动过程。这种过程不是一次完结,而是不断循环螺旋式上升的,每完成一次循环,标准化水平就提高一步。标准是标准化的核心。标准化的效果有的可在短期或局部范围内体现,多数要在长期或整体范围内才能体现,已确定的标准需要经常深化,经常扩张。

4.标准化管理

标准化管理是一种管理手段或方法。即以标准化原理为指导,把标准化贯穿于管理的全过程,是以增进系统整体效能为宗旨、以提高工作质量与工作效率为根本目的的一种科学管理方法。标准化管理具有以下特征:①一切活动依据标准。②一切评价以事实为准绳。

(五)综合医院分级管理标准及护理标准(卫健委试行草案)

1.综合医院分级管理标准

(1)范围:我国当前制订的综合医院分级管理标准(专科医院标准另订)的范围包括两个方面。

一是医疗质量,尤其是基础质量,二是医疗质量的保证体系。

"标准"涉及管理、卫生人员的资历与能力、患者与卫技人员的培训与教育、规章制度、医院感染的控制、监督与评价、建筑与基础设施、安全管理、医疗活动记录(病案、报告、会议记录)和统计指标等十个方面的内容。以上内容分别在各级医院的基本条件和分等标准中做了明确规定。

（2）医院分级管理标准体系及其指标系列：医院分级管理标准体系由一、二、三级综合医院的基本标准和分等标准所构成。每部分既含定性标准，又含定量标准。①基本标准：基本标准是评价医院级别的标准，是最基本的要求，达不到基本标准的医院不予参加评定等次。基本标准与等次标准两者分别进行考核评定。基本标准系列由以下七个方面组成：医院规模、医院功能与任务、医院管理、医院质量、医院思想政治工作与医德医风建设、医院安全、医院环境。②分等标准：各级综合医院均被划分为甲、乙、丙三等，三级医院增设特等的标准。评审委员会依据分等标准评定医院等次，同时也将会促进医院的发展建设。分等标准中，根据一级医院的特殊性，与二、三级医院的评审范围有所不同。分等标准归类包括各项管理标准；各类人员标准；物资设备标准；工作质量、效率标准；经济效果标准；卫生学管理标准；信息处理标准；生活服务标准；医德标准；技术标准。

在评审中，采取千分制计算方法评定。合格医院按所得总分评定等次。分等标准考核，甲等须达900分以上（含900分）；乙等须达750分至899分（含750分）；丙等在749分以下。三级特等医院除达到三级甲等医院的标准外，还须达到特等医院所必备的条件。

各级医院统计指标的系列项目有所区别，一级医院共39项，二级医院共41项，三级医院共50项。其中含反映护理方面的统计指标7～10项，如五种护理表格书写合格率、护理技术操作合格率、基础护理合格率、特护和一级护理合格率、陪护率、急救物品完好率、常规器械消毒合格率、开展责任制护理百分率、一人一针一管执行率，以及昏迷和瘫痪患者压疮发生率等。

2.护理管理标准及评审办法

护理管理标准是评审各级医院护理工作的依据，是目前全国统一执行的护理评价标准。护理管理标准以加强护理队伍建设和提高基础护理质量为重点。

（1）护理管理标准体系：护理管理标准体系中的基本标准包括五部分内容。①护理管理体制：含组织领导体制、所配备的护理干部的数量及资格、护理人员编制的结构及比例等。②规章制度：含贯彻执行1982年原卫生部颁发的医院工作制度与医院工作人员职责有关护理工作的规定，结合医院实际，认真制订和严格执行相应的制度，包括护理人员职责、疾病护理常规和护理技术操作规程、各级护理人员继续教育制度等，并要求认真执行。③医德医风：即贯彻执行综合医院分级管理标准中相应级别医院医德医风建设的要求，结合护士素质，包括仪表端庄，言行规范，患者对护理工作、服务态度的满意度达到的百分率要求。④质量管理：设有护理质量管理人员；有明确的质量管理目标和切实可行的达标措施；有质量标准和质控办法，定期检查、考核和评价；严格执行消毒隔离及消毒灭菌效果监测的制订；有安全管理制度及措施，防止护理差错、事故的发生。⑤护理单位管理：对病房、门诊（注射室、换药室）、急诊室、手术室、供应室等管理应达到布局合理，清洁与污染物品严格区分放置，基本设备齐全、适用；环境整洁、安静、舒适、安全，工作有序。

（2）分等标准：分等标准包括护理管理标准、护理技术水平及护理质量评价指标三部分。①护理管理标准：护理管理目标、年计划达标率的要求；设有护理工作年计划、季安排、月重点及年工作总结；有护理人员培训、进修计划，年培训率达标要求；有护理人员考核制度和技术档案，年考核合格率要求；有护理质量考评制度，定期组织考评；有护理业务学习制度，条件具备的组织护理查房；有护理工作例会制度；有护理差错、事故登记报告制度，定期分析讨论；对护理资料进行登记、统计；三级医院要求对资料动态分析与评价，并达到信息计算机管理。②技术水平：护理人员三基(基本知识、理论、技能)平均达标分数;掌握各科常见病、多发病的护理理论、护理常规、急救技术、抢救程序、抢救药品和抢救仪器的使用,有不同要求;掌握消毒灭菌知识、消毒隔离原则及技术操作;不同级别医院分别承担初、中、高等护理专业的临床教学任务;二、三级医院分别承担下级医院的护理业务指导、护理人员的进修、培训和讲学任务;开展护理科学研究工作、学术交流,发表论文、开展护理新业务、新技术的能力与数量要求,对不同级别医院均应达到相应标准;二、三级医院应能熟练掌握危、急、重症的监护,达到与医疗水平相适应的护理专科技术水平。③护理质量评价指标:参考以下护理质量指标及计算方法。

(3)护理质量指标及计算方法:医院分级管理中护理标准要求的质量指标共计十七项,各级医院的质量标准原则相同,指标要求有所差别。例如五种护理表格书写合格率,一级医院≥85%,二级医院≥90%,三级医院≥95%。五种护理表格包括体温单、交班本、医嘱本、医嘱单、特护记录单,其标准:①字迹端正,清晰,无错别字,眉栏填齐,卷面清洁,内容可靠、及时。②护理记录病情描述要点突出,简明通顺,层次分明,运用医学术语。③体温绘制点圆线直,不间断、不漏项。④医嘱抄写正确、及时,拉丁文或英文字书写规整,用药剂量、时间、途径准确,签全名。

十七项护理质量标准中,责任制护理开展病房数与陪护率对一级医院不设具体规定指标。

(4)三级特等医院标准:三级特等医院其护理管理总体水平除达到三级甲等医院标准外,要求全院护理人员中取得大专以上学历或相当大专知识水平证书者≥15%;医院护理管理或重点专科护理在国内具有学科带头作用;有独立开展国际护理学术交流的能力。

(5)护理管理标准评审办法:评审中采取标准得分与分等标准得分分别计算方法,各按100分计算。两项得分之和除以2,计入医院总分。基本标准得分必须≥85%分才可进入相应等次,<85分时在医院总分达到相应等次的基础上下降一等。

评审方法:听介绍,检查各类护理资料和原始记录,与护理人员座谈,征询医院其他人员和患者意见,以发调查表或座谈方式收集合同单位及社会各界的反映,抽查病房、门诊、急诊各类患者的护理质量,检查护理质量考核资料,抽查护理人员技术操作,面试或笔试护理人员基础知识、基本理论,检查护理人员考核成绩、技术档案,抽查病历表格、特护记录、责任制病历、物品、仪器管理及质控管理记录等。

(宗训霞)

第四章

神经内科护理

第一节　神经内科常见症状与体征的护理

一、头痛

头痛主要是指额部、顶部、枕部和颞部的疼痛。颅内的血管、神经和脑膜以及颅外的骨膜、血管、头皮、颈肌、韧带等均为疼痛的敏感结构，凡这些敏感结构受挤压、牵拉、移位、炎症、血管的扩张或痉挛、肌肉的紧张性收缩等均可引起头痛。头痛大多无特异性，但反复发作或持续性头痛可能是某些器质性疾病的信号，应提高警惕，认真检查，及时治疗。

（一）护理评估

1.病因

病因主要包括：①颅脑病变，如脑肿瘤、脑出血、脑水肿、脑脓肿、脑囊肿、脑膜炎等；②颅外病变，如颅骨疾病（颅骨骨折）、颈部疾病（颈椎病）、神经痛（疱疹后）等；③全身性疾病，如急性感染、心血管疾病、中毒等；④神经症，如神经衰弱。

2.健康史

（1）了解患者头痛的部位、性质、程度、规律、起始与持续时间，头痛发生的方式与经过，加重、减轻或诱发头痛的因素，以及伴随症状；仔细询问患者头痛是否与紧张、饥饿、精神压力、噪声、强光刺激、月经前期或经期、气候变化，以及进食某些食物如巧克力、红酒等因素有关；是否因情绪紧张、咳嗽、大笑以及用力性动作而加剧；头痛的性质是胀痛、跳痛、刺痛、抑或搏动性痛，是否伴有恶心、呕吐等。

（2）了解患者有无发热、头部外伤、高血压及家族史等。

3.身体评估

（1）观察头部是否有外伤，监测生命体征，观察瞳孔的变化。

（2）重点检查有无神经系统阳性体征，如有无颈项强直、克尼格（Kernig）征阳性等。

4.实验室及其他检查

头颅 CT 或 MRI 检查有无颅内病灶；脑脊液检查有无压力增高，是否为血性。

5.心理-社会评估

评估患者是否因长期反复头痛而出现恐惧、忧郁或焦虑心理。有无活动程度减少、工作能力下降、精神状态不佳,是否非常在意疼痛的症状;心理上是否潜在地依赖止痛剂;家属及周围的人是否理解和支持患者。

(二)护理诊断

头痛与颅内外血管收缩或舒张功能障碍或颅内占位性病变等因素有关。

(三)护理目标

患者疼痛减轻或消失,能说出诱发或加重头痛的因素,并能运用有效的方法缓解疼痛。

(四)护理措施

1.避免诱发因素

告知患者可能诱发或加重头痛的因素,如情绪紧张、进食导致血管扩张的某些食物如巧克力、饮酒、月经来潮、睡眠不足、环境吵闹、压力过大等。

2.病情观察

重点观察患者头痛性质、部位、持续时间、频率及程度,了解患者头痛是否伴有其他症状或体征,老年人注意观察血压变化。如头痛伴有呕吐、视力降低、神志变化、肢体抽搐或瘫痪等多为器质性头痛,应及时与医师联系,针对病因进行处理。

3.减轻头痛的方法

器质性病变引起的头痛应积极检查,对因治疗。保持环境安静、光线柔和,使患者充分休息;指导患者缓慢深呼吸、听轻音乐、引导式想象、冷敷或热敷、理疗、按摩及指压止痛等方法减轻头痛。

4.用药护理

指导患者按医嘱服药,告知药物作用、用药方法,让患者了解药物的依赖性及成瘾性的特点及长期用药的不良反应,如大量长期使用止痛剂等可致药物依赖。

5.心理护理

对于出现焦虑、紧张心理的患者,医护人员应及时向患者解释头痛的原因及治疗护理措施,消除紧张情绪,理解、同情患者的痛苦,教会患者保持身心放松的方法,鼓励患者树立信心,积极配合治疗。

(五)护理评价

患者能正确地说出诱发头痛的因素,并能有效地运用减轻头痛的方法,头痛减轻或消失。

二、意识障碍

意识障碍是指人对周围环境及自身状态的识别和觉察能力出现障碍的一种精神状态。大脑皮质、皮质下结构、脑干网状上行激活系统等部位的损害或功能抑制,均可出现意识障碍。意识障碍按其程度可表现为嗜睡、昏睡和昏迷,昏迷又可分为浅昏迷、中昏迷和深昏迷。临床上通过患者的言语反应,对针刺的痛觉反应、瞳孔对光反射、吞咽反射、角膜反射等来判断意识障碍的程度。

(一)临床类型

1.嗜睡

患者表现为持续睡眠状态,但能被叫醒,醒后能勉强回答问题及配合检查,停止刺激后又立即入睡。

2.昏睡

患者处于沉睡状态,高声呼唤可叫醒,并能做含糊、简单而不完全的答话,停止刺激后又沉睡。对疼痛刺激有痛苦表情和躲避反应。

3.浅昏迷

意识丧失,仍有较少的无意识自发动作。对周围事物及声光刺激均无反应,但对强烈的疼痛刺激有反应。各种反射都存在,生命体征无明显改变。

4.中度昏迷

对各种刺激均无反应,自发动作很少。对强烈刺激的防御反射、角膜和瞳孔对光反射均减弱,生命体征均有改变,大小便失禁或潴留。

5.深昏迷

全身肌肉松弛,处于完全不动姿势。各种反射消失,生命体征已有明显改变。

(二)护理评估

1.病因

(1)颅内疾病:主要包括中枢神经系统炎症如脑炎、脑膜炎等,脑血管性疾病如脑出血、脑梗死等,颅内占位性病变如脑肿瘤等。

(2)全身感染性疾病:如败血症、中毒性肺炎等。

(3)心血管疾病:如高血压脑病、肺性脑病等。

(4)代谢性疾病:如糖尿病酮症酸中毒、肝昏迷、尿毒症等。

(5)中毒性疾病:安眠药中毒、一氧化碳中毒等。

2.健康史

详细了解患者的发病经过,根据意识障碍程度判断病情。如昏迷发生急骤且为疾病首发症状并伴有偏瘫,考虑可能是颅脑损伤、脑血管意外等;如昏迷前有头痛或伴呕吐,可能是颅内占位性病变。

3.身体评估

做疼痛的刺激、瞳孔对光反射、角膜反射、病理反射等的检查来评估意识障碍程度,判断病情。

4.实验室及其他检查

血液生化检查如血糖、血脂、电解质及血常规是否正常;头颅 CT 或 MRI 检查有无异常发现;脑电图是否提示脑功能受损等。

5.心理-社会评估

评估时注意患者的家庭背景,经济状况,家属的心理状态及对患者的关注程度等。意识障碍常给家属带来不安及恐惧,同时也给家属增添精神和经济负担,可能产生不耐心的言行和厌烦心态。

(三)护理诊断

意识障碍与脑实质病变有关。

(四)护理目标

(1)患者意识障碍减轻或神志清醒。

(2)不发生长期卧床引起的各种并发症。

(五)护理措施

1.一般护理

患者取平卧头侧位或侧卧位,以免呕吐物误入气管,痰液较多者及时吸痰,保持呼吸道通畅并给予氧气吸入;防止舌后坠、窒息与肺部感染。

2.生活护理

保持床单整洁、干燥,定时给予翻身、叩背,并按摩骨突受压处;做好大小便的护理,保持会阴部皮肤清洁。

3.安全护理

谵妄躁动者加床栏,防止坠床,必要时做适当的约束;慎用热水袋,防止烫伤。

4.饮食护理

给予高维生素、高热量饮食,补充足够的水分;鼻饲流质者应定时喂食,保证足够的营养供给。注意口腔卫生,不能自口进食者应每天口腔护理2～3次。

5.病情监测

严密观察生命体征及瞳孔变化,观察有无呕吐及呕吐物的性状与量,预防消化道出血和脑疝的发生。

(六)护理评价

(1)患者意识障碍减轻,神志较前清楚。

(2)生活需要得到满足,未出现压疮、感染及营养失调等。

三、言语障碍

言语障碍分为失语症和构音障碍。失语症是由于大脑皮质与语言功能有关的区域受损害所致,是优势大脑半球损害的重要症状之一。构音障碍是纯口语语音障碍,由于发音器官神经肌肉病变导致运动不能或不协调,使言语形成障碍,表现为发音困难、语音不清、音调及语速异常等。

(一)护理评估

1.健康史

评估患者有无言语交流方面的困难,注意语言是否含混不清或错语;了解患者的文化水平与语言背景,如出生地、生长地及有无方言等的心理状态,能否理解他人的语言,并能与人对话;能否看明白一个物体,并能将其正确的表达。

2.身体评估

注意有无音调、语速及韵律的改变。评估意识水平、精神状态及行为表现,检查有无定向力、注意力、记忆力和计算力的异常;观察患者有无面部表情改变、流涎或口腔滞留食物等。能否理解他人语言,按照检查者指令执行有目的的动作;能否自发书写姓名、地址和辨词朗读。由于病变部位的不同,失语可分为以下几种类型。

(1)Broca失语:又称运动性失语或表达性失语。突出的临床特点为口语表达障碍。患者不能说话,或者只能讲一两个简单的字,且不流畅,常用错词,自己也知道,对别人的语言能理解;对书写的词语、句子也能理解,但读出来有困难。

(2)Wernicke失语:又称感觉性失语或听觉性失语。口语理解严重障碍为其突出特点。患者发音清晰,语言流畅,但内容不正常;无听力障碍,却不能理解别人和自己所说的话。在用词方面有错误,严重时说出的话,别人完全听不懂。

（3）命名性失语：又称遗忘性失语。患者不能说出物件的名称及人名，但可说该物件的用途及如何使用，当别人提示物件的名称时，他能辨别是否正确。

（4）传导性失语：复述不成比例受损为其最大特点。患者口语清晰能自发讲出语义完整的句子，但不能复述出自发谈话时较易说出的词句或错语复述。

（5）完全性失语：又称混合性失语，特点是所有语言功能均有明显障碍。听理解、复述、命名、阅读和书写均严重障碍，预后差。

3.实验室及其他检查

头颅 CT 或 MRI 检查有无异常等。

4.心理-社会评估

评估患者的心理状态，观察有无因无法进行正常语言交流而感到孤独、烦躁甚至悲观失望；是否能够得到家属、朋友的体贴、关心、尊重和鼓励；患者是否处于一种和谐的亲情氛围和语言学习环境之中。是否存在不利于患者语言康复的不利因素。

（二）护理诊断

语言沟通障碍与大脑语言中枢或发音器官的神经肌肉受损有关。

（三）护理目标

患者能说简单的词和句子，言语障碍有所减轻；能有效地进行交流，自信心增强。

（四）护理措施

1.心理护理

患有失语症的患者多表现为抑郁或躁狂易怒，心理异常脆弱和敏感。需要医护人员给予更多的心理支持。

（1）应多与患者交谈，能正确理解患者的问题并及时、耐心的解释，直至患者理解为止。

（2）护理过程中给患者列举治疗效果好的病例，使患者树立战胜疾病的信心。

（3）体贴、关心、尊重患者，避免挫伤患者自尊心的言行。

（4）鼓励家属、朋友多与患者交谈，营造一种和谐的亲情氛围和语言学习环境。

2.语言康复训练

语言训练是一个漫长而艰苦的过程，需要患者及家属积极配合，和医护人员共同制订语言康复计划，根据病情选择适当的训练方法。

（1）鼓励患者大声说话：选择感兴趣的话题，激发患者进行语言交流的欲望，患者进行尝试和获取成功时给予鼓励。

（2）选择适当时机和训练方法：可以在散步时、做家务时或休闲娱乐时进行，以实物为教具，寓教于乐。对不能很好地理解语言的患者，配以手势或实物一起交谈，通过语言与逻辑性的结合，训练患者理解语言的能力；对说话有困难的患者可以借书写方式来表达；对失去阅读能力的患者应将日常用语、短语、短句写在卡片上，由简到繁、由易到难、由短到长教其朗读。原则上是轻症者以直接改善其功能为目标，而重症者则重点放在活化其残存功能或进行试验性的治疗。

（3）要持之以恒：告知家属在对患者进行语言训练时要耐心，由浅入深，循序渐进，切不可急于求成，应逐渐丰富其内容，增加刺激量，才能达到语言逐渐恢复的目的。

（五）护理评价

（1）患者自我感觉言语障碍减轻，听、说、写及表达能力增强。

（2）能借助书写或手势等体态语言与他人进行有效沟通。

四、感觉障碍

感觉障碍是指机体对各种形式(痛、温度、触、压、位置、震动等)刺激的无感知、感知减退或异常的综合征。解剖学上将感觉分为内脏感觉(由自主神经支配)、特殊感觉(包括视、听、嗅和味觉,由脑神经支配)和一般感觉。一般感觉由浅感觉(痛、温度及触觉)、深感觉(运动觉、位置觉和振动觉)和复合感觉(实体觉、图形觉及两点辨别觉等)所组成。

(一)护理评估

1.病因

感觉障碍常见于脑血管病,如脑出血、脑梗死等,还可见于脑外伤、脑实质感染和脑肿瘤等。

2.健康史

询问患者引起感觉障碍的病因,评估感觉障碍的部位、类型、范围、性质及程度;了解感觉障碍出现的时间,发展的过程,加重或缓解的因素;是立即出现还是缓慢出现并逐渐加重,如外伤、感染、血管病变所引起者立即出现;肿瘤、药物及毒物中毒等引起者出现较缓。在没有任何外界刺激下,了解患者是否有麻木感、冷热感、潮湿感、震动感或出现自发痛;有无其他伴随症状,如瘫痪、不同程度的意识障碍、肌营养障碍等。

3.身体评估

患者在意识清楚的情况下是否对刺激不能感知,或感受力低下,对弱刺激是否出现强烈反应,或对刺激产生错误反应,在刺激一侧肢体时,对侧肢体是否发生强烈反应。注意评估患者感觉障碍是刺激性症状或抑制性症状,同时区分其临床表现类型。评估患者的意识状态与精神状况;观察患者的全身情况及伴随症状,注意相应区域的皮肤颜色、毛发分布,有无烫伤或外伤疤痕及皮疹、出汗等情况。

(1)感觉障碍的分类:临床上将感觉障碍分为抑制性症状和刺激性症状两大类。

1)抑制性症状:感觉传导通路受到破坏或功能受到抑制时,出现感觉缺失或感觉减退。

2)刺激性症状:感觉传导通路受刺激或兴奋性增高时出现刺激性症状。常见的刺激性症状:①感觉过敏指轻微刺激引起强烈的感觉,如用针轻刺皮肤引起强烈的疼痛感受。②感觉过度多发生在感觉障碍的基础上,感觉的刺激阈增高,反应剧烈、时间延长。③感觉异常指没有外界任何刺激而出现的感觉。常见的感觉异常有麻木感、痒感、发重感、针刺感、蚁行感、电击感、紧束感、冷热感、肿胀感等。感觉异常出现的范围也有定位的价值。④感觉倒错指热觉刺激引起冷感觉,非疼痛刺激而出现疼痛感觉。⑤疼痛为临床上最常见的症状,可分为局部疼痛、放射性疼痛、扩散性疼痛、灼性神经痛、牵涉性疼痛等。不同部位的损害产生不同类型的感觉障碍,典型的感觉障碍的类型具有特殊的定位诊断价值。如末梢型感觉障碍表现为袜子或手套型痛觉、温度觉、触觉减退,见于多发性周围神经病。

(2)感觉障碍的类型和临床特点:因病变部位不同,临床表现多样化。

1)末梢型:肢体远端对称性完全性感觉缺失,表现为手套、袜套型痛,如多发性神经病。

2)周围神经型:可表现某一周围神经支配区感觉障碍,如尺神经损伤累及前臂尺侧及第4、5指。

3)节段型:①后根型表现为单侧阶段性完全性感觉障碍,如髓外肿瘤压迫脊神经根;②后角型表现为单侧阶段性分离性感觉障碍,如脊髓空洞症;③前连合型表现为双侧对称性阶段性分离性感觉障碍,如脊髓空洞症。

当脊髓的某些节段的神经根病变可产生受累节段的感觉缺失,如脊髓空洞症导致的节段性痛觉缺失、触觉存在,称为分离性感觉障碍。

4)传导束型:①脊髓半切综合征,病变平面以下对侧痛、温觉缺失,同侧深感觉缺失,如髓外肿瘤早期、脊髓外伤;②脊髓横贯性损害,病变平面以下完全性传导束性感觉障碍,如急性脊髓炎、脊髓压迫症后期。

5)交叉型:脑干病变如延髓外侧和脑桥病变时,致病侧面部和对侧躯体痛温觉减退或缺失。

6)偏身型:丘脑及内囊等处病变时,致对侧偏身(包括面部)感觉减退或缺失。

7)单肢型:病损对侧上肢或下肢感觉缺失,可伴复合感觉障碍。

4.实验室及其他检查

肌电图、诱发电位及 MRI 检查,可以帮助诊断。

5.心理-社会评估

患者是否因自己的感觉异常而感到烦闷、忧虑或失眠,甚至悲观厌世。有无认知、情感或意识行为方面的异常;是否有疲劳感或注意力不集中;家属是否能给予及时的呵护与关爱。

(二)护理诊断

感知改变与脑、脊髓病变及周围神经受损有关。

(三)护理目标

(1)患者感觉障碍减轻或逐渐消失。

(2)情绪稳定,学会使用其他方法感知事物。

(3)感觉障碍部位未发生损伤。

(四)护理措施

1.生活护理

保持床单整洁,防止感觉障碍部位受压或机械性刺激;慎用热水袋或冰袋,防烫伤和冻伤,如保暖需用热水袋时,水温不宜超过 50 ℃;感觉过敏者,尽量减少不必要的刺激;对感觉异常者应避免搔抓,以防皮肤损伤。

2.安全护理

对深感觉障碍的患者,在活动过程中应注意保证患者的安全,如病床要低,室内、走廊、卫生间都要有扶手,光线要充足,预防跌倒及外伤的发生。

3.知觉训练

每天用温水擦洗感觉障碍的身体部位,以促进血液循环和刺激感觉恢复;同时可进行肢体的被动运动、按摩、理疗及针灸,有利于机体的康复。

4.心理护理

根据患者感觉障碍的程度、类型,有针对性地向患者讲述其病情变化,安慰患者,同时让家属了解护理中的注意事项。

(五)护理评价

(1)患者感觉障碍减轻或消失,情绪稳定。

(2)未发生冻伤、烫伤、抓伤、碰伤、压伤。

(魏天红)

第二节　偏　头　痛

偏头痛是一类发作性且常为单侧的搏动性头痛。发病率各家报告不一,有学者描述约 6% 的男性,18% 的女性患有偏头痛,男女之比为 1∶3;Wilkinson 的数字为约 10% 的英国人口患有偏头痛;有报告在美国约有 2 300 万人患有偏头痛,其中男性占 6%,女性占 17%。偏头痛多开始于青春期或成年早期,约 25% 的患者于 10 岁以前发病,55% 的患者发生在 20 岁以前,90% 以上的患者发生于 40 岁以前。在美国,偏头痛造成的社会经济负担为 10 亿～17 亿美元。在我国也有大量患者因偏头痛而影响工作、学习和生活。多数患者有家庭史。

一、临床表现

(一)偏头痛发作

有学者在描述偏头痛发作时将其分为 5 期来叙述。需要指出的是,这 5 期并非每次发作所必备的,有的患者可能只表现其中的数期,大多数患者的发作表现为 2 期或 2 期以上,有的仅表现其中的 1 期。另外,每期特征可以存在很大不同,同一个体的发作也可不同。

1.前驱期

60% 的偏头痛患者在头痛开始前数小时至数天出现前驱症状。前驱症状并非先兆,不论是有先兆偏头痛还是无先兆偏头痛均可出现前驱症状。可表现为精神、心理改变,如精神抑郁、疲乏无力、懒散、昏昏欲睡,也可情绪激动。易激惹、焦虑、心烦或欣快感等。尚可表现为自主神经症状,如面色苍白、发冷、厌食或明显的饥饿感、口渴、尿少、尿频、排尿费力、打哈欠、颈项发硬、恶心、肠蠕动增加、腹痛、腹泻、心慌、气短、心率加快,对气味过度敏感等,不同患者前驱症状具有很大的差异,但每例患者每次发作的前驱症状具有相对稳定性。这些前驱症状可在前驱期出现,也可于头痛发作中,甚至持续到头痛发作后成为后续症状。

2.先兆

约有 20% 的偏头痛患者出现先兆症状。先兆多为局灶性神经症状,偶为全面性神经功能障碍。典型的先兆应符合下列 4 条特征中的 3 条,即重复出现,逐渐发展、持续时间不多于 1 小时,并跟随出现头痛。大多数病例先兆持续 5～20 分钟。极少数情况下先兆可突然发作,也有的患者于头痛期间出现先兆性症状,尚有伴迁延性先兆的偏头痛,其先兆不仅始于头痛之前,尚可持续到头痛后数小时至 7 天。

先兆可为视觉性的、运动性的、感觉性的,也可表现为脑干或小脑性功能障碍。最常见的先兆为视觉性先兆,约占先兆的 90%。如闪电、暗点、单眼黑蒙、双眼黑蒙、视物变形、视野外空白等。闪光可为锯齿样或闪电样闪光、城垛样闪光。视网膜动脉型偏头痛患者眼底可见视网膜水肿,偶可见樱红色黄斑。仅次于视觉现象的常见先兆为麻痹。典型的是影响一侧手和面部,也可出现偏瘫。如果优势半球受累,可出现失语,数十分钟后出现对侧或同侧头痛,多在儿童期发病,这称为偏瘫型偏头痛。偏瘫型偏头痛患者的局灶性体征可持续 7 天以上,甚至在影像学上发现脑梗死。偏头痛伴迁延性先兆和偏头痛性偏瘫以前曾被划入"复杂性偏头痛"。偏头痛反复发作后出现眼球运动障碍称为眼肌瘫痪型偏头痛。多为动眼神经麻痹所致,其次为滑车神经和展神经麻痹。多有无先兆偏头痛病史,反复发作者麻痹可经久不愈。如果先兆涉及脑干或小脑,则这种状况被称为基底型偏头痛,又称基底动脉型偏头痛。可出现头昏、眩晕、耳鸣、听力障碍、共济失调、复视,视觉症状包括闪光、暗点、黑蒙、视野缺损、视物变形。双侧损害可出现意识抑制,后者尤见于儿童。尚可出现感觉迟钝,偏侧感觉障碍等。

偏头痛先兆可不伴头痛出现,称为偏头痛等位症。多见于儿童偏头痛。有时见于中年以后,先兆可为偏头痛发作的主要临床表现而头痛很轻或无头痛。也可与头痛发作交替出现,可表现为闪光、暗点、腹痛、腹泻、恶心、呕吐、复发性眩晕、偏瘫、偏身麻木及精神心理改变。如儿童良性发作性眩晕、前庭性美尼尔氏病、成人良性复发性眩晕。有跟踪研究显示,为数不少的以往诊断为美尼尔氏病的患者,其症状大多数与偏头痛有关。有报告描述了一组成人良性复发性眩晕患者,年龄在7~55岁,晨起发病症状表现为反复发作的头晕、恶心、呕吐及大汗,持续数分钟至4天不等。发作开始及末期表现为位置性眩晕,发作期间无听觉症状。发作间期几乎所有患者均无症状,这些患者眩晕发作与偏头痛有着几个共同的特征,包括可因乙醇、睡眠不足、情绪紧张造成及加重,女性多发,常见于经期。

3.头痛

头痛可出现于围绕头或颈部的任何部位,可位颞侧、额部、眶部。多为单侧痛,也可为双侧痛,甚至发展为全头痛,其中单侧痛者约占2/3。头痛性质往往为搏动性痛,但也有的患者描述为钻痛。疼痛程度往往为中、重度痛,甚至难以忍受。往往是晨起后发病,逐渐发展,达高峰后逐渐缓解。也有的患者于下午或晚上起病,成人头痛大多历时4小时至3天,而儿童头痛多历时2小时至2天。尚有持续时间更长者,可持续数周。有人将发作持续3天以上的偏头痛称为偏头痛持续状态。

头痛期间不少患者伴随出现恶心、呕吐、视物不清、畏光、畏声等,喜独居。恶心为最常见伴随症状,达一半以上,且常为中、重度恶心。恶心可先于头痛发作,也可于头痛发作中或发作后出现。近一半的患者出现呕吐,有些患者的经验是呕吐后发作即明显缓解。其他自主功能障碍也可出现,如尿频、排尿障碍、鼻塞、心慌、高血压、低血压、甚至可出现心律失常。发作累及脑干或小脑者可出现眩晕、共济失调、复视、听力下降、耳鸣、意识障碍。

4.头痛终末期

此期为头痛开始减轻至最终停止这一阶段。

5.后续症状期

多数的患者于头痛缓解后出现一系列后续症状,表现怠倦、困钝、昏昏欲睡。有的感到精疲力竭、饥饿感或厌食、多尿、头皮压痛、肌肉酸痛,也可出现精神心理改变,如烦躁、易怒、心境高涨或情绪低落、少语、少动等。

(二)儿童偏头痛

儿童偏头痛是儿童期头痛的常见类型。儿童偏头痛与成人偏头痛在一些方面有所不同。性别方面,发生于青春期以前的偏头痛,男女患者比例大致相等,而成人期偏头痛,女性比例大大增加,约为男性的3倍。

儿童偏头痛的诱发及加重因素有很多与成人偏头痛一致,如劳累和情绪紧张可诱发或加重头痛,为数不少的儿童可因运动而诱发头痛,儿童偏头痛患者可有睡眠障碍,而上呼吸道感染及其他发热性疾病在儿童比成人更易使头痛加重。

在症状方面,儿童偏头痛与成人偏头痛亦有区别。儿童偏头痛持续时间常较成人短。偏瘫型偏头痛多在儿童期发病,成年期停止,偏瘫发作可从一侧到另一侧,这种类型的偏头痛常较难控制。反复的偏瘫发作可造成永久性神经功能缺损,并可出现病理征,也可造成认知障碍。基底动脉型偏头痛,在儿童也比成人常见,表现闪光、暗点、视物模糊、视野缺损,也可出现脑干、小脑及耳症状,如眩晕、耳鸣、耳聋、眼球震颤。在儿童出现意识恍惚者比成人多,尚可出现跌倒发作。有些偏头痛儿童尚可仅出现反复发作性眩晕,而无头痛发作。一个平时表现完全正常的儿童可突然恐惧、大叫、面色苍白、大汗、步态蹒跚、眩晕、旋转感,并出现眼球震颤,数分钟后可完全缓解,恢复如常,称之为儿童良性发作性眩晕,属于一种偏头痛等位症。这种眩晕发作典型地始于4岁以前,可每天数次发作,其后发作次数逐渐减少,多数于7~8岁以后不再发作。与成人不同,儿童偏头痛的前驱症状常为腹痛,有时可无偏头痛发作而代之以腹痛、恶心、呕吐、腹泻,称为腹型偏头痛等位症。在偏头痛的伴随症状中,儿童偏头痛出现呕吐较成人更加常见。

儿童偏头痛的预后较成人偏头痛好。6年后约有一半儿童不再经历偏头痛,约1/3的偏头痛得到改善。而始于青春期以后的成人偏头痛常持续几十年。

二、诊断与鉴别诊断

(一)诊断

偏头痛的诊断应根据详细的病史做出,特别是头痛的性质及相关的症状非常重要。如头痛的部位、性质、持续时间、疼痛严重程度、伴随症状及体征、既往发作的病史、诱发或加重因素等。

对于偏头痛患者应进行细致的一般内科查体及神经科检查,以除外症状与偏头痛有重叠、类似或同时存在的情况。诊断偏头痛虽然没有特异性的实验室指标,但有时给予患者必要的实验室检查非常重要,如血、尿、脑脊液及影像学检查,以排除器质性病变。特别是中年或老年期出现的头痛,更应排除器质性病变。当出现严重的先兆或先兆时间延长时,有学者建议行颅脑CT或MRI检查。也有学者提议当偏头痛发作每月超过2次时,应警惕偏头痛的原因。

国际头痛协会(IHS)头痛分类委员会于1962年制定了一套头痛分类和诊断标准,这个旧的分类与诊断标准在世界范围内应用了20余年,至今我国尚有部分学术专著仍在沿用或参考这个分类。1988年国际头痛协会头痛分类委员会制定了新的关于头痛、脑神经痛及面部痛的分类和诊断标准。目前临床及科研多采用这个标准。本标准将头痛分为13个主要类型,包括了总数129个头痛亚型。其中常见的头痛类型为偏头痛、紧张型头痛、丛集性头痛和慢性发作性偏头痛,而偏头痛又被分为7个亚型(表4-1~表4-4)。这7个亚型中,最主要的两个亚型是无先兆偏头痛和有先兆偏头痛,其中最常见的是无先兆偏头痛。

表 4-1　偏头痛分类

无先兆偏头痛
有先兆偏头痛
偏头痛伴典型先兆
偏头痛伴迁延性先兆
家族性偏瘫型偏头痛
基底动脉型偏头痛
偏头痛伴急性先兆发作
眼肌瘫痪型偏头痛

视网膜型偏头痛

可能为偏头痛前驱或与偏头痛相关联的儿童期综合征

    儿童良性发作性眩晕

    儿童交替性偏瘫

偏头痛并发症

    偏头痛持续状态

    偏头痛性偏瘫

不符合上述标准的偏头痛性障碍

表 4-2　国际头痛协会关于无先兆偏头痛的定义

无先兆偏头痛

诊断标准:

1.至少 5 次发作符合第 2～4 项标准

2.头痛持续 4～72 小时(未治疗或没有成功治疗)

3.头痛至少具备下列特征中的 2 条

    (1)位于单侧

    (2)搏动性质

    (3)中度或重度(妨碍或不敢从事每天活动)

    (4)因上楼梯或类似的日常体力活动而加重

4.头痛期间至少具备下列 1 条

    (1)恶心和/或呕吐

    (2)畏光和畏声

5.至少具备下列 1 条

    (1)病史、体格检查和神经科检查不提示器质性障碍

    (2)病史和/或体格检查和/或神经检查确实提示这种障碍(器质性障碍),但被适当的观察所排除

    (3)这种障碍存在,但偏头痛发作并非在与这种障碍有密切的时间关系上首次出现

表 4-3　国际头痛协会关于有先兆偏头痛的定义

有先兆偏头痛

先前用过的术语:经典型偏头痛,典型偏头痛;眼肌瘫痪型、偏身麻木型、偏瘫型、失语型偏头痛

诊断标准:

1.至少 2 次发作符合第 2 项标准

2.至少符合下列 4 条特征中的 3 条

    (1)一个或一个以上提示局灶大脑皮质或脑干功能障碍的完全可逆性先兆症状

    (2)至少一个先兆症状逐渐发展超过 4 分钟,或 2 个或 2 个以上的症状接着发生

    (3)先兆症状持续时间不超过 60 分钟,如果出现 1 个以上先兆症状,持续时间可相应增加

    (4)继先兆出现的头痛间隔期在 60 分钟之内(头痛尚可在先兆前或与先兆同时开始)

3.至少具备下列 1 条

续表

（1）病史：体格检查及神经科检查不提示器质性障碍

（2）病史和/或体格检查和/或神经科检查确实提示这障碍，但通过适当的观察被排除

（3）这种障碍存在，但偏头痛发作并非在与这种障碍有密切的时间关系上首次出现

有典型先兆的偏头痛

诊断标准：

1.符合有先兆偏头痛诊断标准，包括第 2 项全部 4 条标准

2.有一条或一条以上下列类型的先兆症状

（1）视觉障碍

（2）单侧偏身感觉障碍和/或麻木

（3）单侧力弱

（4）失语或非典型言语困难

表 4-4　国际头痛协会关于儿童偏头痛的定义

1.至少 5 次发作符合第(1)、(2)项标准

（1）每次头痛发作持续 2～48 小时

（2）头痛至少具备下列特征中的 2 条

①位于单侧

②搏动性质

③中度或重度

④可因常规的体育活动而加重

2.头痛期间内至少具备下列 1 条

（1）恶心和/或呕吐

（2）畏光和畏声

国际头痛协会的诊断标准为偏头痛的诊断提供了一个可靠的、可量化的诊断标准，对于临床和科研的意义是显而易见的，有学者特别提到其对于临床试验及流行病学调查有重要意义。但临床上有时遇到患者并不能完全符合这个标准，对这种情况学者们建议随访及复查，以确定诊断。

由于国际头痛协会的诊断标准掌握起来比较复杂，为了便于临床应用，国际上一些知名的学者一直在探讨一种简单化的诊断标准。其中 Solomon 介绍了一套简单标准，符合这个标准的患者 99% 符合国际头痛协会关于无先兆偏头痛的诊断标准。这套标准较易掌握，供参考。

（1）具备下列 4 条特征中的任何 2 条，即可诊断无先兆偏头痛：①疼痛位于单侧；②搏动性痛；③恶心；④畏光或畏声。

（2）另有 2 条符加说明：①首次发作者不应诊断；②应无器质性疾病的证据。

在临床工作中尚能遇到患者有时表现为紧张型头痛，有时表现为偏头痛性质的头痛，为此有学者查阅了国际上一些临床研究文献后得到的答案是，紧张型头痛和偏头痛并非是截然分开的，其临床上确实存在着重叠，故有学者提出二者可能是一个连续的统一体。有时遇到有先兆偏头痛患者可表现为无先兆偏头痛，同样，学者们认为二型之间既可能有不同的病理生理，又可能是一个连续的统一体。

(二)鉴别诊断

偏头痛应与下列疼痛相鉴别。

1.紧张型头痛

紧张型头痛又称肌收缩型头痛。其临床特点是头痛部位较弥散,可位于前额、双颞、顶、枕及颈部。头痛性质常呈钝痛,头部压迫感、紧箍感,患者常述犹如戴着一个帽子。头痛常呈持续性,可时轻时重。多有头皮、颈部压痛点,按摩头颈部可使头痛缓解,多有额、颈部肌肉紧张。多少伴有恶心、呕吐。

2.丛集性头痛

丛集性头痛又称组胺性头痛、Horton综合征,表现为一系列密集的、短暂的、严重的单侧钻痛。与偏头痛不同,头痛部位多局限并固定于一侧眶部、球后和额颞部。发病时间常在夜间,并使患者痛醒。发病时间固定,起病突然而无先兆,开始可为一侧鼻部烧灼感或球后压迫感,继之出现特定部位的疼痛,常疼痛难忍,并出现面部潮红,结膜充血、流泪、流涕、鼻塞。为数不少的患者出现Horner征,可出现畏光,不伴恶心、呕吐。诱因可为发作群集期饮酒、兴奋或服用扩血管药引起。发病年龄常较偏头痛晚,平均25岁,男女之比约4:1。罕见家族史。治疗包括非甾体抗炎止痛剂;激素治疗;睾丸素治疗;吸氧疗法(国外介绍为100%氧,8~10 L/min,共10~15分钟,仅供参考);麦角胺咖啡因或双氢麦角碱睡前应用,对夜间头痛特别有效;碳酸锂疗效尚有争议,但多数介绍其有效,但中毒剂量有时与治疗剂量很接近,曾有老年患者(精神患者)服一片致昏迷者,建议有条件者监测血锂水平,不良反应有胃肠道症状、肾功能改变、内分泌改变、震颤、眼球震颤、抽搐等;其他药物尚有钙通道阻滞剂、舒马普坦等。

3.痛性眼肌麻痹

痛性眼肌麻痹又称Tolosa-Hunt综合征,是一种以头痛和眼肌麻痹为特征,涉及特发性眼眶和海绵窦的炎性疾病。病因可为颅内颈内动脉的非特异性炎症,也可能涉及海绵窦。常表现为球后及眶周的顽固性胀痛、刺痛,数天或数周后出现复视,并可有第Ⅲ、Ⅳ、Ⅵ对脑神经受累表现,间隔数月数年后复发,需行血管造影以排除颈内动脉瘤。皮质类固醇治疗有效。

4.颅内占位所致头痛

占位早期,头痛可为间断性或晨起为重,但随着病情的发展,多成为持续性头痛,进行性加重,可出现颅内高压的症状与体征,如头痛、恶心、呕吐、视盘水肿,并可出现局灶症状与体征,如精神改变。偏瘫、失语、偏身感觉障碍、抽搐、偏盲、共济失调、眼球震颤等,典型者鉴别不难。但需注意,也有表现为十几年的偏头痛,最后被确诊为巨大血管瘤者。

三、防治

(一)一般原则

偏头痛的治疗策略包括两个方面:对症治疗及预防性治疗。对症治疗的目的在于消除、抑制或减轻疼痛及伴随症状。预防性治疗用来减少头痛发作的频度及减轻头痛严重性。对偏头痛患者是单用对症治疗还是同时采取对症治疗及预防性治疗,要具体分析。一般说来,如果头痛发作频度较小,疼痛程度较轻,持续时间较短,可考虑单纯选用对症治疗。如果头痛发作频度较大,疼痛程度较重,持续时间较长,对工作、学习、生活影响较明显,则在给予对症治疗的同时,给予适当的预防性治疗。总之,既要考虑到疼痛对患者的影响,又要考虑到药物不良反应对患者的影响,有时还要参考患者个人的意见。Saper的建议是每周发作2次以下者单独给予药物性对症治疗,而发作频繁者应给予预防性治疗。

不论是对症治疗还是预防性治疗均包括两个方面,即药物干预及非药物干预。非药物干预方面,强调患者自助。嘱患者详细记录前驱症状、头痛发作与持续时间及伴随症状,找出头痛诱发及缓解的因素,并尽可能避免。如避免某些食物,保持规律的作息时间、规律饮食。不论是在工作日,还是周末抑或假期,坚持这些方案对于减轻头痛发作非常重要,接受这些建议对30%患者有帮助。另有人倡导有规律的锻炼,如长跑等,可能有效地减少头痛发作。认知和行为治疗,如生物反馈治疗等,已被证明有效,另有患者于头痛时进行痛点压迫,于凉爽、安静、暗淡的环境中独处,或以冰块冷敷均有一定效果。

(二)药物对症治疗

偏头痛对症治疗可选用非特异性药物治疗,包括简单的止痛药、非甾体抗炎药及麻醉剂。对于轻、中度头痛,简单的镇痛药及非甾体抗炎药常可缓解头痛的发作。常用的药物有脑清片、对乙酰氨基酚、阿司匹林、萘普生、吲哚美辛、布洛芬、罗通定等。麻醉药的应用是严格限制的,Saper提议主要用于严重发作,其他治疗不能缓解,或对偏头痛特异性治疗有禁忌或不能忍受的情况下应用。偏头痛特异性5-HT受体拮抗剂主要用于中、重度偏头痛。偏头痛特异性5-HT受体拮抗剂结合简单的止痛剂,大多数头痛可得到有效的治疗。

5-HT受体拮抗剂治疗偏头痛的疗效是肯定的。麦角胺咖啡因既能抑制去甲肾上腺素的再摄取,又能拮抗其与β-肾上腺素受体的结合,于先兆期或头痛开始后服用1片,常可使头痛发作终止或减轻。如效不显,于数小时后加服1片,每天不超过4片,每周用量不超过10片。该药缺点是不良反应较多,并且有成瘾性,有时剂量会越来越大。常见不良反应为消化道症状、心血管症状,如恶心、呕吐、胸闷、气短等。孕妇、心肌缺血、高血压、肝肾疾病等忌用。

酒石酸麦角胺主要用于中、重度偏头痛,特别是当简单的镇痛治疗效果不足或不能耐受时。其有多项作用:既是$5-HT_{1A}$、$5-HT_{1B}$、$5-HT_{1D}$和$5-HT_{1F}$受体拮抗剂,又是α-肾上腺素受体拮抗剂,通过刺激动脉平滑肌细胞5-HT受体而产生血管收缩作用;它可收缩静脉容量性血管、抑制交感神经末端去甲肾上腺素再摄取。作为$5-HT_1$受体拮抗剂,它可抑制三叉神经血管系统神经源性炎症,其抗偏头痛活性中最基础的机制可能在此,而非其血管收缩作用。其对中枢神经递质的作用对缓解偏头痛发作亦是重要的。给药途径有口服、舌下及直肠给药。生物利用度与给药途径关系密切。口服及舌下含化吸收不稳定,直肠给药起效快,吸收可靠。为了减少过多应用导致麦角胺依赖性或反跳性头痛,一般每周应用不超过2次,应避免大剂量连续用药。

有学者总结酒石酸麦角胺在下列情况下慎用或禁用:年龄55~60岁(相对禁忌);妊娠或哺乳;心动过缓(中至重度);心室疾病(中至重度);胶原-肌肉病;心肌炎;冠心病,包括血管痉挛性心绞痛;高血压(中至重度);肝、肾损害(中至重度);感染或高热/败血症;消化性溃疡性疾病;周围血管病;严重瘙痒。另外,该药可加重偏头痛造成的恶心、呕吐。

舒马普坦亦适用于中、重度偏头痛发作。作用于神经血管系统和中枢神经系统,通过抑制或减轻神经源性炎症而发挥作用。曾有人称舒马普坦为偏头痛治疗的里程碑。皮下用药2小时,约80%的急性偏头痛有效。尽管24~48小时内40%的患者重新出现头痛,这时给予第2剂仍可达到同样的有效率。口服制剂的疗效稍低于皮下给药,起效亦稍慢,通常在4小时内起效。皮下用药后4小时给予口吸制剂不能预防再出现头痛,但对皮下用药后24小时内出现的头痛有效。

舒马普坦具有良好的耐受性,其不良反应通常较轻和短暂,持续时间常在45分钟以内,包括注射部位的疼痛、耳鸣、面红、烧灼感、热感、头昏、体重增加、颈痛及发音困难。少数患者于首剂时出现非心源性胸部压迫感,仅有很少患者于后续用药时再出现这些症状。罕见引起与其相关的心肌缺血。

应用舒马普坦注意事项及禁忌证:年龄超过 60 岁(相对禁忌证);妊娠或哺乳;缺血性心肌病(心绞痛、心肌梗死病史、记录到的无症状性缺血);不稳定型心绞痛;高血压(未控制);基底型或偏瘫型偏头痛;未识别的冠心病(绝经期妇女,男性>40 岁,心脏病危险因素如高血压、高脂血症、肥胖、糖尿病、严重吸烟及强阳性家族史);肝、肾功能损害(重度);同时应用单胺氧化酶抑制剂或单胺氧化酶抑制剂治疗终止后 2 周内;同时应用含麦角胺或麦角类制剂(24 小时内),首次剂量可能需要在医师监护下应用。

酒石酸双氢麦角碱的效果超过酒石酸麦角胺。大多数患者起效迅速,在中、重度发作特别有用,也可用于难治性偏头痛。与酒石酸麦角胺有共同的机制,但其动脉血管收缩作用较弱,有选择性收缩静脉血管的特性,可静脉注射、肌内注射及鼻腔吸入。静脉注射途径给药起效迅速。肌内注射生物利用度达 100%。鼻腔吸入的绝对生物利用度 40%,应用酒石酸双氢麦角碱后再出现头痛的频率较其他现有的抗偏头痛剂小,这可能与其半衰期长有关。

酒石酸双氢麦角碱较酒石酸麦角胺具有较好的耐受性、恶心和呕吐的发生率及程度非常低,静脉注射最高,肌内注射及鼻吸入给药低。极少成瘾和引起反跳性头痛。通常的不良反应包括胸痛、轻度肌痛、短暂的血压上升。不应给予有血管痉挛反应倾向的患者,包括已知的周围性动脉疾病,冠状动脉疾病(特别是不稳定性心绞痛或血管痉挛性心绞痛)或未控制的高血压。注意事项和禁忌证同酒石酸麦角胺。

(三)药物预防性治疗

偏头痛的预防性治疗应个体化,特别是剂量的个体化。可根据患者体重,一般身体情况、既往用药体验等选择初始剂量,逐渐加量,如无明显不良反应,可连续用药 2～3 天,无效时再接用其他药物。

1.抗组胺药物

苯噻啶为一有效的偏头痛预防性药物。可每天 2 次,每次 0.5 mg 起,逐渐加量,一般可增加至每天3 次,每次 1.0 mg,最大量不超过 6 mg/d。不良反应为嗜睡、头昏、体重增加等。

2.钙通道拮抗剂

氟桂利嗪,每晚 1 次,每次 5～10 mg,不良反应有嗜睡、锥体外系反应、体重增加、抑郁等。

3.β-受体阻滞剂

普萘洛尔,开始剂量 3 次/天,每次 10 mg,逐渐增加至 60 mg/d,也有介绍 120 mg/d,心率<60 次/分者停用。哮喘、严重房室传导阻滞者禁用。

4.抗抑郁剂

阿米替林每天 3 次,每次 25 mg,逐渐加量。可有嗜睡等不良反应,加量后不良反应明显。氟西汀每片 20 mg,每晨 1 片,饭后服,该药初始剂量及有效剂量相同,服用方便,不良反应有睡眠障碍、胃肠道症状等,常较轻。

5.其他

非甾体抗炎药,如萘普生;抗惊厥药,如卡马西平、丙戊酸钠等;舒必剂、硫必利;中医中药(辨证施治、辨经施治、成方加减、中成药)等皆可试用。

(四)关于特殊类型偏头痛

与偏头痛相关的先兆是否需要治疗及如何治疗,目前尚无定论。通常先兆为自限性的、短暂的,大多数患者于治疗尚未发挥作用时可自行缓解。如果患者经历复发性、严重的、明显的先兆,考虑舌下含化尼非地平,但头痛有可能加重,且疗效亦不肯定。给予舒马普坦及酒石酸麦角胺的疗效亦尚处观察之中。

(五)关于难治性、严重偏头痛性头痛

这类头痛主要涉及偏头痛持续状态,头痛常不能为一般的门诊治疗所缓解。患者除持续的进展性头痛外尚有一系列生理及情感症状,如恶心、呕吐、腹泻、脱水、抑郁、绝望,甚至自杀倾向。用药过度及反跳性依赖、戒断症状常促发这些障碍。这类患者常需收入急症室观察或住院,以纠正患者存在的生理障碍,如脱水等;排除伴随偏头痛出现的严重的神经内科或内科疾病;治疗纠正药物依赖;预防患者于家中自杀等。应注意患者的生命体征,可做心电图检查。药物可选用酒石酸双氢麦角碱、舒马普坦、阿片类及止吐药,必要时亦可谨慎给予氯丙嗪等。可选用非肠道途径给药,如静脉注射或肌内注射给药。一旦发作控制,可逐渐加入预防性药物治疗。

(六)关于妊娠妇女的治疗

给予地美罗注射剂或片剂,并应限制剂量。还可应用泼尼松,其不易穿过胎盘,在妊娠早期不损害胎儿,但不宜应用太频。如欲怀孕,最好尽最大可能不用预防性药物并避免应用麦角类制剂。

(七)关于儿童偏头痛

儿童偏头痛用药的选择与成人有很多重叠,如止痛药物、钙通道阻滞剂、抗组胺药物等,但也有人质疑酒石酸麦角胺药物的疗效。如能确诊,重要的是对儿童及其家长进行安慰,使其对本病有一个全面的认识,以缓解由此带来的焦虑,对治疗当属有益。

四、护理

(一)护理评估

1.健康史

(1)了解头痛的部位、性质和程度:询问是全头疼还是局部头疼;是搏动性头疼还是胀痛、钻痛;是轻微痛、剧烈痛还是无法忍受的疼痛。偏头疼常描述为双侧颞部的搏动性疼痛。

(2)头疼的规律:询问头疼发病的急缓,是持续性还是发作性,起始与持续时间,发作频率,激发或缓解的因素,与季节、气候、体位、饮食、情绪、睡眠、疲劳等的关系。

(3)有无先兆及伴发症状:如头晕、恶心、呕吐、面色苍白、潮红、视物不清、闪光、畏光、复视、耳鸣、失语、偏瘫、嗜睡、发热、晕厥等。典型偏头疼发作常有视觉先兆和伴有恶心、呕吐、畏光。

(4)既往史与心理-社会状况:询问患者的情绪、睡眠、职业情况及服药史,了解头疼对日常生活、工作和社交的影响,患者是否因长期反复头疼而出现恐惧、忧郁或焦虑心理。大部分偏头疼患者有家族史。

2.身体状况

检查意识是否清楚,瞳孔是否等大等圆、对光反射是否灵敏;体温、脉搏、呼吸、血压是否正常;面部表情是否痛苦,精神状态怎样;眼睑是否下垂、有无脑膜刺激征。

3.主要护理问题及相关因素

(1)偏头疼与发作性神经血管功能障碍有关。

(2)焦虑与偏头疼长期、反复发作有关。

(3)睡眠形态紊乱与头疼长期反复发作和/或焦虑等情绪改变有关。

(二)护理措施

1.避免诱因

告知患者可能诱发或加重头疼的因素,如情绪紧张、进食某些食物、饮酒、月经来潮、用力性动作等;保持环境安静、舒适、光线柔和。

2.指导减轻头疼的方法

如指导患者缓慢深呼吸,听音乐、练气功、生物反馈治疗,引导式想象,冷、热敷及理疗、按摩、指压止痛法等。

3.用药护理

告知止痛药物的作用与不良反应,让患者了解药物依赖性或成瘾性的特点,如大量使用止痛剂,滥用麦角胺咖啡因可致药物依赖。指导患者遵医嘱正确服药。

(魏天红)

第三节 短暂性脑缺血发作

短暂性脑缺血发作(TIA)是局灶性脑缺血导致突发短暂性可逆性神经功能障碍。症状通常在几分钟内达到高峰,发作持续5～30分钟后可完全恢复,但反复发作。传统的TIA定义时限为24小时内恢复。TIA是公认的缺血性卒中最重要的独立危险因素。近期频繁发作的TIA是脑梗死的特级警报,应予高度重视。

一、护理评估

(一)病因及发病机制

TIA病因尚不完全清楚。基础病因是动脉粥样硬化,这种反复发作主要是供应脑部的大动脉痉挛、缺血,小动脉发生微栓塞所致;也可能由于血流动力学的改变、血液成分的异常等引起局部脑缺血症状。治疗上以祛除病因、减少和预防复发、保护脑功能为主,对由明确的颈部血管动脉硬化斑块引起明显狭窄或闭塞者可选用手术治疗。

(二)健康史

了解发病的诱因、症状及持续时间。一般TIA多发于50～70岁中老年人,男性较多。突然起病,迅速出现局限性神经功能缺失的症状与体征,数分钟达到高峰,持续数分钟或十余分钟缓解,不遗留后遗症;可反复发作,每次发作症状相似。

(三)身体评估

1.了解分型与临床表现

临床上常将TIA分为颈内动脉系统和椎-基底动脉系统两大类。

(1)颈内动脉系统TIA:持续时间短,发作频率低,较易发生脑梗死。常见症状有对侧单肢无力或轻度偏瘫,感觉异常或减退、病变侧单眼一过性黑是颈内动脉分支眼动脉缺血的特征性症状,优势半球受累可出现失语症。

(2)椎-基底动脉系统TIA:持续时间长,发作频率高,进展至脑梗死机会少。常见症状有阵发性眩晕、平衡障碍,一般不伴耳鸣。其特征性症状为跌倒发作和短暂性全面性遗忘症。还可出现复视、眼震、构音障碍、共济失调、吞咽困难等。

跌倒发作是指患者转头或仰头时下肢突然失去张力而跌倒,发作时无意识丧失。短暂性全面性遗忘症是指发作性短时间记忆丧失,持续数分至数十分钟。

2.了解既往史和用药情况

既往是否有原发性高血压、心脏病、高脂血症和糖尿病病史,并且了解用药情况,血压血糖控制情况。

3.了解患者的饮食习惯和家族史

了解患者是否长期摄入高胆固醇饮食,是否偏食、嗜食,是否吸烟、饮酒,了解其长辈及家属有无脑血管病的患病情况。

(四)实验室及其他检查

数字减影血管造影(DSA)可见颈内动脉粥样硬化斑块、狭窄等;彩色经颅多普勒(TCI)脑血流检查可显示血管狭窄、动脉粥样硬化斑块。

(五)心理-社会评估

突然发病引起患者的恐惧、焦虑。

二、护理诊断

(一)知识缺乏

缺乏本病防治知识。

(二)有受伤的危险

危险与突发眩晕、平衡失调及一过性失明等有关。

(三)潜在并发症

脑卒中。

三、护理目标

能够对疾病的病因和诱发因素有一定的了解,积极治疗相关疾病,患者的焦虑有所减轻。

四、护理措施

(一)祛除危险因素

帮助患者寻找和祛除自身的危险因素,积极治疗原发病,让患者了解肥胖、吸烟、酗酒、饮食结构不合理与本病的关系,改变不良生活方式,养成良好的生活习惯,防止发生高血压和动脉粥样硬化,从而预防 TIA 的发生。

(二)饮食护理

让患者了解高盐、低钙、高肉类、高动物脂肪饮食以及吸烟、酗酒等与本病的关系;指导患者进食低脂、低胆固醇、低盐、低糖、充足蛋白质和丰富维生素饮食,戒除烟酒,忌刺激性及辛辣食物,避免暴饮暴食。

(三)用药护理

TIA 治疗目的是消除病因、减少及预防复发、保护脑功能,对短时间内反复发作者,应采取有效治疗,防止脑梗死发生。病因明确者应针对病因进行治疗。目前对短暂性脑缺血发作的治疗性和预防性用药主要是抗血小板聚集药和抗凝药物两大类。抗血小板聚集药可减少微栓子及

TIA复发。常见药物有阿司匹林和噻氯匹定;而抗凝治疗适用于发作次数多,症状较重,持续时间长,且每次发作症状逐渐加重,又无明显禁忌证的患者,常见药物有肝素和华法林。还可给予钙通道阻滞剂、脑保护治疗和中医中药。抗凝治疗首选肝素。

按医嘱服药,在用抗凝药治疗时,应密切观察有无出血倾向。抗血小板聚集药如阿司匹林宜饭后服,以防胃肠道刺激,并注意观察有无上消化道出血征象。详细告知药物的作用机制、不良反应及用药注意事项,并注意观察药物的疗效情况。

(四)健康指导

(1)疾病知识指导:详细告知患者本病的病因、常见症状、预防及治疗知识。帮助患者消除恐惧心理,同时强调本病的危害性。

(2)适当运动:坚持适当的体育锻炼和运动,注意劳逸结合。鼓励患者坚持慢跑、快走、打太极拳、练气功等,促进心血管功能,改善脑血液循环。对频繁发作的患者应尽量减少独处时间,避免发生意外。

(3)用药指导:嘱患者按医嘱服药,不要随意更改药物及停药;告知患者药物的作用、不良反应及用药注意事项。如发现TIA反复发作,症状加重,应及时就医。

(4)保持心情愉快,情绪稳定,避免精神紧张和过度疲劳。

(五)心理护理

帮助患者了解本病治疗和预后的关系,消除患者的紧张、恐惧心理,保持乐观心态,积极配合治疗,并自觉改变不良生活方式,建立良好生活习惯。

五、护理评价

患者对疾病相关知识有了一定的认识,知道如何服用药物和自我监测病情,学会积极地配合治疗,患者的焦虑减轻或消失,有效地预防了并发症的发生。

(楚梦苛)

第四节 脑 梗 死

脑梗死(CI)或称缺血性卒中,是脑血液供应障碍引起缺血缺氧,导致局限性脑组织缺血性坏死或脑软化,约占全部脑卒中的70%,临床最常见的类型为脑血栓形成和脑栓塞。

脑血栓形成(CT)是脑血管疾病中最常见的一种,是脑动脉主干或皮质支动脉粥样硬化导致血管增厚、管腔狭窄闭塞和血栓形成,造成脑局部血流减少或供血中断,脑组织缺血缺氧导致软化坏死,出现相应的神经系统症状体征。

脑栓塞是由于各种栓子(血流中异常的固体、液体、气体)沿血液循环进入脑动脉,造成血流中断而引起相应供血区的脑功能障碍。

一、护理评估

(一)病因及发病机制

1.脑血栓形成

在脑血管壁病变的基础上,动脉内膜损害破裂或形成溃疡。当血流缓慢、血压下降时,胆固醇易于沉积在内膜下层,引起血管壁脂肪透明变性、纤维增生、动脉变硬、血小板及纤维素沉着,血栓形成。血栓逐渐扩大,使动脉管腔狭窄,最终完全闭塞。缺血区的脑组织出现不同程度、不同范围的梗死。常见部位见图 4-1。

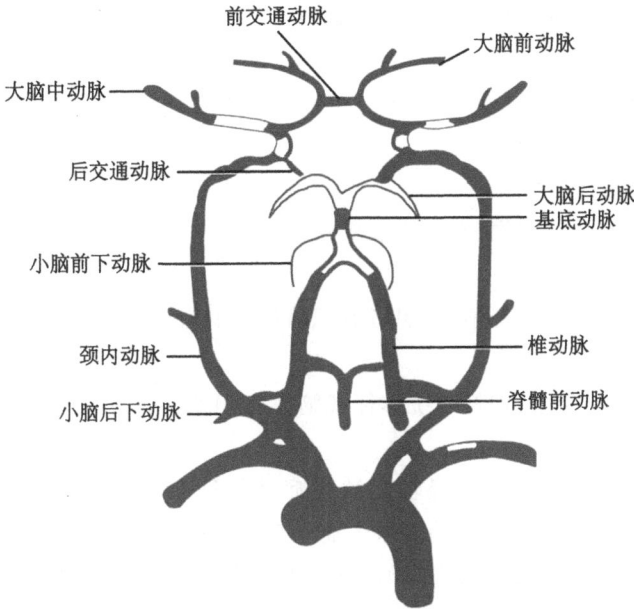

图 4-1　脑各动脉分支示意图

白色区域是颅内动脉粥样硬化好发部位

脑血栓形成的病因:①血管病变,最常见的为脑动脉粥样硬化,常伴高血压病,与动脉粥样硬化互为因果,糖尿病和高脂血症也可加速动脉粥样硬化的进程。其次为脑动脉炎(如结缔组织病和细菌、病毒、螺旋体感染等)。②血液成分的改变如真性红细胞增多症、血小板增多症、血栓栓塞性血小板减少性紫癜、弥漫性血管内凝血等疾病均使血栓形成易于发生。③血液速度的改变,血压改变是影响局部血流量的重要因素。

2.脑栓塞

(1)心源性原因为脑栓塞最常见的原因。有一半以上为风湿性心脏病二尖瓣狭窄合并心房颤动,另外心肌梗死或心肌病时心内膜病变形成的附壁血栓脱落形成的栓子,以及心脏手术、心脏导管等也可发生脑栓塞。

(2)非心源性原因常见的是主动脉弓及其发出的大血管的动脉粥样硬化斑块和附着物脱落引起栓塞。

(3)其他如败血症的脓栓、长骨骨折的脂肪栓子等。

(二)健康史

1.年龄

好发于中老年人,多见于 60 岁以上患有动脉粥样硬化者,多伴有高血压、冠心病或糖尿病。脑栓塞起病年龄不一,因多数与风湿性心脏病有关,所以发病年龄以中青年居多,冠心病引起者多为中老年。

2.发病情况

脑血栓形成常在安静休息时发病,或睡眠中发生,于次晨起床时发现不能说话,一侧肢体瘫痪。最初可有头痛、头昏、肢体麻木、无力等,约有 1/4 的患者曾有 TIA 史。病情通常在 1～2 天达到高峰。脑栓塞的主要特征是起病急骤,在数秒或很短的时间内症状达高峰,常见的症状为局限性抽搐、偏盲、偏瘫、偏身感觉障碍、失语等,如有意识障碍症状较轻且很快恢复。严重者可突然昏迷、全身抽搐,因脑水肿或颅内出血发生脑疝而死亡。

3.了解既往史和用药情况

询问患者的身体状况,了解既往有无脑动脉硬化、原发性高血压及糖尿病病史。询问患者是否进行过治疗,目前用药情况怎样。

4.了解生活方式和饮食习惯

有无不良生活方式及饮食习惯,有无烟酒等嗜好。

(三)身体评估

(1)观察神志、瞳孔和生命体征情况:患者意识清楚或有轻度意识障碍,生命体征一般无明显改变。

(2)评估有无神经功能受损:神经系统体征视脑血管闭塞的部位及梗死的范围而定,常见为各种类型的偏瘫、失语。

脑卒中的临床类型:①完全型,神经功能缺失症状体征较严重、较完全,进展较迅速,常于6 小时内病情达高峰。②进展型,神经功能缺失症状较轻,但呈渐进性加重,在 48 小时内仍不断进展,直至出现较严重的神经功能缺损。③可逆性缺血性神经功能缺失,神经功能缺失症状较轻,但持续存在,可在 3 周内恢复。

(四)实验室及其他检查

脑血栓形成患者应常规进行 CT 检查,发病 24 小时后梗死区出现低密度梗死灶;MRI 可清晰显示梗死区;脑血管造影可发现血管狭窄及闭塞部位。

(五)心理-社会评估

是否因偏瘫、失语等影响工作、生活而出现焦虑、自卑、依赖、悲观失望等心理反应。有无患者长期住院而加重家庭经济负担,或由于长期照顾患者而致家属身心疲惫。

二、护理诊断

(一)躯体移动障碍

躯体移动障碍与偏瘫或平衡能力降低有关。

(二)语言沟通障碍

语言沟通障碍与语言中枢功能受损有关。

(三)有废用综合征的危险

有废用综合征的危险与意识障碍、偏瘫、长期卧床有关。

(四)吞咽障碍

吞咽障碍与意识障碍或延髓麻痹有关。

(五)焦虑

焦虑与偏瘫、失语有关。

(六)有皮肤完整性受损的危险

危险与长期卧床有关。

(七)潜在并发症

肺内感染、脑疝。

三、护理目标

患者能掌握各种运动锻炼及语言康复训练方法,躯体活动能力和语言表达能力逐步增强;防止肌肉萎缩、关节畸形;不发生误吸、受伤、压疮等;情绪稳定。

四、护理措施

(一)一般护理

1.体位

患者宜采取平卧位,以便较多血液供给脑部,禁用冰袋等冷敷头部以免血管收缩、血流减少而加重病情。

2.饮食护理

给予低盐低脂饮食,如有吞咽困难、饮水呛咳时,可给予糊状流食或半流食,从健侧小口慢慢喂食,必要时给予鼻饲流质饮食,并按鼻饲要求做好相关护理。苹果、香蕉等高纤维素食物可以减少便秘。肥肉、蛋类、动物内脏等含胆固醇高的食物要少吃或不吃。

3.生活护理

指导和协助卧床患者完成日常生活(如穿衣、洗漱、沐浴、大小便等),及时更换衣服、床单,定时翻身、叩背,以免发生压疮。恢复期尽量要求患者独立完成生活自理活动,如鼓励患者用健侧手进食、洗漱等。指导患者保持口腔清洁,保持大小便通畅和会阴部清洁。

4.安全护理

对有意识障碍和躁动不安的患者,床周应加护栏,以防坠床;对步行困难、步态不稳等运动障碍的患者,地面应保持干燥平整,以防跌倒;走道和卫生间等患者活动场所均应设置扶手。

(二)病情观察

密切观察病情变化,如患者再次出现偏瘫或原有症状加重等,应考虑是否为梗死灶扩大及合并颅内出血,立即报告医师。

(1)注意监测患者的意识状态、瞳孔及生命体征的变化。

(2)注意有无呼吸障碍、发绀及气管分泌物增加等现象。必要时协助医师行气管内插管及使用呼吸器来辅助患者呼吸。及时吸痰保持呼吸道通畅。

(3)做好出入量记录,限制液体的摄入量,以预防脑水肿加剧。

(三)用药护理

急性卒中是神经内科的急症。治疗以挽救生命、降低病残、预防复发为目的,除应及时进行病因治疗外,临床超早期治疗非常重要,可选用尿激酶、链激酶等药物溶栓治疗,其目的是溶解血栓,迅速恢复梗死区血流灌注,挽救尚未完全死亡的脑细胞,力争超早期恢复脑血流。尽快使用溶栓药是治疗成功的关键。根据病情适当采用脑保护治疗、抗凝治疗,必要时外科手术治疗。因血管扩张剂可加重脑水肿或使病灶区的血流量降低,故一般不主张使用。

护理人员应了解各类药物的作用、不良反应及注意事项。如静脉滴注扩血管药物时,滴速宜慢,并随时观察血压的变化,根据血压情况调整滴速;甘露醇用量不当、持续时间过长易出现肾损害、水电解质紊乱,应注意尿常规及肾功检查;用溶栓、抗凝药物时,严格注意药物剂量,监测出凝血时间、凝血酶原时间,发现皮疹、皮下瘀斑、牙龈出血等立即报告医师处理。

（四）康复护理

康复治疗应早期进行,主要目的是促进神经功能的恢复,包括患肢运动和语言功能等的训练和康复治疗,应从起病到恢复期,贯穿于医疗和护理各个环节和全过程。

（1）在病情稳定,心功能良好,无出血倾向时及早进行。一般是在发病1周后即开始。

（2）教会患者及家属保持关节功能位置,教会患者及家属锻炼和翻身技巧,训练患者平衡和协调能力,在训练时保持环境安静,使患者注意力集中。

（3）鼓励患者做力所能及的活动,锻炼患者日常生活活动能力,训练时不可操之过急,要循序渐进,被动与主动运动、床上与床下运动相结合,语言训练与肢体锻炼相结合。

（五）心理护理

脑血栓形成的患者因偏瘫、失语、生活不能自理,常常产生自卑、消极的不良情绪,甚至变得性情急躁,好发脾气,这样会使血压升高,病情加重。护理人员应主动关心体贴患者,同时嘱家属给予患者物质和精神上的支持,树立患者战胜疾病的信心。增强患者自我照顾的能力。

五、健康指导

（一）疾病知识指导

向患者和家属介绍脑血栓形成的基本知识,说明积极治疗原发病、祛除诱因、养成良好的生活习惯,是干预危险因素、防止脑血栓形成的重要环节。使患者及家属了解超早期治疗的重要性和必要性,发病后立即就诊。

（二）康复护理

教会家属及患者康复训练的基本方法,积极进行被动和主动锻炼,鼓励患者做力所能及的事情,不要过度依赖别人。

（三）饮食指导

平时生活起居要有规律,克服不良嗜好。饮食宜低盐、低脂、低胆固醇、高维生素,忌烟酒,忌暴饮暴食或过分饥饿。

（四）适当锻炼

根据病情,适当参加体育活动,以促进血液循环。

（五）注意安全

老年人晨间睡醒时不要急于起床,最好安静10分钟后缓慢起床,以防直立性低血压致脑血栓形成;外出时要防摔倒,注意保暖,防止感冒。

六、护理评价

患者能按要求进行适当的肢体和语言功能康复训练,肢体活动及言语功能逐渐恢复,具有一定的生活自理能力;无肌肉萎缩、关节畸形;未发生各种并发症;情绪稳定,积极配合治疗及护理。

（楚梦苛）

第五节 脑 出 血

脑出血(ICH)是指原发性非外伤性脑实质内的出血,好发于 50～70 岁中老年人。占全部脑卒中的 10%～30%,出血多在基底节、内囊和丘脑附近,脑水肿、颅内压增高和脑疝形成是导致患者死亡的主要原因。脑出血病死率高、致残率高。

一、护理评估

(一)病因及发病机制

1.病因

高血压合并小动脉硬化是脑出血最常见的病因,脑出血的其他病因还有血液病、脑淀粉样血管病、动脉瘤、动静脉畸形、烟雾病、脑动脉炎、夹层动脉瘤、原发性或转移性肿瘤、抗凝及溶栓治疗不良反应等。

2.发病机制

(1)长期高血压导致脑内小动脉或深穿支动脉壁纤维素样坏死或脂质透明变性、小动脉瘤或微夹层动脉瘤形成,当情绪激动、活动用力时,使血压进一步升高,病变血管易于破裂而发生脑出血。

(2)高血压引起脑小动脉痉挛,造成其远端脑组织缺氧、坏死而出血。

(3)脑动脉壁薄弱,肌层和外膜结缔组织较少,缺乏外弹力层,易破裂出血。

(4)大脑中动脉与其所发出的深穿支——豆纹动脉呈直角,后者是由动脉主干直接发出一个小分支,故豆纹动脉所受的压力高,且此处也是微动脉瘤多发部位,受高压血流冲击最大,是脑出血最好发部位(图 4-2)。

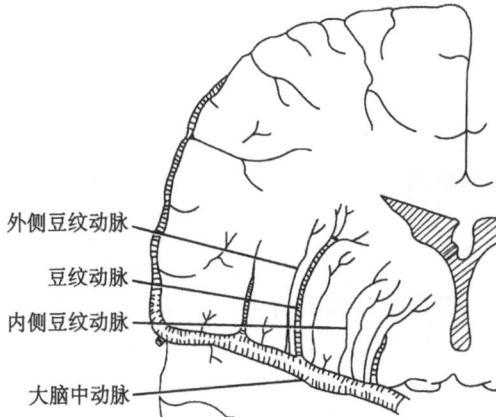

图 4-2 内囊附近出血

(二)健康史

(1)了解发病时间与发病情况:是否正在活动或者情绪激动、劳累、用力排便时骤然起病。临床症状常在数分钟至数小时达到高峰。

(2)询问患者有无明显的头痛、头晕等前驱症状。大多数脑出血患者病前无预兆。

（3）了解有无头痛、恶心、呕吐等伴随症状。

（4）了解患者的既往史和用药情况：询问患者的身体状况，了解既往有无原发性高血压、动脉粥样硬化、高脂血症病史。询问患者是否进行过治疗，目前用药情况怎样。

（5）了解生活方式和饮食习惯：①询问患者工作与生活情况，是否长期处于紧张忙碌状态，是否缺乏适宜的体育锻炼和休息时间。②询问患者是否长期摄取高盐、高胆固醇饮食。③询问患者是否有嗜烟、酗酒等不良习惯以及家族卒中病史。

（三）身体评估

（1）观察神志是否清楚，有无意识障碍及其类型。

（2）观察瞳孔大小及对光反射是否正常。

（3）观察生命体征的情况。脑出血患者呼吸深沉带有鼾声，重则呈潮式呼吸或不规则呼吸，脉搏缓慢有力，血压升高。

（4）观察有无三偏征。脑出血患者常出现偏瘫、偏身感觉障碍和偏盲。

（5）了解有无失语及失语类型。脑出血累及优势半球时常出现失语症。

（6）有无眼球运动及视力障碍。

（7）检查有无肢体瘫痪和瘫痪类型。

（四）实验室及其他检查

CT检查是临床确诊脑出血的首选检查，可显示边界清楚的均匀高密度血肿，可早期发现脑出血的部位、范围和出血量，以及是否破入脑室。MRI检查可发现CT不能确定的出血。

（五）心理-社会评估

脑出血患者急性期后常因留有后遗症，肢体功能和语言功能恢复慢，而易产生烦躁、抑郁情绪，从而影响治疗、护理及患者的生活质量。

二、护理诊断

（一）意识障碍

意识障碍与脑出血、脑水肿有关。

（二）意识障碍

意识障碍与语言中枢功能受损有关。

（三）有皮肤完整性受损的危险

危险与长期卧床有关。

（四）躯体移动障碍

躯体移动障碍与意识障碍、肢体运动障碍有关。

（五）自理能力缺陷

自理能力缺陷与肢体运动功能障碍有关。

（六）潜在并发症

脑疝、消化道出血、坠积性肺炎、泌尿系统感染。

三、护理目标

（1）患者意识障碍无加重，或神志逐渐清醒。

（2）能说出逐步进行功能锻炼的方法，能使用合适的器具增加活动量。

（3）生活自理能力逐渐增强,能满足基本生活需求。

（4）能说出训练语言功能的方法,语言功能好转或恢复。

（5）能说出引起患者受伤的危险因素,未发生外伤。

（6）生命体征稳定,不发生脑疝、消化道出血、感染及压疮等并发症。

四、护理措施

（一）一般护理

1.休息

急性期应绝对卧床休息,发病 24～48 小时内避免搬动,同时抬高床头 15°～30°,以促进脑部静脉回流,减轻脑水肿;取侧卧位,防止呕吐物反流引起误吸;头置冰袋或冰帽,以减少脑细胞耗氧量;保持环境安静,保持情绪稳定,避免各种刺激,避免咳嗽和用力排便,进行各项护理操作均需动作轻柔,以免加重出血。

2.饮食护理

给予高蛋白、高维生素、高热量饮食,并且限制钠盐摄入。有意识障碍、消化道出血的患者禁食 24～48 小时,发病 3 天后,如不能进食者,鼻饲流质,以保证营养供给。恢复期患者应给予清淡、低盐、低脂、适量蛋白质、高维生素食物,戒烟酒。

3.二便护理

便秘者可用缓泻剂,排便时避免屏气用力,以免颅内压增高。尿潴留者,应及时导尿,给予膀胱冲洗防止泌尿系统感染。

4.生活护理

同脑血栓形成患者护理。

（二）病情观察

1.脑疝的观察

脑疝是脑出血的主要死亡原因之一,因此应严密观察神志、瞳孔和生命体征的变化。如发现烦躁不安、频繁呕吐、意识障碍进行性加重、两侧瞳孔大小不等、血压进行性升高、脉搏加快、呼吸不规则等脑疝前驱症状时,应立即与医师联系,迅速采取措施降低颅内压。

2.上消化道出血的观察

急性期还应注意观察患者有无呕血、便血,及时发现有无发生消化道出血。每次鼻饲前要抽吸胃液,若胃液呈咖啡色或患者大便呈黑色,应立即协助医师处理。

3.迅速出现的持续高热

常由于脑出血累及下丘脑体温调节中枢所致,应给予物理降温,头部置冰袋或冰帽,并予以氧气吸入,提高脑组织对缺氧的耐受性。

4.随时给患者吸痰、翻身拍背

做好口腔护理,清除呼吸道分泌物,以防误吸。

（三）用药护理

遵医嘱快速给予脱水剂等药物。甘露醇应在 15～30 分钟内滴完,注意防止药液外渗,注意尿量与电解质的变化,尤其应注意有无低血钾发生。

（四）康复护理

急性期患者绝对卧床休息,每 2 小时翻身 1 次,以免局部皮肤长时间受压,翻身后保持肢体于功能位置。神经系统症状稳定 48～72 小时后,患者即应开始早期康复训练,包括肢体功能康复训练、语言功能康复训练等。

(五)心理护理

应鼓励患者增强生活的信心,消除不良心理反应。在康复护理时向患者及家属说明早期锻炼的重要性,告知患者病情稳定后即尽早锻炼,越早疗效越好。告诉患者只要坚持功能锻炼,许多症状体征可在 1～3 年内逐渐改善,以免因心理压力而影响脑功能的恢复。

五、健康指导

(一)避免诱发因素

告知患者避免情绪激动和不良刺激,勿用力大便。生活规律,保证充足睡眠,适当锻炼,劳逸结合。

(二)饮食指导

饮食以清淡为主,多吃蔬菜和水果,戒烟、忌酒。

(三)积极治疗原发病

如高血压病、糖尿病、心脏病等;按医嘱服药,将血压控制在适当水平,以防脑出血再发。

(四)坚持康复训练

教会家属有关护理知识和改善后遗症的方法,尽量使患者做到日常生活自理,康复训练时注意克服急于求成的心理,做到循序渐进,持之以恒。

(五)向患者及家属介绍

脑出血的先兆症状,如出现严重头痛、眩晕、肢体麻木、活动不灵、口齿不清时,应及时就诊,教会家属再次发生脑出血时现场急救处理措施。

(六)教会患者家属测量血压的方法

每天定时监测血压,发现血压异常波动及时就诊。

六、护理评价

患者意识障碍减轻,或神志渐清醒;未发生或控制减轻脑和上消化道出血,无感染、压疮发生;积极配合和坚持肢体功能康复训练和语言康复训练,肢体功能和语言功能逐步增强。

(楚梦苛)

第六节　蛛网膜下腔出血

蛛网膜下腔出血(SAH)通常为脑底部动脉瘤或脑动静脉畸形破裂,血液直接流入蛛网膜下腔所致。临床表现为急骤起病的剧烈头痛、呕吐、意识障碍、脑膜刺激征、血性脑脊液等。SAH约占急性脑卒中的 10%,占出血性卒中的 20%。

一、护理评估

(一)病因及发病机制

最常见的病因是粟粒样动脉瘤,约占 75%,可能与遗传和先天性发育缺陷有关,其次有动静脉畸形,约占 10%。多见于青年人,当重体力劳动或情绪变化、血压突然升高、酗酒或重体力劳动时,畸形血管团破裂出血。脑动脉炎也可造成血管壁病变导致血管破裂出血,肿瘤可直接侵蚀血管而造成出血。

(二)健康史

1.询问患者起病的形式

是否在用力或情绪激动等情况时急性起病。

2.了解既往病史和用药情况

了解是否有动脉硬化、高血压、动静脉畸形等病史。询问患者过去和现在的用药情况,是否进行过抗凝治疗。

3.了解有无明显诱因和前驱症状

询问患者起病前数天内是否有头痛、恶心、呕吐等前驱症状。

4.了解起病有无伴随症状

多见的有短暂意识障碍、项背部或下肢疼痛、畏光等伴随症状。

(三)身体评估

1.观察神志、瞳孔及生命体征的情况

询问患者病情,了解患者有无神志障碍。少数患者神志清醒,半数以上患者有不同程度的意识障碍,轻者出现神志模糊,重者昏迷逐渐加深。监测生命体征的变化。

2.评估有无神经功能受损

多数患者来求诊时都有头痛、恶心、呕吐,常有颈项强直等脑膜刺激征。评估患者有无肢体功能障碍和失语,有无眼睑下垂等一侧动眼神经麻痹的表现。

(四)实验室及其他检查

脑脊液检查压力增高,外观呈均匀一致血性,CT 检查是确诊蛛网膜下腔出血的首选诊断方法,可见蛛网膜下腔高密度出血灶,并可显示出血部位、出血量、血液分布、脑室大小和有无再出血。

(五)心理-社会评估

发病后神志清楚时可能存在焦虑、紧张、恐惧、绝望的心理。

二、护理诊断

(一)疼痛

疼痛与颅内压增高、血液刺激脑膜或继发性脑血管痉挛有关。

(二)恐惧

恐惧与剧烈疼痛、担心再次出血有关。

(三)潜在并发症

再出血、脑疝。

三、护理目标

患者的头痛减轻或消失;患者未发生严重并发症;患者的基本生活需要得到满足。

四、护理措施

与脑出血护理相似,主要是防止再出血。

(一)一般护理

应绝对卧床休息4~6周,抬高床头15°~30°,避免搬动和过早离床活动,保持环境安静,严格限制探视,避免各种刺激。

(二)饮食护理

多食蔬菜、水果,保持大便通畅,避免过度用力排便;避免辛辣刺激性强的食物,戒烟酒。

(三)保持乐观情绪

避免精神刺激和情绪激动。防止咳嗽和打喷嚏,对剧烈头痛和躁动不安者,可应用止痛剂、镇静剂。

(四)密切观察病情

初次发病第2周最易发生再出血。如患者再次出现剧烈头痛、呕吐、昏迷、脑膜刺激征等情况,及时报告医师并处理。

五、护理评价

患者头痛逐渐得到缓解。患者情绪稳定,未发生严重并发症。

(于 爽)

第七节 病毒性脑膜炎

病毒性脑膜炎是一组由各种病毒感染引起的脑膜急性炎症性疾病,临床以发热、头痛和脑膜刺激征为主要表现。本病大多呈良性过程。

一、病因及发病机制

多数的病毒性脑膜炎由肠道病毒引起。该病毒属于微小核糖核酸病毒科,有60多个不同亚型,包括脊髓灰质炎病毒、柯萨奇病毒A和B、埃可病毒等,其次为流行性腮腺炎、单纯疱疹病毒和腺病毒。

肠道病毒主要经粪-口途径传播,少数通过呼吸道分泌物传播;大部分病毒在下消化道发生最初的感染,肠道细胞上有与肠道病毒结合的特殊受体,病毒经肠道入血,产生病毒血症,再经脉络丛侵犯脑膜,引发脑膜炎症改变。

二、临床表现

(1)本病以夏秋季为高发季节,在热带和亚热带地区可终年发病。儿童多见,成人也可罹患。多为急性起病,出现病毒感染的全身中毒症状如发热、头痛、畏光、肌痛、恶心、呕吐、食欲减退、腹泻和全身乏力等,并可有脑膜刺激征。病程在儿童常超过1周,成人病程可持续2周或更长时间。

(2)临床表现可因患者的年龄、免疫状态和病毒种类不同而异,如幼儿可出现发热、呕吐、皮疹等症状,而脑膜刺激征轻微甚至阙如;手足口综合征常发生于肠道病毒71型脑膜炎,非特异性皮疹常见于埃可病毒9型脑膜炎。

<<<

三、辅助检查

脑脊液压力正常或增高,白细胞数正常或增高,可达$(10\sim100)\times10^6/L$,早期可以多形核细胞为主,8～48小时后以淋巴细胞为主。蛋白质可轻度增高,糖和氯化物含量正常。

四、治疗

本病是一种自限性疾病,主要是对症治疗、支持治疗和防治并发症。对症治疗:如头痛严重者可用止痛药,癫痫发作可选用卡马西平或苯妥英钠等,脑水肿在病毒性脑膜炎不常见,可适当应用甘露醇。对于疱疹病毒引起的脑膜炎,应用阿昔洛韦抗病毒治疗可明显缩短病程和缓解症状,目前针对肠道病毒感染临床上使用或试验性使用的药物有人免疫球蛋白和抗微小核糖核酸病毒药物普来可那立。

五、护理评估

(一)健康史
发病前有无发热及感染史(呼吸道、消化道)。

(二)症状
发热、头痛、呕吐、食欲减退、腹泻、乏力、皮疹等。

(三)身体状况
(1)生命体征及意识,尤其是体温及意识状态。

(2)头痛:头痛部位、性质、有无逐渐加重及突然加重,脑膜刺激征是否阳性。

(3)呕吐:呕吐物性质、量、频率,是否为喷射样呕吐。

(4)其他症状:有无人格改变、共济失调、偏瘫、偏盲、皮疹。

(四)心理状况
(1)有无焦虑、恐惧等情绪。

(2)疾病对生活、工作有无影响。

六、护理诊断/问题

(一)体温过高
体温过高与感染的病原有关。

(二)意识障碍
意识障碍与高热、颅内压升高引起的脑膜刺激征及脑疝形成有关。

(三)有误吸的危险
误吸与脑部病变引起的脑膜刺激征及吞咽困难有关。

(四)有受伤的危险
受伤与脑部皮质损伤引起的癫痫发作有关。

(五)营养失调
低于机体需要量与高热、吞咽困难、脑膜刺激征所致的入量不足有关。

(六)生活自理能力缺陷
生活自理能力缺陷与昏迷有关。

(七)有皮肤完整性受损的危险

有皮肤完整性受损的危险与昏迷抽搐有关。

(八)语言沟通障碍

语言沟通障碍与脑部病变引起的失语、精神障碍有关。

(九)思维过程改变

思维过程改变与脑部损伤所致的智能改变、精神障碍有关。

七、护理措施

(一)高热的护理

(1)注意观察患者发热的热型及相伴的全身中毒症状的程度,根据体温高低定时监测其变化,并给予相应的护理。

(2)患者在寒战期及时给予增加衣被保暖;在高热期则给予减少衣被,增加其散热。患者的内衣以棉制品为宜,且不宜过紧,应勤洗勤换。

(3)在患者头、颈、腋窝、腹股沟等大血管走行处放置冰袋,及时给予物理降温,30分钟后测量降温后的效果。

(4)当物理降温无效、患者持续高热时,遵医嘱给予降温药物。给予药物降温后特别是有昏迷的患者,要观察其神志、瞳孔、呼吸、血压的变化。

(5)做好基础护理,使患者身体舒适;做好皮肤护理,防止降温后大量出汗带来的不适;给予患者口腔护理,以减少高热导致口腔分泌物减少引起的口唇干裂、口干、舌苔,以及呕吐、口腔残留食物引起的口臭带来的不适感及舌尖、牙龈炎等感染;给予会阴部护理,保持其清洁,防止卧床所致的泌尿系统感染;床单位清洁、干燥、无异味。

(6)患者的饮食应以清淡为宜,给予细软、易消化、高热量、高维生素、高蛋白、低脂肪饮食。鼓励患者多饮水,多吃水果和蔬菜。意识障碍不能经口进食者及时给予鼻饲,并计算患者每公斤体重所需的热量,配置合适的鼻饲饮食。

(7)保持病室安静舒适,空气清新,室温 18～22 ℃,湿度 50％～60％适宜。避免噪声,以免加重患者因发热引起的躁动不安、头痛及精神方面的不适感。降低室内光线亮度或给患者戴眼罩,减轻因光线刺激引起的燥热感。

(二)病情观察

(1)严密观察患者的意识状态,维持患者的最佳意识水平。严密观察病情变化,包括意识、瞳孔、血压、呼吸、体温等生命体征的变化,结合其伴随症状,正确判断、准确识别因智能障碍引起的表情呆滞、反应迟钝,或因失语造成的不能应答,或因高热引起的精神萎靡,或因颅压高所致脑疝引起的嗜睡、昏睡、昏迷,应及时并准确地反馈给医师,以利于患者得到恰当的救治。

(2)按时给予脱水降颅压的药物,以减轻脑水肿引起的头痛、恶心、呕吐等脑膜刺激征,防止脑疝的发生。

(3)注意补充液体,准确记录 24 小时出入量,防止低血容量性休克而加重脑缺氧。

(4)定时翻身、叩背、吸痰,及时清理口鼻呼吸道分泌物,保持呼吸道通畅,防止肺部感染。

(5)给予鼻导管吸氧或储氧面罩吸氧,保证脑组织氧的供给,降低脑组织氧代谢。

(6)避免噪声、强光刺激,减少癫痫发作,减少脑组织损伤,维护患者意识的最佳状态。

(7)癫痫发作及癫痫持续状态的护理详见癫痫患者的护理。

(三)精神症状的护理

(1)密切观察患者的行为,每天主动与患者交谈,关心其情绪,及时发现有无暴力行为和自杀倾向。

(2)减少环境刺激,避免引起患者恐惧。

(3)注意与患者沟通交流和护理操作技巧,减少不良语言和护理行为的刺激,避免患者意外事件的发生。①在与患者接触时保持安全距离,以防有暴力行为患者的伤害。②在与患者交流时注意表情,声音要低,语速要慢,避免使患者感到恐惧,从而增加患者对护士的信任。③运用顺应性语言劝解患者接受治疗护理,当患者焦虑或拒绝时,除特殊情况外,可等其情绪稳定后再处理。④每天集中进行护理操作,避免反复的操作引起患者的反感或激惹患者的情绪。⑤当遇到患者有暴力行为的倾向时,要保持沉着、冷静的态度,切勿大叫,以免使患者受到惊吓后产生恐惧,引发攻击行为而伤害他人。

(4)当患者烦躁不安或暴力行为不可控时,及时给予适当约束,以协助患者缓和情绪,减轻或避免意外事件的发生。约束患者时应注意以下几点:①约束患者前一定要向患者家属讲明约束的必要性,医师病程和护理记录要详细记录,必要时签知情同意书,在患者情绪稳定的情况下也应向家属讲明约束原因。②约束带应固定在患者手不可触及的地方。约束时注意患者肢体的姿势,维持肢体功能性位置,约束带松紧度适宜,注意观察被约束肢体的肤色和活动度。③长时间约束至少每2小时松解约束5分钟。必要时改变患者体位,协助肢体被动运动。若患者情况不允许,则每隔一段时间轮流松绑肢体。④患者在约束期间家属或专人陪伴,定时巡视病房,并保证患者在护理人员的视线之内。

(四)用药护理

(1)遵医嘱使用抗病毒药物,静脉给药注意保持静脉通路通畅,做好药物不良反应宣教,注意观察患者有无谵妄、震颤、皮疹、血尿,定期抽血监测肝、肾功能。

(2)使用甘露醇等脱水降颅压的药物,应保证输液快速滴注,并观察皮肤情况,药液有无外渗,准确记录出入量。

(3)使用镇静、抗癫痫药物,要观察药效及药物不良反应,定期抽血,监测血药浓度。

(4)使用退热药物,注意及时补充水分,观察血压情况,预防休克。

(五)心理护理

(1)要做好患者心理护理,介绍有关疾病知识,鼓励患者配合医护人员的治疗,树立战胜疾病的信心,减轻恐惧、焦虑、抑郁等不良情绪,以促进疾病康复。

(2)对有精神症状的患者,给予家属帮助,做好患者生活护理,减少家属的焦虑。

(六)健康教育

(1)指导患者和家属养成良好的卫生习惯。

(2)加强体质锻炼,增强抵抗疾病的能力。

(3)注意休息,避免感冒,定期复查。

(4)指导患者服药。

(魏天红)

第八节 结核性脑膜炎

结核性脑膜炎是神经系统结核病最常见的类型。发病特点如下。①儿童发病高于成人:这是由于儿童抵抗力相对较低,防御功能薄弱,增加了感染的概率。②农村高于城市:这是由于农村卫生条件差,诊断、治疗和预防条件差。③北方高于南方:这是由于北方气候寒冷,人们为了保持室内温度居室很少开窗通风换气,造成相对密闭状态。如果家中有一传染源患者存在,则被感染的危险性很大。又因冬季长,阳光不足,结核菌易于生存,导致结核性脑膜炎发病。

一、感染途径与发病机制

(1)结核菌侵入血流,经脑膜动脉到达脑膜称为真性血行感染,多见乳幼儿。由于肺内原发灶恶化,发生干酪样坏死、液化形成原发空洞,或肺门淋巴结发生干酪样坏死,干酪物破溃使大量结核菌随着侵入血流内,开成结核菌血症,经血循环播散至脑膜。

(2)结核菌经血行播散到脉络丛形成结核病灶,以后病灶破入脑室,累及脑室室管膜系统,引起室管膜炎、脉络丛炎导致脑脊液分泌增多,故结核性脑膜炎通常并发交通性脑积水。

(3)全身粟粒性结核,通过血循环直接播散到脑膜上。结核菌一旦在大脑皮质停留便有两种可能,一是不繁殖,故不产生活动性结核病变;二是繁殖,形成干酪样病变,侵犯脑室和蛛网膜下腔。该病变可突然排出干酪样物质和结核菌,引起急性结核性脑膜炎,而较多的情况是缓慢排出结核菌,引起亚急性或慢性结核性脑膜炎,临床以后者居多。

上述颅内结核病灶在某些诱因存在时,如高热、外伤、妊娠、传染病、营养缺乏、长期服用激素等都可使潜在病灶破溃,排出大量结核菌于蛛网膜下腔到脑基底池,直至全部脑膜感染。

(4)颅外感染灶以肺、纵隔内淋巴结为主,其次则为脊柱结核或椎旁脓肿、盆腔结核、肠系膜淋巴结结核及泌尿生殖系结核并发结核性脑膜炎为多见。这是因为人的机体所有部位的活动性或干酪性结核病变都可借助淋巴、血行播散而发生结核性脑膜炎。上述各部位只是发生的概率多少有所不同。肺内任何类型的病变都可并发结核性脑膜炎,但是慢性纤维空洞型肺结核、肺硬化、肺结核瘤、已钙化的局灶型结核等并发结核性脑膜炎的概率明显减少。全身急性肺结核并发结核性脑膜炎概率最多,其次为原发复合征后期。

脊柱结核、椎旁脓肿、慢性结核性脓胸、盆腔及泌尿生殖系统结核病灶中的结核菌都可借椎动脉系统进入脑底动脉环,从而形成脑底脑膜炎。而椎静脉无静脉瓣且又与肋间静脉相通,胸腔内的长期炎症与充血,使肋间静脉长期充盈扩张,血流量增加,由于阵咳肺急剧收缩与扩张,不论肺或胸壁来的结核菌或干酪样物质,都易于通过肋间静脉沿椎静脉系统逆行感染形成脑底脑膜炎。

腹腔脏器结核处的结核菌及干酪物质,可因病变侵蚀门静脉系统与下腔静脉,结核菌进入肺血循环,从而形成周身粟粒结核与结核性脑膜炎。

脑附近组织如中耳、乳突窦、颈椎或颅骨的结核病灶可能直接侵犯脑膜,但引起发病者为数较少。

二、病理改变

结核性脑膜炎是在血管屏障受到破坏,结核菌经血液循环侵入脑膜的基础上发生的。以脑膜病变为最突出,但实际上炎症常同时侵犯到脑实质或同时伴有结核瘤、结核性脑动脉炎并引起脑梗死,或脑血管炎坏死而破裂出血等病变。亦可侵犯脊髓蛛网膜。现将主重病理分述如下。

(一)脑膜病变

结核菌侵入血管,由脑膜动脉弥散而发生。因此最早期表现为血管的病变,血管的病理特点是以渗出和浸润性改变为主。脑膜血管充血、水肿,脑膜浑浊、粗糙、失去光泽、大量白色或灰黄色渗出物沿着脑基底、延髓、脑桥、脚间池、大脑外侧裂、视交叉等处蔓延,以底部与脑外侧裂最为显著。脑膜上有多数散的粟粒样灰黄色或灰白色小结节。显微镜下见到软脑膜及蛛网膜下腔有弥散性细胞浸润。主要为单核细胞、淋巴细胞及少量中性白细胞。血管周围也有单核细胞及淋巴细胞浸润。此时期如能得到及时治疗,脑膜渗出性病变可全部被吸收。如治疗不规则,病变可呈慢性经过,以增生性病变为主。此时颅底渗出物粘连、增厚、机化,出现较多的肉芽组织及干酪样坏死灶。

(二)脑实质病变

脑膜因炎症而产生渗出物,脑实质浅层可因脑膜炎而有脑炎改变,并发程度不等的脑水肿及脑肿胀。脑膜病变愈重,在相近的脑实质病变愈重。脑实质发生充血及不同程度的水肿。外观表现脑沟变浅,脑回变宽。严重者脑沟回消失而连成一片。在脑实质有结核结节、结核瘤的形成。显微镜下见到血管周围淋巴细胞炎性浸润,神经细胞有不同程度的退行性病变及胶质细胞增生,还有髓鞘脱失。脑实质可见出血性病变,多数为点状出血,少数呈弥漫甚至大片出血。

(三)脑血管病变

结核性脑膜炎时,由于炎症的渗出和增生,可产生动脉内膜炎或全动脉炎。在脑膜动脉的外膜、中层及在血管内膜都有炎症改变。这些血管的炎症变化可发展成类纤维性坏死或完全干酪样化,结果导致血栓形成梗死。这些情况在未经抗结核治疗的患者表现更为明显。梗死可以是表浅的,但当动脉被累及时,基底节动脉也往往发生梗死,从而导致脑组织软化。

(四)脑脊液通路阻塞及脑积水

结核性脑膜炎时,大量灰黄色或灰白色黏稠的渗出物蔓延到延髓、脑桥、脚间池、大脑外侧裂、视交叉等处蛛网膜。这些渗出物及水肿液包围、挤压颅底血管及神经引起第Ⅱ、Ⅲ、Ⅵ、Ⅶ对脑神经损害。随着病情迁延,聚集在脑底部的渗出物进而发生干酪样坏死及纤维蛋白增生机化,形成又硬又厚的结核肉芽组织,阻碍脑脊液的循环,继而发生交通性脑积水。

当结核性脑膜炎急性期,结核炎症侵及脑室内脉络丛及室管膜时,使之充血、水肿、浑浊、增厚,有结核结节和干酪坏死。当脑脊液循环通路发生阻塞时,如一侧或双侧室间孔狭窄,阻塞可出现一侧或双侧侧脑室扩张,如导水管狭窄或阻塞时可发生第三脑室以上的扩张。当第四脑室正中孔或外侧孔开口处被大量干酪物阻塞,可发生整个脑室扩张,称之为非交通性脑积水。在结核性脑膜炎晚期或慢性期因脑室极度扩大或结核瘤压迫脑血循环使回流受阻,或蛛网膜回吸收障碍,或因颅底渗出物机化,粘连堵塞,脑脊液部分或全部不能流入蛛网膜下腔,而形成慢性脑积水。

(五)脊髓和脊膜病变

结核性脑膜炎常伴有脊髓蛛网膜炎,脊髓早期以炎性渗出为主,脊髓各段脊膜肿胀、充血、水肿、粘连增厚,可见大量结核结节和干酪样坏死。粘连脊膜可以包绕成囊肿,或形成瘢痕将蛛网膜下腔完全闭塞。其病变可以弥散而不规则分布在颈、胸、腰段,也可只局限于1～2脊髓节段。如粘连严重,病变范围广泛,影响了脊髓腔脑脊液循环,或使脊髓的血管受压,脊髓发生软化或退化性变化:脊髓实质在显微镜下可见单核细胞浸润、髓鞘脱失,神经细胞出现退行性变化和坏死。

(六)脑结核瘤的形成

脑结核瘤来自血行播散,在脑内或脊髓内形成块状结核肉芽肿,多见于脑内,好发于小脑、大脑半球、脑皮质等各部位。少见于脊髓内。大小不一,一般以 0.5 cm 以上的结核结节称为结核瘤。其小如黄豆,大如栗子,可单个孤立存在,也有多个融合成团或串状。一旦结核瘤液化破溃入脑部或脊髓血管或直接侵入脑室及蛛网膜下腔则发生结核性脑膜炎或结核性脊膜炎。

三、临床表现

(一)临床症状与体征

1.一般症状

发病年龄多为儿童及少年,但成人也不少见,儿童以 3 岁以下居多,成人以 18～30 岁发病较多。男女发病无差异。四季均可发病,以春季较多。起病多缓慢或呈亚急性,但也有呈急性的。起病时有发冷发热,全身过敏,畏光,周身疼痛,食欲减低,精神差,便秘,头痛,呕吐。有的呼吸道症状较为突出,如咳嗽、喘憋、缺氧等;有的消化道症状突出,以腹泻多见,便秘较少。

2.神经系统症状

(1)脑膜刺激征:颈和腰骶神经根受炎症渗出物刺激,多数患者出现颈部伸肌收缩,颈项强直,克氏征阳性,布氏征阳性。但少数患者没有或仅晚期出现。婴儿及老年患者此征不甚典型。

(2)脑神经损害症状:结核性脑膜炎的病理变化主要为颅底炎症。脑神经通过颅底受到炎症渗出物的刺激、包埋、压迫;或结核性栓塞性动脉内膜炎,使脑实质缺血、软化;或脑结核瘤侵及脑神经核及其通路;及颅内高压的影响均可导致脑神经损害。临床多见于面神经,次为外展神经、动眼神经、视神经,可以是部分的或完全的,也可以是一侧的或双侧的,可以是结核性脑膜炎的首发症状,但多数于病象明显时出现。

(3)颅内压增高的症状。①头痛:由于颅内压增高,引起脑血管张力增高及脑膜紧张,或脑膜炎症刺激脑神经末梢而产生头痛。为结核性脑膜炎首发症状,常较剧烈而持久,以枕后痛多见,因结核性脑膜炎的病变部位大多以脑底为主,不少也可出现额颞部痛。②呕吐:由于脑室内压力增高或结核炎症刺激迷走神经核及延髓网状结构导致呕吐,是颅压增高、脑膜受刺激的一个常见症状,多发生于头痛剧烈时,有的呈喷射性呕吐,可伴或不伴恶心,若在晨间空腹出现,且无恶心先兆,则更有意义。③视盘水肿:由于颅压增高,压迫其内通过的视网膜中央血管,妨碍来自视网膜中央血管周围与视神经周围间歇的液体流通,发生视神经盘水肿,进而萎缩而失明。④意识障碍:颅压增高,炎症刺激引起脑皮质缺血、缺氧及脑干网状结构受损,导致意识障碍,可表现为嗜睡、昏睡、意识模糊、谵妄,甚至昏迷。⑤脑疝:颅压进一步增高,脑组织向压力小的地方移动,形成脑疝。临床上常见小脑幕切迹疝(颞叶钩回疝)及枕骨大孔疝(小脑扁桃体疝)。小脑幕切迹疝表现为昏迷、一侧瞳孔散大、光反射消失、对侧肢体瘫痪、全身抽搐及生命体征改变。枕骨大孔疝表现为急性发生、突然呼吸停止、深昏迷、双侧瞳孔散大、光反射消失、四肢弛缓、血压下降、迅速死亡。

(4)脑实质损害症状:由于结核性脑膜炎可同时侵犯脑实质,或合并脑血管病变,脑组织缺血、缺氧、软化,导致脑实质损害,临床表现多种多样,常见有以下几种。①瘫痪:可出现偏瘫、单瘫、截瘫、四肢瘫,以偏瘫多见。②去大脑强直:临床呈现牙关紧闭,向后伸仰,双侧上下肢伸直,常伴呼吸不规则,肌肉颤搐。系中脑红核水平以下和脑桥上部的神经结构破坏或功能中断所致,常见于小脑幕切迹疝。③去皮质强直:表现为双上肢屈曲,双下肢强直性伸直,为中脑红核水平以上的双侧内囊及皮质损害所致。强痛刺激可诱出去大脑皮质强直反应。④四肢手足徐动、震颤,为基底神经损害所致。⑤舞蹈样运动:表现为极快的不规则和无意义的不自主运动如挤眉、弄眼、吐舌、耸肩等,系基底节、小脑、黑质病损所致。

(5)自主神经受损症状:表现为皮质-内脏联合损害如呼吸异常、循环障碍、胃肠紊乱、体温调节障碍。还可表现肥胖、尿崩症和脑性失盐综合征等。

(6)脊髓受损症状:结核性脑膜炎随病情的进展,病变可蔓延至脊髓膜、脊髓神经根和脊髓实质,临床上表现为脊神经受刺激和脊髓受压迫症状,椎管不通畅,脑脊液呈结核性脑膜炎改变等。结核性脊髓蛛网膜炎、椎管内结核瘤及脊柱结核均可伴发不同程度的脊髓损害。

(二)临床分型

目前国内大致把结核性脑膜炎分为以下几型。

1.单纯型结核性脑膜炎

这是临床上较常见的一种类型。病变主要限于脑膜,临床表现具有脑膜刺激症状和体征,以及典型的结核性脑膜炎脑脊液改变,无意识障碍、昏迷、抽搐等脑实质受损症状,若能早期诊断,以及时治疗,预后较好。

2.脑膜脑炎型

除脑膜炎症状外,同时出现脑实质弥散性或局限性受损表现如精神症状(精神运动性兴奋、幻觉);不同程度的意识障碍,严重时昏迷、瘫痪抽搐、失语;少数可出现异常运动如偏侧舞蹈、手足徐动、震颤等及自主神经功能紊乱症状如尿崩症、过度睡眠等。此型临床症状严重,一般预后较差。

3.结核性脑膜炎并发缺血性脑血管病

临床上也常见,表现为在清醒的发展过程中较快地(1～3 天)出现或突然出现单瘫或偏瘫,以及其他神经系统局灶性症状和体征。如损害优势半球可伴有失语,此为大脑中动脉或颈内动脉发生闭塞。若四肢瘫伴小脑共济失调则为基底动脉闭塞。脑血管造影常显示管径变细、局部狭窄或闭塞。

4.浆液型结核性脑膜炎

婴幼儿、儿童较成人多见,常伴有活动性结核病灶,多由于结核病的中毒反应所致。浆液渗出物只限于脑底部,视交叉附近,临床表现脑膜刺激征轻微,脑脊液压力增高,细胞(以淋巴细胞为主)和蛋白轻度增高或正常。可出现头痛、发热、盗汗、感觉过敏等结核中毒症状。经过治疗,可以很快恢复,预后良好。

5.脊髓型

幼儿及儿童多见,结核炎症侵犯脊髓导致脊髓压迫和软化。临床表现除脑膜刺激征外,还合并脊髓横贯性完全性或部分性损害,表现病灶水平以下运动障碍,深浅感觉障碍及二便障碍。脑脊液可黄变,蛋白细胞分离,脑脊液动力学试验可不通或半通。此型恢复很慢,预后不良。

6.结核性慢性蛛网膜炎

不多见,主要是由于结核性脑膜炎病变局限于部分脑膜或脊膜,呈一种慢性炎症经过,引起软膜、蛛网膜增厚,形成粘连。粘连的脑膜或脊膜可以包绕形成囊肿或形成瘢痕将脑或脊髓的蛛网膜下腔部分压闭。前者如阻碍了脑脊液循环可出现严重的颅压增高症状;后者如影响了脊髓的脑脊液循环或供应脊髓的血管受压,脊髓发生软化,则临床出现脊髓受损症状。脊髓碘油造影见低动缓慢,分散呈点滴状或索条状,或出现不规则充盈缺损。

(三)临床分期

结核性脑膜炎发病过程一般比较缓慢,临床上可以分为早期、中期、晚期。此三期是结核性脑膜炎在无化疗前自然发展的临床表现。

1.早期(前驱期)

一般见于起病的1~2周,起病缓慢,多表现一般结核的中毒症状如发热、食欲缺乏、消瘦、精神差、感觉过敏。由于脑膜刺激征缺乏,造成早期诊断的困难。

2.中期(脑膜刺激期)

1~2周,表现为头痛、呕吐、颈项强直,此期可出现颅压增高症状及脑实质受损症状,脊髓受损症状及自主神经功能障碍。腰穿脑脊液呈典型结核性脑膜炎变化。

3.晚期(昏迷期)

1~3周,以上症状加重,意识障碍加深进入昏迷,临床出现频繁抽搐,弛张高热,呼吸不整,去脑或去皮质强直,可出现脑疝危象,多因呼吸和循环中枢麻痹而死亡。

4.慢性期(迁延期)

结核性脑膜炎经化疗后,特别是经不规则化疗后,使病情迁延达数月之久。头痛、呕吐轻微可间断出现,意识可以清楚,脑膜刺激征轻微或缺如,脑脊液基本正常或变化不大。这样既不能定为晚期,又不是早期或中期。属慢性迁延期即病程超过1个月而病情又不符合晚期者。如今在化疗时代,此型在临床上颇为多见。

四、实验室及辅助检查

(一)血液检查

少数伴有轻度贫血,与长期低热、食欲缺乏、呕吐及营养不良有关。白细胞大都正常或轻度升高,少数严重病例可有明显的中性粒细胞升高,个别可出现类白血病反应。血沉多升高,临床上一直将血沉升高作为判断结核病活动性的依据之一,但血沉并不能把结核病变的活动性部位反映出来。

(二)脑脊液检查

结核性脑膜炎脑脊液的变化出现较早,是诊断和鉴别诊断之一。

1.压力

一般都升高到$1.765 \sim 1.961$ kPa($180 \sim 200$ mmH$_2$O)。外观:可为清亮或呈淡黄色,甚至呈草黄色,或稍浑浊或毛玻璃状。有时因纤维蛋白原含量过多,脑脊液放出后可立即凝固于试管内。有的静置数小时至24小时后液面可形成薄膜,对诊断结核性脑膜炎很有价值,但此现象并非结核性脑膜炎所特有。

2.脑脊液细胞学检查

结核性脑膜炎的脑脊液,绝大多数白细胞升高到$(300 \sim 500) \times 10^6$/L甚至少数可达$1.5 \times 10^9$/L以上,嗜中性粒细胞的比例较高,$60\% \sim 80\%$。

3.脑脊液生化改变

(1)糖含量降低,一般常低于4.5 mmol/L。病程早期糖量可以不低。随着病程的进展出现糖降低。糖越低越有诊断价值。其机制在于炎症时,细菌及白细胞对葡萄糖的利用增加;细菌毒素引起神经系统代谢改变;脑膜炎症细胞的代谢产物抑制了膜携带运转功能,致使糖由血向脑脊液运转发生障碍,脑脊液内糖量减少。但单独糖量降低一项指标不能作为诊断结核性脑膜炎的依据。因为影响糖量降低的因素很多,如脑脊液置放过久、呕吐、进食过少及化脓性脑膜炎、隐球菌性脑膜炎等都可以影响脑脊液中糖的含量,而使糖量降低。

(2)氯化物降低,一般低于 120 mmol/L。氯化物含量降低,比糖的指标灵敏,其诊断意义比糖量降低更大,可作为结核性脑膜炎诊断的重要参考。病程越长,氯化物含量越低,诊断价值越大。特别在氯化物含量降低与糖含量平行降低时,更有诊断价值。其机制与葡萄糖降低相同。也有人认为由于结核性脑膜炎患者频发呕吐,大量出汗,服盐过少,与血浆氯化物减少有直接关系。

(3)蛋白质含量增高,对诊断、处理和预后观察具有重要作用。一般在 450 mg/L 以上。后期若发生椎管内蛛网膜粘连,蛋白质可增至 10 000 mg/L 以上。但脑脊液蛋白变化没有葡萄糖、氯化物和细胞学检查敏感。如果结核性脑膜炎在治疗过程中,脑脊液蛋白持续增高或长期不能下降,则有可能成为慢性的危险,预后十分不良。同时,脑脊液蛋白增高不是结核性脑膜炎特有,只要脑膜及脉络丛有炎性改变或腰穿时外伤性出血,脑脊液蛋白含量就会增加甚至很高,且能持续很久不能吸收,故须结合葡萄糖及氯化物的变化综合分析判断。

4.脑脊液细菌学检查

细菌学检查为结核性脑膜炎的重要诊断依据,可用直接涂片,或用薄膜法找细菌,或培养结核菌生长。但目前无论集菌或培养阳性率均不很高,近年报道脑脊液 TB-PCR 及 TB-Ab 阳性率较高,对诊断有较高的意义。

5.脑脊液的实验室检查

近来,许多学者努力在免疫学方面进行研究,探索新的有效诊断方法,以解决结核性脑膜炎早期实验室诊断的问题。脑脊液中免疫球蛋白测定及淋巴细胞转化试验对结核性脑膜炎的诊断、鉴别诊断及预后判定上有一定意义。脑脊液中醛缩酶活性在结核性脑膜炎初期即显示升高,可作为早期诊断参考。溶菌酶的测定可作为结核性脑膜炎诊断及判定预后的参考。利用结核菌特异性免疫反应来检测脑脊液中结核菌可溶性抗原或特异性抗体,无疑会对确定诊断提供更有力的证据。此外,其他方法,如荧光素钠试验和溴化测定有助于结核性脑膜炎的早期诊断。色氨酸试验对结核性脑膜炎的诊断亦有一定意义。脑脊液中乳酸含量测定,可用于结核性脑膜炎的诊断和鉴别诊断的辅助方法。脑脊液中氨基酸的分析可作为早期诊断的参考。色谱仪的应用为近来诊断结核性脑膜炎提供了线索。

(三)CT 扫描

结核性脑膜炎 CT 扫描虽无特异性,但有其规律性变化。一般在 CT 扫描上可显示直接及间接两方面的变化。直接变化主要有结核瘤、基底池渗出物及脑实质粟粒性结核;间接变化主要有脑积水、脑水肿及脑梗死等。CT 的主要表现如下。

1.脑实质粟粒性病灶

脑实质粟粒性病灶是结核性脑膜炎早期组织内形成的粟粒样肉芽肿。CT 表现为广泛分布于大脑皮质或脑组织内细小的密度均等的结节,强化扫描时密度增加。

2.脑膜密度增强

当位于大脑皮质或脑膜的粟粒样肉芽肿破入蛛网膜下腔后,脑膜产生大量渗出物,积聚于脑底各脑池内。早期病理变化以浆液性为主,此时 CT 扫描无变化;当浆液渗出被纤维素性渗出代替,并有结核性肉芽肿形成时,CT 扫描在脑底部可显示已有改变的各脑池轮廓及脑膜广泛密度增强。最常见的部位是鞍上池、环池、大脑外侧裂等。

3.环状、盘状、团块状和点状阴影

环状、盘状、团块状和点状阴影是结核瘤的CT表现。结核瘤可发生于大脑或小脑的任何部位，多位于小脑幕上，分布在额叶、颞叶、顶叶；小脑幕下多在小脑半球或蚓部。结核性脑膜炎早期有较多的炎性反应，边缘胶原组织较少，周围为程度不等的炎性水肿区，此时CT平扫表现为高密度、等密度或低密度区，一般呈盘状或不规则团块状。等密度结核瘤平扫时仅可见一环形低密度带，即周围脑水肿区，如果没有周围脑水肿区，则等密度的结核瘤在平扫时不能辨认。平扫呈低密度的结核瘤不能与脑梗死鉴别，但强化扫描后结核瘤密度增强，脑梗死则不能增强。因此，强化扫描应视为确定结核瘤的必不可少的CT检查步骤。随病程延长，结核瘤边缘渐形成胶原组织，内部物质干酪化，周围组织水肿消失，平扫一般呈高密度盘状阴影，强化扫描表现中心密度较低，周边密度明显增强的环形影，少数可呈串珠样影，这是一种特征性表现。

4.脑室扩张和缩小

脑底部的渗出物阻塞脑脊液流通，导致脑脊液循环障碍，因而各脑室出现积水而扩张。CT扫描即可见各脑室有不同程度的扩张积水，其程度可随病程延长而加重，随抗结核治疗而减轻，直至恢复正常大小。但如脑池或其他梗阻部位形成纤维粘连时，则脑积水不能减轻甚至加重。在结核性脑膜炎的CT扫描中，脑积水发生率最高，出现时间亦早，国内报道阳性率占52.38%。此外尚见有脑室缩小，为急性广泛性脑实质水肿或为低颅压综合征所致。

5.脑室周围密度减低

脑室周围为沿脑室周围分布的低密度带，强化扫描影像不增强，脑室周围密度减低与脑积水有密切关系。

6.局部或广泛低密度水肿区

结核性脑膜炎时因脑水肿程度不同，CT检查可有局部或广泛性低密度影或伴随中线移位。强化扫描影像不增强。

7.脑实质密度减低梗死区

这是脑软化的CT表现，是由于结核性脑膜炎时结核性动脉炎或动脉周围炎导致局部脑组织缺血、软化而形成，多见为大脑中动脉支配区受累。CT扫描所见为脑实质局部或广泛性低密度区，形状不规则，范围大小不一，强化扫描不增强。

8.索状、结节状高密度影像

索状密度增高影像是由于结核性炎症累及动脉内膜及外壁所形成，强化扫描密度增强；结节状高密度影像是由结节性小肉芽肿所构成，强化扫描后密度增强。索状与结节混合高密度影像表明脑动脉、脑实质同时具有结核性改变强化，扫描后密度增强。索状与结节混合高密度影像表明脑动脉、脑实质同时具有结核性改变，强化扫描后密度增强。索状影像为早期结核性脑膜炎特征性表现，具有诊断上的意义。

此外，对于结核性脑膜炎各型，CT能显示的病变部位与临床表现基本一致。因此CT扫描还可协助判断病变的部位和范围，为结核性脑膜炎的诊断提供了一种重要的检测手段。

五、诊断与鉴别诊断

(一)诊断

诊断结核性脑膜炎除脑脊液内结核菌检出阳性外，还没有其他特异性检查方法，从而在诊断方面还存在着一定的困难。但结核性脑膜炎脑脊液内结核菌的阳性率很低,因此单靠脑脊液结核菌检出以确定诊断是不明智的。综合判断是必需的,如症状的特征、颅内压高低;脑脊液氯化物、糖减低及蛋白含量的增多,脑脊液细胞学呈混合细胞反应;意识障碍与麻痹的出现;与临床表现一致的规律性 CT 变化等迄今是惯用的诊断手段,其中动态观察脑脊液的生化及细胞学检查具有重要诊断价值,特别强调如下数值界限:①颅压增高在 1.961 kPa(200 mmH₂O)以上。②脑脊液氯化物下降到 65 mmol/L 以下时,且有逐渐递减或持续之趋势。③脑脊液糖含量下降到 4.5 mmol/L 以下时,且有逐渐递减或持续之趋势。④脑脊液蛋白含量增高到 450 mg/L 以上,且有逐渐递增之趋势。⑤脑脊液白细胞总数局限于(300~500)×10⁶/L 个,持续时间较长的以淋巴细胞、激活淋巴细胞为主混合细胞反应。⑥用玻片离心沉淀法收集脑脊液标本,发现结核菌,对诊断有重要意义。①~⑤项均超出正常数值对诊断有肯定意义;其中有 4 项异常对诊断有重要意义;②~③项异常仅具有参考意义。

为做到早期诊断,凡有以下情况者应高度怀疑结核性脑膜炎:①微热一周以上伴无症状者。②未查明原因的烦躁、嗜睡或哭闹、失眠等脑症状。③出现不明原因的神经定位症状。④癫痫样抽搐伴发热者。⑤呕吐伴有微热查不到原因者。⑥持续 2 周以上头痛查不到原因者。此时,需及时反复腰穿行脑脊液检查。

(二)鉴别诊断

典型的结核性脑膜炎临床诊断并不困难,但在结核性脑膜炎的早期或不典型病例,诊断不十分容易,常与结核性脑膜炎发生混淆而难于鉴别的疾病如下。

1.化脓性脑膜炎

起病急,除发热外很快出现呕吐、抽风、嗜睡、昏迷,早期即有脑膜刺激征,可伴感染性休克或全身败血症表现及硬膜下积液;血白细胞高,中性粒细胞高,有核左移现象及中毒性颗粒;胸部 X 线片可有肺炎、肺脓肿、脓胸;结核菌素试验多为阴性;脑脊液检查最为重要,化脓性脑膜炎时脑脊液外观早期仍清亮,稍后显浑浊或呈脓性。细胞数每立方毫米可达数千至数万;氯化物降低不如结核性脑膜炎明显,但糖降低更著,蛋白升高相似。离心后的脑脊液涂片及培养可找到化脓细菌。脑脊液细胞学检查在渗出期,以嗜中性粒细胞反应为主。由于致病因素的持续作用,有些嗜中性粒细胞胞体变小,染色变灰,核染色质浓密呈块状,胞质浑浊,颗粒消失,胞体破碎或轮廓模糊,而成为脓细胞,感染严重时嗜中性粒细胞胞质内可见中毒性颗粒及相应的致病菌;增生期以单核-吞噬细胞反应为主,嗜中性粒细胞急剧减少;修复期以淋巴细胞反应为主,直至嗜中性粒细胞完全消失,小淋巴细胞和单核细胞比例正常化。

2.病毒性脑膜炎

发热、呕吐、抽风、意识障碍、精神症状发展较快,伴有各种病毒感染的特殊症状,有些显示季节性,结核菌素试验多阴性,胸部 X 线片多正常,血白细胞总数及中性粒细胞可正常或偏高,脑积水罕见。脑脊液检查对鉴别极其重要。外观五色透明,白细胞计数为(50~500)×10⁶/L,糖及氯化物含量正常,蛋白正常或轻度增高。脑脊液细胞学检查早期可有明显的嗜中性粒细胞反应,但因持续时间短(可仅数小时,一般为 24~48 小时),又因患者往往来诊较迟,致使化验检查很难见到病毒性脑膜炎时脑脊液的嗜中性粒细胞反应。而由淋巴细胞、激活淋巴细胞和浆细胞的增加所代替,形成病毒性脑膜炎的典型的脑脊液细胞学图像——淋巴样细胞反应。随着病情发展而进入修复阶段时,可出现单核细胞反应。在单纯疱疹病毒性脑膜炎的淋巴样细胞中常可见到特征性的胞质内包涵体。国内已有学者用单克隆抗体(McAb)酶联免疫吸附试验(ELISA)

和免疫荧光快速诊断法检测脑脊液单纯病毒抗原和抗体,使早期诊断成为可能。

3.新型隐球菌性脑膜炎

新型隐球菌性脑膜炎与结核性脑膜炎的临床表现和脑脊液改变很相似,唯一可靠的鉴别方法,是脑脊液经细胞玻片离心后,对所收集物行 MGG 染色,常可在脑脊液标本中直接发现隐球菌,菌体圆形,直径 $5\sim15~\mu m$,MGG 染色呈蓝色,无核,常于圆形菌体上长出有较小的芽孢,菌体中心折光性较强;或做墨汁染色黑底映光法可见圆形,具有厚荚膜折光之隐球菌孢子;脑脊液培养亦可发现隐球菌。脑脊液细胞学变化以激活淋巴细胞和单核-吞噬细胞反应为主,后者常可吞噬隐球菌,类似脂肪吞噬细胞和红细胞吞噬细胞。

4.癌性脑膜炎

有一些中枢神经系统转移癌为脑软膜的弥散性癌转移,而脑内并无肿块,称为癌性脑膜炎,多见于中年以上患者,系由肺癌或身体其他器官的恶性肿瘤转移到脑膜而引起,发病急,病程进展快,迅速恶化死亡。如为肺癌转移时,X 线检查可显示癌性病灶,且无临床结核病中毒症状。脑脊液细胞学检查常常发现有癌细胞。而对部分此类患者采用 CT 扫描也常常难以发现。

5.淋巴细胞脉络丛脑膜炎

结核性脑膜炎的脑脊液除了细胞数增加外,还有糖、氯化物的减少。而本病脑脊液糖和氯化物含量一般少有改变;淋巴细胞增多并占绝对优势,无粒细胞反应期;预后良好。

六、治疗

结核性脑膜炎应采取综合治疗,治疗必须及时和彻底。

(一)抗结核药物治疗

结核性脑膜炎的抗结核药物治疗原则同肺结核一样,即早期、适量、联合、规律及全程用药。为了提高疗效,结核性脑膜炎化疗药物选择应考虑脑膜的结构,从药物动力学和药物的通透性来决定。此外,一般有炎症的脑膜,其血管的通透性是增加的,有利于抗生素及化疗药物进入脑脊液。

以药物通透性及总体有效性的标准选择结核性脑膜炎系统治疗的药物,首选 5 化治疗,强化期治疗方案为异烟肼(INH)、利福平(RFP)、链霉素(SM)、吡嗪酰胺(PZA)、乙胺丁醇 EMB(PAS)使用 $3\sim4$ 个月,在此期脑脊液基本恢复正常,然后转入巩固期治疗,INH、RFP、PZA 或 INH、RFP、EMB 使用 $5\sim6$ 个月。脊髓型或部分危重者疗程适当延长到 12 个月。一般经 $9\sim12$ 个月的治疗可取得良好的效果。

用药剂量:成人每天 INH $0.6\sim0.9$ g,SM $0.75\sim1.00$ g,PZA 1.5 g,PAS $8\sim12$ g,EMB $0.75\sim1.00$ g,RFP $0.45\sim0.60$ g,儿童每天每千克体重 INH $15\sim30$ mg,SM $15\sim30$ mg,RFP $10\sim20$ mg,PZA $20\sim30$ mg,PAS $200\sim300$ mg。

近年来,国内外有关耐药菌逐年增加的报道,如从患儿接触史中提示有原发耐药或通过治疗发生继发耐药时,应及时改用其他抗结核药,如氧氟沙星、卷曲霉素、利福喷汀、阿米卡星、力排肺疾等。

对有下列情况之一者应考虑耐药的可能:①脑脊液培养出结核菌,并证实为耐药菌株。②不规则治疗超过 3 个月或中途自行停药者。③不规则化疗 6 个月疗效不佳者。④传染源是久治不愈的结核患者或不规则治疗者,复发的结核性脑膜炎患者。⑤肺结核或肺外结核合并结核性脑膜炎者。可根据药物敏感试验,治疗反应,必要时再改动治疗方案。

（二）激素治疗

激素具有抗炎、抗感染、抗纤维化、抗过敏及抑制海士曼（Herxheimer）反应的作用。激素与抗结核药物合用可提高结核性脑膜炎之疗效，对此目前认识基本一致。

1.应用激素的作用

减少脑膜的炎性渗出，促进脑和脑膜的炎症的消散和吸收，对防止纤维组织增生有良好的效果。减轻继发的动脉内膜炎和脑软化及神经根炎；减轻炎症反应，抑制结缔组织增生。

激素能抑制海士曼反应，防止患者在急性期死亡，有人解释这种现象是由于大量结核菌死亡，释放出大量结核蛋白引起反应所致；改善机体的应激能力和一般状态，促进食欲，增加消化液的分泌，有利于疾病的恢复，使患者较顺利地度过危险期；激素尚可补充某些严重的结核患者存在的肾上腺皮质功能不全，并可减少抗结核药物的毒性反应。

2.激素使用原则

（1）使用激素应有明确目的，一般是促使脑和脑膜的炎症消散和吸收，防止纤维组织增生和动脉炎等，它主要对渗出性病变疗效最好，因此，在急性期越早应用越好，急性期使用激素的剂量应该充分，以求迅速控制急性渗出性炎症。

（2）对于不同类型使用激素的原则也不尽相同，对脑膜炎型开始可用短期突击性的大剂量激素，以后维持时间也要长。此型不仅全身应用激素，还要积极配合鞘内注入激素，才能收到良好的效果。

（3）使用激素的具体剂量和时限根据机体的反应、病变的性质和轻重、体重大小等因素来确定，以达到上述临床效果为目的，经巩固一个阶段后应考虑及时减少激素的剂量和逐步停药的问题。

（4）对晚期患者虽疗效较差也可适当应用。因晚期者以增生的干酪性病变占优势，但仍有渗出性病变，其临床征象主要是由于脑水肿和脑膜渗出性病变引起的。

（5）使用激素静脉输注比口服效果好。

3.应用剂量及疗程

对急性期患者多用短期突击大剂量的激素，以求迅速控制炎性反应。因患者多有呕吐，服药后不能保证吸收，所以对重症患者常采用静脉输注给药。

用法：氢化可的松（亦可用地塞米松）静脉输注，成人剂量为 150～200 mg/d，小儿 5～7 mg/(kg·d)，情况好转后改用口服泼尼松，成人口服 30 mg/d，儿童口服 15 mg/d。临床症状和脑脊液检查明显好转，病情稳定时开始减量，一般首次减量在用药后第 3～5 周，以后每7～10 天减量一次，每次减量为 5 mg。总疗程为 8～12 周（早期及部分患者 8～10 周即可），总疗程不宜超过 3 个月，若病情实属需要而难以停药时，也可适当延长至半年，但用药时间超过 3 个月患者尸检证实，肾上腺皮质萎缩程度与激素应用时间长短成正比。

激素减量的时间不应呆板地确定，主要根据具体情况而定。在激素减量过程中，由于减量过快脑膜炎症状未得到控制或由于患者对激素形成了依赖，此时可重新出现脑膜刺激征或颅高压的症状，脑脊液化验又出现反跳现象。这种情况观察数天后，如仍未消退，应增加激素的用量至最低有效量，待上述症状完全消失，脑脊液基本变到原来水平再缓慢减量。

（三）抗脑水肿治疗

无论急性期或慢性期出现颅压增高时，采取适当措施来降低颅内压，控制脑水肿是结核性脑膜炎治疗极其重要的环节。

脱水疗法主要作用是利用高渗溶液提高血浆渗透压,使血与脑脊液和脑组织内不同浓度所造成的渗透压差异进行脱水,使脑组织及脑脊液中的部分液体通过血循环经肾脏排出,从而达到减轻脑水肿,降低颅内压的目的。

1.甘露醇

甘露醇是临床最常用的脱水药,广泛使用于结核性脑膜炎伴有颅压增高的患者。甘露醇通过血与脑和血与脑脊液间渗透压差而产生脱水作用。一般配成20%过饱和溶液,同时须加温使其溶解,否则可发生休克。每次1~2 g/kg,于15分钟内静脉滴注。静脉给药后20分钟开始起作用,2~3小时作用最强,维持4~6小时,一般每天用2~4次。不良反应甚少,偶可引起一时性头痛和心律失常。

2.甘油

复方甘油注射液,系由甘油和氯化钠配制而成的灭菌水溶液。使脑脊液同血液间形成暂时性渗透压梯度,从而将细胞间及组织间隙中的水分吸入血中,使组织发生脱水状态。其优点:①降低颅内压迅速,且因进入脑组织的量不多,并参与代谢,故一般不伴"反跳"。②选择性地脱去脑组织中的水分,对身体其他组织中的水分影响不大。③不引起过多的水及电解质的丢失,可较长时间使用。④能改善脑代谢及脑血流量,可提供热量。成人,一次500 mL,每天1~2次,静脉滴注。也可口服,配成50%甘油盐水60 mL,每天4次,适用于结核性脑膜炎所致慢性脑积水时,或甘露醇脱水后维持脱水。该药毒性反应甚少,偶出现血红蛋白尿,其发生率与滴注速度过快有关,故应严格控制滴注速度,以每分钟2 mL为宜。一旦发生血红蛋白尿,应及时停药,很快即可消失,恢复后可继续使用。

3.葡萄糖

能提高血浆渗透压,具有脱水利尿作用,使颅压迅速降低,血容量改善,提高血糖,供给能量,促进神经细胞的氧化过程,改善脑细胞代谢,有利于脑功能的恢复,且无不良反应,故常用于不需强烈脱水或适用于其他脱水剂的2次用药之间,以防止"反跳"出现,一般用50%葡萄糖60 mL,静脉滴注,每天2~4次。

4.血白蛋白或浓缩血浆

直接使血胶体渗透压增高而引起脱水,降低颅内压;使抗利尿激素分泌减少而利尿;血黏度降低而有助于脑循环,还能补充蛋白质,参与氨基酸代谢,产生能量,故有其优点。一般用20%~25%人血白蛋白50 mL,或浓缩血浆100~200 mL,每天静脉滴注1~2次,适用于重症结核性脑膜炎且营养及免疫功能低下者。由于脱水作用较差且价格高,故常不作为常规脱水剂用。

5.利尿药

主要通过增加肾小球滤过率,抑制肾小管对钠、钾及氯离子的重吸收,使肾小管内保持较高的渗透压,减少水的再吸收,使尿量显著增加,而造成机体脱水,从而间接使脑组织脱水,降低颅内压。利尿剂的脱水功效远不及高渗脱水药,先决条件是肾功能良好和血压正常,适用于结核性脑膜炎时与甘露醇、葡萄糖合并使用,以增加脱水效果。

常用药物如下:①呋塞米,20~40 mg,每天3~4次,也有主张用大剂量250 mg,加入500 mL林格液,静脉滴注,1小时内滴完。利尿作用持久,降低颅内压显著,可用于结核性脑膜炎急救。不良反应相对较少,偶见呕吐、皮疹、直立性低血压、粒细胞减少等。②乙酰唑胺,一般用量0.25~0.50 g,每天2~3次,连服一周。不良反应较少,长期大剂量可发生代谢性酸中毒,少见血尿、腹痛。适用于结核性脑膜炎急性脑积水进行不甚急剧及慢性进行性脑积水者,或用于高渗液静脉滴注疗程之前后。

(四)脑代谢活化剂治疗

结核性脑膜炎炎症、水肿和充血可使脑细胞功能受到严重的损害,为积极改善脑代谢紊乱,促进脑功能恢复,防止和减少脑损害的后遗症,可在急性期已过,病情稳定后应用促进脑细胞代谢,改善脑功能的药物即脑代谢活化剂。

1.胞磷胆碱

胞磷胆碱可促进磷脂代谢,改善神经细胞功能;提高脑干网状结构上行激活系统的作用,促进意识恢复;改善脑血管运动张力,增加脑血流,提高脑内氧分压,改善脑缺氧。一般以250～500 mg加入25%～50%葡萄糖20～40 mL静脉注射或10%葡萄糖液500 mL静脉滴注,也可肌内注射250 mg,一天两次。

2.细胞色素C

细胞色素C对组织的氧化和还原起促进作用。可增加脑血流和脑氧代谢率,从而改善脑代谢,一般15～30 mg加入25%～50%葡萄糖20～40 mL缓慢静脉推注或10%葡萄糖液500 mL静脉滴注,每天1～2次,连用7～30天。

3.三磷酸腺苷

三磷酸腺苷是机体能量的主要来源,可通过血-脑脊液屏障,为脑细胞的主要能源,可增加脑血循环,且能直接作用于脑组织,激活脑细胞的代谢,每次20 mg肌内注射,每天1～2次,或每次20～40 mg加入25%～50%葡萄糖40 mL静脉注射,或加入5%～10%葡萄糖500 mL静脉滴注,每天1次,2～3周。

4.辅酶A

辅酶A对糖、脂肪、蛋白质的代谢起重要作用,可促进受损细胞恢复功能,一般以50～100 U加25%～50%葡萄糖液40 mL静脉注射,或加入5%～10%葡萄糖液500 mL静脉滴注,每天1次,连用2～3周。常与三磷酸腺苷、细胞色素C合用可提高疗效。

(五)鞘内注射

目前,临床上多采用INH＋地塞米松鞘内注射,这样既可减少抗结核药物的局部刺激作用,又可迅速地控制脑膜炎局部炎症反应。在实际工作中鞘内注射有如下优点。

(1)可提高脑脊液中INH和激素有效浓度,形成局部高浓度的杀灭结核菌的环境,有利于治疗。

(2)避免INH全身给药通过肝脏乙酰化形成乙酰异烟肼。

(3)迅速降低脑脊液中细胞数和蛋白含量,使脑脊液恢复正常时间快1/2。并有效地预防和治疗椎管内脑脊液的阻塞。

(4)腰穿后放脑脊液降低颅内压,减轻脑水肿,防止脑疝形成,降低病死率。

因此,在全身应用抗结核药物和激素基础上并用鞘内注射可大大缩短结核性脑膜炎的疗程。鞘内注药:INH 50～100 mg,地塞米松1～2 mg,一次注入。开始每天1次,3天后隔天1次,7次为1个疗程。待病情好转、脑脊液恢复正常,则逐渐停用。注药前要放脑脊液5～6 mL,如颅内压很高时放液要慎重,可将腰穿针芯不要全部拔出,以使脑脊液缓慢流出后再注药。患者昏迷前夕、晚期结核性脑膜炎是鞘内注射的最好适应证。

七、外科手术

侧脑室引流:适用于结核性脑膜炎所致急性脑积水,内科治疗无效者,特别是脑疝将要形成,或刚形成时,可起到抢救生命的明显效果;慢性脑积水急性发作时或慢性进行性脑积水用其他降颅压措施无效时也可考虑使用。不良反应是引流过速可致脑内静脉破裂,造成脑出血;引流过多可造成脑脊液分泌过多;引流过久可继发颅内细菌感染。在结核性脑膜炎治疗过程中,经常发生粘连梗阻而致难以控制的脑积水。可采用脑室、脑池分流术以达持久性的减低颅内压作用。

八、预后与转归

结核性脑膜炎发病急慢不定,但病程都较长,自愈者少,恶化、死亡者较多。自化疗应用以来,不良的预后大有改善。结核性脑膜炎的预后取决于抗结核药物治疗的早晚,以及开始治疗的方法正确与否;所感染的结核菌是否为耐药菌株;患者的发病年龄;治疗时期的病期、病型;是否合并脑积水;初治或复治(恶化或复发);脑脊液生化和细胞学变化等都能影响治疗的效果。这些综合因素和预后都有密切的关系。

结核性脑膜炎早期,脑底渗出物可因及时治疗而完全吸收,临床可无症状或症状完全好转,治疗后可无任何后遗症。脑脊液恢复正常,结核菌转阴,中枢神经系统的病灶亦可完全吸收。但是如果诊断和治疗被延误,则结核性脑膜炎颅底炎症由脑膜延及脑实质,引起意识障碍和精神症状。累及脑血管,引起脑软化、偏瘫、癫痫发作、失语。炎症波及间脑,引起严重自主神经功能紊乱。累及锥体外系出现各种异常运动。累及脑桥及延髓引起吞咽、迷走和副神经损害。患者因渗出物的粘连和压迫引起呼吸不畅或出现陈-施氏呼吸,可因呼吸中枢麻痹而死亡。上述不同程度的临床征象既是造成死亡的原因,也是出现后遗症的主要原因。常见有肢体运动障碍、视听觉障碍、智力障碍。当发生后遗症时,根据病情,选择使用新针疗法、推拿按压、中医中药、康复锻炼。药物方面可根据病情选用脑细胞代谢活化剂、脱水药物、内分泌制剂及镇静地西泮剂型。

九、护理

(一)一般护理

(1)绝对卧床休息。卧床时间一般为半年,卧床给以头高位 $15°\sim20°$,颈项强直者去枕。

(2)保持病室安静,避免强光强声刺激。

(3)保持床单位整齐、清洁、干燥,加强皮肤护理,防止压疮的发生。

(4)注意保持大便通畅。3 天无大便,遵医嘱给予缓泻剂,预防颅内压增高。

(5)如呕吐或惊厥时,将患者侧卧,以免呕吐物吸入气管。

(6)饮食护理。易进高蛋白、高热量、高维生素、高糖、低脂的食物。

(7)心理护理。保持患者情绪稳定,避免精神紧张,帮助患者树立战胜疾病的信心,配合治疗。

(8)配合医师做好腰椎穿刺前、中、后的护理工作。

(9)密切观察神志、瞳孔、体温、脉搏、呼吸血压等变化,以及时记录。瞳孔忽大忽小时提示中脑受损。注意颅内高压及肢体活动情况。观察药物的不良反应。

(10)遵医嘱给予持续低流量吸氧。

(11)发热患者遵医嘱给予降温。做好口腔护理。

(12)昏迷患者注意眼睛的保护,做好各种管道的护理,保持通畅;严格无菌操作,防感染。对烦躁不安、抽搐的患者,给以保护性措施。保持呼吸道通畅,头偏向一侧,定期翻身叩背防坠积性肺炎。

(13)加强肢体功能锻炼,制订有效的肢体训练计划。

(二)颅内高压的护理

(1)观察患者头痛的程度及持续时间,有无呕吐,呕吐是否为喷射性及呕吐物的性质,患者的呼吸情况,判断颅内压升高的程度,为降颅压治疗提供依据。

(2)观察脱水剂的临床反应。①观察脱水前后患者头痛、呕吐物情况。②脱水剂快慢对病情的影响。③脱水剂间隔时间的影响。④严重颅内高压患者甘露醇与呋塞米间隔使用。⑤肾功能不全应观察尿量变化,以防肾功能恶化。

(3)侧脑室引流的护理。①首先做好侧脑室引流术前准备、术中护理。②术后观察脑脊液颜色及每天脑脊液引流量。③正确判断脑室内压力。④观察脑室内压力与临床症状的关系。⑤注意引流后的消毒、无菌处理。

十、健康教育

(1)讲解结脑患者的早期症状及特点,以便早发现早治疗。

(2)宣传结核病的传染传播途径、传染方式,注意个人卫生,杜绝随地吐痰,加强个人防护。

(3)讲解卧床休息的重要性,避免过早下床活动。

(4)坚持长期、规律服药原则。

(5)新生儿接种卡介苗是预防儿童结脑的有效措施。

(6)合理膳食,进高热量、高蛋白、高维生素、低脂、易消化的饮食。

(7)加强肢体功能锻炼。

(8)定期复查肝、肾功能,以及脑脊液、尿、痰、血常规。

(9)禁烟酒。

(魏天红)

第九节 神 经 梅 毒

梅毒是由梅毒螺旋体感染引起的慢性传染性疾病,累及全身各脏器组织,中枢神经系统(包括大脑、脑膜或脊髓)受累称为神经梅毒。梅毒的病原体是苍白密螺旋体。梅毒螺旋体体外存活能力差,普通消毒剂或热肥皂水可将其杀死,干燥或阳光下极易死亡。梅毒的传染源是人,主要通过性交传播,皮肤黏膜病损传染性强;还可通过接吻、哺乳等传播。传播途径还有母婴传播或共用注射器等引起的血源性传播。

我国人群中梅毒发病率尚不清楚,近年来发病率增高。国外资料显示早期未治疗的梅毒患者约10%最终发展为神经梅毒。根据病程可分为第一期、第二期和第三期梅毒。第一期梅毒主要表现为硬性下疳,多在感染后3周左右发生。第二期梅毒以梅毒疹为特征,病程2～3个月,如未彻底治愈可复发。在2年以上复发者呈第三期梅毒。一期和二期梅毒称为早期梅毒。三期梅毒称晚期梅毒。神经梅毒多发生在三期梅毒阶段。

一、病因和发病机制

神经梅毒的病因为感染了苍白密螺旋体,感染途径有两种,后天感染主要传播方式是不正当的性行为,男同性恋者是神经梅毒的高发人群。先天梅毒则是通过胎盘由患病母亲传染给胎儿。约 10% 未经治疗的早期梅毒患者最终发展为神经梅毒。感染后脑膜炎改变可导致蛛网膜粘连,从而引起脑神经受累或循环受阻发生阻塞性脑积水。增生性动脉内膜炎可导致血管腔闭塞,脑组织的缺血、软化,神经细胞的变性、坏死和神经纤维的脱髓鞘。

二、临床表现

根据病变部位,神经梅毒分为脑脊膜血管型梅毒和脑实质型梅毒。

(一)脑脊膜血管型神经梅毒

病变主要累及脑膜、脊膜和血管内膜。脑膜受累为主时表现为无菌性脑膜炎,多为慢性起病,全身不适,间歇性头痛,头晕,记忆减退,有时可出现急性梅毒性脑膜炎,患者持续低热,头痛,畏光、颈强直、意识障碍及癫痫发作等,脑脊液通路梗阻时出现颅内压增高的表现。无临床定位体征或出现脑神经麻痹(如双侧面神经麻痹)、瘫痪、视力减退或听力丧失。多在原发感染后 1 年内出现。血管病变以动脉炎为常见,可导致脑梗死,出现相应的临床表现。血管性梅毒损害多发生于原发感染后 5~30 年。脊髓的脊膜血管梅毒比较少见,主要为梅毒性脊膜炎和急性梅毒性横贯性脊髓炎。临床上患者出现进展的肢体无力,感觉障碍(位置觉和振动觉突出)、二便障碍或急性迟缓性瘫痪。疾病后期为痉挛性瘫痪。

(二)脑、脊髓实质型梅毒

它是由梅毒螺旋体直接侵袭神经组织所致。原发感染后 15~20 年起病,多伴有脑膜血管梅毒。临床上主要有两种类型:麻痹性痴呆和脊髓痨。

1.麻痹性痴呆

麻痹性痴呆亦称梅毒性脑膜炎,发生于未经正确治疗的患者中。慢性起病,缓慢进展,患者出现神经精神症状,以精神异常症状突出,情绪不稳,人格改变,淡漠,幻觉,妄想,虚构,记忆、学习能力下降,定向力障碍,言语不清,呈进行性痴呆。神经症状可见偏瘫,眼肌麻痹,失语,意识障碍及癫痫发作等。查体见瞳孔对光反射迟钝,发展为阿-罗瞳孔。如不治疗,可在 3~15 年内死亡。

2.脊髓痨

脊髓后索受累。临床表现为特征的"肢体远端的闪电样疼痛",症状剧烈,呈刺痛、放射痛、撕裂痛。患者步基宽,摇摆步态,Charcot 关节,营养障碍所致无痛性足底溃疡,阳痿,二便障碍,可伴有脑神经损害,如视神经萎缩、阿-罗瞳孔、动眼神经麻痹等。某些患者出现自主神经功能紊乱。

(三)其他

临床上可见梅毒感染后无神经系统症状,仅依靠实验室检查诊断为无症状性梅毒的患者。无症状性梅毒可有脑脊液异常,头颅 MRI 示脑膜有增强效应。先天性神经梅毒罕见。由梅毒螺旋体经母体传播至胎儿,出现类似成人梅毒的临床表现。脊髓痨少见,其他表现还有脑积水、间质性角膜炎、牙齿畸形和听力丧失等。

三、辅助检查

(一)脑脊液检查

轻中度淋巴细胞增加,蛋白升高,糖含量降低或正常,IgG升高,寡克隆区带常阳性,对判断疾病活动性有一定作用。

(二)免疫学检查

梅毒血清与脑脊液免疫学检查是重要的诊断方法。性病研究实验在血清中可以产生假阳性,但脑脊液中极少假阳性,不过敏感性较低。快速血浆反应抗体试验曾用于筛选检查,但脑脊液中假阳性率高。血清荧光螺旋体抗体吸附试验阳性常提示梅毒的诊断,但仅仅是定性试验,无法了解滴度。脑脊液FTA-IgM可确定诊断。苍白密螺旋体血细胞凝集素检测也可确立诊断。

(三)影像学

头颅CT、MRI对发现病变部位有一定帮助。MRI优于CT。脑膜受累时可见脑膜增强效应。

(四)病原学检查

可在脑脊液中分离螺旋体,但受条件限制,仅有限的实验室能进行。

四、治疗原则

(一)早期梅毒

正规治疗早期梅毒,有助于预防神经梅毒的发生。苯甲青霉素G 240万单位,肌内注射,单剂治疗。治疗后患者定期回院重复检测至血清学阴性。少数患者通常在早期梅毒治疗2年后脑脊液正常时才能预防神经梅毒。治疗后仍出现梅毒应重复治疗。对青霉素过敏患者可使用四环素,每次500 mg,每天4次,口服14天;多西环素,每次100 mg,每天2次,口服14天。药物不良反应:过敏等。应注意治疗初期出现的雅-赫反应,在治疗早期大量梅毒螺旋体进入循环引起。突然发病,寒战,颜面潮红,呼吸困难,血压下降,通常出现在选用青霉素治疗病例。首次使用后2小时内出现,7小时达高峰,24小时后缓解。一般在首次运用抗生素治疗24小时内常规予皮质激素预防。

(二)无症状性梅毒

水溶性青霉素治疗,1 200万～2 400万单位/天,持续14天。

(三)晚期梅毒

疗效尚有争论。

1.水溶性青霉素

每4小时200万～400万单位,每天1 200万～2 400万单位,连续用10～14天。

2.氨苄西林

每次240万单位,每周1次,连续治疗3周。

3.青霉素过敏使用四环素

每次500 mg,每天4次,连续30天。

4.头孢曲松

每次1.0～2.0 g,肌内注射或静脉滴注,每天1次,连续14天。

(四)先天性梅毒

水溶性青霉素治疗,每天 25 万单位/千克,静脉滴注,连续使用 10 天以上。

五、护理评估

(一)健康史

不洁性病史,性向,先天性患者母亲梅毒感染史。

(二)症状

1.无症状型神经梅毒

无症状,脑脊液呈轻度炎性反应,梅毒血清反应阳性。

2.梅毒性脑膜炎

梅毒性脑膜炎多发生在梅毒感染未经治疗的 2 期,主要为青年男性,发热、头痛和颈强等症状颇似急性病毒性脑炎。

3.血管性梅毒

血管性梅毒可见偏瘫、偏身感觉障碍、偏盲失语等,偶可有局限性癫痫、脑积水和脑神经麻痹;脊髓血管梅毒可表现为横贯性脊髓炎,运动、感觉及排尿障碍。

4.脊髓痨

下肢脊神经根支配区域短促、阵发、电击样疼痛,可有感觉异常,随病情进展,可出现深感觉障碍、感觉性共济失调。部分患者可有内脏危象,如胃及膀胱危象。

5.麻痹性痴呆

于初期感染后 10～30 年发病,主要为进行性痴呆合并神经损害征象为主。

(三)身体状况

1.生命体征及意识

有无发热,意识不清,瞳孔大小对光反射。

2.疼痛

有无头痛、肌肉痛。

3.肢体活动障碍

有无肢体活动障碍、偏瘫,肌力、肌张力是否正常,有无共济失调,步态是否正常。

4.视力障碍

有无视力下降、丧失,偏盲,视野改变。

5.语言障碍

有无失语,失语类型。

6.排尿障碍

有无排尿障碍,尿频。

7.吞咽障碍

有无吞咽障碍、饮水呛咳,洼田饮水试验分级。

(四)心理状况

(1)有无焦虑、恐惧、抑郁等情绪。

(2)疾病对生活、工作有无影响。

六、护理诊断/问题

(一)有误吸的危险
误吸与病变引起的吞咽困难有关。

(二)意识障碍
意识障碍与病变所致神经精神症状有关。

(三)生活自理能力缺陷
生活自理能力缺陷与病变所致肢体功能障碍有关。

(四)有受伤的危险
受伤与病变所致肢体功能障碍有关。

(五)语言沟通障碍
语言沟通障碍与病变引起的失语、精神障碍有关。

(六)知识缺乏
缺乏与疾病相关的知识。

七、护理措施

(1)环境与休息:保持病室安静舒适,病房内空气清新,温湿度适宜。患者疾病早期不限制活动,但应预防跌倒、坠床的发生。病情危重并有意识障碍的患者卧床休息,长期卧床者应防压疮。

(2)饮食护理:指导患者进高热量、易消化、高维生素饮食。有意识障碍无法进食者应根据医嘱放置胃管,给予鼻饲饮食,保证营养供应,促进疾病康复。

(3)严密观察病情变化,生命体征是否平稳,有无突发肌力下降、偏瘫、癫痫发作,急性意识障碍,及时通知主管医师,给予对症处理。

(4)病情危重卧床期间注意协助患者更换体位,预防压疮的发生。躁动者必要时遵医嘱使用保护性约束措施。

(5)做好消毒隔离工作,预防交叉感染。有创操作注意防护,避免职业暴露。

(6)肢体活动障碍者注意做好跌倒评估,预防跌倒。

(7)尿失禁的患者定时给予便器,锻炼自主排尿功能。留置导尿管的患者保持会阴部皮肤及尿管清洁,观察尿液的颜色、性质、量。每月在无菌操作下更换尿管,使用抗反流尿袋,根据患者不同情况定时规律地夹闭、开放尿管,以维持膀胱收缩、充盈功能。注意保护患者隐私。

(8)使用大剂量青霉素等抗生素,进行驱梅治疗原则为及时、足量、足疗程。应向患者做好用药宣教,包括注意事项及不良反应,保证患者院外治疗足疗程。定期抽血,监测血常规及肝功能、肾功能。首次应用抗生素时,注意预防雅-赫反应。

(9)护士应加强患者的心理护理,及时了解患者的心理变化,对不同时期的心理变化给予患者不同的心理支持。同时做好疾病知识宣教,帮助患者树立战胜疾病的信心,减轻心理负担。同时也应做好患者家属的心理工作,使患者能够获得更多的心理支持。

八、健康指导

(1)做好疾病知识宣教,患者在相应治疗完成后,还须进行长期临床及血清学的观察,患者应了解定期复查复治的重要性,按照医嘱规定时间复诊。

（2）讲明梅毒的传染方式和对个人及社会的危害，早发现、早正规治疗的重要性。

（3）患者治疗期间禁止性生活，伴侣也应进行检查或治疗。

（4）嘱患者做好个人卫生，彻底治愈前不要到公共浴池洗澡或泳池游泳，内衣裤单独清洗，预防交叉感染。

（魏天红）

第十节　多发性硬化

多发性硬化（multiple sclerosis，MS）是中枢神经系统白质脱髓鞘疾病，其病因不清，病理特征为中枢神经系统白质区域多个部位的炎症、脱髓鞘及胶质增生病灶。临床上多为青壮年起病，症状和体征提示中枢神经系统多部位受累，病程有复发缓解的特征。

一、病因及发病机制

病因及发病机制尚未完全清楚。有研究认为该病与病毒感染有关，但尚未从患者的脑组织中发现和分离出病毒；亦有认为 MS 可能是中枢神经系统病毒感染引起的自身免疫性疾病。MS 还具有明显的家族性倾向，MS 患者的一级亲属中患病的危险比一般人群要高得多，其遗传易感性可能是多基因产物相互作用的结果。环境、种族、免疫接种、外伤、怀孕等因素均可能与该病的发病或复发有关。

二、临床表现

（一）发病年龄

发病通常在青壮年，20～30 岁是发病的高峰年龄。10 岁以前或 60 岁以后很少发病。但有 3 岁和67 岁发病的报道。

（二）发病形式

起病快慢不一，通常急性或亚急性起病。病程有加重与缓解交替。临床病程会由数年至数十年，亦有极少数重症患者在发病后数月内死亡。部分患者首次发作症状可以完全缓解，但随着复发，缓解会不完全。

（三）症状和体征

可出现中枢神经系统各部位受累的症状和体征。其特征是症状和体征复杂，且随着时间变化，其性质和严重程度也发生着变化。

（1）视觉症状包括复视、视觉模糊、视力下降、视野缺损。眼底检查可见有视神经炎的改变，晚期可出现视神经萎缩。内侧纵束病变可造成核间性眼肌麻痹，是多发性硬化的重要体征。其特征表现为内直肌麻痹而造成一侧眼球不能内收，并有对侧外直肌无力和眼震。

（2）某些患者三叉神经根部可能会损害，表现为面部感觉异常，角膜反射消失。三叉神经痛应考虑多发性硬化的可能。

（3）其他如眩晕、面瘫、构音障碍、假性延髓性麻痹均可以出现。

（4）肢体无力是最常见的体征。单瘫、轻偏瘫、四肢瘫均能见到，还可能有不对称性四肢瘫。

肌力常与步行困难不成比例。某些患者,特别是晚发性患者,会表现为慢性进行性截瘫,可能只出现锥体束征及较轻的本体感觉异常。

(5)小脑及其与脑干的联系纤维常常受累,引起构音障碍、共济失调、震颤及肢体协调不能,其语言具有特征性的扫描式语言,系腭和唇肌的小脑性协调不能加上皮质脑干束受累所致,出现所谓夏科三联征:构音不全、震颤及共济失调。

(6)排尿障碍症状包括尿失禁、尿急、尿频等。排便障碍少于排尿障碍。男性患者可以出现性欲减低和阳痿。女性性功能障碍亦不少见。

(7)感觉异常较常见。颈部被动或主动屈曲时会出现背部向下放射的闪电样疼痛,即Lhermitte征,提示颈髓后柱的受累。各种疼痛除 Lhermitte 征外,还有三叉神经痛、咽喉部疼痛、肢体的痛性痉挛、肢体的局部疼痛及头痛等。

(8)精神症状亦不少见,常见有抑郁、欣快,亦有可能合并情感性精神病。认知、思维、记忆等均可受累。

三、辅助检查

(一)影像学检查
磁共振是最有用的诊断手段。90％以上的患者可以通过 MRI 发现白质多发病灶,因而是诊断多发性硬化的首选检查。T_2 加权相是常规检查,质子相或压水相能提高检查的正确率。典型改变应在白质区域有 4 处直径大于 3 mm 的病灶,或 3 处病灶至少有一处在脑室旁。

(二)脑脊液检查
对于诊断可以提供支持证据。脑脊液 γ 球蛋白改变及出现寡克隆区带,提示鞘内有免疫球蛋白合成,这是 MS 的脑脊液改变之一。

(三)电生理检查
视觉诱发电位及脑干诱发电位对发现临床病灶有重要意义。视觉诱发电位对视神经、视交叉、视束病灶非常敏感。

四、治疗原则

治疗原则包括针对病因和对症治疗。

(一)激素治疗
糖皮质激素具有抗炎和免疫抑制作用,用于治疗 MS 可以缩短病程和减少复发。急性发作较严重,可给予甲泼尼龙 1 000 mg,加入 5％葡萄糖 500 mL 中静脉滴注,3～4 小时滴完,连续3 天,然后口服泼尼松治疗:80 mg/d,10～14 天,以后可根据病情调整剂量和用药时间,逐渐减量。亦可予地塞米松 10～20 mg/d,或氢化可的松 200～300 mg/d,静脉滴注,一般使用 10～14 天后改服泼尼松。从对照研究来看,激素治疗可加速急性发作的缓解,但对于最终预后的影响尚不清楚。促皮质激素多数人认为不宜使用。

(二)干扰素
目前认为可能改变 MS 病程和病情。有两种制剂,β-1a、β-1b。这些药物治疗可能降低复发缓解期的发作次数 30％,也可降低症状的严重程度。β-干扰素治疗的不良反应较小,有些患者可能产生肝功能异常及骨髓抑制。

（三）免疫抑制剂

1.环磷酰胺

成人剂量一般 0.2～0.4 g 加入 0.9％生理盐水 20 mL 中静脉注射,隔天一次,累计总量 8～10 g 为 1 个疗程。

2.硫唑嘌呤

口服剂量 1～2 mg/kg,累积剂量 8～10 g 为 1 个疗程。

3.甲氨蝶呤

对于进展性 MS 可能有效,剂量为 7.5～15.0 mg,每周一次。使用免疫抑制剂时应注意其毒性反应。

（四）Copolymer1

Copolymer1 是一种由 L-丙氨酸、L-谷氨酸、L-赖氨酸和 L-酪氨酸按比例合成的一种多肽混合物。它在免疫化学特性上模拟多发性硬化的推测抗原,可清除自身抗原分子,对早期复发缓解性多发性硬化患者可减少复发次数,但对重症患者无效。用法为每天皮下注射 120 mg。

（五）对症治疗

减轻痉挛,可用 Baclofen 40～80 mg/d,分数次给予,地西泮和其他肌松药也可给予。尿失禁患者应注意预防泌尿道感染。有痛性强直性痉挛发作或其他发作性症状,可予卡马西平 0.1～0.2 g,每天 3 次口服,应注意该药对血液系统和肝功能的不良反应。功能障碍患者应进行康复训练,加强营养。注意预防肺部感染。感冒、妊娠、劳累可能诱发复发,应注意避免。

五、护理评估

（一）健康史

有无家族史;有无病毒感染史。

（二）症状

1.视力障碍

表现为急性视神经炎或球后视神经炎,常伴眼球疼痛。部分有眼肌麻痹和复视。

2.运动障碍

四肢瘫、偏瘫、截瘫或单瘫,以不对称瘫痪最常见。易疲劳,可为疾病首发症状。

3.感觉异常

浅感觉障碍,肢体、躯干或面部针刺麻木感,异常的肢体发冷、蚁走感、瘙痒感或尖锐、烧灼样疼痛及定位不明确的感觉异常。

4.共济失调

不同程度的共济运动障碍。

5.自主神经功能障碍

尿频、尿失禁、便秘,或便秘与腹泻交替出现,性欲减退、半身多汗和流涎等。

6.精神症状和认知功能障碍

抑郁、易怒、脾气暴躁,也可表现为淡漠、嗜睡、强哭强笑等。

7.发作性症状

发作性症状指持续时间短暂、可被特殊因素诱发的感觉或运动异常。如构音障碍、共济失调、单肢痛性发作及感觉迟钝、面肌痉挛、阵发性瘙痒和强直性发作等。

(三)身体状况

(1)生命体征,尤其是呼吸、血氧饱和度。

(2)肢体活动障碍:肌力分级、肌力有无下降。

(3)二便障碍:有无尿失禁、尿潴留,有无尿管,有无便秘。

(4)呼吸:有无呼吸困难、咳嗽咳痰费力。

(5)视力:有无视力障碍、复视。

(四)心理状况

(1)有无焦虑、恐惧、抑郁等情绪。

(2)疾病对生活、工作有无影响。

六、护理诊断/问题

(一)生活自理能力缺陷

生活自理能力缺陷与肢体无力有关。

(二)躯体移动障碍

躯体移动障碍与脊髓受损有关。

(三)有受伤的危险

危险与视神经受损有关。

(四)有皮肤完整性受损的危险

危险与瘫痪及大小便失禁有关。

(五)便秘

便秘与脊髓受累有关。

(六)潜在并发症——感染

感染与长期应用激素导致机体抵抗力下降有关。

七、护理措施

(1)环境与休息:保持病室安静舒适,病房内空气清新,温湿度适宜。病情危重患者应卧床休息。病情平稳时应鼓励患者下床活动,预防跌倒、坠床等不良事件的发生。

(2)饮食护理:指导患者进高热量、易消化、高维生素的食物,少食多餐,多吃新鲜蔬菜和水果。出现吞咽困难等症状时,进食应抬高床头,速度宜慢,并观察进食情况,避免呛咳,必要时遵医嘱留置胃管,并进行吞咽康复锻炼。

(3)严密观察病情变化,保持呼吸道通畅,出现咳嗽无力、呼吸困难症状给予吸氧、吸痰,并观察缺氧的程度,备好抢救物品。

(4)视力下降、视野缺损的患者要注意用眼卫生,不用手揉眼,保持室内光线良好,环境简洁整齐。将呼叫器、水杯等必需品放在患者视力范围内,暖瓶等危险物品远离患者。复视患者活动时建议戴眼罩遮挡一侧眼部,以减轻头晕症状。

(5)感觉异常的患者,指导其选择宽松、棉质衣裤,以减轻束带感。洗漱时,以温水为宜,可以缓解疲劳。禁止给予患者使用热水袋,避免泡热水澡。避免因过热而导致症状波动。

(6)排泄异常的患者嘱其养成良好的排便习惯,定时排便。每天做腹部按摩,促进肠蠕动,排便困难时可使用开塞露等缓泻药物。平时多食含粗纤维食物,以保证大便通畅。留置尿管的患者,保持会阴部清洁、干燥。定时夹闭尿管,协助患者每天做膀胱、盆底肌肉训练,帮助患者控制膀胱功能。

(7)卧床患者加强基础护理。保持床单位清洁、干燥,保证患者"六洁四无"。定时翻身、拍背、吸痰,保持呼吸道通畅,保持皮肤完好。肢体处于功能位,每天进行肢体的被动活动及伸展运动训练。能行走的患者,鼓励进行主动锻炼。锻炼要适度,并保证患者安全,避免外伤。

(8)注射干扰素时,选择正确的注射方式,避免重复注射同一部位,选择注射部位轮流注射。注射前15~30分钟将药物从冰箱取出,置室温环境复温,以减少注射部位反应。注射前冰敷注射部位1~2分钟,以缓解疼痛。注射部位在注射后先轻柔按摩1分钟再冰敷(勿大于5分钟),以降低红肿及硬块的发生。

(9)使用激素时要注意观察生命体征、血糖变化。保护胃黏膜,避免进食坚硬、有刺激的食物。长期应用者,要注意预防感染。

(10)要做好患者心理护理,介绍有关疾病知识,鼓励患者配合医护人员的治疗,树立战胜疾病的信心,减轻恐惧、焦虑、抑郁等不良情绪,以促进疾病康复。

八、健康指导

(1)合理安排工作、学习,生活有规律。
(2)保证充足睡眠,保持积极乐观的精神状态,增加自我照顾能力和应对疾病的信心。
(3)避免紧张和焦虑。
(4)进行康复锻炼,以保持活动能力,强度要适度。
(5)避免诱发因素,如感冒、发热、外伤、过劳、手术、疫苗接种。控制感染。
(6)正确用药,合理饮食。
(7)女性患者首次发作后2年内避免妊娠。

(魏天红)

第十一节 帕金森病

帕金森病(PD)又称震颤麻痹,是中老年人常见的一种神经系统变性疾病,以静止性震颤、运动迟缓、肌强直和姿势步态异常等为主要临床特征。65岁以上人群患病率为1 000/10万,并随年龄增长而增高,男性多于女性。

一、护理评价

(一)病因及发病机制
本病的病因未明,目前认为非单因素引起,可能为多因素共同参与所致。一般认为与下列因素有关。

1.遗传
约10%的PD患者有家族史,呈不完全外显的常染色体显性或隐性遗传。

2.环境因素

流行病学调查显示,长期接触杀虫剂、除草剂或某些工业化学品等可能是 PD 发病的危险因素。

3.年龄老化

PD 主要发生于中老年人,40 岁以前少见,提示老龄与发病有关。

(二)健康史

1.了解起病的形式

患者多起病隐袭,发展缓慢,逐渐加剧。

2.了解生活方式和饮食习惯

询问患者的职业和工作环境,了解是否有长期毒物接触史;询问患者是否有烟酒嗜好;了解有无家族史;了解患者休息和睡眠情况。

3.评估既往史和用药情况

询问患者既往身体情况如何,了解是否接受过正规和系统的药物治疗,是否坚持服药,有无明显的毒副作用。

(三)身体评估

1.了解首发症状

静止性震颤常为首发症状,多由一侧上肢远端开始,手指呈节律性伸展和拇指对掌运动,如同"搓丸样"动作。静止时震颤明显,精神紧张时加重,随意动作时减轻,入睡后消失,故称为"静止性震颤"。随病程进展,震颤可逐步扩展到同侧及对侧上下肢,下颌、口唇、舌及头部较少受累。少数老年患者无震颤。

2.评估有无神经功能受损

(1)检查肌力、肌张力的变化,了解其障碍的类型、范围、持续时间,了解有无肌强直及其类型。如肌强直表现屈肌与伸肌张力同时增高,关节被动运动时始终保持阻力增高,称为"铅管样强直";如肌强直与伴随的震颤叠加,检查时可感觉在均匀阻力中出现断续停顿,称为"齿轮样强直"。多从一侧上肢或下肢近端开始,逐渐蔓延至远侧、对侧和全身的肌肉。

(2)检查患者姿势、平衡及全身协调情况。了解异常姿势步态,如行走时步距缩短,常见碎步、往前冲,愈走愈快,不能立刻停步,称为"慌张步态"。

(3)询问患者的日常进食情况,了解有无饮水呛咳、吞咽困难、言语障碍等现象。

(4)了解有无自主神经症状。询问患者有无汗腺分泌亢进所致的多汗、流涎;有无顽固性便秘和排尿困难的现象出现。

3.观察神志、瞳孔及生命体征的情况

观察神志是否清醒,有无明显的意识障碍;观察瞳孔大小和对光反射是否正常。监测生命体征的变化。

(四)心理-社会评估

帕金森病患者因迟钝笨拙、表情淡漠、语言断续、流涎,甚至丧失劳动能力、生活自理能力下降等,产生自卑忧郁心理,甚至恐惧绝望。

二、护理诊断

(一)躯体移动障碍

躯体移动障碍与黑质病变、锥体外系功能障碍有关。

（二）语言沟通障碍

语言沟通障碍与咽喉部、面部肌肉强直，运动减少、减慢有关。

（三）自尊紊乱

自尊紊乱与震颤、流涎、面肌强直等身体形象改变有关。

（四）生活自理缺陷

生活自理缺陷与震颤、肌强直、运动减少有关。

（五）知识缺乏

缺乏疾病相关知识。

（六）营养失调

低于机体需求量与吞咽困难有关。

三、护理目标

（1）患者能最大限度地保持运动功能。

（2）患者能表达自己的需要，建立有效的交流方式。

（3）患者及其家属能理解病情、病程及预后，能够积极配合并主动参与治疗护理活动。

（4）患者情绪稳定，能够摄入足够营养素。

四、护理措施

（一）一般护理

鼓励患者采取主动舒适卧位。对于完全卧床者，应适当抬高床头；进食、饮水时尽量使患者保持坐位或半卧位，集中注意力。对生活不能自理的患者应满足舒适和基本生活需要。给患者足够的时间去完成日常活动（说话、写字、吃饭）；移开环境中障碍物，指导并协助患者移动，克服胆怯心理；行走时起动和终止应给予协助，防止跌倒。

（二）饮食护理

给予高热量、高维生素、低盐、低脂、低胆固醇、适量优质蛋白（高蛋白饮食摄入可降低左旋多巴的疗效）的易消化饮食，少量多餐，多食蔬菜、水果和粗纤维食物等。对于流涎过多的患者可使用吸管，如手颤严重可协助患者进食。避免刺激性食物，戒烟、酒、槟榔等。

（三）安全护理

对有震颤、肌强直表现的患者，应防止发生坠床、擦伤、烫伤等意外，尽量避免使用约束带，以免发生骨折；对于平衡失调的患者，应注意其活动中的安全保护，防湿防滑，祛除路面和周围环境中的障碍，以防跌倒；走廊和卫生间等活动场所应设置扶手。

（四）康复护理

加强肢体运动锻炼，经常活动躯体的各个关节，尽量参与各种形式的活动，如散步、打太极拳等。鼓励患者进行面肌训练，如鼓腮、噘嘴、示齿、伸舌、吹吸等训练，以改善面部表情和吞咽困难现象，协调发音，保持呼吸平稳顺畅。

（五）用药护理

指导患者掌握正确服药方法、注意事项，观察药效及不良反应。以便医师合理地调整用药方案，做好患者的个体化用药指导，避免患者和家属盲目用药。

（1）抗胆碱能药物常见不良反应有口干，唾液、汗液分泌减少，肠鸣音减弱，排尿困难，视物模糊等。青光眼及前列腺肥大者禁用。

（2）金刚烷胺的不良反应较少见,有不安、意识模糊、下肢网状青斑、水肿和心律失常等。有肾功能不全、癫痫病者禁用。

（3）左旋多巴常见不良反应为恶心、呕吐、低血压、不安和意识模糊等,还可有失眠、多梦、幻觉、妄想等精神症状,但最常见者为运动障碍和症状波动等长期治疗综合征。运动障碍亦称"异动症",是舞蹈样或异常不随意运动,表现为面、舌嚼动,摇头以及双臂、双腿和躯干的各种异常运动。

（4）多巴胺受体激动剂不良反应与左旋多巴类似。剂量过大时,可有错觉和幻觉等精神症状及直立性低血压,有精神病史患者禁用。一般从小剂量开始,逐步增加剂量。

(六)心理护理

护理人员应针对患者的不同心理状态予以心理疏导和心理支持,鼓励患者及家属正确面对病情变化与形象改变,多做解释工作,消除其心理障碍,为其创造良好亲情和人际关系氛围,减轻患者的心理压力。

五、健康指导

（1）保持健康心态和规律的生活,均衡饮食,积极预防便秘。

（2）不要独自外出,防跌倒、摔伤。

（3）经常活动躯体的各个关节,防止强直与僵硬,在家属陪同下适当地进行运动锻炼,以提高生活质量。

（4）在医师指导下根据病情选用药物,按时服药,在服用左旋多巴时定时测量血压。

（5）注意定期门诊复查,了解血压、肝肾功能、心脏功能、智能等变化,并在医师的指导下合理用药,做好病情记录。

（6）如患者出现发热、骨折、疗效减退或出现运动障碍,应及时就诊,切忌自行盲目用药。

六、护理评价

患者能够保持一定的运动能力;能与人进行有效沟通;患者情绪稳定,有良好的营养状态。

（于 爽）

第十二节 癫 痫

癫痫是慢性反复发作性短暂脑功能失调综合征,以脑神经元异常放电引起反复痫性发作为特征的慢性脑部疾病,是发作性意识丧失的常见原因。痫性发作是脑神经元过度同步放电引起的短暂脑功能障碍,通常指一次发作过程,患者可同时有几种痫性发作。癫痫是神经系统疾病中仅次于脑卒中的第二大常见疾病。一般人群的癫痫年发病率为(50~70)/10 万,患病率约为 5‰。

一、护理评估

(一)病因及发病机制

痫性发作的机制十分复杂,影响因素颇多。

1.特发性癫痫

特发性癫痫主要有遗传倾向,多数患者在儿童或青春期首次发病,药物治疗效果良好。

2.症状性癫痫

症状性癫痫是各种中枢神经系统病变所致,如染色体异常、先天性畸形、围生期损伤、颅脑外伤、中枢神经系统感染、中毒、脑肿瘤、脑血管疾病、代谢性遗传疾病、变性疾病等。

3.隐源性癫痫

临床表现提示为症状性癫痫,但未找到明确病因,这类患者占相当大的比例。

4.状态关联性癫痫发作

发作与特殊状态有关,如高热、缺氧、内分泌改变、电解质失调、药物过量、长期饮酒戒断、睡眠剥夺、过度饮水等,在正常人也可导致发作。

(二)健康史

(1)应询问发病前身体的健康情况,包括有无脑部疾病、药物中毒史、代谢障碍病史、癫痫家族史等。

(2)发作时有无前驱症状,比如头晕、头痛等。

(3)了解发作的频率、时间和地点;询问患者的年龄、有无妊娠或正在行经期。

(4)发作前有无睡眠不足、疲乏、饥饿、饮酒、便秘、感情冲动、过度换气、过度饮水等诱发因素。

(5)有无在某种特定条件下(如闪光、音乐、下棋、刷牙等)发作的情况。

(三)身体评估

癫痫的临床表现极多,但均有短暂性、刻板性、反复发作性的特征。常见的发作类型有以下几种。

1.部分性发作

部分性发作为最常见的类型。根据患者的表现可分为以下3种发作。

(1)单纯部分性发作:多为症状性癫痫,痫性发作的起始症状常提示痫性灶在对侧脑部,发作时程较短,一般不超过1分钟,无意识障碍。常以发作性一侧肢体、局部肌肉感觉障碍或节律性抽动为特征,或表现为特殊感觉性发作。

如抽搐按大脑皮质运动区的分布顺序扩延,发作自一侧拇指、脚趾、口角开始,渐传至半身,称为Jackson发作。

(2)复杂部分性发作:又称精神运动性发作,其主要特征是意识障碍,常出现精神症状及自动症。病灶多在颞叶,故又称颞叶癫痫。

(3)部分性发作继发全面性强直-阵挛发作:大发作后如可回忆起部分发作时的情景,即称先兆。

2.全身性发作

(1)全身性强直-阵挛发作(GTCS):又称大发作,是最常见的发作类型之一,以意识丧失和全身抽搐为特征。发作前可有前驱症状如头晕、气血上涌、上腹部异常感、幻觉等。发作可分三期。①强直期:患者突然意识丧失,跌倒在地,所有骨骼肌呈持续性收缩,表现为眼球上翻、喉部痉挛发出尖叫、口先强张而后突闭、颈部和躯干先屈曲后反张、上肢屈曲、双拇指对掌握拳、下肢伸直、呼吸暂停、瞳孔扩大及对光反射消失,此期持续10~20秒,可有跌倒、外伤、尿失禁;②阵挛期:全身肌肉节律性一张一弛地抽动、阵挛频率由快变慢、松弛期逐渐延长,最后一次强烈阵挛后抽搐突然终止,此期持续约 1 分钟;③惊厥后期:抽搐停止后患者生命体征逐渐恢复正常,患者进入昏睡,然后逐渐清醒,清醒后常感头昏、头痛、全身酸痛和疲乏无力,对发作过程全无记忆,个别患者在完全清醒前可有自动动作或情感变化。自发作开始至意识恢复历时 5~10 分钟。

(2)失神发作:又称小发作,多见于儿童,表现意识短暂中断,持续 3~15 秒,患者停止当时的活动,呼之不应,两眼瞪视不动,一般不会跌倒,手中持物可坠落,事后立即清醒,继续原先的活动,但对发作无记忆。

(3)肌阵挛发作:多为遗传性疾病,表现为突然、快速、短暂的肌肉或肌群收缩,一般无意识障碍。

(4)阵挛性发作:仅见于婴幼儿,表现为全身重复性阵挛性抽搐,恢复较 GTCS 快。

(5)强直性发作:常在睡眠中发作,表现为全身强直性肌痉挛。

3.癫痫持续状态

癫痫持续状态是指一次癫痫发作持续 30 分钟以上,或连续多次发作、发作间期意识或神经功能未恢复至正常水平。任何类型癫痫均可出现癫痫持续状态,但通常是指全面强直-阵挛发作持续状态。多由于突然停用抗癫痫药或因饮酒、合并感染、孕产等所致,常伴有高热、脱水和酸中毒。

(四)实验室及其他检查

1.脑电图检查

对本病诊断有重要价值,且有助于分型、估计预后及手术前定位。

2.头颅 X 线、脑血管造影、头颅 CT 及 MRI 检查

有助于发现继发性癫痫的病因。

3.血常规、血糖、血寄生虫检查

可了解患者有无贫血、低血糖、寄生虫病等。

(五)心理-社会评估

癫痫某些类型发作有碍自身形象,尤其是发作时伴尿失禁,常严重挫伤了患者的自尊心。此外,癫痫反复发作影响正常生活与工作,使患者终日忧心忡忡,害怕及担忧发作,对生活缺乏自信。如家庭、社会对患者抛弃、隔离,更可使其出现自卑、孤独离群的异常心态。

二、护理诊断

(一)清理呼吸道无效
清理呼吸道无效与癫痫发作时意识丧失有关。

(二)生活自理缺陷
生活自理缺陷与癫痫发作时意识丧失有关。

(三)知识缺乏
缺乏长期正确服药的知识。

(四)有受伤的危险
有受伤的危险与癫痫发作时意识突然丧失、全身抽搐有关。

(五)有窒息的危险
有窒息的危险与癫痫发作时喉头痉挛、意识丧失、气道分泌物增多误入气管有关。

(六)潜在并发症

脑水肿、酸中毒或水电解质失衡。

三、护理目标

(1)患者呼吸道通畅。

(2)未发生外伤、窒息等并发症。

(3)患者的生活需要得到满足。

(4)对疾病的过程、预后、预防有一定了解。

四、护理措施

(一)一般护理

保持环境安静,避免过劳、便秘、睡眠不足、感情冲动及强光刺激等;适当参加体力和脑力活动,劳逸结合,做力所能及的工作,间歇期可下床活动,出现先兆即刻卧床休息;癫痫发作时应有专人护理,并加以防护,以免坠床及碰伤。切勿用力按压患者的肢体以免骨折。

(二)饮食护理

给予清淡饮食,避免过饱,戒烟、酒。因发作频繁不能进食者给予鼻饲流质。

(三)症状护理

当患者正处在意识丧失和全身抽搐时,首先应采取保护性措施,防止发生意外,而不是先给药。

1.防止外伤

迅速使患者就地躺下,用厚纱布包裹的压舌板或筷子、纱布、手绢等置于上、下臼齿间以防咬伤舌头及颊部;癫痫发作时切勿用力按压抽搐的肢体,以免造成骨折及脱臼;抽搐停止前,护理人员应守护在床边观察患者是否意识恢复,有无疲乏、头痛等。

2.防止窒息

患者应取头低侧卧位,下颌稍向前,解开衣领和腰带,取下活动性假牙,及时吸出痰液。必要时托起下颌,将舌用舌钳拉出,以防舌后坠引起呼吸道阻塞。不可强行喂食、喂水,以免误入气管窒息或致肺内感染。

(四)用药护理

根据癫痫发作的类型遵医嘱用药,切不可突然停药、间断、不规则服药,注意观察用药疗效和不良反应。常见的抗癫痫药物见表 4-5。

表 4-5　抗癫痫药的剂量及不良反应

药物	有效发作类型	成人剂量(mg/d)		儿童剂量 mg/(kg·d)	不良反应
		起始	维持		
苯妥英钠	GTCS,部分性发作	200	300～500	4～12	胃肠道症状,毛发增多,齿龈增生,面容粗糙,小脑征,复视,精神症状
卡马西平	部分性发作首选	200	600～2 000	10～40	胃肠道症状,小脑征,复视,嗜睡,体重增加

续表

药物	有效发作类型	成人剂量(mg/d)		儿童剂量 mg/(kg·d)	不良反应
		起始	维持		
丙戊酸钠	全面性发作,GTCS,合并典型失神发作首选	500	1 000~3 000	10~70	肥胖,震颤,毛发减少,合并典型踝肿胀,嗜睡,肝损伤
苯巴比妥	小儿癫痫首选		60~300	2~6	嗜睡,小脑征,复视,认知与行为异常
托吡酯	部分性发作,GTCS	25	200~400	3~6	震颤,头痛,头晕,小脑征,肾结石,胃肠道症状,体重减轻,认知或精神症状
拉莫三嗪	部分性发作,GTCS	25	100~500		头晕,嗜睡,恶心,精神症状

(五)癫痫持续状态护理

严密观察病情变化,一旦发生癫痫持续状态,应立即采取相应的抢救措施。

(1)立即按医嘱地西泮10~20 mg缓慢静脉推注,速度每分钟不超过2 mg,用药中密切观察呼吸、心律、血压的变化,如出现呼吸变浅、昏迷加深、血压下降,应暂停注射。

(2)保持病室环境安静,避免外界各种刺激,应设专人守护,床周加设护栏以保护患者免受外伤。护理人员的所有操作动作要轻柔,尽量集中。

(3)严密观察病情变化,做好生命体征、意识、瞳孔等方面的监测,及时发现并处理高热、周围循环衰竭、脑水肿等严重并发症。

(4)连续抽搐者应控制入液量,按医嘱快速静脉滴注脱水剂,并给氧气吸入,以防缺氧所致脑水肿。

(5)保持呼吸道通畅和口腔清洁,防止继发感染。

(六)心理护理

癫痫患者常因反复发作、长期服药而精神负担加重,感到生气、焦虑、无能为力。护理人员应了解患者的心理状态,有针对性提供帮助。避免采取强制性措施等损害患者自尊心的行为。鼓励患者正确认识疾病,克服自卑心理,努力消除诱发因素,以乐观心态接受治疗。鼓励家属、亲友向患者表达不嫌弃和关爱的情感,解除患者的精神负担,增强其自信心。

五、健康指导

(一)避免诱发因素

向患者及家属介绍本病基本知识及发作时家庭紧急护理方法。避免诱发因素如过度疲劳、睡眠不足、便秘、感情冲动、受凉感冒、饥饿过饱等,反射性癫痫还应避免突然的声光刺激、惊吓、外耳道刺激等因素。

(二)合理饮食

保持良好的饮食习惯,给予清淡且营养丰富的饮食为宜,不宜辛辣、过咸,避免饥饿或过饱,戒烟酒。

(三)适当活动

鼓励患者参加有益的社交活动,适当参与体力和脑力活动,做力所能及的工作,注意劳逸结合,保持乐观情绪。

(四)注意安全

避免单独行动,禁止参与危险性的工作和活动,如攀高、游泳、驾驶车辆、带电作业等;随身携带简要病情诊疗卡,注明姓名、地址、病史、联系电话等,以备发作时取得联系,便于抢救。

(五)用药指导

应向患者及家属说明遵守用药原则的重要性,要坚持长期、规律服药,不得突然停药、减药、漏服药等。注意药物不良反应,一旦发现立即就医。

六、护理评价

患者的基本生活需要得到满足,能够避免诱因,有效地预防发作,积极配合治疗。未发生并发症。

(于　爽)

第十三节　急性脊髓炎

急性脊髓炎是非特异性炎症引起脊髓白质脱髓鞘病变或坏死所致的急性横贯性脊髓损害,也称为急性横贯性脊髓炎,临床特征为病变水平以下肢体瘫痪、传导束性感觉障碍和尿便障碍为临床特征。若病变迅速上升波及高颈段脊髓或延髓,称为急性上升性脊髓炎。

一、护理评估

(一)病因及发病机制

病因不清,大部分病例可能是因病毒感染或疫苗接种后引起自身免疫反应。脊髓血管缺血和病毒感染后,抗病毒抗体所形成的免疫复合物在脊髓血管内沉积也可能是本病的发病原因。

(二)健康史

(1)是否为急性起病,发病时有何异常感觉。本病多为急性起病,常在数小时至3天发展至完全性瘫痪,首发症状多为双下肢麻木无力。

(2)了解有无前驱症状:病前数天或1～2周有无发热、全身不适或呼吸道感染症状,或有无过劳、外伤或受凉等诱因。

(三)身体评估

检查患者有无运动障碍,有无感觉障碍,有无自主神经功能障碍,评估其大、小便排泄情况,评估患者皮肤是否干燥或湿润。首发症状多为双下肢麻木无力,病变相应部位有背痛、病变节段束带感。典型的临床表现为病变水平以下肢体瘫痪、感觉缺失和括约肌障碍。严重者常出现脊髓休克,即瘫痪肢体肌张力低、腱反射消失、病理征引不出、尿潴留等。休克期多为2～4周,如合并肺部及尿路感染和压疮等并发症,则可延长至数月。若无并发症,3～4周进入恢复期,表现为瘫痪肢体肌张力增高、腱反射亢进,出现病理征,肌力由远端逐渐恢复,感觉障碍平面逐渐下降。上升性脊髓炎起病急骤,病情发展迅速,出现吞咽困难、构音障碍、呼吸肌瘫痪,甚至死亡。

(四)实验室及其他检查

腰穿脑脊液压力正常,细胞数、蛋白含量正常或轻度增高;少数脊髓水肿严重者,脊髓腔可部分梗阻;脊髓造影或磁共振成像可见病变部位脊髓增粗等改变。

(五)心理-社会评估

是否因瘫痪而焦虑,是否因呼吸麻痹、濒死感而恐惧、紧张或害怕。

二、护理诊断

(一)躯体移动障碍

躯体移动障碍与脊髓病变所致截瘫有关。

(二)排尿异常

排尿异常与自主神经功能障碍有关。

(三)低效性呼吸型态

低效性呼吸型态与高位脊髓病变所致呼吸肌麻痹有关。

(四)自理能力缺陷

自理能力缺陷与躯体运动功能障碍有关。

(五)感知改变

感知改变与脊髓病变、感觉传导通路受损有关。

(六)有皮肤受损的危险

危险与长期卧床有关。

(七)潜在并发症

肺炎、压疮、尿路感染。

三、护理目标

患者能够配合治疗,情绪稳定;防止肌肉萎缩、关节畸形;不发生误吸、受伤、压疮、呼吸困难等并发症。

四、护理措施

(一)一般护理

急性期卧床休息,有呼吸困难者应抬高床头;避免厚棉被等重物压迫肢体,瘫痪肢体应保持功能位,每天给予肢体按摩,防止肢体痉挛和关节挛缩;定时翻身,保持床单清洁、干燥,避免皮肤受压和机械性刺激,防止压疮。

(二)饮食护理

给予高营养、高蛋白且易消化的食物,供给足够的热量和水分。多食瘦肉、豆制品,多饮水,多食新鲜蔬菜、水果及含纤维素多的食物,以刺激肠蠕动,减轻便秘及肠胀气。

(三)用药护理

大剂量使用激素时,注意观察有无消化道出血倾向,观察大便颜色,必要时做大便隐血试验。

(四)症状护理

(1)对躯体功能障碍的患者,应协助其生活护理,做好晨、晚间护理。尽早进行康复,帮助患者进行肢体被动和主动运动,并辅以肢体按摩,防止肌肉挛缩和关节强直。

(2)对感觉障碍的患者,禁用热水袋,防烫伤和冻伤,每天用温水擦洗,以促进血液循环和感觉恢复,给患者做知觉训练。

（3）对有排尿功能障碍的患者,应留置导尿管,及时更换导尿管及引流袋,定期夹闭导尿管以训练膀胱的舒缩功能,严格无菌操作。

（4）密切观察呼吸的频率、节律变化,及时发现上升性脊髓炎的征兆,如瘫痪从下肢迅速波及上肢或延髓支配肌群,出现吞咽困难、构音障碍、呼吸无力等立即通知医师并做好相应护理。

（五）心理护理

患者常因卧床、生活不能自理而焦虑,心理负担重,护理人员应以高度的同情心和责任心加强与患者沟通,倾听他们的感受,解释疾病的过程和预后,帮助患者树立战胜疾病的信心。

五、健康指导

加强营养,增强体质;加强肢体的主动和被动运动,促进肌力恢复。锻炼时要加以保护,以防跌伤等意外。急性脊髓炎患者若无严重并发症,常在 3～6 个月可恢复到生活自理。如发生压疮、肺部及泌尿系统感染则往往影响康复,或留有不同程度的后遗症。

六、护理评价

患者接受治疗,配合肢体康复训练;未发生并发症。

（于　爽）

第十四节　脊髓压迫症

脊髓压迫症是各种原因的病变引起脊髓或供应脊髓的血管受压所出现的受累脊髓以下脊髓功能障碍的一组病症。病变发展呈进行性,最后导致不同程度的脊髓横贯损害和椎管阻塞。

一、护理评估

（一）病因及发病机制

肿瘤最常见,占 1/3 以上,绝大多数起源于脊髓组织及邻近结构,如神经鞘膜瘤、脊膜瘤、髓内恶性胶质瘤等。其次为炎症,包括脊髓非特异性炎症、结核性脑脊髓膜炎等。另外还有脊柱外伤（如骨折、脱位及椎管内血肿形成）和脊柱退行性病变（如椎间盘脱出等导致椎管狭窄）。

脊髓受压早期可通过移位、排挤脑脊液和表面静脉血液得到代偿,外形虽有明显改变,但神经传导路径并未中断,不出现神经功能受损。后期代偿可出现骨质吸收,使局部椎管扩大,则出现明显的神经系统症状、体征。

（二）身体评估

脊髓压迫症的病因多样,故发病形式、临床表现差别很大。主要评估发病的缓急、疾病的临床表现、诱发因素等。急性脊髓压迫症发病及进展迅速,常于数小时至数天内脊髓功能完全丧失,多表现为脊髓横贯性损害,出现脊髓休克,病变以下呈弛缓性瘫痪。慢性脊髓压迫症病情缓慢进展,通常可分为三期。

1.根痛期

出现神经根痛及脊膜刺激症状。

2.脊髓部分受压期

表现脊髓半切综合征。

3.脊髓完全受压期

出现脊髓完全性横贯性损害。

(三)实验室及其他检查

腰穿脑脊液检查显示梗阻愈完全,蛋白含量则愈高,压颈试验可证实有无椎管梗阻,对脊髓压迫症诊断有重要意义。脊柱 X 线片可发现骨折、脱位、错位、结核、骨质破坏及椎管狭窄。CT 和MRI 检查对疾病的定位、定性诊断有重要参考价值。

(四)心理-社会评估

是否因瘫痪而焦虑,是否因呼吸麻痹、濒死感而恐惧、紧张或害怕。

二、护理诊断

(一)焦虑

焦虑与缺乏疾病的相关知识或对治疗及预后不可知有关。

(二)躯体移动障碍

躯体移动障碍与脊髓受压所致截瘫有关。

(三)感知改变

感知改变与脊髓受压、感觉传导通路受损有关。

(四)尿潴留

尿潴留与自主神经功能障碍有关。

(五)疼痛

疼痛与手术所致组织损伤有关。

三、护理措施

见本章"急性脊髓炎患者的护理"。

(于　爽)

第十五节　三叉神经痛

三叉神经痛是三叉神经分布区短暂的反复发作性剧痛。

一、护理评估

(一)病因及发病机制

原发性三叉神经痛病因不明,多数人认为由脑干三叉神经感觉主核或半月神经节细胞发作性放电,也有人认为是半月节附近的动脉硬化,小血管团压迫三叉神经根等原因引起。继发性三叉神经痛常为脑桥小脑占位性病变、多发性硬化等所致。

(二)健康史

询问患者疼痛的部位、性质和频率；仔细询问患者疼痛的部位是一侧还是两侧，痛点位于哪里；询问患者是否有特别敏感的区域；是否有诱发因素；疼痛的感觉如何，持续时间有多久。

(三)身体评估

了解起病形式及病程特点：三叉神经痛者多呈周期性发作，每次发作期可为数天、数周或数月不等；缓解期亦可数天至数年不等。

(四)心理-社会评估

疼痛严重时可昼夜发作，使患者夜不能眠，常导致患者面色憔悴、甚至精神抑郁或情绪低落。

(五)实验室及其他检查

了解神经系统有无阳性体征：原发性三叉神经痛一般无神经系统阳性体征。

二、护理诊断

(一)疼痛

疼痛与三叉神经受损有关。

(二)焦虑

焦虑与疼痛反复、频繁发作有关。

三、护理措施

(一)一般护理

保持室内光线柔和，周围环境安静、安全，避免患者因周围环境刺激而产生焦虑加重疼痛。

(二)饮食护理

饮食宜清淡，保证机体营养，避免粗糙、干硬、辛辣食物，严重者予以流质饮食。

(三)症状护理

观察患者疼痛的部位、性质，与患者进行交谈，帮助患者了解疼痛的原因与诱因；指导患者运用想象、分散注意力、放松、适当按摩疼痛部位等技巧减轻疼痛；指导患者生活有规律，合理休息，鼓励患者参加一些娱乐活动（如看电视、杂志，听音乐，跳交谊舞等），以减轻疼痛和消除紧张情绪。

(四)用药护理

按时服药，并将药物不良反应向患者说明，使之更好配合。如使用卡马西平可致眩晕、嗜睡、恶心、步态不稳，多在数天后消失；偶有皮疹、白细胞减少，需停药。迅速有效的止痛是治疗本病的关键。

1.药物治疗

卡马西平为三叉神经痛的首选药物，其次可选用苯妥英钠、氯硝西泮、巴氯芬等；轻者也可服用解热镇痛药。

2.封闭治疗

服药无效者可行三叉神经纯乙醇封闭治疗。

3.射频电凝疗法

采用射频电凝治疗对大多数患者有效，可缓解疼痛数月至数年。

以上治疗均无效时可考虑三叉神经感觉根部分切断术，止痛效果为目前首选。

（五）心理护理

护士应怀着同情心去理解和体谅患者的情况,对缺乏知识的恐惧,应做耐心的解释工作。

（六）健康指导

帮助患者及家属掌握本病有关治疗和训练方法。如洗脸、刷牙时动作轻柔,进软食,禁食较硬的食物,以免诱发疼痛;遵医嘱合理用药,学会识别药物不良反应;不要随意更换药物或停药;若有眩晕、步态不稳、皮疹等应及时就诊。

四、护理评价

患者疼痛有所减轻,并且能够说出疼痛的诱发因素。

（楚梦苛）

第十六节 面 神 经 炎

面神经炎又称特发性面神经麻痹或 Bell 麻痹,是茎乳孔内面神经非特异性炎症导致的周围性面瘫,是自发性面神经瘫痪中最常见的疾病。

一、护理评估

（一）病因及发病机制

本病的病因与发病机制尚未完全阐明。由于骨性面神经管仅能容纳面神经通过,面神经一旦发生炎性水肿,可导致面神经受压。风寒、病毒感染（如带状疱疹）和自主神经功能紊乱等可引起局部神经营养血管痉挛,导致神经缺血水肿。早期病理改变为神经水肿和脱髓鞘,严重者可出现轴索变性。

（二）健康史

本病可发生于任何年龄,男性略多。通常急性发病,于数小时或 1～3 天内达高峰。病初可有麻痹侧乳突区、耳内或下颌角后疼痛。常于起床后刷牙时从病侧口角漏水而发现。

（三）身体评估

临床症状主要表现为患侧面部表情肌瘫痪,额纹消失,不能皱额蹙眉,眼裂增宽,闭合不能或闭合不全。闭眼时眼球向上外方转动,显露白色巩膜,称为 Bell 征。病侧鼻唇沟变浅,口角下垂,示齿时口角偏向健侧,不能吹口哨,不能鼓腮等。面神经病变在中耳鼓室段者可出现讲话时回响过度和患侧舌前 2/3 味觉丧失,影响膝状神经节者,除上述表现外,还出现患侧乳头部疼痛、耳郭与外耳道感觉减退、外耳道或鼓膜疱疹,称 Hunt 综合征。

（四）心理-社会评估

突然的口角歪斜、流涎等面部形象改变常可导致焦急、烦躁或情绪低落。

二、护理诊断

（一）自我形象紊乱

自我形象紊乱与面神经受损而致口眼歪斜有关。

（二）疼痛

疼痛与面神经病变累及膝状神经节有关。

（三）焦虑

与疾病相关治疗的知识缺乏有关。

三、护理措施

（一）一般护理

急性期注意休息，避免风寒，特别是患侧茎乳孔周围应加以保护，如出门穿风衣或系围巾等。

（二）饮食护理

饮食宜清淡，保证机体营养，严重者予以流质饮食；应注意食物的冷热度，防止烫伤与冻伤口腔黏膜。保持口腔清洁，饭后及时漱口，预防口腔感染。

（三）对症护理

对不能闭眼者，应以眼罩加以保护，局部涂眼膏、滴眼药水，以防角膜感染；尽早加强面肌的主动和被动运动，可教患者对着镜子做皱眉、举额、闭眼、露齿、鼓腮和吹口哨等动作，每天数次，每次 5～15 分钟，并辅以面部肌肉按摩。

（四）用药护理

使用糖皮质激素治疗的患者，应注意药物的不良反应，观察有无胃肠道出血、感染征象，并及时测量血压。治疗原则为改善局部血液循环，减轻面神经水肿，促进功能恢复。

1.药物治疗

急性期应尽早使用糖皮质激素。并用大剂量维生素 B_1、维生素 B_{12} 等肌内注射，改善神经营养。如系带状疱疹病毒感染引起 Hunt 综合征，可口服阿昔洛韦。

2.理疗

急性期可用茎乳孔附近红外线照射或超短波透热疗法，恢复期可行碘离子透入疗法、针刺或电针治疗。

3.康复治疗

患侧面肌活动开始恢复时应尽早进行功能训练，进行面肌的被动或主动运动。

（五）心理护理

因患者突然出现口角歪斜，尤其是在说话时面神经抽搐加剧，造成心理负担加重，应鼓励患者表达自身的感受，给予正确指导。鼓励患者尽早治疗并告诉患者疾病的过程、治疗手段及预后，以增强患者的信心。护士注意语言柔和、态度亲切，避免伤害患者自尊的行为。

四、健康指导

预防面神经炎应针对诱因采取措施。除保持生活规律，适当锻炼，增强体质，预防病毒等微生物感染外，还要注意防止着凉和调节情绪，保持心境平和。

（楚梦苛）

第十七节 吉兰-巴雷综合征

吉兰-巴雷综合征(GBS)是可能与感染有关和免疫抑制参与的急性(或亚急性)特发性多发性神经病。以周围神经和神经根脱髓鞘,以及小血管周围淋巴细胞及吞噬细胞的炎性反应为病理特点。

一、护理评估

(一)病因及发病机制

本病的确切病因不清,多数认为属神经系统的一种迟发性过敏性自身免疫性疾病。可发生于感染性疾病、疫苗接种或外科处理后,也可无明显诱因。与先期空肠弯曲菌感染有关,还可能与巨细胞病毒、EB病毒、肺炎支原体、乙型肝炎病毒和人类免疫缺陷病毒等感染有关。

(二)健康史

了解疾病发生是否为急性起病,病前有无感染史。此病各年龄组均可发病,以儿童和青壮年多见,一年四季均可发病。多数患者病前1～4周有上呼吸道、消化道感染症状或有疫苗接种史。

(三)身体评估

1.运动障碍

急性或亚急性起病,出现肢体对称性弛缓性瘫痪,通常自双下肢开始,多于数天至2周达到高峰。病情危重者在1～2天内迅速加重,出现四肢完全性瘫痪、呼吸肌和吞咽肌麻痹,危及生命。腱反射减低或消失,发生轴索变性可出现肌萎缩。

2.感觉障碍

比运动障碍轻,表现为肢体远端感觉异常如烧灼感、麻木、刺痛和不适感和/或手套袜子型感觉缺失。

3.脑神经损害

以双侧面瘫多见。

4.自主神经症状

可有发汗异常,皮肤潮红、发凉、发热,手足肿胀及营养障碍;严重病例可有心动过速、直立性低血压。

(四)实验室及其他检查

典型的脑脊液改变为起病1周后蛋白质含量明显增高而细胞数正常,称蛋白-细胞分离现象,为本病特征性表现。

(五)心理-社会评估

是否因瘫痪而焦虑,是否因呼吸麻痹、濒死感而恐惧、紧张或害怕,是否因恢复慢而出现消极情绪。

二、护理诊断

(一)低效性呼吸型态
低效性呼吸型态与呼吸肌麻痹有关。

(二)躯体移动障碍
躯体移动障碍与四肢肌肉进行性瘫痪有关。

(三)吞咽困难
吞咽困难与脑神经受损所致延髓麻痹、咀嚼肌无力及气管切开等因素有关。

(四)有发生废用综合征的危险
危险与躯体运动障碍有关。

(五)有皮肤完整性受损的危险
危险与长期卧床有关。

(六)焦虑、恐惧
焦虑、恐惧与呼吸困难、濒死感有关。

三、护理目标

患者的呼吸功能能够维持正常;患者的肢体保持功能位,未出现废用综合征;患者的基本生活需求得到满足;患者未出现压疮;患者和家属的焦虑感得到缓解。

四、护理措施

(一)一般护理
急性期卧床休息,重症患者应在重症监护病房治疗;鼓励患者多咳嗽和深呼吸。当患者有四肢瘫时给予使用床档,需要加强陪护,保证患者的安全,防止坠床或跌倒。

(二)饮食护理
给予高蛋白、高维生素、高热量且易消化的食物,保证机体足够的营养,吞咽困难者予以鼻饲流质饮食,进食时和进食后 30 分钟应抬高床头,防止窒息。

如有缺氧症状如呼吸困难、烦躁、出汗、指(趾)甲及口唇发绀,肺活量降至 1 L 以下或动脉氧分压低于 9.3 kPa(70 mmHg)时宜及早使用呼吸机。一般先用气管内插管,如 1 天以上无好转,则行气管切开,使用呼吸机。

(三)症状护理
1.密切观察患者的生命体征

尤其是呼吸的变化,严格掌握使用呼吸机的指征。护理人员应熟悉血气分析的正常值,如发现异常及时报告医师,调整呼吸机各项指标。保持呼吸道通畅,使其头偏向一侧。定时翻身、叩背、吸痰,给予雾化吸入,及时排除呼吸道分泌物,预防肺不张和肺部感染。

2.肢体运动障碍的护理

应对患者说明早期肢体锻炼的重要性,保持肢体的轻度伸展,帮助患者被动运动,防止肌肉挛缩,维持肢体正常运动功能及正常功能位置,防止足下垂。

3.感觉障碍患者的护理

注意保护皮肤勿被烫伤、冻伤及擦破,定时翻身,每小时 1 次,加用按摩气垫床,防止发生压疮。

(四)用药护理

按医嘱正确给药,注意药物的作用、不良反应。某些安眠、镇静药可产生呼吸抑制,告知患者不能轻易使用,以免掩盖或加重病情。治疗要点主要为如下。

1.病因治疗

血浆交换(PE)及免疫球蛋白静脉滴注(IVIG)是 AIDP 的一线治疗,可消除外周血免疫活性细胞、细胞因子和抗体等,减轻神经损害。此两种疗法的费用昂贵,且 PE 需在有特殊设备的医疗中心进行。糖皮质激素通常认为对 GBS 无效,并有不良反应,但无条件应用 IVIG 和 PE 时可试用。应用免疫球蛋白治疗时应注意点滴速度不宜太快,注意观察患者有无头痛、发冷、寒战等变态反应。

2.辅助呼吸

呼吸肌麻痹是 GBS 的主要危险,呼吸麻痹的抢救是增加本病的治愈率、降低病死率的关键。因此,密切观察呼吸情况,对有呼吸困难者及时行气管切开及插管,使用呼吸机进行人工辅助呼吸。

(五)心理护理

本病发病急,病情进展快,恢复期较长,加之长期活动受限,患者常产生孤独、焦虑、恐惧、失望等情绪,不利于疾病的康复。护理人员应及时了解患者的心理状况,主动关心患者,告诉患者本病经积极治疗和康复锻炼,绝大多数可以恢复,以增强患者与疾病作斗争的信心,降低患者的焦虑、恐惧及失望感。

五、健康指导

病愈后仍应坚持适当的运动,增强机体抵抗力,避免受凉及感冒;给予高热量饮食,保证足够的营养;肢体锻炼应持之以恒,防止肌肉失用性萎缩;患者出院后要按时服药,并注意药物不良反应。

六、护理评价

患者的呼吸功能正常,无呼吸困难;患者未发生并发症,生活需要得到满足;患者和家属的焦虑情绪得到缓解,获得适当心理支持。

(楚梦苛)

第十八节　重症肌无力

重症肌无力(MG)是乙酰胆碱受体抗体(AchR-Ab)介导的,细胞免疫依赖及补体参与者的神经-肌肉接头处传递障碍的自身免疫性疾病。病变主要累及神经-肌肉接头突触后膜上乙酰胆碱受体(AchR)。临床特征为部分或全身骨骼肌易疲劳,通常在活动后加重、休息后减轻,具有晨轻暮重等特点。MG 在一般人群中发病率为 8/10 万～20/10 万,患病率约为 50/10 万。

一、病因

(1)重症肌无力确切的发病机制目前仍不明确,但是有关该病的研究还是很多的,其中,研究最多的是有关重症肌无力与胸腺的关系,以及乙酰胆碱受体抗体在重症肌无力中的作用。大量的研究发现,重症肌无力患者神经-肌肉接头处突触后膜上的乙酰胆碱受体(AchR)数目减少,受体部位存在抗 AchR 抗体,且突触后膜上有 IgG 和 C3 复合物的沉积。

(2)血清中的抗 AchR 抗体的增高和突触后膜上的沉积所引起的有效的 AchR 数目的减少,是本病发生的主要原因。而胸腺是 AchR 抗体产生的主要场所,因此,本病的发生一般与胸腺有密切的关系。所以,调节人体 AchR,使之数目增多,化解突触后膜上的沉积,抑制抗 AchR 抗体的产生是治愈本病的关键。

(3)很多临床现象也提示本病和免疫机制紊乱有关。

二、诊断要点

(一)临床表现

本病根据临床特征诊断不难。起病隐袭,主要表现受累肌肉病态疲劳,肌肉连续收缩后出现严重肌无力甚至瘫痪,经短暂休息后可见症状减轻或暂时好转。肌无力多于下午或傍晚劳累后加重,晨起或休息后减轻,称之为“晨轻暮重”。首发症状常为眼外肌麻痹,出现非对称性眼肌麻痹和上睑下垂,斜视和复视,严重者眼球运动明显受限,甚至眼球固定,瞳孔光反射不受影响。面肌受累表现皱纹减少,表情困难,闭眼和示齿无力;咀嚼肌受累使连续咀嚼困难,进食经常中断;延髓肌受累导致饮水呛咳,吞咽困难,声音嘶哑或讲话鼻音;颈肌受损时抬头困难。严重时出现肢体无力,上肢重于下肢,近端重于远端。呼吸肌、膈肌受累,出现咳嗽无力、呼吸困难,重症可因呼吸肌麻痹继发吸入性肺炎可导致死亡。偶有心肌受累可突然死亡,平滑肌和膀胱括约肌一般不受累。感染、妊娠、月经前常导致病情恶化,精神创伤、过度疲劳等可为诱因。

(二)临床试验

肌疲劳试验,如反复睁闭眼、握拳或两上肢平举,可使肌无力更加明显,有助诊断。

(三)药物试验

1.新斯的明试验

以甲基硫酸新斯的明 0.5 mg 肌内注射或皮下注射。如肌力在半至 1 小时内明显改善时可以确诊,如无反应,可次日用 1 mg、1.5 mg,直至 2 mg 再试,如 2 mg 仍无反应,一般可排除本病。为防止新期的明的毒碱样反应,需同时肌内注射阿托品 0.5～1.0 mg。

2.依酚氯铵试验

适用于病情危重、有延髓性麻痹或肌无力危象者。用 10 mg 溶于 10 mg 生理盐水中缓慢静脉注射,至 2 mg 后稍停 20 秒,若无反应可注射 8 mg,症状改善者可确诊。

(四)辅助检查

1.电生理检查

常用感应电持续刺激,受损肌反应及迅速消失。此外,也可行肌电图重复频率刺激试验,低频刺激波幅递减超过 10%,高频刺激波幅递增超过 30% 为阳性。单纤维肌电图出现颤抖现象延长,延长超过 50 微秒者也属于阳性。

2.其他

血清中抗 AchR 抗体测定约 85％患者增高。胸部 X 线摄片或胸腺 CT 检查,胸腺增生或伴有胸腺肿瘤,也有辅助诊断价值。

三、鉴别要点

(1)本病眼肌型需与癔症、动眼神经麻痹、甲状腺毒症、眼肌型营养不良症、眼睑痉挛鉴别。

(2)延髓肌型者,需与真假延髓性麻痹鉴别。

(3)四肢无力者需与神经衰弱、周期性瘫痪、感染性多发性神经炎、进行性脊肌萎缩症、多发性肌炎和癌性肌无力等鉴别。特别由支气管小细胞肺癌所引起的 Lambert-Eaton 综合征与本病十分相似,但药物试验阴性。肌电图(EMG)有特征异常,静息电位低于正常,低频重复电刺激活动电位渐次减小,高频重复电刺激活动电位渐次增大。

四、规范化治疗

(一)胆碱酯酶抑制剂

主要药物是溴吡斯的明,剂量为 60 mg,每天 3 次,口服。可根据患者症状确定个体化剂量,若患者吞咽困难,可在餐前 30 分钟服药;如晨起行走无力,可起床前服长效溴吡斯的明 180 mg。

(二)皮质激素

皮质激素适用于抗胆碱酯酶药反应较差并已行胸腺切除的患者。由于用药早期肌无力症状可能加重,患者最初用药时应住院治疗,用药剂量及疗程应根据患者具体情况做个体化处理。

1.大剂量泼尼松

开始剂量为 60～80 mg/d,口服,当症状好转时可逐渐减量至相对低的维持量,隔天服 5～15 mg/d,隔天用药可减轻不良反应发生。通常 1 个月内症状改善,常于数月后疗效达到高峰。

2.甲泼尼龙冲击疗法

反复发生危象或大剂量泼尼松不能缓解,住院危重病例、已用气管插管或呼吸机可用,每天 1 g,口服,连用 3～5 天。如 1 个疗程不能取得满意疗效,隔 2 周可再重复 1 个疗程,共治疗 2～3 个疗程。

(三)免疫抑制剂

严重的或进展型病例必须做胸腺切除术,并用抗胆碱酯酶药。症状改善不明显者可试用硫唑嘌呤;小剂量皮质激素未见持续疗效的患者也可用硫唑嘌呤替代大剂量皮质激素,常用剂量为 2～3 mg/(kg·d),最初自小剂量 1 mg/(kg·d) 开始,应定期检查血常规和肝、肾功能。白细胞计数低于 3×10^9/L 应停用;可选择性抑制 T 细胞和 B 细胞增生,每次 1 g,每天 2 次,口服。

(四)血浆置换

用于病情急骤恶化或肌无力危象患者,可暂时改善症状,或于胸腺切除术前处理,避免或改善术后呼吸危象,疗效持续数天或数月,该法安全,但费用昂贵。

(五)免疫球蛋白

通常剂量为 0.4 g/(kg·d),静脉滴注,连用 3～5 天,用于各种类型危象。

(六)胸腺切除

60 岁以下的 MG 患者可行胸腺切除术,适用于全身型 MG 包括老年患者,通常可使症状改善或缓解,但疗效常在数月或数年后显现。

(七)危象的处理

1.肌无力危象

肌无力危象最常见,常因抗胆碱酯药物剂量不足引起,注射依酚氯铵或新斯的明后症状减轻,应加大抗胆碱酯药的剂量。

2.胆碱能危象

抗胆碱酯酶药物过量可导致肌无力加重,出现肌束震颤及毒蕈碱样反应,依酚氯铵静脉注射无效或加重,应立即停用抗胆碱酯酶药,待药物排出后重新调整剂量或改用其他疗法。

3.反拗危象

抗胆碱酯酶药不敏感所致。依酚氯铵试验无反应。应停用抗胆碱酯酶药,输液维持或改用其他疗法。

(八)慎用和禁用的药物

奎宁、吗啡及氨基苷类抗生素、新霉素、多黏菌素、巴龙霉素等应禁用,地西泮、苯巴比妥等应慎用。

五、护理

(一)护理诊断

1.活动无耐力

活动无耐力与神经-肌肉联结点传递障碍;肌肉萎缩、活动能力下降;呼吸困难、氧供需失衡有关。

2.废用综合征

废用综合征与神经肌肉障碍导致活动减少有关。

3.吞咽障碍

吞咽障碍与神经肌肉障碍(呕吐反射减弱或消失;咀嚼肌肌力减弱;感知障碍)有关。

4.生活自理缺陷

生活自理缺陷与眼外肌麻痹、眼睑下垂或四肢无力、运动障碍有关。

5.营养不足

低于机体需要量与咀嚼无力、吞咽困难致摄入减少有关。

(二)护理措施

(1)轻症者适当休息,避免劳累、受凉、感染、创伤、激怒。病情进行性加重者须卧床休息。

(2)在急性期,鼓励患者充分卧床休息。将患者经常使用的日常生活用品(便器、卫生纸、茶杯等)放在患者容易拿取的地方。根据病情或患者的需要协助其日常生活活动,以减少能量消耗。

(3)指导患者使用床档、扶手、浴室椅等辅助设施,以节省体力和避免摔伤。鼓励患者在能耐受的活动范围内,坚持身体活动。患者活动时,注意保持周围环境安全,无障碍物,以防跌倒,路面防滑,防止滑倒。

(4)给患者和家属讲解活动的重要性,指导患者和家属对受累肌肉进行按摩和被动/主动运动,防止肌肉萎缩。

(5)选择软饭或半流质饮食,避免粗糙干硬、辛辣等刺激性食物。根据患者需要供给高蛋白、高热量、高维生素的食物。吃饭或饮水时保持端坐、头稍微前倾的姿势。给患者提供充足的进餐时间、喂饭速度要慢,少量多餐,交替喂液体和固体食物,让患者充分咀嚼、吞咽后再继续喂。把药片碾碎后制成糊状再喂药。

(6)注意保持进餐环境安静、舒适;进餐时,避免讲话或进行护理活动等干扰因素。进食宜在口服抗胆碱酯酶药物后30~60分钟,以防呛咳。如果有食物滞留,鼓励患者把头转向健侧,并控制舌头向受累的一侧清除残留的食物或喂食数口汤,让食物咽下。如果误吸液体,让患者上身稍前倾,头稍微低于胸口,便于分泌物引流,并擦去分泌物。在床旁备吸引器,必要时吸引。患者不能由口进食时,遵医嘱给予营养支持或鼻饲。

(7)注意观察抗胆碱酯酶药物的疗效和不良反应,严格执行用药时间和剂量,以防因用量不足或过量导致危象的发生。

(三)应急措施

(1)一旦出现重症肌无力危象,应迅速通知医师;立即给予吸痰、吸氧、简易呼吸器辅助呼吸,做好气管插管或切开,人工呼吸机的准备工作;备好新斯的明等药物,按医嘱给药,尽快解除危象。

(2)避免应用一切加重神经肌肉传导障碍的药物,如吗啡、利多卡因、链霉素、卡那霉素、庆大霉素和磺胺类药物。

(四)健康指导

1.入院教育

(1)给患者讲解疾病的名称,病情的现状、进展及转归。

(2)根据患者需要,给患者和家属讲解饮食营养的重要性,取得他们的积极配合。

2.住院教育

(1)仔细向患者解释治疗药物的名称、药物的用法、作用和不良反应。

(2)告知患者常用药治疗方法、不良反应、服药注意事项,避免因服药不当而诱发肌无力危象。

(3)肌无力症状明显时,协助做好患者的生活护理,保持口腔清洁防止外伤和感染等并发症。

3.出院指导

(1)保持乐观情绪、生活规律、饮食合理、睡眠充足,避免疲劳、感染、情绪抑郁和精神创伤等诱因。

(2)注意根据季节、气候,适当增减衣服,避免受凉、感冒。

(3)按医嘱正确服药,避免漏服、自行停服和更改药量。

(4)患者出院后应随身带有卡片,包括姓名、年龄、住址、诊断证明,目前所用药物及剂量,以便在抢救时参考。

(5)病情加重时及时就诊。

(魏天红)

第五章

消化内科护理

第一节　胃　炎

胃炎是指不同病因所致的胃黏膜炎症,通常包括上皮损伤、黏膜炎症反应和细胞再生 3 个过程,是最常见的消化道疾病之一。

一、急性胃炎

急性胃炎是由多种病因引起的急性胃黏膜炎症,内镜检查可见胃黏膜充血、水肿、出血、糜烂及浅表溃疡等一过性病变。临床上,以急性糜烂出血性胃炎最常见。

(一)病因与发病机制

1.药物

最常引起胃黏膜炎症的药物是非甾体抗炎药(non-steroidal anti-inflammatory drug, NSAID),如阿司匹林、吲哚美辛等,可破坏胃黏膜上皮层,引起黏膜糜烂。

2.急性应激

严重的重要脏器衰竭、严重创伤、大手术、大面积烧伤、休克甚至精神心理因素等引起的急性应激,导致胃黏膜屏障破坏和 H^+ 弥散进入黏膜,引起胃黏膜糜烂和出血。

3.其他

酒精具有亲脂性和溶脂能力,高浓度酒精可直接破坏胃黏膜屏障。某些急性细菌或病毒感染、胆汁和胰液反流、胃内异物以及肿瘤放射治疗(以下简称放疗)后的物理性损伤,可造成胃黏膜损伤引起上皮细胞损害、黏膜出血和糜烂。

(二)临床表现

1.症状

轻者大多无明显症状;有症状者主要表现为非特异性消化不良的表现。上消化道出血是该病突出的临床表现。

2.体征

上腹部可有不同程度的压痛。

(三)辅助检查

1.实验室检查

大便潜血试验呈阳性。

2.内镜检查

纤维胃镜检查是诊断的主要依据。

(四)治疗要点

治疗原则是去除致病因素和积极治疗原发病。药物引起者,立即停药。急性应激者,在积极治疗原发病的同时,给予抑制胃酸分泌的药物。发生上消化道大出血时,按上消化道出血处理。

(五)护理措施

1.休息与活动

注意休息,减少活动。急性应激致病者应卧床休息。

2.饮食护理

定时、规律进食,少食多餐,避免辛辣刺激性食物。

3.用药指导

指导患者遵医嘱慎用或禁用对胃黏膜有刺激作用的药物,并指导患者正确服用抑酸剂、胃黏膜保护剂等药物。

二、慢性胃炎

慢性胃炎是由各种病因引起的胃黏膜慢性炎症。其发病率在各种胃病中居首位。

(一)病因与发病机制

1.幽门螺杆菌感染

幽门螺杆菌感染被认为是慢性胃炎最主要的病因。

2.饮食和环境因素

饮食中高盐和缺乏新鲜蔬菜、水果与发生慢性胃炎相关。幽门螺杆菌可增加胃黏膜对环境因素损害的易感性。

3.物理及化学因素

物理及化学因素可削弱胃黏膜的屏障功能,使其易受胃酸-胃蛋白酶的损害。

4.自身免疫

由于壁细胞受损,机体产生壁细胞抗体和内因子抗体,使胃酸分泌减少乃至缺失,还可影响维生素 B_{12} 吸收,导致恶性贫血。

5.其他因素

慢性胃炎与年龄相关。

(二)临床表现

1.症状

$70\%\sim80\%$ 的患者可无任何症状,部分患者表现为非特异性的消化不良,症状常与进食或食物种类有关。

2.体征

体征多不明显,有时上腹部轻压痛。

(三)辅助检查

1.实验室检查

胃酸分泌正常或偏低。

2.幽门螺杆菌检测

可通过侵入性和非侵入性方法检测。

3.胃镜及胃黏膜活组织检查

胃镜及胃黏膜活组织检查是诊断慢性胃炎最可靠的方法。

(四)治疗要点

治疗原则是消除病因、缓解症状、控制感染、防治癌前病变。

1.根除幽门螺杆菌感染

对幽门螺杆菌感染引起的慢性胃炎,尤其在活动期,目前多采用三联疗法,即一种胶体铋剂或一种质子泵抑制剂加上两种抗菌药物。

2.根据病因给予相应处理

若因非甾体抗炎药引起,应停药并给予抑酸剂或硫糖铝;若因胆汁反流,可用氢氧化铝凝胶来吸附,或予以硫糖铝及胃动力药物以中和胆盐,防止反流。

3.对症处理

有胃动力学改变者,可服用多潘立酮、西沙必利等;自身免疫性胃炎伴有恶性贫血者,遵医嘱肌内注射维生素 B_{12}。

(五)护理措施

1.一般护理

(1)休息与活动:急性发作或伴有消化道出血时应卧床休息,并可用转移注意力、做深呼吸等方法来减轻焦虑、缓解疼痛。病情缓解时,进行适当的运动和锻炼,注意避免过度劳累。

(2)饮食护理:以高热量、高蛋白、高维生素及易消化的饮食为原则,宜定时定量、少食多餐、细嚼慢咽,避免摄入过咸、过甜、过冷、过热及辛辣刺激性食物。

2.病情观察

观察患者消化不良症状,腹痛的部位以及性质,呕吐物和粪便的颜色、量及性状等,用药前后患者的反应。

3.用药护理

注意观察药物的疗效及不良反应。

(1)慎用或禁用阿司匹林、吲哚美辛等对胃黏膜有刺激的药物。

(2)胶体铋剂:枸橼酸铋钾宜在餐前半小时用吸管吸入服用。部分患者服药后出现便秘和大便呈黑色,停药后可自行消失。

(3)抗菌药物:服用阿莫西林前应询问患者有无青霉素过敏史,应用过程中注意有无迟发性变态反应。甲硝唑可引起恶心、呕吐等胃肠道反应。

4.症状、体征的护理

腹部疼痛或不适者,避免精神紧张,采取转移注意力、做深呼吸等方法缓解疼痛;或用热水袋热敷胃部,以解除痉挛,减轻腹痛。

5.健康指导

(1)疾病知识指导:向患者及家属介绍本病的相关病因和预后,避免诱发因素。

（2）饮食指导：指导患者加强饮食卫生和营养，规律饮食。

（3）生活方式指导：指导患者保持良好的心态，生活要有规律，合理安排工作和休息时间，劳逸结合。

（4）用药指导：指导患者遵医嘱服药，如有异常及时就诊，定期门诊复查。

（郭　倩）

第二节　反流性食管炎

反流性食管炎（reflux esophagitis，RE）是指胃、十二指肠内容物反流入食管所引起的食管黏膜炎症、糜烂、溃疡和纤维化等病变，甚至引起咽喉、气道等食管以外的组织损害。其发病男性多于女性，男女比例为（2～3）：1，发病率为1.92%。随着年龄的增长，食管下段括约肌收缩力的下降，胃、十二指肠内容物自发性反流，而使老年人反流性食管炎的发病率有所增加。

一、病因与发病机制

（一）抗反流屏障削弱

食管下括约肌是指食管末端3～4 cm长的环形肌束。正常人静息时压力为1.3～4.0 kPa（10～30 mmHg），为一高压带，防止胃内容物反流入食管。由于年龄的增长，机体老化导致食管下括约肌的收缩力下降引起食物反流。一过性食管下括约肌松弛也是反流性食管炎的主要发病机制。

（二）食管清除作用减弱

正常情况下，一旦发生食物的反流，大部分反流物通过1～2次食管自发和继发性的蠕动性收缩将食管内容物排入胃内，即容量清除，剩余的部分则由唾液缓慢地中和。老年人食管蠕动缓慢和唾液产生减少，影响了食管的清除作用。

（三）食管黏膜屏障作用下降

反流物进入食管后，可以凭借食管上皮表面黏液、不移动水层和表面HCO_3^-、复层鳞状上皮等构成上皮屏障，以及黏膜下丰富的血液供应构成的后上皮屏障，发挥其抗反流物对食管黏膜损伤的作用。随着机体老化，食管黏膜逐渐萎缩，黏膜屏障作用下降。

二、护理评估

（一）健康史
询问患者的饮食结构及习惯、有无长期服用药物史。

（二）身体评估
1.反流症状

反酸、反食、反胃（指胃内容物在无恶心和不用力的情况下涌入口腔）、嗳气等，多在餐后明显或加重，平卧或躯体前屈时易出现。

2.反流物引起的刺激症状

胸骨后或剑突下烧灼感、胸痛、吞咽困难等。常由胸骨下段向上伸延，常在餐后1小时出现，平卧、弯腰或腹压增高时可加重。反流物刺激食管痉挛导致胸痛，常发生在胸骨后或剑突下。严重时可为剧烈刺痛,可放射到后背、胸部、肩部、颈部、耳后,有的酷似心绞痛的特点。

3.其他症状

咽部不适,有异物感、棉团感或堵塞感,可能与酸反流引起食管上段括约肌压力升高有关。

4.并发症

(1)上消化道出血:因食管黏膜炎症、糜烂及溃疡可以导致上消化道出血。

(2)食管狭窄:食管炎反复发作致使纤维组织增生,最终导致瘢痕性狭窄。

(3)Barrett食管:在食管黏膜的修复过程中,食管-贲门交界处 2 cm 以上的食管鳞状上皮被特殊的柱状上皮取代,称之为 Barrett 食管。Barrett 食管发生溃疡时,又称 Barrett 溃疡。Barrett食管是食管癌的主要癌前病变,其腺癌的发生率较正常人高 30～50 倍。

(三)辅助检查

1.内镜检查

内镜检查是反流性食管炎最准确、最可靠的诊断方法,能判断其严重程度和有无并发症,结合活检可与其他疾病相鉴别。

2.24 小时食管 pH 监测

应用便携式 pH 记录仪在生理状态下对患者进行 24 小时食管 pH 连续监测,可提供食管是否存在过度酸反流的客观依据。在进行该项检查前 3 天,应停用抑酸药与促胃肠动力的药物。

3.食管吞钡 X 线检查

对不愿意接受或不能耐受内镜检查者行该检查。严重患者可发现阳性 X 线征。

(四)心理-社会状况

反流性食管炎长期持续存在,病情反复、病程迁延,因此患者会出现食欲减退,体重下降,导致患者心情烦躁、焦虑;合并消化道出血时会使患者紧张、恐惧。应注意评估患者的情绪状态及对本病的认知程度。

三、常见护理诊断及问题

(一)疼痛

疼痛与胃食管黏膜炎性病变有关。

(二)营养失调

低于机体需要量与害怕进食、消化吸收不良等有关。

(三)有体液不足的危险

危险与合并消化道出血引起活动性体液丢失、呕吐及液体摄入量不足有关。

(四)焦虑

焦虑与病情反复、病程迁延有关。

(五)知识缺乏

缺乏对反流性食管炎病因和预防知识的了解。

四、诊断要点与治疗原则

(一)诊断要点

临床上有明显的反流症状,内镜下有反流性食管炎的表现,食管过度酸反流的客观依据即可做出诊断。

（二）治疗原则

以药物治疗为主,对药物治疗无效或发生并发症者可做手术治疗。

1.药物治疗

目前多主张采用递减法,即开始使用质子泵抑制剂加促胃肠动力药,迅速控制症状,待症状控制后再减量维持。

（1）促胃肠动力药:目前主要常用的药物是西沙必利。常用量为每次 5～15 mg,每天 3～4 次,疗程8～12 周。

（2）抑酸药:①H$_2$ 受体拮抗剂（H$_2$RA）:西咪替丁 400 mg、雷尼替丁 150 mg、法莫替丁 20 mg,每天2 次,疗程 8～12 周。②质子泵抑制剂（PPI）:奥美拉唑 20 mg、兰索拉唑 30 mg、泮托拉唑 40 mg、雷贝拉唑 10 mg 和埃索美拉唑 20 mg,一天 1 次,疗程 4～8 周。③抗酸药:仅用于症状轻、间歇发作的患者作为临时缓解症状用。反流性食管炎有并发症或停药后很快复发者,需要长期维持治疗。H$_2$RA、西沙必利、PPI 均可用于维持治疗,其中以 PPI 效果最好。维持治疗的剂量因患者而异,以调整至患者无症状的最低剂量为合适剂量。

2.手术治疗

手术为不同术式的胃底折叠术。手术指征:①严格内科治疗无效;②虽经内科治疗有效,但患者不能忍受长期服药;③经反复扩张治疗后仍反复发作的食管狭窄;④确证由反流性食管炎引起的严重呼吸道疾病。

3.并发症的治疗

（1）食管狭窄:大部分狭窄可行内镜下食管扩张术治疗。扩张后予以长程 PPI 维持治疗可防止狭窄复发。少数严重瘢痕性狭窄需行手术切除。

（2）Barrett 食管:药物治疗是预防 Barrett 食管发生和发展的重要措施,必须使用 PPI 治疗及长期维持。

五、护理措施

（一）一般护理

为减少平卧时及夜间反流可将床头抬高 15～20 cm。避免睡前 2 小时内进食,白天进餐后亦不宜立即卧床。应避免食用使食管下括约肌压力降低的食物和药物,如高脂肪、巧克力、咖啡、浓茶及硝酸甘油、钙拮抗剂等。应戒烟及禁酒。减少一切影响腹压增高的因素,如肥胖、便秘、紧束腰带等。

（二）用药护理

遵医嘱给予药物治疗,注意观察药物的疗效及不良反应。

1.H$_2$ 受体拮抗剂

药物应在餐中或餐后即刻服用,若需同时服用抗酸药,则两药应间隔 1 小时以上。若静脉给药应注意控制速度,过快可引起低血压和心律失常。西咪替丁对雄性激素受体有亲和力,可导致男性乳腺发育、阳痿以及性功能紊乱,应做好解释工作。该药物主要通过肾排泄,用药期间应监测肾功能。

2.质子泵抑制剂

奥美拉唑可引起头晕,应嘱患者用药期间避免开车或做其他必须高度集中注意力的工作。兰索拉唑的不良反应包括荨麻疹、皮疹、瘙痒、头痛、口苦、肝功能异常等,轻度不良反应不影响继续用药,较严重时应及时停药。泮托拉唑的不良反应较少,偶可引起头痛和腹泻。

3.抗酸药

该药在饭后 1 小时和睡前服用。服用片剂时应嚼服,乳剂给药前应充分摇匀。

抗酸剂应避免与奶制品、酸性饮料及食物同时服用。

(三)饮食护理

(1)指导患者有规律地定时进餐,饮食不宜过饱,选择营养丰富,易消化的食物。避免摄入过咸、过甜、过辣的刺激性食物。

(2)制订饮食计划:与患者共同制订饮食计划,指导患者及家属改进烹饪技巧,增加食物的色、香、味,刺激患者食欲。

(3)观察并记录患者每天进餐次数、量、种类,以了解其摄入营养素的情况。

六、健康指导

(一)疾病知识的指导

向患者及家属介绍本病的有关病因,避免诱发因素。保持良好的心理状态,平时生活要有规律,合理安排工作和休息时间,注意劳逸结合,积极配合治疗。

(二)饮食指导

指导患者加强饮食卫生和饮食营养,养成有规律的饮食习惯;避免过冷、过热、辛辣等刺激性食物及浓茶、咖啡等饮料;嗜酒者应戒酒。

(三)用药指导

根据病因及病情进行指导,嘱患者长期维持治疗,介绍药物的不良反应,如有异常及时复诊。

(郭 倩)

第三节 消化性溃疡

一、疾病概述

(一)概念和特点

消化性溃疡主要指发生在胃和十二指肠的慢性溃疡,即胃溃疡(gastric ulcer,GU)和十二指肠溃疡(duodenal ulcer,DU),因溃疡的形成与胃酸/胃蛋白酶的消化作用有关而得名。溃疡的黏膜缺损超过黏膜肌层,不同于糜烂。

消化性溃疡是全球常见疾病,其患病率在近年来呈下降趋势。本病可发生于任何年龄,但中年最为常见,DU 多见于青壮年,而 GU 多见于中老年,后者发病高峰比前者约迟 10 年。男性患病比女性多见。临床上 DU 比 GU 多见,两者之比为(2~3):1,但有地区差异。

(二)相关病理、生理

目前,对消化性溃疡的病理、生理的认识主要是基于 Shay 和 Sun 等人提出的"平衡学说"。即正常情况下,胃黏膜的攻击因子与防御因子应保持生理上的平衡,若攻击因子过强或防御因子减弱,就会造成胃黏膜损伤而引起溃疡。攻击因子主要有胃酸、胃蛋白酶、幽门螺杆菌等。防御因子主要有碳酸氢盐、胃黏液屏障和前列腺素等细胞保护因子。因此,"平衡学说"实际上就是胃酸分泌系统与胃黏膜保护系统之间的平衡。

(三)消化性溃疡的病因

1.幽门螺杆菌感染和非甾体抗炎药

近年的研究已经明确,幽门螺杆菌(Hp)感染和服用非甾体抗炎药(NSAID)是最常见病因。溃疡发生是黏膜侵袭因素和防御因素失平衡的结果,胃酸在溃疡的形成中起关键作用。对胃、十二指肠黏膜有损伤的侵袭因素包括胃酸和胃蛋白酶的消化作用,Hp的感染、NSAID,以及其他如胆盐、胰酶、酒精等,其中Hp和NSAID是损害胃黏膜屏障,导致消化性溃疡的最常见病因。

2.下列因素与消化性溃疡发病有不同程度的关系

(1)吸烟:吸烟者消化性溃疡的发生率比不吸烟者高,吸烟影响溃疡愈合和促进溃疡复发。

(2)遗传:消化性溃疡的家族史可能是Hp感染"家庭聚集"现象,O型血胃上皮细胞表面表达更多黏附受体而有利于Hp定植,故O型血者易患消化性溃疡。

(3)急性应激:情绪应激可能主要起诱因作用,可能通过神经内分泌途径影响胃十二指肠分泌、运动和黏膜血流的调节。

(4)胃十二指肠运动异常:胃肠运动障碍不大可能是原发病因,但可加重Hp或NSAID对黏膜的损害。

因此,消化性溃疡是一种多因素疾病,其中Hp感染和服用NSAID是已知的主要病因,溃疡发生是黏膜侵袭因素和防御因素失平衡的结果,胃酸在溃疡形成中起关键作用。

(四)临床表现

上腹痛是消化性溃疡的主要症状,但部分患者可无症状或症状较轻以至于不为患者所注意,而以出血、穿孔等并发症为首发症状。

典型的消化性溃疡有如下临床特点:①慢性过程,病史可达数年至数十年。②周期性发作,发作与自发缓解相交替,发作期可为数周或数月,缓解期亦长短不一,短者数周、长者数年;发作常有季节性,多在秋冬季或冬春之交发病,可因精神情绪不良或过劳而诱发。③发作时上腹痛呈节律性,表现为空腹痛即餐后2~4小时和/或午夜痛,腹痛多为进食或服用抗酸药所缓解,典型节律表现在GU多见。

1.症状

上腹痛为主要症状,性质多为灼痛,亦可为钝痛、胀痛、剧痛或饥饿样不适感。多位于中上腹,可偏右或偏左。一般为轻至中度持续性痛。疼痛常有典型的节律性如上述。腹痛多在进食或服用抗酸药后缓解。

2.体征

溃疡活动时上腹部可有局限性轻压痛,缓解期无明显体征。

(五)辅助检查

1.实验室检查

血常规、尿和便常规(粪便潜血试验)、生化、肝肾功能检查(以了解其病因、诱因及潜在的护理问题)。

2.胃镜和胃黏膜活组织检查

胃镜和胃黏膜活组织检查是确诊消化性溃疡首选的检查方法。内镜下消化性溃疡多呈圆形或椭圆形,也有呈线形,边缘光整,底部覆有灰黄色或灰白色渗出物,周围黏膜可有充血、水肿,可见皱襞向溃疡集中。内镜下溃疡可分为活动期(A)、愈合期(H)和瘢痕期(S)3个病期。

3.X 线钡餐检查

其适用于对胃镜检查有禁忌或不愿接受胃镜检查者。溃疡的 X 线征象有直接和间接两种：龛影是直接征象，对溃疡有确诊价值；局部压痛、十二指肠球部激惹和球部畸形、胃大弯侧痉挛性切迹均为间接征象，仅提示可能有溃疡。

4.Hp 检测

该检测应列为消化性溃疡诊断的常规检查项目，因为有无 Hp 感染决定治疗方案的选择。监测方法分为侵入性和非侵入性两大类。前者需通过胃镜检查取胃黏膜活组织进行监测，主要包括快速尿素酶试验、组织学检查和 Hp 培养；后者主要有^{13}C 或^{14}C 尿素呼气试验、粪便 Hp 抗原检测及血清学检查。

（六）治疗原则

消化性溃疡的治疗目的：消除病因、缓解症状、愈合溃疡、防止复发和防治并发症。针对病因的治疗，例如，根除 Hp，有可能彻底治愈溃疡病，是近年来消化性溃疡治疗的一大进展。

1.药物治疗

治疗消化性溃疡的药物可分为抑制胃酸分泌的药物和保护胃黏膜的药物两大类，主要起缓解症状和促进溃疡愈合的作用，常与根除 Hp 治疗配合使用。

（1）抑制胃酸药物：溃疡的愈合与抑酸治疗的强度和时间成正比。抗酸药具有中和胃酸作用，可迅速缓解疼痛症状，但一般剂量难以促进溃疡愈合，故目前多作为加强止痛的辅助治疗。常用的抑制胃酸的药物有碱性抗酸剂：氢氧化铝、铝碳酸镁等及其复方制剂；H_2 受体拮抗剂：西咪替丁 800 mg，每晚 1 次或400 mg，2 次/天；雷尼替丁 300 mg，每晚 1 次或 150 mg，2 次/天；法莫替丁40 mg，每晚 1 次或 20 mg，2 次/天；尼扎替丁 300 mg，每晚 1 次或 150 mg，2 次/天；质子泵抑制剂：奥美拉唑 20 mg，1 次/天；兰索拉唑 30 mg，1 次/天。

（2）保护胃黏膜药物：硫糖铝和胶体铋目前已少用作治疗消化性溃疡的一线药物。枸橼酸铋钾因兼有较强抑制幽门螺杆菌作用，可作为根除 Hp 联合治疗方案的组分，但要注意此药不能长期服用，因会过量蓄积而引起神经毒性。米索前列醇具有抑制胃酸分泌、增加胃十二指肠黏膜的黏液及碳酸氢盐分泌和增加黏膜血流等作用，主要用于 NSAID 溃疡的预防，腹泻是常见不良反应，因引起子宫收缩故孕妇忌服。

常用的有硫糖铝 1 g，4 次/天；前列腺素类药物：米索前列醇 200 μg，4 次/天；胶体铋：枸橼酸铋钾120 mg，4 次/天。

根除幽门螺杆菌治疗：凡有 Hp 感染的消化性溃疡，无论初发或复发、活动或静止、有无合并症，均应予以根除 Hp 治疗。根除 Hp 治疗结束后，继续给予一个常规疗程的抗溃疡治疗是最理想的。这对有并发症或溃疡面积大的患者尤为必要。

2.其他治疗

外科手术，仅限于少数有并发症者：①大量出血经内科治疗无效；②急性穿孔；③瘢痕性幽门梗阻；④胃溃疡癌变；⑤严格内科治疗无效的顽固性溃疡。

二、护理评估

（一）一般评估

1.患病及治疗经过

询问发病的有关诱因和病因，例如，发病是否与天气变化，饮食不当或情绪激动有关；有无暴饮暴食、喜食酸辣等刺激性食物的习惯;是否嗜烟酒;有无经常服用 NSAID 药物史;家族中有无溃疡病者等。询问患者的病程经过,例如,首次疼痛发作的时间,疼痛与进食的关系,是餐后还是空腹出现,有无规律,部位及性质如何,应用何种方法能缓解疼痛。曾做过何种检查和治疗,结果如何。

2.患者主诉与一般情况

有无恶心、呕吐、嗳气、反酸等其他消化道症状,有无呕血、黑便、频繁呕吐等症状。询问此次发病与既往有无变化,日常休息与活动如何等。

3.相关记录

腹痛、体重、体位、饮食、药物、出入量等记录结果。

(二)身体评估

1.头颈部

有无痛苦表情、消瘦、贫血貌等。

2.腹部

(1)上腹部有无固定压痛点,有无胃蠕动波,全腹有无压痛、反跳痛,有无腹肌紧张。

(2)有无空腹振水音,腹部有无肠鸣音变化(亢进、减弱或消失)(结合病例综合考虑)。

3.其他

有无因腹部疼痛而发生的体位改变等。

(三)心理-社会评估

患者及家属对疾病的认识程度,患者有无焦虑或恐惧等心理,患者在疾病治疗过程中的心理反应与需求,家庭及社会支持情况。

(四)辅助检查结果评估

1.血常规

有无红细胞计数、血红蛋白含量减少。

2.粪便潜血试验

是否为阳性。

3.Hp 检测

是否为阳性。

4.胃液分析

基础排酸量和最大排酸量是增高、减少还是正常。

5.X 线钡餐造影

有无典型的溃疡龛影及其部位。

6.胃镜及黏膜活检

溃疡的部位、大小及性质如何,有无活动性出血。

(五)常用药物治疗效果的评估

1.抗酸药评估要点

(1)用药剂量/天、时间、用药的方法(静脉注射、口服)的评估与记录。

(2)有无磷缺乏症表现:食欲缺乏、软弱无力等症状,甚至有骨质疏松的表现。

(3)有无严重便秘、代谢性碱中毒与钠潴留,甚至肾损害。服用镁剂应注意有无腹泻。

2.H_2受体拮抗剂评估要点

(1)用药剂量/天、时间、用药的方法(静脉注射、口服)的评估与记录,静脉给药应注意控制速度,速度过快可引起低血压和心律失常。

(2)注意监测肝、肾功能,注意有无头痛、头晕、疲倦、腹泻及皮疹等反应,因药物可随母乳排出,哺乳期应停止用药。

3.质子泵抑制剂的评估要点

(1)患者自觉症状:有无头晕、腹泻等症状。

(2)有无皮肤等反应:如荨麻疹、皮疹、瘙痒、头痛、口苦和肝功能异常等。

三、主要护理诊断

(一)腹痛

腹痛与胃酸刺激溃疡面引起化学性炎症反应有关。

(二)营养失调

低于机体需要量与疼痛致摄入减少及消化吸收障碍有关。

(三)知识缺乏

缺乏有关消化性溃疡病因及预防知识。

(四)潜在并发症

上消化道大量出血、穿孔、幽门梗阻和癌变。

四、护理措施

(一)休息与活动

溃疡活动期且症状较重者,嘱其卧床休息几天至2周,可使疼痛等症状缓解。病情较轻者则应鼓励其适当活动,以分散注意力。

(二)指导缓解疼痛

注意观察及详细了解患者疼痛的规律和特点,并按其疼痛特点指导缓解疼痛的方法。如DU表现为空腹痛或午夜痛,指导患者在疼痛前或疼痛时进食碱性食物(如苏打饼干等),或服用制酸剂。也可采用局部热敷或针灸止痛。

(三)合理饮食

选择营养丰富,易消化的食物。症状重者以面食为主。避免食用机械性和化学性刺激强的食物。以少食多餐为主,每天进食4~5次,避免过饱,进食宜细嚼慢咽,以增加唾液分泌,稀释和中和胃酸。

(四)用药护理

应严格按医嘱用药,并注意观察常用药的毒副作用,发现问题及时处理。

(五)心理护理

多关心体贴患者,使患者保持良好的情绪,因为过分焦虑和恐惧往往更易诱发和加重消化性溃疡。

(六)健康教育

1.帮助患者认识和去除病因

讲解引起和加重溃疡病的相关因素,指导其保持乐观情绪,规律生活。

2.饮食指导

建立合理的饮食习惯和结构,戒除烟酒,避免摄入刺激性食物。饮食宜清淡、易消化、富营养,少食多餐。

3.用药原则

指导患者按医嘱正确服药,学会观察药效及不良反应,不随便停药或减量,防止溃疡复发。指导患者慎用或勿用致溃疡的药物,如阿司匹林、咖啡因、泼尼松等。

4.适当活动计划

制订个体化的活动计划,选择合适的锻炼方式,提高机体抵抗力。

5.自我观察

教会患者出院后的某些重要指标的自我监测:如腹痛、呕吐、黑便等监测并正确记录。

6.及时就诊的指标

(1)上腹疼痛节律发生变化或疼痛加剧。

(2)出现呕血、黑便等。

(郭　倩)

第四节　上消化道大出血

一、疾病概述

(一)概念和特点

上消化道出血是指屈氏韧带以上的消化道,包括食管、胃、十二指肠、胰腺、胆管等病变引起的出血,以及胃空肠吻合术的空肠病变引起的出血。上消化道大出血是指数小时内失血量超过 1 000 mL 或循环血容量的 20%,主要表现为呕血和/或黑便,常伴有血容量减少而引起急性周围循环衰竭,是临床的急症,严重者可导致失血性休克而危及生命。

近年来,本病的诊断和治疗水平有很大的提高,临床资料统计显示,80%～85%急性上消化道大出血患者短期内能自行停止,仅 15%～20%患者出血不止或反复出血,最终死于出血并发症,其中急性非静脉曲张性上消化道出血的发病率在我国仍居高不下,严重威胁人民的生命健康。

(二)相关病理生理

上消化道出血多起因于消化性溃疡侵蚀胃基底血管导致其破裂而引发出血。出血后逐渐影响周围血液循环量,如因出血量多引起有效循环血量减少,进而引发血液循环系统代偿,以致血压降低,心悸、出汗,这急需即刻处理。出血处可能因血块形成而自动止血,但也可能再次出血。

(三)上消化道出血的病因

上消化道出血的病因包括溃疡性疾病、炎症、门脉高压、肿瘤、全身性疾病等。临床上最常见的病因是消化性溃疡,其他依次为急性糜烂出血性胃炎、食管-胃底静脉曲张破裂和胃癌。现将病因归纳列述如下。

1.上消化道疾病

(1)食管疾病、食管物理性损伤、食管化学性损伤。

(2)胃、十二指肠疾病:消化性溃疡、Zollinger-Ellison 综合征、胃癌等。

(3)空肠疾病：胃肠吻合术后空肠溃疡、空肠 Crohn 病。

2.门静脉高压引起的食管-胃底静脉曲张破裂出血

(1)各种病因引起的肝硬化。

(2)门静脉阻塞：门静脉炎、门静脉血栓形成、门静脉受邻近肿块压迫。

(3)肝静脉阻塞：如 Budd-Chiari 综合征。

3.上消化道邻近器官或组织的疾病

(1)胆管出血：胆囊或胆管结石、胆管蛔虫、胆管癌、肝癌、肝脓肿或肝血管瘤破入胆管等。

(2)胰腺疾病：急慢性胰腺炎、胰腺癌、胰腺假性囊肿、胰腺脓肿等。

(3)其他：纵隔肿瘤或囊肿破入食管、主动脉瘤、肝或脾动脉瘤破入食管等。

4.全身性疾病

(1)血液病：白血病、血友病、再生障碍性贫血、DIC 等。

(2)急性感染：脓毒症、肾综合征出血热、钩端螺旋体病、重症肝炎等。

(3)脏器衰竭：尿毒症、呼吸衰竭、肝衰竭等。

(4)结缔组织病：系统性红斑狼疮、结节性多动脉炎、皮肌炎等。

5.诱因

(1)服用水杨酸类或其他非甾体抗炎药物或大量饮酒。

(2)应激相关胃黏膜损伤：严重感染、休克、大面积烧伤、大手术、脑血管意外等应激状态下，会引起应激相关胃黏膜损伤。应激性溃疡可引起大出血。

(四)临床表现

上消化道大量出血的临床表现主要取决于出血量及出血速度。

1.呕血与黑便

呕血与黑便是上消化道出血的特征性表现。上消化道出血之后，均有黑粪。出血部位在幽门以上者常有呕血。若出血量较少、速度慢亦可无呕血。反之，幽门以下出血如出血量大，速度快，可因血反流入胃腔引起恶心、呕吐而表现为呕血。

呕血多棕褐色呈咖啡渣样，如出血量大，未经胃酸充分混合即呕出，则为鲜红色或有血块。黑粪呈柏油样，黏稠而发亮，当出血量大，血液在肠内推进快，粪便可呈暗红甚至鲜红色。

2.失血性周围循环衰竭

急性大量失血由于循环血容量迅速减少而导致周围循环衰竭。一般表现为头昏、心慌、乏力，突然起立发生晕厥、肢体冷感、心率加快、血压偏低等。严重者呈休克状态。

3.发热

大量出血后，多数患者在 24 小时内出现低热，持续 3～5 天后降至正常。发热原因可能与循环血量减少和周围循环衰竭导致体温调节中枢功能紊乱等因素有关。

4.氮质血症

上消化道大量出血后，由于大量血液蛋白质的消化产物在肠道被吸收，血中尿素氮浓度可暂时增高，称为肠源性氮质血症。一般于一次出血后数小时血尿素氮开始上升，24～48 小时达到高峰，一般不超过 14.3 mmol/L，3～4 天后降至正常。

5.贫血和血常规

急性大量出血后均有失血性贫血。但在出血的早期，血红蛋白浓度、红细胞计数与血细胞比容可无明显变化。在出血后，组织液渗入血管内，使血液稀释，一般经 4 小时以上才出现贫血，出血后 24～72 小时血液稀释到最大限度。贫血程度取决于失血量外,还和出血前有无贫血、出血后液体平衡状态等因素相关。

急性出血患者为正细胞正色素性贫血,在出血后骨髓有明显代偿性增生,可暂时出现大细胞性贫血,慢性失血则呈小细胞低色素性贫血。出血 24 小时内网织红细胞即见增高,出血停止后逐渐降至正常。白细胞计数在出血后 2～5 小时轻至中度升高,血止后 2～3 天才恢复正常。但在肝硬化患者中,如同时有脾功能亢进,则白细胞计数可不升高。

(五)辅助检查

1.实验室检查

测定红细胞、白细胞和血小板计数,血红蛋白浓度、血细胞比容、肝肾功能、大便隐血检查等(以了解其病因、诱因及潜在的护理问题)。

2.内镜检查

出血后 24～48 小时内行急诊内镜检查,可以直接观察出血部位,明确出血的病因,同时对出血灶进行止血治疗是上消化道出血病因诊断的首选检查方法。

3.X 线钡餐检查

对明确病因亦有价值。主要适用于不宜或不愿进行内镜检查者或胃镜检查未能发现出血原因,需排除十二指肠降段以下的小肠段有无出血病灶者。

4.其他

放射性核素扫描或选择性动脉造影如腹腔动脉、肠系膜上动脉造影帮助确定出血部位,适用于内镜及 X 线钡剂造影未能确诊而又反复出血者。不能耐受 X 线、内镜或动脉造影检查的患者,可做吞线试验,根据棉线有无沾染血迹及其部位,可以估计活动性出血部位。

(六)治疗原则

上消化道大量出血为临床急症,应采取积极措施进行抢救。迅速补充血容量,纠正水电解质失衡,预防和治疗失血性休克,给予止血治疗,同时积极进行病因诊断和治疗。

药物治疗:局部用药和全身用药两部分。

1.局部用药

经口或胃管注入消化道内,对病灶局部进行止血,主要如下。

(1)8～16 mg 去甲肾上腺素溶于 100～200 mL 冰盐水口服,强烈收缩出血的小动脉而止血,适用于胃、十二指肠出血。

(2)口服凝血酶,经接触性止血,促使纤维蛋白原转变为纤维蛋白,加速血液凝固,近年来被广泛应用于局部止血。

2.全身用药

经静脉进入体内,发挥止血作用。

(1)抑制胃酸分泌药:对消化性溃疡和急性胃黏膜损伤引起的出血,常规给予 H_2 受体拮抗剂或质子泵阻滞剂,以提高和保持胃内较高的 pH,有利于血小板聚集及血浆凝血功能所诱导的止血过程。常用药物有:西咪替丁 200～400 mg,每 6 小时 1 次;雷尼替丁 50 mg,每 6 小时 1 次;法莫替丁 20 mg,12 小时 1 次;奥美拉唑 40 mg,每 12 小时 1 次。急性出血期均为静脉用药。

(2)降低门静脉压力药:①血管升压素及其拟似物,为常用药物,其机制是收缩内脏血管,从而减少门静脉血流量,降低门静脉及其侧支循环的压力。用法为血管升压素 0.2 U/min 持续静脉滴注,视治疗反应,可逐渐加至 0.4 U/min。同时用硝酸甘油静脉滴注或含服,以减轻大剂量用血管升压素的不良反应,并且硝酸甘油有协同降低门静脉压力的作用。②生长抑素及其拟似物,止血效果好,可明显减少内脏血流量,并减少奇静脉血流量,而奇静脉血流量是食管静脉血流量的标志。14肽天然生长抑素,用法为首剂 250 μg 缓慢静脉注射,继以 250 μg/h 持续静脉滴注。人工合成剂奥曲肽,常用首剂 100 μg 缓慢静脉注射,继以25～50 μg/h持续静脉滴注。

(3)促进凝血和抗纤溶药物:补充凝血因子如静脉注入纤维蛋白原和凝血酶原复合物对凝血功能异常引起出血者有明显疗效。抗血纤溶芳酸和6-氨基己酸有对抗或抑制纤维蛋白溶解的作用。

二、护理评估

(一)一般评估

1.生命体征

大量出血患者因血容量不足,外周血管收缩,体温可能偏低,出血后 2 天内多有发热,一般不超过38.5 ℃,持续 3～5 天;脉搏增快(＞120 次/分)或细速;呼吸急促、浅快;血压降低,收缩压降至 10.7 kPa(80 mmHg)以下,甚至可持续下降至测不出,脉压减少,小于 3.3 kPa(25 mmHg)。

2.患者主诉

有无头晕、乏力、心慌、气促、冷、口干口渴等症状。

3.相关记录

呕血颜色、量,皮肤、尿量、出入量、黑便颜色和量等记录结果。

(二)身体评估

1.头颈部

上消化道大量出血,有效循环血容量急剧减少,患者可出现精神萎靡、嗜睡、表情淡漠、烦躁不安、意识模糊甚至昏迷。

2.腹部

(1)有无肝脾大,如果脾大、蜘蛛痣、腹壁静脉曲张或有腹水者,提示肝硬化门脉高压食管静脉破裂出血;肝大、质地硬、表面凹凸不平或有结节,提示肝癌。

(2)腹部肿块的质地软硬度、如果质地硬、表面凹凸不平或有结节应考虑胃、胰腺、肝胆肿瘤。

(3)中等量以上的腹水可有移动性浊音。

(4)肠鸣音活跃,肠蠕动增强,肠鸣音达 10 次/分以上,但音调不特别高调,提示有活动性出血。

(5)直肠和肛门有无结节、触痛和肿块、狭窄等异常情况。

3.其他

(1)出血部位与出血性质的评估:上消化道出血不包括口、鼻、咽喉等部位出血及咯血,应注意鉴别。出血部位在幽门以上,呕血及黑粪可同时发生,而幽门以下部位出血,多以黑粪为主。下消化道出血较少时,易被误认为是上消化道出血。下消化道出血仅有便血,无呕血,粪便鲜红、暗红或有血块,患者常感下腹部疼痛等不适感。进食动物血、肝,服用骨炭、铁剂、铋剂或中药也可使粪便发黑,但黑而无光泽。

(2)出血量的评估:粪便隐血试验阳性,表示每天出血量大于 5 mL;出现黑便时表示每天出血量在50～70 mL,胃内积血量达 250～300 mL,可引起呕血;急性出血量＜400 mL 时,组织液及脾贮血补充失血量,可无临床表现,若大量出血数小时内失血量超过 1 000 mL 或循环血容量的 20%,引起急性周围循环衰竭,导致急性失血性休克而危及患者生命。

（3）失血程度的评估：失血程度除按出血量评估外，还应根据全身状况来判断。失血的表现多伴有全身症状，表现为：①轻度失血，失血量达全身总血量 10％～15％，患者表现为皮肤苍白、头晕、怕冷，血压可正常但有波动，脉搏稍快，尿量减少。②中度失血：失血量达全身总血量 20％以上，患者表现为口干、眩晕、心悸，血压波动、脉压变小，脉搏细数，尿量减少。③重度失血，失血量达全身总血量 30％以上，患者表现为烦躁不安、意识模糊、出冷汗、四肢厥冷、血压显著下降、脉搏细数超过 120 次/分，尿少或尿闭，重者失血性休克。

（4）出血是否停止的评估：①反复呕血，呕吐物由咖啡色转为鲜红色，黑便次数增多且粪便稀薄色泽转为暗红色，伴肠鸣音亢进；②周围循环衰竭的表现经充分补液、输血仍未见明显改善，或暂时好转后又恶化，血压不稳，中心静脉压不稳定；③红细胞计数、血细胞比容、血红蛋白测定不断下降，网织红细胞计数持续增高；④在补液足够、尿量正常时，血尿素氮升高；⑤门脉高压患者的脾大，因出血而暂时缩小，如不见脾恢复肿大，提示出血未止。

（三）心理-社会评估

患者发生呕血与黑便时都可导致患者紧张、烦躁不安、恐惧、焦虑等反应。病情危重者，患者可出现濒死感，而此时其家属表现伤心状态，使患者出现较强烈的紧张及恐惧感。慢性疾病或全身性疾病致反复呕血与黑便者，易使患者对治疗和护理失去信心，表现为护理工作上不合作。患者及其家庭对疾病的认识态度影响患者的生活质量，影响其工作、学习、社交等活动。

（四）辅助检查结果评估

1.血常规

上消化道出血后均有急性失血性贫血；出血后 6～12 小时红细胞计数、血红蛋白浓度及血细胞比容下降；在出血后 2～5 小时白细胞数开始增高，血止后 2～3 天降至正常。

2.血尿素氮测定

呕血的同时因部分血液进入肠道，血红蛋白的分解产物在肠道被吸收，故在出血数小时后尿素氮开始不升，24～48 小时可达高峰，持续时间不等，与出血时间长短有关。

3.粪便检查

隐血试验（OBT）阳性，但检查前需禁止食动物血、肝、绿色蔬菜等 3～4 天。

4.内镜检查

直接观察出血的原因和部位，黏膜皱襞迂曲可提示胃底静脉曲张曲张。

（五）常用药物治疗效果的评估

1.输血

输血前评估患者的肝功能，肝功能受损宜输新鲜血，因库存血含氨量高易诱发肝性脑病。同时要评估患者年龄、病情、周围循环动力学及贫血状况，注意因输液、输血过快、过多导致肺水肿，原有心脏病或老年患者必要时可根据中心静脉压调节输液量。

2.血管升压素

滴注速度应准确，并严密观察有无出现腹痛、血压升高、心律失常、心肌缺血，甚至发生心肌梗死等不良反应。评估是否药液外溢，一旦外溢用 50％硫酸镁湿敷，因该药有抗利尿作用，突然停用血管升压素会引起反射性尿液增多，故应观察尿量并向家属做好解释工作。同时，孕妇、冠心病、高血压禁用血管升压素。

3.凝血酶

口服凝血酶时评估有无有恶心、头昏等不良反应，并指导患者更换体位。此药不能与酸碱及重金属等药物配伍,应现用现配,若出现过敏现象应立即停药。

4.镇静剂

评估患者的肝功能,肝病患者忌用吗啡、巴比妥类等强镇静药物。

三、主要护理诊断/问题

(一)体液不足

体液不足与上消化道大量出血有关。

(二)活动无耐力

活动无耐力与上消化道出血所致周围循环衰竭有关。

(三)营养失调

低于机体需要量与急性期禁食及贫血有关。

(四)恐惧

恐惧与急性上消化道大量出血有关。

(五)知识缺乏

缺乏有关出血的知识及防治的知识。

(六)潜在并发症

休克、急性肾衰竭。

四、护理措施

(一)一般护理

1.休息与体位

少量出血者应卧床休息,大出血时绝对卧床休息,取平卧位并将下肢略抬高,以保证脑部供血。呕吐时头偏向一侧,防止窒息或误吸。指导患者坐起、站起时动作要缓慢,出现头晕、心慌、出汗时立即卧床休息并告知护士。病情稳定后,逐渐增加活动量。

2.饮食护理

急性大出血伴恶心、呕吐者应禁食。少量出血无呕吐者,可进食温凉、清淡流质食物。出血停止后改为营养丰富、易消化、无刺激性半流质、软食,少量多餐逐渐过渡到正常饮食。食管-胃底静脉曲张破裂出血者避免粗糙、坚硬、刺激性食物,且应细嚼慢咽。防止损伤曲张静脉而再次出血。

3.安全护理

轻症患者可起身稍做活动,可上厕所大小便。但应注意有活动性出血时,患者常因有便意而至厕所,在排便时或便后起立时晕厥,因此必要时由护士陪同如厕或暂时改为在床上排泄。重症患者应多巡视,用床栏加以保护。

(二)病情观察

上消化道大量出血时,有效循环血容量急剧减少,可导致休克或死亡,所以要严密监测。①精神和意识状态:是否精神萎靡、嗜睡、表情淡漠、烦躁不安、意识模糊甚至昏迷。②生命体征:体温不升或发热,呼吸急促,脉搏细弱、血压降低、脉压变小、必要时行心电监护。③周围循环状况:观察皮肤和甲床色泽,肢体温暖或是湿冷,周围静脉特别是颈静脉充盈情况。④准确记录24 小时出入量,测每小时尿量,应保持尿量大于每小时 30 mL,并记录呕吐物和粪便的性质、颜色及量。⑤定期复查红细胞计数、血细胞比容、血红蛋白、网织红细胞计数、血尿素氮、粪潜血,以了解贫血程度、出血是否停止。

（三）用药护理

立即建立静脉通道,遵医嘱迅速、准确地实施输血、输液、各种止血治疗及用药等抢救措施,并观察治疗效果及不良反应。血管升压素可引起腹痛、血压升高、心律失常、心肌缺血,甚至发生心肌梗死,故滴注速度应准确,并严密观察不良反应。同时,孕妇、冠心病、高血压禁用血管升压素。肝病患者忌用吗啡、巴比妥类药物,宜输新鲜血,因库存血含氨量高,易诱发肝性脑病。

（四）三腔两囊管护理

插管前应仔细检查,确保三腔气囊管通畅,无漏气,并分别做好标记,以防混淆,备用。插管后检查管道是否在胃内,抽取胃液,确定管道在胃内分别向胃囊和食管囊注气,将食管引流管、胃管连接负压吸引器,定时抽吸,观察出血是否停止,并记录引流液的性状及量。并做好留置于腔气囊管期间的护理和拔管出血停止后的观察及拔管。

（五）心理护理

护理人员应关心、安慰患者尤其是反复出血者。解释各项检查、治疗措施,耐心细致地解答患者或家属的提问,消除他们的疑虑。同时,经常巡视,大出血时陪伴患者,以减轻患者的紧张情绪。抢救工作应迅速而不忙乱,使其产生安全感、信任,保持稳定情绪,帮助患者消除紧张恐惧心理,更好地配合治疗及护理。

（六）健康教育

1.疾病知识指导

应帮助患者和家属掌握有关疾病的病因和诱因,以及预防、治疗和护理知识,以减少再度出血的危险。并且指导患者及家属学会早期识别出血征象及应急措施。

2.饮食指导

合理饮食是避免诱发上消化道出血的重要措施。注意饮食卫生和规律饮食;进食营养丰富、易消化的食物,避免粗糙、刺激性食物,或过冷、过热、产气多的食物、饮料,禁烟、浓茶、咖啡等对胃有刺激的食物。

3.生活指导

生活起居要有规律,劳逸结合,情绪乐观,保证身心愉悦,避免长期精神紧张。应在医师指导下用药,同时,慢性病者应定期门诊随访。

4.自我观察

教会患者出院后早期识别出血征象及应急措施:出现头晕、心悸等不适,或呕血、黑便时,立即卧床休息,保持安静,减少身体活动;呕吐时取侧卧位以免误吸;立即送医院治疗。

5.及时就诊的指标

(1)有呕血和黑便。

(2)出现血压降低、头晕、心悸等不适。

五、护理效果评估

(1)患者呕血和黑便停止,生命体征正常。

(2)患者活动耐受力增加,活动时无晕厥、跌倒危险。

(3)患者置管期间患者无窒息、意外吸入、食管-胃底黏膜无溃烂、坏死。

(4)患者体重逐渐恢复正常,营养状态良好。

（郭　倩）

第五节 炎症性肠病

炎症性肠病是一种病因不明的肠道慢性非特异性炎症性疾病,包括溃疡性结肠炎(ulcerative colitis,UC)和克罗恩病(Crohn's disease,CD)。一般认为,UC 和 CD 是同一疾病的不同亚类,组织损伤的基本病理过程相似,但可能由于致病因素不同,发病的具体环节不同,最终导致组织损害的表现不同。

一、溃疡性结肠炎

UC 是一种病因不明的直肠和结肠慢性非特异性炎症性疾病。病变主要位于大肠的黏膜与黏膜下层。主要症状有腹泻、黏液脓血便和腹痛,病程漫长,病情轻重不一,常反复发作。本病多见于 20～40 岁,男女发病率无明显差别。

(一)病理

病变主要位于直肠和乙状结肠,可延伸到降结肠,甚至整个结肠。病变一般仅限于黏膜和黏膜下层,少数重症者可累及肌层。活动期黏膜呈弥漫性炎症反应,可见水肿、充血与灶性出血,黏膜脆弱,触之易出血。由于黏膜与黏膜下层有炎性细胞浸润,大量中性粒胞在肠腺隐窝底部聚集,形成小的隐窝脓肿。当隐窝脓肿融合破溃,黏膜即出现广泛的浅小溃疡,并可逐渐融合成不规则的大片溃疡。结肠炎症在反复发作的慢性过程中,大量新生肉芽组织增生,常出现炎性息肉。黏膜因不断破坏和修复,丧失其正常结构,并且由于溃疡愈合形成瘢痕,黏膜肌层与肌层增厚,使结肠变形缩短,结肠袋消失,甚至出现肠腔狭窄。少数患者有结肠癌变,以恶性程度较高的未分化型多见。

(二)临床分型

临床上根据本病的病程、程度、范围和病期进行综合分型。

1.根据病程经过分型

(1)初发型:无既往史的首次发作。

(2)慢性复发型:最多见,发作期与缓解期交替。

(3)慢性持续型:病变范围广,症状持续半年以上。

(4)急性暴发型:少见,病情严重,全身毒血症状明显,易发生大出血和其他并发症。

上述后 3 型可相互转化。

2.根据病情程度分型

(1)轻型:多见,腹泻每天 4 次以下,便血轻或无,无发热、脉速,贫血轻或无,血沉正常。

(2)重型:腹泻频繁并有明显黏液脓血便,有发热、脉速等全身症状,血沉加快、血红蛋白含量下降。

(3)中型:介于轻型和重型之间。

3.根据病变范围分型

可分为直肠炎、直肠乙状结肠炎、左半结肠炎、全结肠炎以及区域性结肠炎。

4.根据病期分型

可分为活动期和缓解期。

（三）临床表现

起病多数缓慢,少数急性起病,偶见急性暴发起病。病程长,呈慢性经过,常有发作期与缓解期交替,少数症状持续并逐渐加重。

1.症状

（1）消化系统表现:主要表现为腹泻与腹痛。①腹泻为最主要的症状,黏液脓血便是本病活动期的重要表现。腹泻主要与炎症导致大肠黏膜对水钠吸收障碍以及结肠运动功能失常有关。粪便中的黏液或黏液脓血,为炎症渗出和黏膜糜烂及溃疡所致。排便次数和便血程度可反映病情程度,轻者每天排便2～4次,粪便呈糊状,可混有黏液、脓血,便血轻或无,重者腹泻每天可达10次以上,大量脓血,甚至呈血水样粪便。病变限于直肠和乙状结肠的患者,偶有腹泻与便秘交替的现象,此与病变直肠排空功能障碍有关。②腹痛,轻者或缓解期患者多无腹痛或仅有腹部不适,活动期有轻或中度腹痛,为左下腹的阵痛,亦可涉及全腹。有疼痛-便意-便后缓解的规律,大多伴有里急后重,为直肠炎症刺激所致。若并发中毒性巨结肠或腹膜炎,则腹痛持续且剧烈。③其他症状可有腹胀、食欲缺乏、恶心、呕吐等。

（2）全身表现:中、重型患者活动期有低热或中等度发热,高热多提示有并发症或急性暴发型。重症患者可出现衰弱、消瘦、贫血、低清蛋白血症、水和电解质平衡紊乱等表现。

（3）肠外表现:本病可伴有一系列肠外表现,包括口腔黏膜溃疡、结节性红斑、外周关节炎、坏疽性脓皮病、虹膜睫状体炎等。

2.体征

患者呈慢性病容,精神状态差,重者呈消瘦贫血貌。轻者仅有左下腹轻压痛,有时可触及痉挛的降结肠和乙状结肠。重症者常有明显腹部压痛和鼓肠。若有反跳痛、腹肌紧张、肠鸣音减弱等应注意中毒性巨结肠和肠穿孔等并发症。

（四）护理

1.护理目标

患者大便次数减少,粪质正常;腹痛缓解,营养改善,体重恢复,未发生并发症,焦虑减轻。

2.护理措施

（1）一般护理:①休息与活动,在急性发作期或病情严重时均应卧床休息,缓解期适当休息,注意劳逸结合。②合理饮食,指导患者食用质软、易消化、少纤维素又富含营养、有足够热量的食物,以利于吸收、减轻对肠黏膜的刺激并供给足够的热量,以维持机体代谢的需要。避免食用冷饮、水果、多纤维的蔬菜及其他刺激性食物,忌食牛乳和乳制品。急性发作期患者,应进流质或半流质饮食,病情严重者应禁食,按医嘱给予静脉高营养,以改善全身状况。应注意给患者提供良好的进餐环境,避免不良刺激,以增进患者食欲。

（2）病情观察:观察患者腹泻的次数、性质,腹泻伴随症状,如发热、腹痛等,监测粪便检查结果。严密观察腹痛的性质、部位以及生命体征的变化,以了解病情的进展情况,如腹痛性质突然改变,应注意是否发生大出血、肠梗阻、中毒性巨结肠、肠穿孔等并发症。观察患者进食情况,定期测量患者的体重,监测血红蛋白、血清电解质和清蛋白的变化,了解营养状况的变化。

（3）用药护理:遵医嘱给予柳氮磺吡啶（SASP）、糖皮质激素、免疫抑制剂等治疗,以控制病情,使腹痛缓解。注意药物的疗效及不良反应,如应用 SASP 时,患者可出现恶心、呕吐、皮疹、粒细胞减少及再生障碍性贫血等。应嘱患者餐后服药,服药期间定期复查血常规,应用糖皮质激素者,要注意激素不良反应,不可随意停药,防止反跳现象,应用硫唑嘌呤或巯嘌呤时患者可出现骨髓抑制的表现,应注意监测白细胞计数。

(4)心理护理:安慰鼓励患者,向患者解释病情,使患者以平和的心态应对疾病,自觉地配合治疗。

(5)健康指导:①心理指导,由于病情反复发作,迁延不愈,常给患者带来痛苦,尤其是排便次数的增加,给患者的精神和日常生活带来很多困扰,易产生自卑、忧虑,甚至恐惧心理。应鼓励患者以平和的心态应对疾病,积极配合治疗。②指导患者合理饮食及活动,指导患者食用质软、易消化、少纤维素又富含营养、有足够热量的食物,避免食用冷饮、水果、多纤维的蔬菜及其他刺激性食物,忌食牛乳和乳制品。在急性发作期或病情严重时均应卧床休息,缓解期适当休息,注意劳逸结合。③用药指导,嘱患者坚持治疗,不要随意更换药物或停药。教会患者识别药物的不良反应,出现异常症状要及时就诊,以免耽搁病情。

3.护理评价

患者腹泻、腹痛缓解,营养改善,体重恢复。

二、克罗恩病

CD是一种病因尚不十分清楚的胃肠道慢性炎性肉芽肿性疾病。病变多见于末段回肠和邻近结肠,但从口腔至肛门各段消化道均可受累,呈节段性或跳跃式分布。临床上以腹痛、腹泻、体重下降、腹块、瘘管形成和肠梗阻为特点,可伴有发热等全身表现以及关节、皮肤、眼、口腔黏膜等肠外损害。本病有终生复发倾向,重症患者迁延不愈,预后不良。

(一)病理

病变表现为同时累及回肠末段与邻近右侧结肠者,只涉及小肠者,局限在结肠者。病变可涉及口腔、食管、胃、十二指肠,但少见。

大体形态上,克罗恩病特点为:①病变呈节段性或跳跃性,而不呈连续性。②黏膜溃疡早期呈鹅口疮样溃疡,随后溃疡增大、融合,形成纵行溃疡和裂隙溃疡,将黏膜分割呈鹅卵石样外观。③病变累及肠壁全层,肠壁增厚变硬,肠腔狭窄。

组织学上,克罗恩病的特点为:①非干酪性肉芽肿,由类上皮细胞和多核巨细胞构成,可发生在肠壁各层和局部淋巴结。②裂隙溃疡,呈缝隙状,可深达黏膜下层甚至肌层。③肠壁各层炎症,伴固有膜底部和黏膜下层淋巴细胞聚集、黏膜下层增宽、淋巴管扩张及神经节炎等。肠壁全层病变致肠腔狭窄,可发生肠梗阻。溃疡穿孔引起局部脓肿,或穿透至其他肠段、器官、腹壁,形成内瘘或外瘘。肠壁浆膜纤维素渗出、慢性穿孔均可引起肠粘连。

(二)临床分型

区别本病不同临床情况,有助全面估计病情和预后,制订治疗方案。

1.临床类型

依疾病行为分型,可分为狭窄型(以肠腔狭窄所致的临床表现为主)、穿通型(有瘘管形成)和非狭窄非穿通型(炎症型)。各型可有交叉或互相转化。

2.病变部位

参考影像和内镜结果确定,可分为小肠型、结肠型、回结肠型。如消化道其他部分受累亦应注明。

3.严重程度

根据主要临床表现的程度及并发症计算CD活动指数(CDAI),用于疾病活动期与缓解期区分、病情严重程度估计(轻、中、重度)和疗效评定。

(三)临床表现

起病大多隐匿、缓渐,从发病早期症状出现至确诊往往需数月至数年。病程呈慢性,长短不等的活动期与缓解期交替,有终生复发倾向。少数急性起病,可表现为急腹症,酷似急性阑尾炎或急性肠梗阻。腹痛、腹泻和体重下降三大症状是本病的主要临床表现。但本病的临床表现复杂多变,这与临床类型、病变部位、病期及并发症有关。

1.消化系统表现

(1)腹痛:为最常见症状。多位于右下腹或脐周,间歇性发作,常为痉挛性阵痛伴肠鸣。常于进餐后加重,排便或肛门排气后缓解。腹痛的发生可能与进餐引起胃肠反射或肠内容物通过炎症、狭窄肠段,引起局部肠痉挛有关。体检常有腹部压痛,部位多在右下腹。腹痛亦可由部分或完全性肠梗阻引起,此时伴有肠梗阻症状。出现持续性腹痛和明显压痛,提示炎症波及腹膜或腹腔内脓肿形成。全腹剧痛和腹肌紧张,提示病变肠段急性穿孔。

(2)腹泻:亦为本病常见症状,主要由病变肠段炎症渗出、蠕动增加及继发性吸收不良引起。腹泻先是间歇发作,病程后期可转为持续性。粪便多为糊状,一般无脓血和黏液。病变涉及下段结肠或肛门直肠者,可有黏液血便及里急后重。

(3)腹部包块:见于10%~20%患者,由于肠粘连、肠壁增厚、肠系膜淋巴结肿大、内瘘或局部脓肿形成所致。多位于右下腹与脐周。固定的腹块提示有粘连,多已有内瘘形成。

(4)瘘管形成:是克罗恩病的特征性临床表现,因透壁性炎性病变穿透肠壁全层至肠外组织或器官而成。瘘分内瘘和外瘘,前者可通向其他肠段、肠系膜、膀胱、输尿管、阴道、腹膜后等处,后者通向腹壁或肛周皮肤。肠段之间内瘘形成可致腹泻加重及营养不良。肠瘘通向的组织与器官因粪便污染可致继发性感染。外瘘或通向膀胱、阴道的内瘘均可见粪便与气体排出。

(5)肛门周围病变:包括肛门周围瘘管、脓肿形成及肛裂等病变,见于部分患者,有结肠受累者较多见。有时这些病变可为本病的首发或突出的临床表现。

2.全身表现

(1)发热:为常见的全身表现之一,与肠道炎症活动及继发感染有关。间歇性低热或中度热常见,少数呈弛张高热伴毒血症。少数患者以发热为主要症状,甚至较长时间不明原因发热之后才出现消化道症状。

(2)营养障碍:由慢性腹泻、食欲减退及慢性消耗等因素所致。主要表现为体重下降,可有贫血、低蛋白血症和维生素缺乏等表现。青春期前患者常有生长发育迟滞。

3.肠外表现

本病肠外表现与溃疡性结肠炎的肠外表现相似,但发生率较高,据我国统计报道以口腔黏膜溃疡、皮肤结节性红斑、关节炎及眼病为常见。

(四)护理

1.护理目标

患者腹泻、腹痛缓解,营养改善,体重恢复,无并发症。

2.护理措施

(1)一般护理:①休息与活动,在急性发作期或病情严重时均应卧床休息,缓解期适当休息,注意劳逸结合。必须戒烟。②合理饮食,一般给高营养低渣饮食,适当给予叶酸、维生素 B_{12} 等多种维生素。重症患者酌用要素饮食或全胃肠外营养,除营养支持外还有助诱导缓解。

（2）病情观察：观察患者腹泻的次数、性质，腹泻伴随症状，如发热、腹痛等，监测粪便检查结果。严密观察腹痛的性质、部位以及生命体征的变化，测量患者的体重，监测血红蛋白、血清电解质和清蛋白的变化，了解营养状况的变化。

（3）用药护理：遵医嘱腹痛、腹泻可使用抗胆碱能药物或止泻药，合并感染者静脉途径给予广谱抗生素。给予柳氮磺吡啶（SASP）、糖皮质激素、免疫抑制剂等治疗，以控制病情，使腹痛缓解。注意避免药物的不良反应，如应嘱患者餐后服药，服药期间定期复查血常规，不可随意停药，防止反跳现象等。

（4）心理护理：向患者解释病情，使患者树立战胜疾病信心，自觉地配合治疗。

（5）健康指导：①疾病知识指导，指导患者合理休息与活动，戒烟，食用质软、易消化、少纤维素又富含营养、有足够热量的食物，避免食用冷饮、水果、多纤维的蔬菜及其他刺激性食物，忌食牛乳和乳制品。②安慰鼓励患者，使患者树立信心，积极地配合治疗。③用药指导，嘱患者坚持服药并了解药物的不良反应，病情有异常变化要及时就诊。

3.护理评价

患者腹泻、腹痛缓解，无发热、营养不良，体重增加。

（郭　倩）

第 六 章

神经外科护理

第一节　神经外科患者护理常规

一、神经外科患者的体位护理

(一)体位护理的概念

体位护理是根据患者病情和舒适度的要求,协助患者采取主动、被动或强制体位,以达到不同治疗或减少相应并发症的目的。适当的体位对治疗疾病,减轻症状,进行各种检查,预防并发症,减少疲劳均有良好的作用。

(二)体位护理的临床意义及作用

1.体位与颅内压(ICP)、脑灌注压(CPP)

颅内压与体位关系密切,不恰当的体位可以通过影响颅内静脉回流、增加胸腹腔压力等因素导致 ICP 升高,CPP 下降。对颅内压增高患者,抬高床头 30°～45°,保持头部正中位,避免扭曲或压迫颈部,以利于颅内静脉回流,可达到降低颅内压的效果。此外,对通气使用呼气末正压机械通气(PEEP)治疗的患者,也可明显减轻 PEEP 对颅内压的影响。

2.体位与呼吸系统并发症

神经重症患者是呼吸系统并发症的高危人群,发病危险因素包括意识障碍、气道保护性反射降低、气道机械性梗阻、中枢性呼吸肌无力等。此外,食物反流引起误吸是吸入性肺炎的重要危险因素。

对于肠内营养的患者,合理的体位护理可以减少吸入性肺炎的发生。经胃肠内进食时,需抬高床头至少 30°,对于气管切开患者可抬高至 45°,进食后继续保持半卧位 30～60 分钟,此体位借重力的作用有利于食物通过幽门进入小肠,减少胃内容物潴留,从而有效减少胃内容物反流,避免口咽部分泌物误吸,同时为了防止误吸、反流,在鼻饲前要清理气道内痰液,以免鼻饲后吸痰引起呛咳、憋气使腹内压增高引起反流。鼻饲后禁止立即翻身、叩背或外出检查,以避免因搬动患者使胃肠受到机械刺激而引起反流。半卧位还可借助重力使膈肌下降,胸腔容积相对增大,患者肺活量增加,有利于气体交换,降低肺部并发症的发生率。

同样,对于机械通气(MV)的患者,体位护理是预防呼吸机相关肺炎(VAP)的重要措施。抬高床头 30°~45°(半卧位或斜坡卧位)能有效减少反流和误吸,预防 VAP 的发生。

(三)神经重症患者的体位护理

1.颅内占位性病变患者的体位护理

(1)全麻手术尚未清醒的患者应取去枕平卧位,头偏向健侧,以便于呼吸道分泌物排出;清醒后血压平稳者将床头抬高 15°~30°,以利于颅内静脉回流,减轻脑水肿,降低颅内压,改善脑循环代谢。

(2)幕上肿瘤切除术后的患者应取仰卧位或健侧卧位,抬高床头 15°~30°或斜坡卧位,有利于颅内静脉回流。①脑叶体积较大的肿瘤切除术后,24 小时内禁止患侧卧位,防止脑组织局部受压及移位。②侧脑室肿瘤术前取患侧卧位,头颈部避免过度活动,以免脑室内肿瘤移位阻塞室间孔,引起剧烈头痛。③经口-鼻-蝶入路垂体瘤切除术后,24 小时内严格保持仰卧位,翻身等变换体位时嘱患者头部向两侧转动的角度不应大于 45°,以便促进术区软组织及伤口愈合,防止脑脊液鼻漏,如已合并脑脊液鼻漏,须适当延长仰卧位时间,一般术后第 2~3 天可酌情抬高床头,防止脑脊液逆流引起颅内感染。

(3)幕下肿瘤切除术后的患者应取侧卧位,手术当日枕下垫一软枕,保持头、颈、肩在一条水平线上,防止颈部扭曲。24 小时后给予抬高床头 15°~30°,翻身时应注意保护头颈部,避免头颈扭转角度过大,防止脑干和枕部受压,引起枕骨大孔疝。①肿瘤切除后残腔较大的患者术后 24 小时内要避免患侧卧位,以免发生脑干移位。②枕大孔区畸形颅后窝减压术后,搬动患者要固定好头部,不能过度屈伸,做到轴线翻身,以防发生寰枢椎脱位,出现呼吸骤停。③对有脑脊液鼻漏、耳漏患者应取患侧卧位,抬高床头 15°~30°避免脑脊液逆流引起颅内感染,同时借助重力作用使脑组织移向颅底贴附在硬膜漏孔区,促进伤口愈合,为此抬高床头患侧卧位要维持到脑脊液耳、鼻漏停止后 2~3 天。

2.颅脑外伤患者的体位护理

(1)开颅血肿清除术后,如术后患者已清醒,生命体征平稳时,为降低颅压,采用床头抬高 15°~30°的斜坡卧位,有利颅内静脉回流,减少脑组织的耗氧量,减少颅内充血及脑水肿的发生,降低颅内压。患者在急性期如无血容量不足,取头高足低仰卧位,以防止颅内压增高,对呕吐或昏迷患者多采用仰卧位,头偏向一侧,防止引起窒息或吸入性肺炎。

(2)颅底骨折合并脑脊液鼻漏的患者应抬高床头 15°~30°,耳漏患者应取患侧卧位,有利于引流,避免引起逆行性颅内感染,并有利于脑脊液漏口愈合。

(3)慢性硬膜下血肿行硬膜下钻孔引流术后应取去枕平卧位,直到拔出引流管,有利于淤血引出,也有利于防止引流液逆流造成颅内感染或颅内积气。

(4)颅脑外伤合并颈椎损伤的体位,对由于受到加速型或减速型损伤造成的颈椎骨折或由于受到挥鞭样损伤引起的脊髓震荡的患者,护理时宜给患者采取仰卧位,急性期或术后 24 小时内取平卧位,不给患者翻身,必要时带颈托保护,24 小时后头、颈、躯干轴线翻身,侧卧时加一棉垫垫在患者头部,高度大约为一侧肩峰至同侧颈部的距离,以防止颈部扭曲、脱位。

(5)去骨瓣减压术后患者应取健侧卧位,禁止患侧卧位,避免骨窗处受压,引起局部水肿或坏死,增高颅内压力。

3.脑血管疾病手术后体位

(1)介入手术后,经股动脉穿刺者,应取平卧位,穿刺点加压 6 小时,穿刺侧下肢制动 24 小时。若使用缝合器或封堵器,穿刺侧肢体制动时间为 3~8 小时。

(2)颈动脉内膜剥脱术后患者宜采取健侧卧位,床头抬高 15°~30°,防止术后患者头颈过度活动引起血管扭曲、牵拉及吻合口出血。

4.脊髓疾病术后的体位

手术麻醉清醒后 6 小时内取去枕平卧位,以利于压迫止血,防止过早翻身活动引起伤口活动性出血。若因术中脑脊液丢失过多,导致颅内压降低,为防止出现头痛、头晕,术后 24 小时内保持平卧位或将床尾垫高 8~12 cm。协助患者翻身时要保持头颈与脊柱在同一水平位,给予轴线翻身,且动作稳妥轻柔,特别是高颈段手术患者应颈部制动,颈托固定,注意颈部不能过伸过屈,以免加重脊髓损伤。在卧床期间应注意卧位的舒适度与肢体的功能位,并给予被动活动,预防压疮。

5.其他重症患者的体位护理

(1)合并气管切开、昏迷患者的体位护理:对于气管切开的患者,气管切开手术当日不宜过多变换体位,以防套管脱出,术后应注意头部位置与气管套管方向的成角,头不宜前屈,翻身时注意患者的头部与气管平行转动,如有异常应及时改变患者的体位,保持气道通畅。对于昏迷患者,因长期卧床,易采取抬高床头 15°~30°,并定时翻身、叩背,防止肺炎发生,定时变换体位,防止肢体发生挛缩、变形、压疮。

(2)行颅内压监测术患者:当术后连续颅内压监护时,观察 ICP 应在患者无躁动,无咳嗽,不吸痰、翻身,无其他外界刺激的情况下进行,以免影响数据的准确性,当观察患者有颅内压增高时,为减轻脑水肿,可将床头抬高 30°。

(3)腰椎穿刺术后:腰穿术后 6 小时内可采取平卧位,如释放脑脊液过多,可采取头低脚高位,可预防或减轻腰穿后低颅压性头痛。

正确有效的体位对神经重症患者的颅内压、脑灌注压、平均动脉压、相关并发症都有着直接的影响,结合临床病理生理变化及循证医学认证,在没有特殊要求或禁忌情况下一般将床头抬高 30°或斜坡卧位(不要在急性期降低床头高度)是神经重症患者较为适宜的体位,既能显著降低颅内压,又能较好避免低血压和脑部供血不足等不良后果的发生,也作为临床上常规的体位护理。不正确的体位可能会导致严重的、甚至致命的后果。

体位护理是临床护理中一项不可忽视的护理措施,对一些传统的体位护理方法,将通过临床护理实践不断更新与扩展。

(四)体位护理的注意事项

(1)患者体位要求根据手术部位及病情而有所不同,在实施体位护理时必须遵循病情需要,了解患者的诊断、治疗及护理要求给予适合的体位。必要时遵照医师医嘱实施体位护理。

(2)体位变换前后必须评估患者体征,了解患者病情及生命体征变化。必要时向患者说明变换体位或限制体位的目的,取得患者或家属的配合。

(3)选择适宜的护理用具,借助两摇床、三摇床、电动床、靠背垫、体位垫、手脚圈、气垫、水袋、耳枕等辅助用具,协助患者摆放适合及舒适的体位。

(4)按医嘱定时更换体位,一般每两小时变换体位一次,而且要连续实施,避免因患者体位不当而引起病情加重或并发症的发生。

(5)注意评估者体位是否舒适,被动体位患者应使用辅助用具支撑保持其躯体稳定、肢体和关节处于功能位。颈椎或颅骨牵引患者,翻身时不可放松牵引。

(6)对进行机械通气患者,将相关机器及管路放置在患者头侧,注意勿使呼吸机的回路或导管脱落、打折。在保持患者半卧位或斜坡卧位的同时,注意患者卧位的舒适度及安全。

(7)协助患者体位改变时,不要拖拉,注意节力。同时护士应站在患者的患侧,变换体位时使患者尽量靠近自己,以利于病情观察与患者安全。

(8)翻身或体位改变后注意评估受压部位皮肤情况,检查各种引流管(如动、静脉置管,尿管等)是否扭曲、受压、牵拉。如有异常及时处理,防止因实施体位护理而使治疗效果受到影响。

总之,体位护理是神经外科护理工作中的重要部分,加强体位护理的科学性和整体性管理,是促进患者全面康复的基础,是提高专科护理技术水平的重要途径。

二、神经重症患者的约束管理与护理

神经科重症患者常伴有意识模糊、躁动不安,不配合治疗护理,很容易发生意外拔管、坠床、自伤等严重后果而影响治疗、预后甚至威胁生命。因此,为确保患者安全,保证治疗护理顺利进行,常对重症患者实施身体约束。

(一)概念

身体约束(约束)通常定义为使用任何物理或机械性设备、材料或工具附加于患者的身体,限制患者的自由活动,阻止患者自由移动身体、体位改变等。在治疗护理活动中身体约束被视为限制躁动患者的身体或肢体活动,预防和减少其干扰治疗及维持安全的临床保护性措施,也称为保护性约束。

(二)适应证与禁忌证

1.适应证

意识障碍、谵妄、躁动、烦躁、自伤或全麻未醒的患者通过约束限制其身体或肢体活动,防止患者出现坠床、撞伤、抓伤、拔管等意外而采取的一种保护性措施。

2.禁忌证

水肿、压力溃疡(皮肤损伤)、吸气和呼吸困难、肢体挛缩、骨折、麻痹、最重要的是未取得患者或家属的知情同意。

(三)应用原则

(1)目的是确保患者的安全,保证患者被约束时的安全、舒适、尊严和身体需求。

(2)约束应仅在其他方法都不能达到有效结果时才能实施,不可作为弥补人力资源不足而使用。

(3)应制定身体约束的工作流程与要求,并使医护人员严格掌握。

(4)约束前应告知患者、家属或监护人约束使用的原因、必要性、注意事项及可能的不利因素,使用后及时与家属沟通,共同评价效果。

(5)应严密观察并定时评估被约束者,正确记录约束部位、时间等情况。

(6)约束的使用应为限制最小,时间最短,尽量减少约束的使用。当患者病情趋于好转时,护士考虑应尽早停止使用约束。任何限制患者活动自由度的力量或程度应该符合患者的基本生理需求,并使其肢体保持功能位。

(四)部位与方法

最常见的为腕关节约束、踝关节约束、胸部约束及腰部约束。常采用约束带、拳击手套、连指手套等用具,它可以把手裹起来防止手指自由活动,防止患者拖拽管路及输液针。成人使用最多的为约束带,给予手及肢体约束。

(五)评估与护理

(1)护士评估患者约束的需要,在约束前评估患者年龄、病情、意识状态、配合程度、肢体活动情况和肢端循环等。只有当患者或他人安全及健康受到威胁时,才使用约束措施。

(2)在应用约束前,护士与患者和其家庭成员解释约束相关的需要、注意事宜及利弊因素。取得患者及家属的理解和知情同意,并得到家属的配合。

(3)护士遵守使用约束流程及要求,按照医师医嘱及主管护师的建议为患者做适当的约束。

(4)使用限制最小的、合理的、正确的约束方法,确保使用肢体约束的安全。注意保护患者身体薄弱的部位,约束松紧度以能容纳 1 个手指为宜,预留适当的活动空间。不宜过紧或过松,以免影响局部血液循环或约束效果,并在约束部位,特别是骨突处垫软垫,预防因约束造成皮肤损伤。

(5)约束期间加强巡视严密观察,特别注意其安全、舒适、尊严、隐私及身体精神状态。任何迹象如皮肤水肿、苍白、青紫、发冷,患者主诉刺痛、麻木、疼痛或破损,立即解开约束带给予肢体活动。使用胸带约束者应观察患者的呼吸、心率、血压、血氧饱和度等情况,如出现呼吸急促或减慢、血氧饱和度下降等,立即停止约束,遵医嘱给予相应的处理或改用药物镇静。因此要动态评估患者病情,及时调整约束方案,并能保持肢体功能位。

(6)应用约束后护理人员应及时做好约束记录,包括患者姓名、约束原因、约束带数目、约束部位及时间,建立相应的护理记录,认真落实床头交接班,重视患者感受和反应,做好基础护理,避免患者肢体受伤。

(7)对于意识清醒但不能完全配合且又须行保护性约束的患者,可用普通约束带约束双上肢或下肢。对情绪不稳、躁动及不配合治疗的患者进行持续约束,至少每两小时松解约束一次,时间 15～20 分钟。并评估约束部位局部血循环及皮肤完整性,至少每 8 小时重新评估是否需要继续使用约束。

(8)应用约束的患者,当抬高床头时,约束带应固定在床沿。不要将约束带系在床档或其他部分,以免病床角度改变时约束效果受影响。

(9)患者约束的并发症:身体约束的患者失去肢体力量,易发生应激溃疡、失禁及绞窄(窒息)、严重不安、沮丧、愤怒、恐惧、困惑、惊慌失措、情绪改变、睡眠障碍、角色缺失、身体不适、行为混乱,血液的化学变化导致认知和行为问题,失去自信和自尊等。

(10)探索干预、实施及检索约束使用的替代方法,如严密评估患者,改善环境,开展临床工作经验分享交流。同时学会恰当、正确的约束方法,使实施效果良好,不断掌握保护性约束的最新知识与技术。

(六)身体约束的伦理学思考

护理应用约束涉及限制患者的自由。患者把这种干预看成一种攻击、殴打甚至是错误的囚禁。但是,众所周知,约束有时是必要的,是关系神经重症患者安全和有效治疗的重要问题之一。在患者法律观念和维权意识日益增强的形式下,约束措施的使用不当还将带来护患纠纷。鉴于其潜在的危害性及风险,临床上应尽量寻找其他替代手段,将身体约束作为防止身体伤害或保护患者安全的最后选择。在重视循证护理、人性化护理服务的临床护理实践中,道德与伦理的理念越来越被关注,因此,亟待展开约束的相关性研究,充分认识其对神经重症患者治疗和健康的影响。对患者的身体约束主要是保护性约束也称行为约束治疗,其实质是限制患者的行为自由,以保障患者的安全,并保证治疗、护理工作的顺利进行,因此应明确规定应用身体约束的适应证,防止约束使用的盲目性、随意性。约束措施的应用会对患者的生理和社会心理方面带来许多负面影响,作为护理管理者更要关注并重新审视约束使用的正确性、合理性。同时形成相关护理模式和约束管理策略,为神经重症监护病房患者及医护人员创建一个相对安全的医疗环境。

三、神经外科危重症患者围术期护理

神经危重症患者的围术期是围绕神经外科手术的一个全过程,从患者决定接受手术治疗开始,到手术治疗直至基本康复,包含手术前、手术中及手术后的一段时间。手术前后护理是指全面评估患者生理、心理状态,提供身、心整体护理,增加患者对手术的耐受性,以最佳状态顺利渡过手术期,预防或减少术后并发症,促进早日康复,重返家庭和社会。

(一)手术前患者的护理

1.护理评估

(1)健康史。①现病史:本次发病的诱因、主诉、主要病情、症状及体征(生命体征和专科体征)等。②既往史:详细了解有关内分泌、心血管、呼吸、消化、血液等系统疾病史,创伤史、手术史、过敏史、家族史、遗传史、用药史、个人史,女性患者了解月经史和婚育史。

(2)身体状况(生理状况)评估包括以下内容。

1)年龄:婴幼儿及老年人对手术的耐受力比成年人差。婴幼儿术前应重点评估生命体征、出入液量和体重的变化等。老年人术前应全面评估生理状态,包括呼吸、循环、消化、内分泌、泌尿等各个系统,掌握其病理生理变化。

2)营养状态:根据患者身高、体重、肱三头肌皮肤褶襞厚度、上臂肌周径及食欲、精神面貌、劳动能力等,结合病情和实验室检查结果,如血浆蛋白含量及氮平衡等,全面评判患者的营养状况。

3)体液平衡状况:手术前应全面评估患者有无脱水及脱水程度、类型,有无电解质代谢紊乱和酸碱平衡失调。常规监测血电解质水平包括 Na^+、K^+、Mg^{2+}、Ca^{2+} 等,有助于及时发现并纠正水、电解质失衡。

4)有无感染:评估患者是否有上呼吸道感染,并观察皮肤,特别是手术区域的皮肤有无损伤及感染现象。

5)重要器官功能。①心血管功能:应评估患者的血压、脉搏、心率及四肢末梢循环状况,如有无水肿、皮肤颜色和温度等。术前作常规心电图检查,必要时行动态心电图监测。②呼吸功能:术前加强患者呼吸节律和频率的观察,了解有无吸烟嗜好、有无哮喘、咳嗽、咳痰,观察痰液性质、颜色等,必要时行肺功能检查,以协助评估。③肾功能:评估患者有无排尿困难、尿频、尿急、少尿或无尿等症状,通过尿常规检查,观察尿液颜色、比重和有无红细胞、白细胞,了解有无尿路感染,通过尿液分析、血尿素氮或肌酐排出量等,评估肾功能情况。④肝功能:评估患者有无酒精中毒、黄疸、腹水、肝掌、蜘蛛痣、呕血、黑便等。对既往有肝炎、肝硬化、血吸虫病或长期饮酒者,更应了解肝功能情况,并注意有无乙型肝炎病史。⑤血液功能:应询问患者及家族成员有无出血和血栓栓塞史;是否曾输血,有无出血倾向的表现,如手术和月经有无严重出血,是否容易发生皮下瘀斑、鼻出血或牙龈出血等;是否同时存在肝、肾疾病。⑥内分泌功能:评估糖尿病患者慢性并发症(如心血管、肾疾病)和血糖控制情况,监测饮食、空腹血糖和尿糖等。甲状腺功能亢进患者手术前应了解基础血压、脉搏率、体温、基础代谢率的变化。

(3)神经系统功能评估:包括意识评估和瞳孔的观察。

1)意识评估:意识障碍是中枢神经系统疾病的常见表现,且随病情变化而波动,有时意识状

态的恶化是出现颅内并发症时唯一可以发现的临床表现。意识与脑皮质和脑干网状结构的功能状态有关,可表现为嗜睡、朦胧、半昏迷和昏迷。意识障碍的有无及深浅程度、时间长短和演变过程,是分析病情的重要指标。意识障碍分类见表6-1。

表 6-1　意识障碍的分类

意识障碍的分类	表现
以觉醒度改变为主	嗜睡、昏睡、昏迷、浅昏迷、中度昏迷、深昏迷
以意识内容改变为主	意识模糊和谵妄状态
以意识范围改变为主	朦胧状态,漫游性自动症
特殊类型	最小意识状态、去大脑皮质状态、植物状态

这种意识障碍主观描述的主要缺点是缺乏确切的分级,由不同的评价者操作,可能得出截然不同的结果。为此,结合意识中觉醒和知晓两部分内容,创立了相应的意识评价量表系统,目的在于对意识障碍进行更为确切的分级。其中临床应用最为广泛的是格拉斯哥昏迷量表(GCS)。GCS由睁眼(E)、体动(M)和语言(V)三部分组成,每项包含了不同等级,评为不同分值。总分为15分,代表完全清醒,最低为3分,代表觉醒和知晓功能完全丧失。护理相关的要点包括:①在护理记录时应分项计分,可表述为 E/M/V。这样,除可评价意识状态外,还便于提示患者是否存在一些特征性的病理状态,如去皮质强直和去大脑强直;②应建立定时 GCS 评估的护理常规,常定为每小时评估一次,整合在护理记录单上,便于评价病情的动态变化。

2)瞳孔的观察:瞳孔的观察也是神经危重症患者重要的临床检测项目。瞳孔变化对判断病情和及时发现颅内压增高危象——小脑幕切迹疝非常重要。要观察双侧瞳孔的对光反射、瞳孔的大小、两侧是否对称、等圆,并应连续观察其动态变化。检查瞳孔应分别检查左右两侧,并注意直接对光反应与间接对光反应,这些对鉴别脑内病变与视神经或动眼神经损伤所致的瞳孔改变有参考意义。

观察瞳孔的护理要点:在临床工作中,神经系统疾病变化迅速。因此对瞳孔的观察要做到"及时准确、前后对照、全面观察、综合分析"。①及时准确:对瞳孔的观察要及时准确,特别是昏迷或脑出血的患者。一般15～30分钟观察一次,并做好记录。②前后对照、双眼对比:瞳孔的动态观察,对病情的判断和预后更有价值。如果患者初时瞳孔正常,在观察过程中逐渐出现瞳孔变化,则更有意义。一般说来,病侧瞳孔短时间内缩小是动眼神经受刺激的表现,瞳孔散大则为动眼神经麻痹的表现。如果一个患者短时间内瞳孔发生变化,常常是脑出血或脑疝刺激或压迫动眼神经所致。③全面观察:对于神经危重患者,严密观察瞳孔是十分重要的,但瞳孔观察不是唯一的,还应包括意识、神经体征和生命体征的全面观察。必要时做一些辅助检查,才能做出正确的判断,有利于正确的治疗。④综合分析:对于一个不正常的瞳孔,除考虑神经系统的疾病外,还要排除药物对瞳孔的影响,以及眼科疾病引起的瞳孔变化。不可只根据瞳孔这一项指标,要仔细询问病史,结合临床,全面分析,才能做出正确的判断。

(4)心理-社会状况包括以下内容。

1)心理状况:最常见的心理反应有手术焦虑、恐惧和睡眠障碍。焦虑、恐惧表现为对手术担心、紧张不安、害怕、乏力疲倦等,似有大祸临头之感。身体上也表现有相应的一些症状,如心慌、手发抖、坐立不安、食欲减退、小便次数增加、行为被动或依赖、脉搏呼吸增快、手掌湿冷等。睡眠障碍的患者表现为入睡困难、早醒、噩梦等。导致患者心理反应的主要原因：①对手术效果担忧；②对麻醉和手术的不解；③以往手术经验；④医务人员的形象效应；⑤对机体损毁的担忧。因此，手术前应全面评估患者的心理状况，正确引导和及时纠正不良的心理反应，保证各项医疗护理措施的顺利实施。

2)社会状况：了解亲属对患者的关心程度，心理支持是否有力，家庭经济状况，医疗费用承受能力。

（5）手术耐受性。①耐受良好：全身情况较好，外科疾病对全身影响较小，重要器官无器质性病变或其功能处于代偿阶段，稍做准备便可接受任何手术。②耐受不良：全身情况欠佳，外科疾病已对全身影响明显，或重要器官有器质性病变，功能已濒临失代偿，需经积极、全面的特殊准备后方可进行手术。通过对手术耐受的评估，可以对手术危险性做出估计，为降低危险性做好针对性的术前准备。

2.护理措施

（1）生理准备：包括以下内容。

1)一般准备。①呼吸道准备：有吸烟嗜好者，术前 2 周戒烟。有肺部感染者，术前 3～5 天起应用抗素；痰液黏稠者，可用抗生素加糜蛋白酶或沐舒坦雾化吸入，每天 2～3 次，并配合拍背或体位引流排痰；哮喘发作者，术前 1 天地塞米松或布地奈德雾化吸入，每天 2～3 次，以减轻支气管黏膜水肿，促进痰液排出。根据患者不同的手术部位进行深呼吸和有效排痰法的训练。深呼吸训练：先从鼻慢慢深吸气，使腹部隆起，呼气时腹肌收缩，由口慢慢呼出。有效排痰法训练：患者先轻咳数次，使痰液松动，而后深吸气后用力咳嗽。②胃肠道准备：择期手术患者术前 12 小时起禁食，4 小时起禁水。③排便练习：绝大多数患者不习惯在床上大小便，容易发生尿潴留和便秘，尤其老年男性患者，因此术前必须进行排便练习。④手术区皮肤准备：术前两小时充分清洁手术野皮肤和剃除毛发，若切口不涉及头、面部、腋毛、阴毛，且切口周围毛发比较短少，不影响手术操作，可不必剃除毛发。如毛发影响手术操作，则应全部剃除。手术前 1 天协助患者沐浴、洗头、修剪指甲，更换清洁衣服。备皮操作步骤：做好解释工作，将患者接到治疗室（如在病室内备皮应用床帘或屏风遮挡），注意保暖及照明；铺橡胶单及治疗巾，暴露备皮部位；用持物钳夹取皂液棉球涂擦备皮区域，一手绷紧皮肤，一手持剃毛刀，分区剃净毛发；剃毕用手电筒照射，仔细检查是否剃净毛发；用毛巾浸热水洗去局部毛发和皂液。⑤休息：充足的休息对患者的康复起着不容忽视的作用。促进睡眠的有效措施包括消除引起不良睡眠的诱因；创造良好的休息环境，保持病室安静，避免强光刺激，定时通风，保持空气新鲜，温、湿度适宜；提供放松技术，如缓慢深呼吸、全身肌肉放松、听音乐等自我调节方法；在病情允许下，尽量减少患者白天睡眠的时间和次数，适当增加白天的活动量；必要时遵医嘱使用镇静安眠药，如地西泮、水合氯醛等，但呼吸衰竭者应慎用。

2)特殊准备。①营养不良：术前血清蛋白在 30～35 g/L 时应补充富含蛋白质的饮食。根据病情及饮食习惯，与患者、家属共同商讨制定富含蛋白、能量和维生素的饮食计划。若血清蛋白低于 30 g/L，则需静脉输注血浆、人体清蛋白及营养支持，以改善患者的营养状况。②脱水、电解质紊乱和酸碱平衡失调：脱水患者遵医嘱由静脉途径补充液体，记录 24 小时出入液量，测体重，纠正低钾、低镁、低钙及酸中毒。③心血管疾病：血压过高者，给予适宜的降压药物，使血压平稳在一定的水平，但不要求降至正常后才手术。对心律失常者，遵医嘱给予抗心律失常药，治疗期间观察药物的疗效和不良反应；对贫血者，因携氧能力差、影响心肌供氧，手术前应少量多次输血纠正;对长期低盐饮食和服用利尿剂者,加强水、电解质监测,发现异常及时纠正;急性心肌梗死者 6 个月内不行择期手术,6 个月以上且无心绞痛发作者,在严密监测下可施行手术;心力衰竭者最好在心力衰竭控制 3～4 周后再进行手术。④肝疾病:轻度肝功能损害不影响手术耐受性;但肝功能损害较严重或濒临失代偿者,必须经长时间严格准备,必要时静脉输注葡萄糖以增加肝糖原储备;输注人体清蛋白液,以改善全身营养状况;少量多次输注新鲜血液,或直接输注凝血酶原复合物,以改善凝血功能;有胸腔积液、腹水者,在限制钠盐摄入的基础上,使用利尿剂。⑤肾疾病:凡有肾病者,应作肾功能检查,合理控制饮食中蛋白质和盐的摄入量及观察出入量,如需透析,应在计划 24 小时以内进行,最大限度地改善肾功能。⑦糖尿病:糖尿病患者对手术耐受性差,手术前应控制血糖于 5.6～11.2 mmol/L、尿糖(＋)～(＋＋)。原接受口服降糖药治疗者,应继续服用至手术前 1 天晚上;如果服用长效降糖药如氯磺丙,应在术前 2～3 天停服;禁食患者静脉输注葡萄糖加胰岛素维持血糖轻度升高状态(5.6～11.2 mmol/L)较为适宜;平时用胰岛素者,术前应以葡萄糖和胰岛素维持正常糖代谢,在手术日晨停用胰岛素。糖尿病患者在术中应根据血糖监测结果,静脉滴注胰岛素控制血糖。⑧皮肤护理:预防压疮发生。

(2)心理护理和社会支持。①心理护理:护士热情、主动迎接患者入院,根据其性别、年龄、职业、文化程度、性格、宗教信仰等个体特点,用通俗易懂的语言,从关怀、鼓励出发,就病情、施行手术治疗的必要性和重要性、术前准备、术中配合和术后注意点做适度的解释,建立良好的护患关系,缓解和消除患者及家属焦虑、恐惧的心理,使患者以积极的心态配合手术和手术后治疗。NCCU 护士在术前到病房访视患者,对患者进行一对一交流,进行针对性的心理护理,有助于术后更加安全有效的实施监测治疗。探视时应鼓励患者倾诉术前的心理感受,全面地向患者及家属解释病情,向患者说明颅脑实施手术的必要性,保守治疗的局限性。术后疼痛是很多患者最担心的问题,可以告知患者,术后镇痛措施已较成熟,对于各种原因引起的、各种程度的、不同敏感程度的人群术后疼痛均有相应应对方法,其镇痛效果是令人满意的。②社会支持:术前安排患者与手术成功者同住一室;安排家属及时探视;领导、同事和朋友要安慰、鼓励患者,只要有可能,应允许患者的家庭成员在场,这样可降低患者的心理焦虑反应。但要注意家庭成员的负性示范作用。因此患者和家属同时接受术前教育是非常重要的,只有这样才能起到社会支持作用。

(二)手术后患者的护理

1.护理评估

(1)健康史:了解麻醉种类、手术方式、术中出血量、补液输血量、尿量、用药情况;引流管安置的部位、名称及作用。

(2)身体状况。①麻醉恢复情况:评估患者神志、呼吸和循环功能、肢体运动及感觉和皮肤色泽等,综合判断麻醉是否苏醒及苏醒程度。②呼吸:观察呼吸频率、深浅度和节律性;注意呼吸道是否通畅,舌后坠堵住呼吸道时常有鼾声,喉痉挛时可有吸气困难伴喘鸣音,支气管痉挛表现为喘息、呼气困难及呼气时相延长。③循环:监测血压的变化,脉搏的频率、强弱及节律性;评估皮肤颜色及温度,观察患者肢端血液循环情况。④体温一般术后 24 小时内,每 4 小时测体温 1 次,以后根据病情延长测量间隔时间。由于机体对手术创伤的反应,术后患者体温可略升高,一般不超过 38 ℃,1～2 天后逐渐恢复正常。⑤疼痛:评估疼痛部位、性质、程度、持续时间、患者的面部表情、活动、睡眠及饮食情况,用国际常用的疼痛评估法对疼痛做出正确的评估。⑥排便情况:评估患者有无尿潴留,观察尿量、性质、颜色和气味等有无异常。评估肠蠕动恢复情况,询问患者有无肛门排气,观察患者有无恶心、呕吐、腹胀、便秘等症状。⑦切口状况:评估切口有无渗血、渗液、感染及愈合不良等并发症。⑧引流管与引流物:评估术后引流是否通畅,引流量、颜色、性质等。

(3)心理-社会状况:手术后是患者心理反应比较集中、强烈的阶段,随原发病的解除和安全渡过麻醉及手术,患者心理上会有一定程度的解脱感;但继之又会有新的心理变化,如担忧疾病的病理性质、病变程度等;手术致正常生理结构和功能改变者,则担忧手术对今后生活、工作及社交带来的不利影响;此外,切口疼痛、不舒适的折磨或对并发症的担忧,可使患者再次出现焦虑,甚至将正常的术后反应视为手术不成功或并发症,加重对疾病预后不客观的猜疑,以致少数患者长期遗留心理障碍而不能恢复正常生活。

2.护理措施

(1)体位:根据麻醉及患者的全身状况、术式、疾病的性质等选择卧位,使患者处于舒适和便于活动的体位。麻醉未清醒前,应去枕平卧,头偏向一侧,以防呕吐物误入气道造成误吸;意识清醒血压平稳后,宜采用头高位,抬高床头 15°～30°,以利于颅内静脉回流,降低颅内压;椎管脊髓手术后,不论仰卧位或侧卧位都必须使头颈和脊柱的轴线保持一致,翻身时要防止脊柱屈曲或扭转;脑脊膜膨出修补术后,切口应保持在高位以减轻张力并避免切口被大小便所污染造成感染。

(2)维持呼吸与循环功能:包括以下两点。

1)生命体征的观察:根据手术大小,定时监测体温、脉搏、呼吸、血压。病情不稳定或特殊手术者,应送入重症监护病房,随时监测心、肺等生理指标,及时发现呼吸道梗阻、伤口、胸腹腔以及胃肠道出血和休克等的早期表现,并对症处理。①血压:手术后或有内出血倾向者,必要时可每15～30 分钟测血压 1 次,病情稳定后改为每 1～2 小时 1 次,并做好记录。②体温:体温变化是人体对各种物理、化学、生物刺激的防御反应。术后 24 小时内,每 4 小时测体温一次,随后每8 小时 1 次,直至体温正常后改为 1 天 2 次。③脉搏:随体温而变化。失血、失液导致循环容量不足时,脉搏可增快、细弱、血压下降、脉压变小。但脉搏增快、呼吸急促,也可为心力衰竭的表现。④呼吸:随体温升高而加快,有时可因胸、腹带包扎过紧而受影响。若术后患者出现呼吸困难或急促,应警惕肺部感染和急性呼吸窘迫综合征的发生。

2)保持呼吸道通畅。①防止舌后坠:一般全麻术后,患者口腔内常留置口咽通气管,避免舌后坠,同时可用于抽吸清除分泌物。患者麻醉清醒喉反射恢复后,应去除口咽通气管,以免刺激诱发呕吐及喉痉挛。舌后坠者将下颌部向前上托起,或用舌钳将舌拉出。②促进排痰和肺扩张:麻醉清醒后,鼓励患者每小时深呼吸运动 5～10 次,每 2 小时有效咳嗽 1 次;根据病情每 2～3 小时协助翻身 1 次,同时叩击背部,促进痰液排出;使用深呼吸运动器的患者,指导正确的使用方法,促进患者行最大的深吸气,使肺泡扩张,并能增加呼吸肌的力量;痰液黏稠患者可用超声雾化吸入(生理盐水 20 mL 加沐舒坦 30 mg),每天 4～6 次,每次 15～20 分钟,使痰液稀薄,易咳出;呼吸道分泌物较多,体弱不能有效咳嗽排痰者。给予导管吸痰,必要时可采用纤维支气管镜吸痰或气管切开吸痰;吸氧:根据病情适当给氧,以提高动脉血氧分压。

(3)静脉补液:补充患者禁食期间所需的液体和电解质,若禁食时间较长,需提供肠外营养支持,以促进合成代谢。

(4)增进患者的舒适度:包括以下 6 点。

1)疼痛:麻醉作用消失后,患者可出现疼痛。术后 24 小时内疼痛最为剧烈,2～3 天后逐渐缓解。若疼痛呈持续性或减轻后又加剧,需警惕切口感染的可能。疼痛除造成患者痛苦外,还可影响各器官的生理功能。首先,妥善固定各类引流管,防止其移动所致切口牵拉痛;其次,指导患者在翻身、深呼吸或咳嗽时，用手按压伤口部位，减少因切口张力增加或震动引起的疼痛；指导患者利用非药物措施，如听音乐、数数字等分散注意力的方法减轻疼痛；医护人员在进行使疼痛加重的操作，如较大创面的换药前，适量应用止痛剂，以增强患者对疼痛的耐受性。小手术后口服止痛片对皮肤和肌性疼痛有较好的效果。大手术后 12 天内，常需哌替啶肌内或皮下注射（婴儿禁用），必要时可 4~6 小时重复使用或术后使用镇痛泵。使用止痛泵应注意：①使用前向患者讲明止痛泵的目的和按钮的正确使用，以便患者按照自己的意愿注药镇痛；②根据镇痛效果调整预定的单次剂量和锁定时间；③保持管道通畅，及时处理报警；④观察镇痛泵应用中患者的反应。

2）发热：手术后患者的体温可略升高，幅度在 0.5~1.0 ℃，一般不超过 38.5 ℃，临床称之为外科手术热。但若术后 3~6 天仍持续发热，则提示存在感染或其他不良反应。术后留置导尿管容易并发尿路感染，若持续高热，应警惕是否存在严重的并发症如颅内感染等。高热者，物理降温，如冰袋降温、乙醇擦浴等；必要时可应用解热镇痛药物；保证患者有足够的液体摄入；及时更换潮湿的床单或衣裤。

3）恶心、呕吐：常见原因是麻醉反应，待麻醉作用消失后自然停止。其他引起恶心、呕吐的原因如颅内压升高、糖尿病酮症酸中毒、尿毒症、低钾、低钠等。护士应观察患者出现恶心、呕吐的时间及呕吐物的量、色、质并做好记录，以利诊断和鉴别诊断；稳定患者情绪，协助其取合适体位，头偏向一侧，防止发生吸入性肺炎或窒息；遵医嘱，使用镇静、镇吐药物，如阿托品、奋乃静或氯丙嗪等。

4）腹胀：随着胃肠蠕动功能恢复、肛门排气后，症状可自行缓解。若术后数天仍未排气，且伴严重腹胀，肠鸣音消失，可能为腹腔内炎症或其他原因所致肠麻痹；若腹胀伴阵发性绞痛，肠鸣音亢进，甚至有气过水音或金属音，警惕机械性肠梗阻。严重腹胀可使膈肌抬高，影响呼吸功能，使下腔静脉受压影响血液回流。可应用持续性胃肠减压、放置肛管等；鼓励患者早期下床活动；乳糖不耐受者，不宜进食含乳糖的奶制品；非胃肠道手术者，使用促进肠蠕动的药物，直至肛门排气。

5）呃逆：手术后早期发生者，可经压迫眶上缘、抽吸胃内积气和积液、给予镇静或解痉药物等措施得以缓解。

6）尿潴留：若患者术后 6~8 小时尚未排尿或者虽有排尿，但尿量甚少，次数频繁，耻骨上区叩诊有浊音区，基本可确诊为尿潴留，应及时处理。其次帮助患者建立排尿反射，如听流水声、下腹部热敷、轻柔按摩，用镇静止痛药解除切口疼痛，或用氨甲酰等胆碱药，有利于患者自行排尿；上述措施均无效时，在严格无菌技术下导尿，第一次导尿量超过 500 mL 者，应留置导尿管 1~2 天，有利于膀胱逼尿肌收缩功能的恢复。有器质性病变，如骶前神经损伤、前列腺肥大者也需留置导尿。

（5）切口及引流管护理具体内容如下。

1）切口护理：观察切口有无出血、渗血、渗液、敷料脱落及局部红、肿、热、痛等征象。若切口有渗血、渗液或敷料被大小便污染，应及时更换，以防切口感染。

切口的愈合分为三级，分别用"甲、乙、丙"表示。①甲级愈合：切口愈合优良，无不良反应；②乙级愈合：切口处有炎症反应，如红肿、硬结、血肿、积液等，但未化脓；③丙级愈合：切口化脓需切开引流处理。

2）引流管护理：各种引流管要妥善固定好，防止脱出，翻身时注意引流管不要扭曲、打折，应低于头部。交接班时要有标记，不可随意调整引流袋的高度，如发现引流不通畅及时报告医师处理。颅脑术后常见的引流有 4 种,即脑室引流、创腔引流、囊腔引流及硬膜下引流。①脑室引流:脑室引流是经颅骨钻孔侧脑室穿刺后,放置引流管,将脑脊液引流至体外。开颅术后放置引流管,引出血性脑脊液,减轻脑膜刺激征,防止脑膜粘连和蛛网膜颗粒的闭塞,早期起到控制颅内压的作用,特别是在术后脑水肿的高峰期,可以降低颅内压,防止脑疝发生。护理要点包括严格在无菌条件下连接引流袋,并将引流袋悬挂于床头,高度为 10～15 cm,以维持正常的颅内压。当颅内压增高超过 1.5 kPa(11 mmHg)时,脑脊液即经引流管引流到瓶中,从而使颅内压得以降低。对于脑室引流,早期要特别注意引流速度,禁忌流速过快。术后早期为减低流速,可适当将引流瓶抬高,待颅内各部的压力平衡后,再放低引流瓶置于正常高度。注意控制脑脊液引流量。脑脊液由脑室内经脉络丛分泌,每天分泌 400～500 mL,引流量不超过 500 mL 为宜。如有颅内感染,脑脊液分泌过多,则引流量可以相应增加。应注意水盐平衡,因脑脊液中尚含有钾、钠、氯等电解质,引流量过多,易发生电解质紊乱,故应适量补液。同时将引流瓶抬高于距侧脑室高 20 cm 高度,即维持颅内压于正常范围的最高水平。注意观察脑脊液的性状。正常脑脊液无色透明,无沉淀。术后 1～2 天脑脊液可以略带血性,以后转为橙黄色。若术后脑脊液中有大量鲜血或术后血性脑脊液颜色逐渐加深,常提示脑室内出血。脑室内出血多时,应紧急行手术止血。脑室引流时间较长时,有可能发生颅内感染。感染后脑脊液浑浊,呈毛玻璃状或有絮状物,为颅内感染征象。此时应放低引流瓶,距侧脑室 7 cm,持续引流感染脑脊液并定时送检脑脊液标本。保持引流通畅。引流管切不可受压、扭曲、成角。术后患者的头部活动范围应释放限制。翻身等护理操作时,应避免牵拉引流管。引流管如无脑脊液流出,应查明原因。在排除引流管不通畅后,可能有以下原因:a.确实为低颅压,可依然将引流瓶放置于正常高度;b.引流管放入脑室过深过长,致使在脑室内歪曲成角,可对照影像学检查结果,将引流管缓慢向外抽出至有脑脊液流出,然后重新固定;c.管口吸附于脑室壁,可将引流管轻旋转,使管口离开脑室壁;d.如怀疑为小血凝块或脑组织堵塞,可在严格消毒后,用无菌注射器轻轻向外抽吸,不可盲目注入生理盐水,以免管内堵塞物被冲至脑室系统狭窄处,引起日后脑脊液循环梗阻。上述处理后,如无脑脊液流出,应告知医师,必要时更换引流管。每天定时更换引流瓶,记录引流量,操作时严格遵守无菌原则,加紧引流管,以免管内脑脊液逆流入脑室。接头处严密消毒后应无菌纱布包裹以保持无菌,如需行开颅手术,备皮时应尽量避免污染钻孔切口,剃刀需经消毒,头发剃去后,切口周围立即重新消毒然后覆盖无菌辅料。开颅术后脑室引流一般不超过 4 天,因脑水肿高峰期已过,颅内压开始降低。拔除前 1 天,可尝试抬高引流袋或夹闭引流管,以便了解脑脊液循环是否通畅,颅内压是否又再次升高。夹闭引流管后应密切观察,如患者出现头痛、呕吐等颅内压增高症状,应立即放低引流袋或开放夹闭的引流管,并告知医师。拔管前后切口处如有脑脊液漏出,应通知医师加以缝合,以免引起颅内感染。②创腔引流:创腔是指颅内占位病变,如颅内肿瘤手术摘除后,在颅内留下的腔隙。在腔隙内置入引流管,称创腔引流。引流填充于腔内的气体及血性液体,使腔隙逐渐闭合,减少局部积液或形成假性囊肿的机会。护理要点包括术后 24 小时或 48 小时内,创腔引流瓶放置于与头部创腔一致的位置(通常放在头旁枕上或枕边),以保持创腔内一定的液体压力,避免脑组织移位,特别是位于顶层枕边的创腔。术后 48 小时内,绝不可随意放低引流瓶,否则腔内液体被引出后,脑组织将迅速移位,有可能撕裂大脑上静脉,引起颅内血肿。另外,创腔内暂时积聚的液体可以稀释渗血,防止渗血形成血肿。创腔内压力高时,血性液体可自行流出。术后 24 小时或 48 小时后,可将引流瓶逐渐降低,以期较快的速度引流出创腔内液体。此时脑水肿已进入高峰期,引流不良将影响脑组织膨起,局部无效腔也不能消失,同时局部积液的占位性又可加重颅内高压。与脑室相通的创腔引流,如术后早期引流量高,适当抬高引流袋。在血性脑脊液转为正常时,应及时拔除引流管,以免形成脑脊液漏。一般情况下,创腔引流于手术 3～4 天拔除。③硬膜下引流:放置硬膜下引流的目的在于解除脑受压和脑疝,术后排空囊内血性积液和血凝块,使脑组织膨起,消灭无效腔。慢性硬膜下积液或硬膜下血肿,因已形成完整的包膜,包膜内血肿机化,临床可采用颅骨钻孔、血肿钻孔冲洗引流术。术后应放引流管于包膜内连续引流,及时排空囊内血性液或血凝块,使脑组织膨起以消灭无效腔,必要时可行冲洗。术后患者采取平卧或头低脚高位,注意体位引流,引流瓶低于无效腔 30 cm。低颅内压会使硬膜下腔隙不易闭合,术后一般不使用脱水剂,不限制水分摄入。通畅引流管于术后 3 天拔除。④硬膜外引流:硬膜外引流的目的在于减轻头部疼痛,降低颅内压,清除血肿。护理特点包括术后将患者置于平卧位,引流管放置低于头部 20 cm,注意使头部偏向患侧,便于引流彻底。通常引流管于术后 2～3 天拔除。

(6)心理护理:对于术后进入 ICU 的患者,以及在 ICU 接受治疗的其他危重患者,仍可表现为焦虑、恐惧不安、烦躁、抑郁等情绪的,应进行相应的护理。这时应加强心理生理支持,耐心解释插管造成不适的必然性,使患者积极配合,防止因患者不理解插管构造以及极度不适应而自行拔管造成喉头水肿,严重的可引起呼吸困难。应建议以人为本,关爱患者的理念。身体上的不适暂时缓解后,随之而来的是清醒后的"情感饥饿",护士应充分体现爱心、耐心、同情心、责任心,及时告诉患者手术已顺利完成,使其放心。术后患者切口疼痛在所难免,患者如果注意力过度集中、情绪过度紧张,就会加剧疼痛,意志力薄弱、烦躁和疲倦等也会加剧疼痛。护士不仅要关注监护仪上的数据,还要主动与患者交谈或边进行床边操作边询问患者有何不适或要求,为患者讲解,安慰患者,消除患者的孤独感,鼓励患者积极对待人生。必要时应进行认知行为干预。患者在罹患疾病后,一般无心理准备,对手术预后期望值过高。如果手术后监护时间超过预期值,患者往往会产生抑郁心理,认为术后恢复健康可能性小。长时间不与家属见面交流,认为家属将其遗弃,产生失落感和放弃心理。此时,护士应鼓励患者表达心声,适当满足其心理需求,可给家属短暂的探视时间,通过其亲人鼓励患者重树恢复健康的信心。同时,护士可为患者讲解相关疾病知识,提供相关的治疗及预后的信息,消除患者因认知障碍导致的心理障碍。同时,在日常工作中,应注重维护患者自尊心。有些患者文化背景深厚,地位、层次高,对护士对其约束不能接受,直接理解为住院还要受捆绑之苦。另外,操作时隐私部位不可避免的暴露,都是很多患者在全麻清醒后很不理解的事情。因此,护士应耐心解释原因并在涉及隐私部位操作时注意遮挡,维护患者自尊心,使其积极配合治疗。

(三)手术后并发症的预防及护理

手术后常见的并发症有出血、切口感染、尿路感染、肺不张、深静脉血栓形成等。

1.术后出血

当伤口敷料被血液渗湿时,就应疑为手术切口出血。应及时打开、检查伤口,及时处理,严密观察意识、瞳孔、生命体征、肢体活动变化,及时发现有无颅内出血发生。

预防:①手术时严格止血。确认手术野无活动性出血点;②术中渗血较多者,必要时术后可应用止血药物;③凝血机制异常者,可于围术期输注新鲜全血、凝血因子或凝血酶原复合物等。

护理:一旦确诊为术后出血,及时通知医师,完善术前准备,再次手术止血。

2.切口感染

感染:术后常见的感染有切口感染、颅内感染。①切口感染:多在术后 3～5 天发生,患者感切口再度疼痛,局部有明显的红肿、压痛及脓性分泌物;②颅内感染:表现为外科热消退后,再次出现高热或术后体温持续升高,伴有头痛、呕吐、意识障碍,甚至出现抽搐等,严重者发生脑疝。对术后感染的患者,除给予有效的抗生素外,应加强营养、降温、保持呼吸道通畅及基础护理等。

预防:①术前完善皮肤和肠道准备;②注意手术操作技术的精细,严格止血,避免切口渗血、血肿;③加强手术前、后处理,改善患者营养状况,增强抗感染能力;④保持切口敷料的清洁、干燥、无污染;⑤正确、合理应用抗生素;⑥医护人员在接触患者前、后,严格执行洗手制度,更换敷料时严格遵守无菌技术,防止医源性交叉感染。

护理:切口已出现早期感染症状时,采取有效措施加以控制,如勤换敷料、局部理疗、有效应用抗生素等;已形成脓肿者,及时切开引流,争取二期愈合。必要时可拆除部分缝线或置引流管引流脓液,并观察引流液的性状和量。

3.肺部感染

表现为术后早期发热、呼吸和心率加快,继发感染时,体温升高明显,血白细胞和中性粒细胞计数增加。患侧的胸部叩诊呈浊音或实音,听诊有局限性湿啰音,呼吸音减弱、消失或为管样呼吸音,常位于后肺底部。血气分析示氧分压下降和二氧化碳分压升高。胸部 X 线检查见典型肺不张征象。

预防:①术前锻炼深呼吸;②有吸烟嗜好者,术前 2 周停止吸烟,以减少气道内分泌物;③术前积极治疗原有的支气管炎或慢性肺部感染;④全麻手术拔管前吸净支气管内分泌物,术后取头侧位平卧,防止呕吐物和口腔分泌物的误吸;⑤鼓励患者深呼吸咳嗽、体位排痰或给予药物化痰,以利于支气管内分泌物排出;⑥注意口腔卫生;⑦注意保暖,防止呼吸道感染。

护理:①协助患者翻身、拍背及体位排痰,以解除支气管阻塞;②鼓励患者自行咳嗽排痰,对咳嗽无力或不敢用力咳嗽者,可在胸骨切迹上方用手指按压刺激气管,促使咳嗽;若痰液黏稠不易咳出,可使用蒸汽、超声雾化吸入或使用糜蛋白酶、沐舒坦等化痰药物,使痰液稀薄,利于咳出;痰量持续增多,可进行吸痰或支气管镜吸痰,必要时行气管切开;③保证摄入足够的水分;④全身或局部抗生素治疗。

4.尿路感染

尿路感染可分为上尿路和下尿路感染。前者主要为肾盂肾炎,后者为膀胱炎。急性肾盂肾炎以女性患者多见,主要表现为畏寒、发热、肾区疼痛,白细胞计数增高,中段尿镜检有大量白细胞和细菌,细菌培养可明确菌种,大多为革兰染色阴性的肠源性细菌。急性膀胱炎主要表现为尿频、尿急、尿痛、排尿困难,一般无全身症状;尿常规检查有较多红细胞和脓细胞。

预防:术后指导患者尽量自主排尿,预防和及时处理尿潴留是预防尿路感染的主要措施。

护理:①保持排尿通畅,鼓励患者多饮水,保持尿量在 1 500 mL 以上;②根据细菌药敏试验结果,合理选用抗生素;③残余尿在 500 mL 以上者,应留置导尿管,并严格遵守无菌技术,防止继发二重感染。

5.深静脉血栓形成

患者主诉小腿轻度疼痛和压痛或腹股沟区疼痛和压痛,体检示患肢凹陷性水肿,腓肠肌挤压试验或足背屈曲试验阳性。

预防:①鼓励患者术后早期离床活动;卧床期间进行肢体主动和被动运动,如每小时 10 次腿部自主伸、屈活动,或被动按摩腿部肌、屈腿和伸腿等,每天 4 次,每次 10 分钟,以促进静脉血回流，防止血栓形成；②高危患者，下肢使用抗血栓压力带或血栓泵治疗以促进血液回流；③血液高凝状态者，可口服小剂量阿司匹林、复方丹参片或用小剂量肝素；也可用右旋糖酐-40 静脉滴注，以抑制血小板凝集。

护理：①抬高患肢、制动；②忌经患肢静脉输液；③严禁局部按摩，以防血栓脱落。

6.消化道出血

消化道出血是足以威胁患者生命的并发症，多见于重型颅脑损伤，严重高血压脑出血，鞍区、第三脑室、第四脑室及脑干附近手术后，因下丘脑及脑干受损后反射性引起胃黏膜糜烂、溃疡。患者呕吐咖啡色物质，伴有呃逆、腹胀及黑便等，出血量多时，可发生休克。

护理：①应密切观察血压、脉搏，呕吐物的颜色、量，大便的颜色及量等以判断病情；②立即安置胃管，行胃肠减压；③遵医嘱给予冰盐水加止血药胃管注入，全身应用止血剂，并根据出血量补充足量的全血。

7.尿崩症

常见于第三脑室前部的肿瘤，尤其是蝶鞍区附近手术。患者表现为口渴、多饮、多尿，一般尿量 24 小时内在 4 000 mL 以上。

护理：①应严格记录 24 小时出入量及每小时尿量，并观察尿的性质及颜色；②密切观察患者意识、生命体征的变化，配合医师监测钾、钠、氯及尿比重情况，及时判断有无电解质紊乱；③指导患者饮含钾高的饮料和含钾盐水，并多吃一些含钾、钠高的食物，预防低钾、低钠血症；④遵医嘱按时按量补充各种电解质；⑤按医嘱正确使用抗利尿药物，并注意观察用药的效果。

8.中枢性高热

下丘脑、脑干及高颈髓病变或损害，均可引起中枢性体温调节失常，临床以高热多见，偶有体温过低。常伴有意识障碍，脉搏快速，呼吸急促等自主神经紊乱的表现。中枢性高热不宜控制，一般采取物理降温如冰袋降温、温水擦浴、冰毯、冰帽降温，必要时采用冬眠、低温疗法。

护理：①严密观察病情，加强监护：对患者进行心率、呼吸、血压和血氧饱和度的动态监测，严密观察意识、瞳孔变化及中枢神经系统的阳性体征等；②保持呼吸道通畅：及时吸痰，以减少肺部并发症的发生；持续有效吸氧；掌握正确的吸痰方法和吸痰时机，加强气道湿化和雾化，防止痰痂形成和气道干燥出血，必要时行气管切开；③加强基础护理，预防并发症，每天两次口腔护理；按时翻身、叩背，防压疮、冻伤、坠积性肺炎的发生；保持大小便通畅，必要时进行灌肠或使用缓泻剂；做好鼻饲护理，鼻饲前应吸净痰液，鼻饲 1 小时内暂缓吸痰，必要时抬高患者头部或摇高床头，防止食物逆流入呼吸道引起或加重肺部感染。

9.顽固性呃逆

常见于第三脑室、第四脑室和脑干附近的手术。对发生呃逆的患者，应先检查上腹部，如有胃胀气或胃潴留，应先置胃管抽空胃内容物。在排除因膈肌激惹所致的呃逆后，可采用压迫眼球、眶上神经，刺激患者有效咳嗽，捏鼻，还可指导患者做深大呼吸等，有时可以获得暂时缓解，还可遵医嘱使用氯丙嗪 50 mg 或利他灵 10~20 mg，肌内注射或穴位注射。

（张文辉）

第二节　颅内压增高

颅内压增高是由于颅内任何一种主要内容物(血液、脑脊液、脑组织)容积增加或者有占位性病变时,其所增加的容积超过代偿限度所致。正常人侧卧位时,测定颅内压(ICP)为 0.8～1.8 kPa(6.0～13.5 mmHg),>2.0 kPa(15 mmHg)为颅内压增高,2.0～2.6 kPa(15～20 mmHg)为轻度增高,2.6～5.3 kPa(20～40 mmHg)为中度增高,>5.3 kPa(40 mmHg)为重度增高。

一、病因与发病机制

引起颅内压增高的疾病很多,但发生颅内压增高的主要因素如下。

(一)脑脊液增多

(1)分泌过多,如脉络丛乳头状瘤。

(2)吸收减少,如交通性脑积水,蛛网膜下腔出血后引起蛛网膜粘连。

(3)循环交通受阻,如脑室及脑中线部位的肿瘤引起的梗阻性脑积水或先天性脑畸形。

(二)脑血液增多

(1)脑外伤后<24 小时的脑血管扩张、充血,以及呼吸道梗阻,呼吸中枢衰竭引起的二氧化碳蓄积,高碳酸血症和丘脑下部、鞍区或脑干部位手术,使自主神经中枢或血管运动中枢受刺激引起的脑血管扩张充血。

(2)颅内静脉回流受阻。

(3)出血。

(三)脑容积增加

正常情况下颅内容积除颅内容物体积外有 8%～10%的缓冲体积即代偿容积。因此颅内容积很大,但代偿调节作用很小。常见脑水肿如下。①血管源性脑水肿:多见于颅脑损伤、脑肿瘤、脑手术后。②细胞毒性脑水肿:多见于低氧血症,高碳酸血症,脑缺血和缺氧。③渗透性脑水肿:常见于严重电解质紊乱(Na^+ 丢失)渗透压降低,水中毒。

(四)颅内占位病变

常见于颅内血肿,颅内肿瘤,脑脓肿和脑寄生虫等。

二、临床表现

(一)头痛

头痛是颅内压增高最常见的症状,有时是唯一的症状。可呈持续性或间歇性,当用力、咳嗽、负重,早晨清醒时和较剧烈活动时加重,其原因是颅内压增高使脑膜、血管或神经受挤压、牵扯或炎症变化的刺激所致。急性和重度的颅内压增高可引起剧烈的头痛并常伴喷射性呕吐。

(二)恶心呕吐

多数颅内压增高患者都伴有恶心、不思饮食,重度颅内压增高可引起喷射性呕吐,呕吐之后头痛随之缓解,小儿较成人多见,其原因是迷走神经中枢和神经受刺激所引起。

(三)视力障碍和眼底变化

长期颅内压增高,使视神经受压,眼底静脉回流受阻。引起视神经萎缩造成视力下降、模糊和复视,眼底视盘水肿,严重者出现失明和眼底出血。

头痛、恶心呕吐、视盘水肿为颅内压增高的三大主要症状。

(四)意识障碍

意识障碍是反映脑受压的可靠及敏感指标,当大脑皮质、脑干网状结构广泛受压和损害即可出现意识障碍。颅内压增高早期患者可出现烦躁、嗜睡和定向障碍等意识不清的表现,晚期则出现朦胧和昏迷。末期出现深昏迷。梗阻性脑积水所引起的颅内压增高一般无意识障碍。

(五)瞳孔变化

由于颅内压不断增高而引起脑移位,中脑和脑干移位压迫和牵拉动眼神经可引起瞳孔对光反射迟钝。瞳孔不圆,瞳孔忽大忽小,一侧瞳孔逐渐散大,光反射消失;末期出现双侧瞳孔散大、固定。

(六)生命体征变化

颅内压增高,早期一般不会出现生命体征变化,急性或重度的颅内压增高可引起血压增高,脉压增大,呼吸、脉搏减慢综合征。随时有呼吸骤停及生命危险。常见于急性脑损伤患者,而脑肿瘤患者则很少出现血压升高。

(七)癫痫发作

约有 20% 的颅内压增高患者发生癫痫,为局限性癫痫小发作,如口角、单侧上、下肢抽搐,或癫痫大发作,大发作时可引起呼吸道梗阻,加重脑缺氧、脑水肿而加剧颅内压增高。

(八)颅内高压危象(脑疝形成)

1.颞叶钩回疝

幕上肿瘤、水肿、血肿引起急剧的颅内压力增高,挤压颞叶向小脑幕裂孔或下方移位,同时压迫动眼神经、大脑后动脉和中脑,使脑干移位,产生剧烈的头痛、呕吐,血压升高,呼吸、脉搏减慢、不规则。很快进入昏迷,一侧瞳孔散大,光反射消失,对侧肢体偏瘫,去脑强直。此时如未进行及时的降颅压处理则会出现呼吸停止,双侧瞳孔散大、固定、血压下降、心跳停止。

2.枕骨大孔疝

枕骨大孔疝又称小脑扁桃体疝,主要是幕下肿瘤、血肿、水肿致颅内压力增高,挤压小脑扁桃体进入压力偏低的枕骨大孔,压迫延脑和 $C_{1\sim2}$,患者出现剧烈头痛、呕吐、呼吸不规则、血压升高、心跳缓慢,随之很快出现昏迷、瞳孔缩小或散大、固定、呼吸停止。

三、护理

(一)护理目标

(1)了解引起颅内压增高的原因,以及时对症处理。

(2)通过监测及早发现病情变化,避免意识障碍发生。

(3)颅内压得到控制,脑疝危象得以解除。

(4)患者主诉头痛减轻,自觉舒适,头脑清醒,睡眠改善。

(5)体液恢复平衡,尿比重在正常范围,无脱水症状和体征。

(二)护理措施

(1)观察神志、瞳孔变化 1 次/小时。如出现神志不清及瞳孔改变,预示颅内压力增高,需及时报告医师进行降颅内压处理。

(2)观察头痛的程度,有无伴随呕吐对剧烈头痛应及时对症降颅压处理。

(3)监测血压、脉搏、呼吸 1 次/1～2 小时,观察有无呼吸、脉搏慢,血压高即"两慢一高"征。

(4)保持呼吸道通畅:呼吸道梗阻时,因患者呼吸困难,可致胸腔内压力增高、$PaCO_2$ 增高致脑血管扩张、脑血流量增多进而使颅内压增高。护理时应及时清除呼吸道分泌物和呕吐物。抬高床头 15°～30°,持续或间断吸氧,改善脑缺氧,减轻脑水肿。

(5)如脱水治疗的护理:应用高渗性脱水剂,使脑组织间的水分通过渗透作用进入血循环再由肾脏排出,可达到降低颅内压的目的。常用 20% 甘露醇 250 mL,15～30 分钟内滴完,2～4 次/天;呋塞米20～40 mg,静脉或肌内注射,2～4 次/天。脱水治疗期间,应准确记录 24 小时出入液量,观察尿量、色,监测尿素氮和肌酐含量,注意有无水电解质紊乱和肝肾功能损害。脱水药物应严格按医嘱执行,并根据病情及时调整脱水药物的用量。

(6)激素治疗的护理:肾上腺皮质激素通过稳定血-脑屏障,预防和缓解脑水肿,改善患者症状。常用地塞米松 5～10 mg,静脉注射;或氢化可的松 100 mg 静脉注射,1～2 次/天;由于激素有引起消化道应激性溃疡出血、增加感染机会等不良反应,故用药的同时应加强观察,预防感染,避免发生并发症。

(7)颅内压监护。①监护方法:颅内压监护有植入法和导管法两种。植入法:将微型传感器植入颅内,传感器直接与颅内组织(硬脑膜外、硬脑膜下、蛛网膜下腔、脑实质等)接触而测压。导管法:以引流出的脑脊液或生理盐水充填导管,将传感器(体外传感器)与导管相连接,借导管内的液体与传感器接触而测压。两种方法的测压原理均是利用压力传感器将压力转换为与颅内压力大小成正比的电信号,再经信号处理装置将信号放大后记录下来。植入法中的硬脑膜外法及导管法中的脑室法优点较多,使用较广泛。②颅内压监护的注意事项:监护的零点参照点一般位于外耳道的位置,患者需平卧或头抬高 10°～15°;监护前注意记录仪与传感器的零点核正,并注意大气压改变而引起的"零点飘移";脑室法时在脑脊液引流期间每 4～6 小时关闭引流管测压,了解颅内压真实情况;避免非颅内情况而引起的颅内压增高,如出现呼吸不畅、躁动、高热或体位不舒适、尿潴留时应及时对症处理;监护过程严格无菌操作,监护时间以 72～96 小时为宜,防止颅内感染。③颅内压监护的优点:颅内压增高早期,由于颅内容积代偿作用,患者无明显颅内压增高的临床表现,而颅内压监护时可发现颅内压提高和基线不平稳;较重的颅内压升高[ICP＞5.3 kPa(40 mmHg)]时,颅内压监护基线水平与临床症状出现及其严重程度一致;有些患者临床症状好转,但颅内压逐渐上升,预示迟发性(继发性)颅内血肿的形成;根据颅内压监护使用脱水剂,可以避免盲目使用脱水剂及减少脱水剂的用量,减少急性肾衰竭及电解质紊乱等并发症的发生。

(8)降低耗氧量:对严重脑挫裂伤、轴索损伤、脑干损伤的患者进行头部降温,降低脑耗氧量。有条件者行冬眠低温治疗。①冬眠低温的目的:降低脑耗氧量,维持脑血流和脑细胞能量代谢,减轻乳酸堆积,降低颅内压;保护血-脑屏障功能,抑制白三烯 B$_4$ 生成及内源性有害因子的生成,减轻脑水肿反应;调节脑损伤后钙调蛋白酶Ⅱ活性和蛋白激酶活力,保护脑功能;当体温降至30 ℃,脑的耗氧量约为正常的 55%,颅内压力较降温前低 56%。②降温方法:根据医嘱首先给予足量冬眠药物,如冬眠Ⅰ号合剂(包括氯丙嗪、异丙嗪及哌替啶)或冬眠Ⅱ号合剂(哌替啶、异丙嗪、双氢麦角碱),待自主神经充分阻滞,御寒反应消失,进入昏睡状态后,方可加用物理降温措施。物理降温方法可采用头部戴冰帽,在颈动脉、腋动脉、肱动脉、股动脉等主干动脉表浅部放置冰袋,此外还可采用降低室温、减少被盖、体表覆盖冰毯等方法。降温速度以每小时下降 1 ℃ 为宜,体温降至肛温 33～34 ℃,腋温 31～33 ℃ 较为理想。体温过低易诱发心律失常、低血压、凝血障碍等并发症;体温＞35 ℃,则疗效不佳。③缓慢复温:冬眠低温治疗一般为 3～5 天,复温应先停物理降温,再逐步减少药物剂量或延长相同剂量的药物维持时间直至停用;加盖被毯,必要时用热水袋复温,严防烫伤,复温不可过快,以免出现颅内压"反跳"、体温过高或中毒等。④预防并发症:定时翻身拍背、吸痰、雾化吸入,防止肺部感染;低温使心排血量减少,冬眠药物使外周血管阻力降低,在搬动患者或为其翻身时,动作应轻稳,以防发生直立性低血压;观察皮肤及肢体末端,冰袋外加用布套,并定时更换部位,定时局部按摩,以防冻伤。

(9)防止颅内压骤然升高:对烦躁不安的患者查明原因,对症处理,必要时给予镇静剂,避免剧烈咳嗽和用力排便;控制液体摄入量,成人每天补液量＜2 000 mL,输液速度应控制在 30～40 滴/分;保持病室安静,避免情绪紧张,以免血压骤升而增加颅内压。

(张文辉)

第三节　脑　脓　肿

一、疾病的基本概论

脑脓肿为颅内严重感染性疾病,是以化脓性细菌侵入颅内引起。常见的致病菌包括金黄色葡萄球菌、溶血性链球菌及厌氧链球菌,有时也可由产气荚膜杆菌的感染引起。外伤性脑脓肿早期表现为头疼、发热、颅内压增高及局限性神经功能障碍等症状,脓肿形成之后,临床表现为颅内高压,头痛、嗜睡等症状,或伴有癫痫发作外。如果脓肿位于重要脑功能区,则常伴有局部神经缺损体征,有助于脓肿位置定位。

脑脓肿是一种严重的颅内感染,会造成头痛、嗜睡、颅内高压等症状,同时伴有颅内压增高。

(一)发病机制

(1)外伤后,伤口处理不当,头皮污垢引起感染,通过导血管侵入颅内,引起脑脓肿发生。头皮缺损,颅骨外漏、骨膜下血肿感染等,若感染没有及时控制也会通过导血管侵入颅内或者直接侵入颅内造成感染。

(2)开放性损伤或火器性外伤后,清创不及时、不彻底,有异物或碎骨片存留与脑内,一段时间(多数为数周内,少数可达到几年甚至更长)后形成脓肿。

(3)颅腔与感染区或污染区(如鼻窦、中耳)沟通。

(4)脑膨出直接感染引起。

(二)临床病理生理

脑脓肿形成主要分为 3 个阶段。

1.急性脑膜炎阶段

细菌侵入脑实质后发生急性局限性炎症,病灶可存在炎性细胞浸润,局部脑组织产生液化坏死,引起大范围水肿等病理变化。持续 1 周左右。

2.化脓阶段

脑实质坏死灶液化形成脓液,继而扩大形成脓腔。根据病灶个数分为单发脓腔和多发脓腔。

3.脓肿包裹形成阶段

脓液周围纤维组织,网状内皮细胞,以及星形细胞构成脓肿包膜,包膜开始于感染后 2～3 周,包膜形成时间与细菌种类、对抗生素敏感程度、机体抵抗力等有关。一般包膜形成时间越长,包膜越厚。完整包膜分为三层,内层为化脓性渗出物、肉芽组织和增生的胶质细胞等,中层为纤维结缔组织,外层为病灶周围脑组织反应区。

(三)危险因素

脓肿侵犯脑组织,出现头痛、呕吐、颅内压增高等症状,常伴有局部神经缺损体征,严重时甚至出现脑疝及脓肿破裂。

二、临床表现

(一)全身感染症状

患者多有全身不适、发热、头痛、呕吐等急性脑炎或脑膜炎表现。表现一般在 2～3 周内症状减轻,少数可持续 2～3 个月。当脓肿包膜形成后,患者体温大多正常或低热,但患者颅内压增高或脑功能缺损症状逐渐加重。脑脓肿进入局限阶段。临床上可出现一个潜伏期,潜伏期长短可由数天到数月甚至数年。在潜伏期内患者可有头痛、消瘦等症状。由于大剂量抗生素的使用,潜伏期往往比较长。

(二)颅内压增高症状

症状贯穿脑脓肿始终,患者常伴有不同程度的头痛,疼痛可为持续性并阵发性加剧,多清晨较重或用力时加重,可出现呕吐,尤其是小脑脓肿患者多呈喷射性呕吐。患者可伴有不同程度的精神和意识障碍,烦躁、嗜睡甚至昏迷,昏迷多见于危重患者。多数患者出现视盘水肿。颅内压增高常引起生命体征的改变,呈库欣反应。

(三)脑局灶定位症状和体征

常在外伤所致的脑功能障碍的基础上,使已有的症状逐渐加重或出现新的症状和体征。若为额叶脓肿时变现为精神症状和人格改变。幕上脓肿可表现为不同形式的癫痫发作。颞叶脓肿表现为中枢性面瘫,同向偏盲。左侧表现为感觉性失语,顶叶脓肿可有深浅感觉等。顶枕区和左颞顶脓肿可出现命令性失语。颅后窝脓肿可出现眼球震颤、吞咽困难等。

(四)脑疝形成或脓肿破溃

脑疝形成或脓肿破溃是脑脓肿患者两大严重危象。颅压增高导致脑疝形成,与其他颅内占位性病变(如颅内血肿)所致的脑疝相似,脓肿溃破为脓肿内压力骤然升高导致,脓液流入蛛网膜下腔或脑室内引起急性化脓性脑膜炎或脑室炎,患者突然出现高热、昏迷、抽搐、外周血白细胞剧增,脑脊液常呈脓汁样,若抢救不及时,会常致患者死亡。

三、相关检查

(一)实验室检查

1.腰椎穿刺与脑脊液检查

脓肿时腰椎穿刺表现为脑脊液压力增高。脑脓肿早期的颅内压常稍高,脑脊液中白细胞数增多,一般在(5～10)×10^8/L范围。脑脊液蛋白含量大多增加至2～4 g/L或更高。糖和氯化物含量大致正常。腰椎穿刺术一般认为,腰椎穿刺对脑脓肿的诊断价值不大,同时腰椎穿刺可能诱发脑疝和脑脓肿破裂的危险,因此必要进行腰椎穿刺鉴别诊断时才可使用,但必须谨慎进行。

2.脓液检查和细菌培养

脓液的检查和培养可以了解感染的类型,药敏试验对选择抗生素有指导作用。

3.外周血象

70%～90%脑脓肿患者红细胞沉降率加快。C-反应蛋白增加,可凭此与脑肿瘤相鉴别。

(二)影像学检查

1.X线片检查

急性颅骨改变不明显,慢性脑脓肿可显示颅内压增高的骨质改变或松果体向对侧移位。X线片可显示颅内是否存在碎骨片和金属异物。

2.颅脑CT扫描

脑脓肿的CT表现依脓肿发展阶段而异。急性脑膜脑炎阶段病灶表现为低密度区或混合密度区。脓肿形成后初期仍表现为低密度或混合密度占位性病灶,但增强扫描在低密度周围可呈轻度强化,表现为完整的不规则的浅淡环状强化。脓肿壁形成后,其低密度边缘密度较高,少数可显示脓肿壁,增强扫描可见完整、厚度均一的环状强化,周围有明显不规则的脑水肿和占位效应,低密度区为坏死脑组织和脓液,如产气杆菌感染,可呈现气体与液平面,如为多房性,低密度区内可呈现一个或多个间隔。CT不仅可以确定脓肿的存在、位置、大小、数目、形状和周围脑组织水肿情况而且可帮助确定治疗手段。

3.头颅MRI检查

急性脑炎期,T$_1$加权像上表现信号不清的低信号区,T$_2$加权像上为片状高信号影,有占位征,此期须与胶质瘤和转移瘤相鉴别。增强扫描比CT扫描更能早期显示脑炎期。当包膜形成完整后,T$_1$显示高信号影,有时尚可见到圆形点状血管流空影。通常注射Gd-DTPA后5～15分钟即可出现异常对比增强。延迟扫描增强度可向外进一步扩大,为脓肿周围血-脑脊液屏障的破坏。头颅MRI比CT对脑组织水含量变化更敏感,因此对坏死、液化和水肿的分辨率更强,能够更好地诊断脑脓肿。

四、基本诊断

(一)诊断

根据患者病史及体征结合CT、MRI、X线等检查手段,通过比对检查结果做出判断。

(二)鉴别诊断

1.化脓性脑膜炎

化脓性脑膜炎多起病急剧,神经系统的局灶定位体征不明显,颅脑CT扫描有助于鉴别。

2.硬膜外和硬膜下脓肿

二者多合并发生,通过CT或MRI可鉴别。

3.脑肿瘤

需仔细询问病史,结合各种化验及影像学手段才能进一步鉴别。

五、治疗

(一)药物治疗

1.抗生素

主要根据抗生素对细菌的敏感程度,以及血-脑屏障通透性选择。首选对细菌的敏感程度高、血-脑屏障通透性强的药物。未能确定细菌时选择血-脑屏障通透性强的广谱性抗菌药物。常用药物包括青霉素、链霉素、庆大霉素、磺胺嘧啶及头孢菌素等。一般采用静脉给药,根据病情必要时亦可采用鞘内、脑室和脓腔内注射。

2.降颅压药物

脑脓肿伴有颅内高压症状,根据颅压选择方案降低颅内压,缓解颅内压增高的症状,预防发生脑疝,常用脱水药物有高渗性脱水剂如甘露醇、甘油溶液,利尿药物如呋塞米、依他尼酸等。用药同时应注意肾功能、酸碱和水及电解质平衡的检查。

(二)手术治疗

1.脑脓肿穿刺术

该法简单、安全,对脑组织损伤小,适用于老人、小孩等不能耐受开颅手术者;脑深部和重要功能区脓肿患者;多房性脑脓肿或有异物者不适用。

2.快速钻颅脑脓肿穿刺术

单房性脓肿常用方法,有时为了抢救或在紧急情况下,在床边即可操作,做好定位后,直接快速钻颅,钻颅完成后,穿刺针穿刺脓肿。吸出脓液后其他步骤同上。

3.脓肿切开导管引流术

脓肿切开导管引流术适用于脓肿位置过浅,并且与周围组织粘连紧密或者靠近功能区的患者;不适用于脓肿切除的患者、通过穿刺又无法取出异物的患者。

4.颅脑脓肿切除术

颅脑脓肿切除术适用于脑脓肿和多房性脓肿,以及含有异物的脓肿和多次穿刺无效的脓肿。也可用于时间较长,包膜较厚的脓肿。同时发生破溃或者脑疝的情况下应行急症手术。脓肿切除术需要注意避免损伤重要功能区。

(三)术后处理

(1)术后继续抗感染治疗,防止脓肿复发及感染扩散。

(2)注意纠正水、电解质和酸碱平衡。

(3)防治并发症。

六、术前护理常规

(1)执行外科术前护理常规。

(2)病情观察:观察体温、脉搏、呼吸、血压、意识的变化。早期感染侵入颅内,呈持续性高热,遵医嘱给予抗生素,体温过高者给予药物或物理降温。颅内压增高者出现脉搏、血压、意识的改变,应及时观察并记录,预防脑疝。

(3)颅内压增高者,执行颅内压增高护理常规。

(4)饮食护理:给予高维生素、高蛋白、易消化的饮食。

七、术后护理常规

(1)执行外科术后护理常规。

(2)执行全身麻醉后护理常规。

(3)执行术后疼痛护理常规。

(4)病情观察:密切观察患者意识、瞳孔、生命体征、肢体活动变化及有无展神经麻痹、脑病灶症状等,并记录。必要时通知医师,对症处理。

(5)遵医嘱给予抗生素,若出现高热,以及时给予药物或物理降温。

(6)脓腔引流护理:①根据切开部位取合理卧位,抬高床头 15°～30°,引流瓶(袋)应低于脓腔30 cm。②术后 24 小时、创口周围初步形成粘连后可进行囊内冲洗,先用生理盐水缓慢注入腔内,再轻轻抽出,注意不可过分加压,冲洗后注入抗菌药物,然后夹闭引流管 2～4 小时。③脓腔闭合时拔管。继续用脱水剂降低颅内压。患者长期高热,消耗热量明显,应注意加强营养,必要时给予支持疗法。

(张文辉)

第四节　脑　疝

当颅腔内某分腔有占位性病变时,该分腔的压力大于邻近分腔,脑组织由高压力区向低压力区移位,致脑组织、血管及脑神经等结构受压或移位,出现相应的临床表现,称为脑疝。脑疝是颅内压增高的危象和死亡的主要原因。治疗脑疝的关键在于及时发现和处理。处理原则包括快速降低颅内压和手术去除病因。

一、脑疝的解剖学基础

颅腔内部空间被硬脑膜形成的大脑镰及小脑幕分隔成幕上左右两个腔及幕下一个腔;幕上左右两个腔容纳左右大脑半球,幕下的腔容纳脑桥、延髓及小脑。大脑镰下的镰下孔容纳着联结左右大脑的胼胝体等结构,左右大脑半球活动度较大;中脑在小脑幕切迹裂孔中通过,外侧面有颞叶的钩回、海马回紧邻包绕环抱。发自大脑脚内侧的动眼神经环绕着大脑脚外侧向后沿着小脑幕切迹走行进入海绵窦的外侧壁经眶上裂出颅。颅腔与脊髓腔经后颅窝的枕骨大孔相通,延髓下端通过枕骨大孔与椎管中的脊髓相连。小脑蚓椎体下部两侧的小脑扁桃体位于延髓下端的背面,下缘与枕骨大孔后缘紧密相邻。

二、脑疝的名词解释

颅内病变所致的颅内压增高达到一定程度时,可使一部分脑组织移位,通过颅内硬脑膜结构或颅腔骨性结构形成的结构间隙,如大脑镰下缘、小脑幕切迹边缘、枕骨大孔,移位的脑组织被挤压到压力较低的位置,即为脑疝。脑疝是颅脑损伤、颅内占位性病变或脑积水等伤、病发展过程中的一种紧急而严重的情况,疝出的脑组织压迫脑干等重要结构或生命中枢,如发现不及时或救治不力,往往导致严重后果,临床必须给予足够重视。

根据脑疝发生的部位及所疝出的脑组织部位不同,脑疝可分为小脑幕切迹疝(又名颞叶钩回疝)、枕骨大孔疝(又名小脑扁桃体疝)、大脑镰(下)疝(又名扣带回疝)、小脑幕切迹上疝(小脑蚓疝)。上述脑疝可以单独发生,也可以同时或相继发生。

三、小脑幕切迹疝

(一)病因及发病机制

当幕上一侧占位性病变不断增长引起颅内压增高时,脑干和患侧大脑半球向对侧移位;半球上部由于有大脑镰限制导致其移位较轻,而半球底部近中线结构如颞叶的海马沟回等则移位较明显,可疝入脚间池,形成小脑幕切迹疝,使患侧的动眼神经、脑干、后交通动脉及大脑后动脉受到挤压和牵拉。

(二)病理

1.动眼神经损害

(1)颞叶钩回疝入脚间池内,直接压迫动眼神经及其营养血管。

(2)颞叶钩回先压迫位于动眼神经上方的大脑后动脉,再使夹在大脑后动脉与小脑上动脉之间的动眼神经受压。

(3)脑干受压下移时,动眼神经受牵拉。

(4)脑干受压,动眼神经核和邻近部位发生缺血、水肿或出血。

2.脑干变化

小脑幕切迹疝使中脑直接受压,脑干下移引起供血障碍,向上累积下丘脑,向下影响脑桥乃至延髓。

(1)中脑受颞叶钩回疝挤压时,前后径变长,横径变短,疝出的脑组织首先挤压同侧大脑脚,导致临床症状和体征发生在同侧(患侧)。继续发展则可累及整个中脑。脑干下移时使脑干纵行变形,严重时发生扭曲。如果是脑内出血性疾病,因为出血的速度快、出血量大则可导致疝出的脑组织首先挤压对侧大脑脚,导致临床症状和体征发生在对侧(健侧)。

(2)小脑幕切迹疝引起脑干缺血或出血的原因可能有2种:①脑干受压,静脉回流不畅、瘀滞,以致破裂出血。②因基底动脉受大脑后动脉、后交通动脉和颈内动脉牵拉固定作用,导致脑干下移程度远较基底动脉下移为甚,造成中脑和脑桥上部旁中区的动脉受到牵拉,引起血管痉挛或脑干内的小动脉破裂出血,导致脑干出血,并继发水肿和软化。

3.脑脊液循环障碍

中脑周围的脑池是脑脊液循环的必经之路,小脑幕切迹疝可以使该部位脑池阻塞,导致脑脊液向幕上回流障碍。脑干受压、变形、扭曲时,可引起中脑导水管梗阻,使被阻塞导水管以上的脑室系统扩大,形成脑积水,颅内压进一步增高。

4.疝出的脑组织的改变

疝出的脑组织如不能及时还纳,可因血液回流障碍而发生充血、水肿甚至嵌顿,跟严重的压迫脑干。

5.枕叶梗死

后交通动脉或大脑后动脉直接受压、牵张,可引起枕叶脑梗死。

(三)临床表现

1.颅内压增高

表现为头痛剧烈并逐渐加重,与进食无关频繁喷射性呕吐,随着头痛进行性加重伴有躁动不安,提示病情加重;急性脑疝患者视盘水肿可有可无。

2.意识障碍

随着病情进展,患者逐渐出现意识障碍,由嗜睡、朦胧到浅昏迷、昏迷,对外界的刺激反应迟钝或消失,系脑干网状结构上行激活系统受累的结果。

3.瞳孔变化

最初由于动眼神经受刺激可有时间短暂的患侧瞳孔变小,对光反应迟钝,但多不易被发现。以后随着动眼神经麻痹,该侧瞳孔逐渐散大,对光反射迟钝、消失,并有患侧上睑下垂,眼球斜视,说明动眼神经背侧部的副交感神经纤维已经受损。晚期如果脑疝进行性恶化,影响脑干血供时,由于脑干内动眼神经核功能丧失,则双侧瞳孔散大,直接和间接对光反应均消失,眼球固定不动,此时患者多处于濒死状态。

4.锥体束征

由于患侧大脑脚受压,出现对侧肢体力弱或瘫痪,肌张力增高,腱反射亢进,病理反射阳性。有时患侧快速出血性疾病导致脑干被推向对侧,在患侧脑干尚未受压前导致健侧大脑脚与小脑幕切迹游离缘相挤压,造成脑疝同侧的锥体束征,需引起注意,避免导致病变定侧定位错误。脑疝进展时可致双侧肢体自主活动消失,严重时可出现去脑强直发作,这是脑干严重受损的信号。

5.生命体征改变

患者表现为血压升高,脉搏有力,呼吸深慢,体温上升。到晚期,由于脑干受压,生命中枢功能紊乱而逐渐衰竭,呼吸不规则,出现潮式或叹息样病理呼吸,脉弱,血压忽高忽低,大汗淋漓或汗闭,面色潮红或苍白;体温可高达 41 ℃以上,体温不升或体温下降;最后呼吸循环衰竭致呼吸停止,血压下降,继而心跳也停止,患者临床死亡。

(四)辅助检查

1.CT 检查

头部 CT 扫描在小脑幕切迹疝诊断上中线移位程度及小脑幕切迹附近结构改变有助于病情判断。

2.MRI 检查

对神经组织结构显像优于 CT,有助于病情判断。

(五)诊断及鉴别诊断

根据临床表现及 CT 或 MRI 影像资料进行定位及定性诊断和鉴别诊断。

(六)治疗及预后

根据典型的临床表现,小脑幕切迹疝的诊断较容易,但临床上因发现不及时或处理不当而酿成严重后果甚至死亡的病例并不鲜见,尤其是瞳孔变化初期不易被发现,医护人员应该予以关注。

脑疝的紧急处理措施:维持呼吸道通畅;立即经静脉推注 20%甘露醇 250~500 mL;病变性质和部位明确者,立即手术切除病变;尚不明确者,尽快检查头部 CT 确诊后手术或做姑息性减压术,如颞肌下减压术、单侧或双侧去大骨瓣减压术,部分脑叶切除内减压术等;对有脑积水的患者,立即穿刺侧脑室做脑脊液外引流,待病情缓解后再开颅切除病变或做脑室-腹腔分流术。

经上述处理后,疝出的脑组织多可自行还纳,表现为散大的瞳孔逐渐回缩,患者意识好转。但也有少数患者症状不改善,估计疝出的脑组织已经嵌顿,术中可用脑压板将颞叶底面轻轻上抬或切开小脑幕,使嵌顿的脑组织得到解放,并解除其对脑干的压迫。

脑疝早期如经及时抢救大多数预后良好,晚期预后较差形成植物生存状态甚或死亡。

四、枕骨大孔疝

(一)病因及发病机制

颅内压增高时,因后颅窝出现压力梯度,颅内脑脊液经枕骨大孔向椎管内移动,颅内蛛网膜下腔和脑池体积逐渐缩小,导致两侧小脑扁桃体及邻近小脑组织也逐步下移,随脑脊液的移动经枕骨大孔疝入颈椎椎管内,称为枕骨大孔疝或小脑扁桃体疝。多发生于后颅窝占位性病变,也见于小脑幕切迹疝晚期。

枕骨大孔疝又可分为慢性和急性疝出两种:前者见于长期颅内压增高或后颅窝占位病变的患者,症状较轻;后者多突然发生,或在慢性疝出的基础上因某些诱因,如腰穿、排便用力使疝出程度加重,延髓生命中枢遭受急性压迫而功能衰竭,患者常迅速死亡。

(二)病理

枕骨大孔疝的病理改变:①慢性延髓受压,患者可无明显症状或症状轻微;急性延髓受压常很快引起生命中枢衰竭,危及生命。②脑脊液循环障碍,由于第四脑室正中孔梗阻引起脑积水和小脑延髓池阻塞所致的脑脊液循环障碍,均可使颅内压进一步升高,脑疝程度加重。③疝出的脑组织,即小脑扁桃体发生充血、水肿或出血,使延髓和颈髓上端受压加重。④慢性疝出的扁桃体可与周围结构粘连。

(三)临床表现

1.枕下疼痛、项强或强迫头位

疝出的脑组织压迫牵拉颈上部神经根,或因枕骨大孔区脑膜或血管壁的敏感神经末梢受牵拉,可引起枕下部疼痛,颈硬及局部压痛。为避免延髓受压加重,机体发生保护性或反射性颈肌痉挛,患者保持头部固定维持在适当位置而呈强迫头位。

2.颅内压增高

表现为剧烈头痛、频繁呕吐、慢性脑疝患者多有视盘水肿。

3.后组颅神经受累

由于脑干下移,后组颅神经受牵拉,或因脑干受压,出现眩晕、听力减退、轻度吞咽困难、饮食呛咳等症状。

4.生命体征改变

慢性脑疝者生命体征变化不明显;急性脑疝者生命体征改变显著,迅速出现呼吸和循环功能障碍,先呼吸减慢、脉搏细速、血压下降,很快出现潮式呼吸和呼吸停止,如不采取措施,不久心跳也停止。与小脑幕切迹疝相比,枕骨大孔疝的特点是生命体征变化出现较早,瞳孔改变和意识障碍出现较晚,患者常可突然呼吸停止,昏迷而死亡。

5.其他

部分病例可出现眼震及小脑体征;锥体束征多数阳性;意识保持不变,很少有瞳孔变化。

(四)辅助检查

同小脑幕切迹疝。

(五)诊断及鉴别诊断

同小脑幕切迹疝。

(六)治疗及预后

枕骨大孔疝治疗原则与小脑幕切迹疝基本相同。凡有枕骨大孔疝症状而诊断已经明确者，应尽早手术切除责任病变；症状明显且有脑积水的应及时做脑室穿刺并给予脱水剂，然后手术切除病变；对呼吸骤停的患者，立即做气管插管呼吸机辅助呼吸，同时行脑室穿刺外引流脑脊液，静脉推注脱水剂，并紧急开颅清除原发责任病灶；术中将枕骨大孔后缘和寰椎后弓切除，硬脑膜敞开或扩大修补，以解除小脑扁桃体疝的压迫。若扁桃体与周围结构粘连，可试行粘连松解；必要时可在软膜下切除水肿、出血的小脑扁桃体，亦可电凝烧灼小脑扁桃体软膜下极使之向上段收缩，以减轻对延髓和颈髓上段的压迫及疏通脑脊液循环通路。

五、常见护理诊断/问题

(一)有脑组织灌注无效的危险

脑组织灌注无效与颅内压增高、脑疝有关。

(二)潜在并发症

呼吸、心搏骤停。

六、护理措施

脑疝确诊后应立即采取降低颅内压的措施，为紧急手术争取时间。

(一)快速降低颅内压

一旦出现脑疝，应立即给予脱水治疗，以缓解病情，争取时间。遵医嘱快速静脉输注甘露醇、甘油果糖、呋塞米、地塞米松等药物，并观察脱水治疗的效果。

(二)保持呼吸道通畅

立即给予氧气吸入，并保持呼吸道通畅。对呼吸功能障碍者，配合医师行气管插管和人工气囊辅助呼吸。

(三)观察病情

密切观察意识、生命体征、瞳孔及肢体活动等变化。

(四)紧急术前准备

协助医师尽快完善有关术前检查，做好急诊手术准备，尽快手术去除原发病。

(1)若难以确诊或虽确诊但病变无法切除，可通过脑脊液分流术、侧脑室外引流术或病变侧颞肌下、枕肌下减压术等降低颅内压，挽救生命。

(2)对于呼吸骤停的枕骨大孔疝，应立即做好钻颅术准备，进行脑室穿刺，缓慢放出脑脊液，使颅内压慢慢降低，然后行脑室引流，同时静脉滴注高渗脱水剂，以达到迅速降低颅内压的目的。

(五)心搏骤停的急救

若病情恶化并出现心搏骤停时，应即刻心肺复苏。

其他护理措施见本章其他相关内容。

七、健康教育

指导患者避免颅内压增高的因素，如情绪剧烈波动、便秘、剧烈咳嗽、发热、呼吸道梗阻及癫痫发作。

八、关键点

（1）密切观察患者的生命体征、瞳孔、意识状态、神经系统症状和体征是早期发现脑疝的关键护理措施。

（2）颅内压增高者禁忌高压灌肠，避免诱发脑疝。

（3）有明显颅内压增高者，禁做腰椎穿刺，避免引发脑疝。

（张文辉）

第七章

普外科护理

第一节 甲状腺疾病

一、甲状腺功能亢进

(一)概念

甲状腺功能亢进(简称甲亢)是由于甲状腺激素分泌过多引起的内分泌疾病,对人体身心都造成很大影响。女性患者多于男性,男女比例约为1∶4。甲亢分为原发性、继发性和高功能腺瘤三类。原发性甲亢:最常见,指在甲状腺肿大的同时出现功能亢进症状,患者多在20~40岁。继发性甲亢:较少见,指在结节性甲状腺肿基础上发生甲亢,患者先有结节性甲状腺肿大多年,以后才逐渐出现功能亢进症状,多发于单纯性甲状腺肿的流行地区,年龄多在40岁以上。高功能腺瘤:少见,腺体内有单个的自主性高功能结节,结节周围的甲状腺组织呈萎缩改变。

(二)临床表现

1.甲状腺肿大

一般不引起压迫。由于腺体内血管扩张、血流加速,可触及震颤,闻及杂音,尤其在甲状腺上动脉进入上极处更为明显。原发性甲亢的腺体肿大多为弥漫性,两侧常对称,而继发性甲亢的肿大腺体呈结节状,两侧多不对称。

2.交感神经功能过度兴奋

患者常多语,性情急躁,容易激动,失眠,双手常有细而速的颤动,怕热,多汗,皮肤常较温暖。

3.眼征

典型者双侧眼球突出、眼裂增宽、瞳孔散大。个别突眼严重者,上下眼睑难以闭合,甚至不能盖住角膜。其他眼征可有凝视时瞬目减少,眼向下看时上眼睑不随眼球下闭,两眼内聚能力差等。原发性甲亢常伴有眼球突,故又称"突眼性甲状腺肿"。

4.心血管功能改变

多诉心悸、胸部不适;脉快有力,脉率常在100次/分以上,休息和睡眠时仍快;收缩期血压升高、舒张期血压降低,因而脉压增大。其中,脉率增快及脉压增大尤为重要,常可作为判断病情严重程度和治疗效果的重要标志。如左心逐渐扩张、肥大可有收缩期杂音,严重者出现心律失常、心力衰竭。继发性甲亢容易发生心肌损害。

5.基础代谢率增高

其程度与临床症状的严重程度平行。食欲亢进反而消瘦,体重减轻,易疲乏,工作效率降低。有的患者还出现停经、阳痿等内分泌功能紊乱或肠蠕动亢进、腹泻。极个别病例伴有局限性胫前黏液水肿,常与严重突眼同时或先后发生。

6.心理状态

疾病本身可致情绪不稳、激动,由于环境改变,患者表现为焦躁不安、亢奋。害怕手术,担心术后疼痛。既希望早日安排手术又害怕手术日的来临。

(三)辅助检查

1.基础代谢率测定

用基础代谢检测装置(代谢车)测定,较可靠,也可按公式简单计算:基础代谢率=(脉率+脉压)-111,±10%为正常,+20%~30%为轻度甲亢,+30%~60%为中度甲亢,+60%以上为重度甲亢。测定必须在清晨空腹静卧时反复进行。

2.甲状腺摄^{131}I率测定

正常甲状腺24小时内摄取的^{131}I量为人体总量30%~40%,如果2小时内甲状腺摄^{131}I量超过人体总量25%,24小时内超过50%,且吸^{131}I高峰提前出现,都表示有甲亢。但需说明,摄取的速度和积累的程度并不能反映甲亢的严重程度。

3.放射免疫法测定

血清中 T_3、T_4 含量对诊断有肯定价值。

(四)护理措施

甲状腺大部分切除术是目前治疗甲亢的一种常用而有效方法。它能使90%~95%的患者获得痊愈,手术病死率低于1%,4%~5%的患者术后复发甲亢。

1.术前护理

(1)完善各项术前检查。除全面的体格检查和必要的化验检查外,还包括:①颈部透视或摄片,了解气管有无受压或移位,检查气管壁有无软化。②详细检查心脏有无扩大、杂音或心律不齐等,并做心电图。③喉镜检查,确定声带功能。④测定基础代谢率,了解甲亢程度,选择手术时机。测定基础代谢率要在完全安静、空腹时进行。⑤检查神经肌肉的应激性是否增高,测定血钙、血磷的含量,了解甲状旁腺功能状态。

(2)药物准备。降低基础代谢率,是术前准备的重要环节。通常可开始即用碘剂,2~3周后甲亢症状得到基本控制。其标准是患者情绪稳定,睡眠好转,体重增加,脉率稳定在每分钟90次以下,脉压恢复正常,基础代谢率+20%以下,便可进行手术,常用的碘剂是复方碘化钾溶液,每天3次,口服,第1天每次3滴,第2天每次4滴,依此逐日每次增加1滴至每次16滴为止,然后维持此剂量。症状减轻不明显者可加用硫氧嘧啶类药物,但停药后仍需继续单独服用碘剂1~2周,再行手术。

近年来,对于常规应用碘剂或合并应用硫氧嘧啶类药物不能耐受或不起作用的病例主张与碘剂合用或单用普萘洛尔做术前推备,每6小时给药1次,每次20~40 mg,口服,一般服用4~7天后脉率即降至正常水平。由于普萘洛尔半衰期不到8小时,故最末一次服用须在术前1~2小时,术后继续口服普萘洛尔4~7天。术前不用阿托品,以免引起心动过速。

(3)心理支持。消除患者的顾虑和恐惧心理,避免情绪激动。精神过度紧张或失眠者,适当应用镇静剂和安眠药,使患者情绪稳定。安排通风良好、安静的环境,指导患者减少活动,适当卧床休息,以免体力消耗;避免过多外来不良刺激。

(4)饮食护理。给予高热量、高蛋白和富含维生素的食物,并给予足够的液体摄入,加强营养支持。禁用对中枢神经有兴奋作用的浓茶、咖啡等刺激性饮料。

(5)体位训练。术前教会患者头低肩高体位,可用软枕每天练习数次,使机体适应手术时体位的改变。

(6)眼睛保护。对于突眼者,注意保护眼睛,可戴黑眼罩,睡前用抗生素眼膏敷眼,以胶布闭合眼睑或油纱布遮盖,以避免角膜的过度暴露,防止角膜干燥受损,发生溃疡。

(7)戒烟,控制呼吸道感染指导患者深呼吸、有效咳嗽的方法。

(8)术日晨准备麻醉床时,床旁另备无菌手套拆线包及气管切开包。

2.术后护理

(1)加强术后观察和护理。①体位:患者回病室后取平卧位,连接各种引流管道。血压平稳或全麻清醒后患者采用半卧位,以利呼吸和引流切口内积血。在床上变换体位、起身、咳嗽时,指导患者保持头颈部的固定。②病情观察:加强巡视,密切注意患者的呼吸、体温、脉搏、血压的变化,定时测量生命体征。③保持呼吸道通畅:鼓励患者深呼吸、有效咳嗽,必要时行雾化吸入,帮助其及时排出痰液,保持呼吸道通畅,预防肺部并发症。④切口的观察与护理:手术野常规放置橡皮片或引流管引流 24～48 小时,观察切口渗血情况,注意引流液的量、颜色,及时更换浸湿的敷料,估计并记录出血量。以便了解切口内出血情况和及时引流切口内积血,预防术后气管受压。

(2)术后特殊药物的给予:甲亢患者,术后继续服用复方碘化钾溶液,每天 3 次,每次 16 滴开始,逐日每次减少 1 滴。年轻患者术后常口服甲状腺制剂,每天 30～60 mg,连服 6～12 个月,以抑制促甲状腺激素的分泌,对预防复发有一定的作用。

(3)饮食与营养:术后清醒患者,即可给予少量温凉水,无呛咳、误咽等不适,可逐步给予便于吞咽的流质饮食,注意微温,不可过热,以免颈部血管扩张,加重创口渗血。以后逐步过渡到半流质和软饭。甲状腺手术对胃肠道功能影响很小,只是在吞咽时,感觉疼痛不适。鼓励患者加强营养,促进愈合。

(4)术后并发症的防治与护理:具体如下。

1)术后呼吸困难和窒息:术后危及生命的并发症,多发生于术后 48 小时内。表现为进行性呼吸困难、烦躁、发绀,甚至窒息。可有颈部肿胀,切口渗出鲜血等。

常见原因:①切口内出血压迫气管,主要是手术时止血不完善,或因血管结扎线滑脱引起。②喉头水肿,主要是手术操作创伤所引起,也可由于气管插管引起。③气管塌陷,是由于气管壁长期受肿大的甲状腺压迫,发生软化,切除甲状腺体的大部分后,软化的气管壁失去支撑所致。④双侧喉返神经损伤,导致两侧声带麻痹,引起失声或严重的呼吸困难,甚至窒息。

术后经常巡视、密切视察生命体征和伤口情况。对于血肿压迫或气管塌陷者立即配合床边抢救,及时剪开缝线,敞开伤口,迅速除去血肿,如呼吸仍无改善则行气管切开、吸氧;待患者情况好转,再送手术室做进一步止血处理。喉头水肿者应用大剂量激素,地塞米松 30 mg 静脉滴注,呼吸困难无好转时可行环甲膜穿刺或气管切开。

2)喉返神经损伤:主要是手术操作直接损伤引起,如切断、缝扎、挫夹或牵拉过度;少数由于血肿压迫或瘢痕组织的牵拉而发生。前者在术中立即出现症状,后者在术后数天才出现症状。

切断、缝扎引起的是永久性损伤,挫夹、牵拉或血压肿迫所致的多为暂时性,经理疗后,一般 3～6 个月内可逐渐恢复。鼓励患者麻醉清醒后大声讲几句话,了解其发音情况,一侧喉返神经损伤,大都引起声音嘶哑,此种声嘶可由健侧声带过度向患侧内收而好转,护士应认真做好安慰解释工作。

3)喉上神经损伤:多为结扎、切断甲状腺上动、静脉时,离开腺体上极较远,未加仔细分离,连同周围组织大束结扎时引起。若损伤外支,会使环甲肌瘫痪,引起声带松弛、音调降低,如损伤内支,则使喉部黏膜感觉丧失,患者失去喉部的反射性咳嗽,进食时,特别是饮水时,容易发生误咽、呛咳。应注意患者饮水进食情况,一般术后数天可恢复正常。

4)手足抽搐:手术时甲状旁腺误被切除、挫伤或其血液供应受累,都可引起甲状旁腺功能低下,血钙浓度下降使神经肌肉的应激性显著提高,引起手足抽搐。症状多在术后 1～2 天出现,多数患者症状轻而短暂,只有面部、唇或手足部的针刺感、麻木感或强直感,经过 2～3 周后,未受损伤的甲状旁腺增生肥大、代偿,症状便可消失。预防的关键在于切除甲状腺体时,必须保留腺体背面部分的完整。护理:适当限制肉类、乳品和蛋类等食品,因其含磷较高,影响钙的吸收。抽搐发作时,立即静脉注射 10％葡萄糖酸钙或氯化钙 10～20 mL。症状轻者指导患者口服葡萄糖酸钙或乳酸钙;症状较重或长期不能恢复者,可加服维生素 D_3。口服二氢速固醇油剂效果更好。

5)甲状腺危象:发病原理迄今不明,可能是甲亢时肾上腺皮质激素的合成、分泌和分解代谢率加速,久之使肾上腺皮质功能减退,肾上腺皮质激素分泌不足,而手术创伤的应激可诱发危象,因此危象多发生于术前准备不够,甲亢症状未能很好控制者。临床表现为术后 12～36 小时内高热,脉快而弱(每分钟在 120 次以上),大汗,烦躁不安,谵妄,甚至昏迷,常伴有呕吐、水泻。如处理不及时或不当,常很快死亡。使甲亢患者基础代谢率降至正常范围再施行手术是预防甲状腺危象的关键。对术后早期患者定期巡视,加强病情观察,一旦发生危象,立即配合治疗:①碘剂:口服复方碘化钾溶液 3～5 mL,紧急时用 10％碘化钠 5～10 mL 加入 10％葡萄糖 500 mL 中静脉滴注。②氢化可的松:每天 200～400 mg 分次静脉滴注。③利舍平 1～2 mg,肌内注射;或普萘洛尔 5 mg,加入葡萄糖溶液 100 mL 中静脉滴注。④镇静剂:常用苯巴比妥钠,或冬眠合剂Ⅱ号半量肌内注射,6～8 小时 1 次。⑤降温:用退热药物、冬眠药物、物理降温等综合措施,尽量保持患者体温在 37 ℃左右。⑥静脉输入大量葡萄糖溶液。⑦吸氧,减轻组织的缺氧。⑧心力衰竭者,加用洋地黄制剂。⑨保持病室安静,避免强光噪音的刺激。

(5)健康教育:讲解术后并发症的表现和预防办法,共同防治。鼓励患者保持精神愉快、建立良好人际关系。说明术后继续服药的重要性。教会患者术后早期床上活动,尽可能自理,合理安排休息与睡眠,促进康复。嘱咐其定期门诊复查,出现心悸、手足震颤、抽搐等情况及时来院诊治。

二、甲状腺肿瘤

(一)概念

甲状腺肿瘤分良性和恶性两类。良性肿瘤最常见的是甲状腺腺瘤,病理上分为滤泡状和乳头状囊性腺瘤两种,腺瘤周围有完整的包膜。多见于 40 岁以下的妇女。恶性肿瘤最常见的是甲状腺癌,约占全身恶性肿瘤 1％,病理上分为乳头状腺癌、滤泡状腺癌、未分化癌和髓样癌。乳头状腺癌多见于年轻人,常为女性,滤泡状腺癌多见于中年人,未分化癌多见于老年人。在儿童时期出现的甲状腺结节 50％为恶性,发生于男性,特别是年轻男性的单个结节,应警惕恶性的可能。判断甲状腺肿瘤是良性还是恶性关系到治疗方案及手术方式的选择。

(二)临床表现

1.甲状腺腺瘤

大部分患者无任何不适症状,无意中或体检时发现颈部肿块。多为单发,呈圆形或椭圆形,局限在一侧腺体内,位置常靠近甲状腺峡部,质地较软但较周围甲状腺组织硬,表面光滑,边界清楚,无压痛,能随吞咽上下移动。若乳头状囊性腺瘤因囊壁血管破裂而发生囊内出血,此时肿瘤体积可在短期内迅速增大,局部出现胀痛。

2.甲状腺癌

发病初期多无明显症状,在甲状腺组织内出现单个、固定、质硬而凸凹不平的肿块。肿块逐渐增大,吞咽时肿块上下移动度降低。晚期常压迫喉返神经、气管、食管,出现声嘶、呼吸困难或吞咽困难。如压迫颈交感神经节,可产生 Horner 综合征,颈丛浅支受侵时可有耳、枕、肩等处疼痛。局部转移常在颈部,出现硬而固定的淋巴结,远处转移多见于扁骨(颅骨、椎骨、胸骨、盆骨等)和肺。有些患者的甲状腺肿块并不明显,而以颈、肺、骨骼的转移癌为突出症状。髓样癌由于肿瘤本身可产生激素样活性物质如 5-羟色胺和降钙素,患者可出现腹泻、心悸、颜面潮红和血钙降低等症状。还可伴有其他内分泌腺体的增生。患者常因无意中发现颈部肿块,病史较短或突然,或因较长时间颈部包块突然增大,对肿块的性质不明,担心恶变和预后,害怕手术。有的年轻女性则担心手术伤口影响美观。常出现焦虑、不安、紧张、失眠等。

(三)辅助检查

1.放射性^{131}I 或^{99m}Tc 扫描

结节的放射性密度较周围正常甲状腺组织的放射性密度增高者为热结节,与正常相等者为温结节,较正常减弱者为凉结节,完全缺如者为冷结节。甲状腺腺瘤可表现为温结节、冷结节或凉结节,其边缘较清晰,也可能略模糊。甲状腺癌均为冷结节,边缘一般较模糊。热结节常提示高功能腺瘤,一般不癌变。进一步鉴别冷结节的良恶性可用"亲肿瘤"放射性核素(^{131}Cs、^{75}Se、^{67}Ga)做甲状腺显影。

2.B 超检查

测定甲状腺大小,探测结节的位置、大小、数目及其与邻近组织的关系,区别结节的囊肿性或实体性。

3.穿刺细胞学检查

一般不需局部麻醉,细针直接刺入结节,以 2～3 个不同方向穿刺抽吸,涂片。诊断正确率可高达 80% 以上。

(四)护理措施

甲状腺腺瘤有引起甲亢(发生率为 20%)和恶变(发生率为 10%)的可能,原则上应早期手术切除。一般行患侧甲状腺大部切除,如腺瘤小可行单纯腺瘤切除。各型甲状腺癌因恶性程度、转移途径有所不同,治疗原则亦各异,可行患侧全部切除、对侧腺体大部切除、加行颈淋巴结清扫术,或放射性碘治疗等,手术的范围和疗效与肿瘤的病理类型有关,注意避免损伤神经,保护甲状旁腺。

1.术前护理

热情对待患者,了解其对所患疾病的感受和认识,对准备接受的治疗方式的想法。告知甲状腺疾病的有关知识。说明手术的必要性、手术的方法、术后恢复过程及预后情况。教导患者练习手术时体位:将软枕垫于肩都,保持头低位。必要时,剃除其耳后毛发,以便行颈淋巴结清扫术。术前晚予以镇静催眠药,使其身心处于接受手术的最佳状态。

2.术后护理

(1)体位和生命体征:监测患者回病室后,取平卧位。如有引流管,予以正确连接引流装置。监测生命体征,尤其注意患者的呼吸、脉搏变化。血压平稳后,改半卧位,便于呼吸和引流。

(2)病情观察:了解患者的发音和吞咽情况,判断有无声音嘶哑或音调降低、误咽呛咳。及时发现创面敷料潮湿情况,估计渗血量,予以更换。注意引流液的量、颜色及变化,及早发现异常并通知医师。如血肿压迫气管,立即配合床旁抢救,切口拆线、清除血肿。

(3)行颈淋巴结清扫,创面较广泛,手术创伤较大,患者疼痛不适,可给予镇静止痛药,利于休息。注意水电解质的补充。如癌肿较大,长期压迫气管,造成气管软化,术后应尤其注意其呼吸情况,床边备无菌手套和气管切开包,发现窒息的威胁,立即配合医师行气管切开。

(4)饮食病情平稳或全麻清醒后,口饮少量清水,如无不适,鼓励多进食或经吸管吸入便于吞咽的流质饮食,克服吞咽不适的困难,逐步过渡为稀软的半流质、软饭等,说明饮食营养对于切口愈合、机体修复的重要性。

(5)功能活动:卧床期间鼓励患者床上适当活动,促进全局血液循环。头颈部在制动一段时间后,可开始逐步活动,促进切口愈合。

(宗训霞)

第二节　急性乳腺炎

一、疾病概述

(一)概念

急性乳腺炎是乳腺的急性化脓性感染。多发生于产后3~4周的哺乳期妇女,以初产妇最常见。主要致病菌为金黄色葡萄球菌,少数为链球菌。

(二)相关病理生理

急性乳腺炎开始时局部出现炎性肿块,数天后可形成单房或多房性的脓肿。表浅脓肿可向外破溃或破入乳管自乳头流出;深部脓肿不仅可向外破溃,也可向深部穿至乳房与胸肌间的疏松组织中,形成乳房后脓肿。感染严重者,还可并发脓毒血症。

(三)病因与诱因

病因主要如下。

1.乳汁淤积

乳汁是细菌繁殖的理想培养基,引起乳汁淤积的主要原因有:①乳头发育不良(过小或凹陷)妨碍哺乳;②乳汁过多或婴儿吸乳过少导致乳汁不能完全排空;③乳管不通(脱落上皮或衣服纤维堵塞),影响乳汁排出。

2.细菌入侵

当乳头破损时,细菌沿淋巴管入侵是感染的主要途径。细菌也可直接侵入乳管,上行至腺小叶而致感染。细菌主要来自婴儿口腔、母亲乳头或周围皮肤。多数发生于初产妇,因其缺乏哺乳经验;也可发生于断奶时,6 个月以后的婴儿已经长牙,易致乳头损伤。

(四)临床表现

1.局部表现

初期患侧乳房红、肿、胀、痛,可有压痛性肿块,随病情发展症状进行性加重,数天后可形成单房或多房性的脓肿。脓肿表浅时局部皮肤可有波动感和疼痛,脓肿向深部发展可穿至乳房与胸肌间的疏松组织中,形成乳房后脓肿和腋窝脓肿,并出现患侧腋窝淋巴结肿大、压痛。局部表现可有个体差异,应用抗生素治疗的患者,局部症状可被掩盖。

2.全身表现

感染严重者,可并发败血症,出现寒战、高热、脉快、食欲减退、全身不适、白细胞计数上升等症状。

(五)辅助检查

1.实验室检查

白细胞计数及中性粒细胞比例增多。

2.B 超检查

确定有无脓肿及脓肿的大小和位置。

3.诊断性穿刺

在乳房肿块波动最明显处或压痛最明显的区域穿刺,抽出脓液可确诊脓肿已经形成。脓液应做细菌培养和药敏试验。

(六)治疗原则

主要原则为控制感染,排空乳汁。脓肿形成以前以抗菌药治疗为主,脓肿形成后,需及时切开引流。

1.非手术治疗

(1)一般处理:①患乳停止哺乳,定时排空乳汁,消除乳汁淤积。②局部外敷,用 25％硫酸镁湿敷,或采用中药蒲公英外敷,也可用物理疗法促进炎症吸收。

(2)全身抗菌治疗:原则为早期、足量应用抗生素。针对革兰氏阳性球菌有效的药物,如青霉素、头孢菌素等。由于抗生素可被分泌至乳汁,故避免使用对婴儿有不良影响的抗菌药,如四环素、氨基苷类、磺胺类和甲硝唑。如治疗后病情无明显改善,则应重复穿刺以了解有无脓肿形成,或根据脓液的细菌培养和药敏试验结果选用抗生素。

(3)中止乳汁分泌:患者治疗期间一般不停止哺乳,因停止哺乳不仅影响婴儿的喂养,且提供了乳汁淤积的机会。但患侧乳房应停止哺乳,并以吸乳器或手法按摩排出乳汁,局部热敷。若感染严重或脓肿引流后并发乳瘘(切口常出现乳汁)需回乳,常用方法:①口服溴隐亭 1.25 mg,每天 2 次,服用 7～14 天;或口服己烯雌酚 1～2 mg,每天 3 次,2～3 天。②肌内注射苯甲酸雌二醇,每次 2 mg,每天 1 次,至乳汁分泌停止。③中药炒麦芽,每天 60 mg,分 2 次煎服或芒硝外敷。

2.手术治疗

脓肿形成后切开引流。于压痛、波动最明显处先穿刺抽吸取得脓液后,于该处切开放置引流,脓液做细菌培养及药物敏感试验。脓肿切开引流时注意:①切口一般呈放射状,避免损伤乳管引起乳瘘;乳晕部脓肿沿乳晕边缘做弧形切口;乳房深部较大脓肿或乳房后脓肿,沿乳房下缘做弧形切口,经乳房后间隙引流。②分离多房脓肿的房间隔以利引流。③为保证引流通畅,引流条应放在脓腔最低部位,必要时另加切口做对口引流。

二、护理评估

(一)一般评估

1.生命体征(T、P、R、BP)

评估是否有体温升高,脉搏加快。急性乳腺炎患者通常有发热,可有低热或高热;发热时呼吸、脉搏加快。

2.患者主诉

询问患者是否为初产妇,有无乳腺炎、乳房肿块、乳头异常溢液等病史;询问有无乳头内陷;评估有无不良哺乳习惯,如婴儿含乳睡觉、乳头未每天清洁等;询问有无乳房胀痛,浑身发热、无力、寒战等症状。

3.相关记录

体温、脉搏、皮肤异常等记录结果。

(二)身体评估

1.视诊

乳房皮肤有无红、肿、破溃、流脓等异常情况;乳房皮肤红肿的开始时间、位置、范围、进展情况。

2.触诊

评估乳房乳汁淤积的位置、范围、程度及进展情况;乳房有无肿块,乳房皮下有无波动感,脓肿是否形成,脓肿形成的位置、大小。

(三)心理-社会评估

评估患者心理状况,是否担心婴儿喂养与发育、乳房功能及形态改变。

(四)辅助检查阳性结果评估

患者血常规检查示血白细胞计数及中性粒细胞比例升高提示有炎症的存在;根据B超检查的结果判断脓肿的大小及位置,诊断性穿刺后方可确诊脓肿形成;根据脓液的药物敏感试验选择抗生素。

(五)治疗效果的评估

1.非手术治疗评估要点

应用抗生素是否有效,乳腺炎症是否得到控制,患者体温是否恢复正常;回乳措施是否起效,乳汁淤积情况有无改善,患者乳房肿胀疼痛有无减轻或加重;患者是否了解哺乳卫生和预防乳腺炎的知识,情绪是否稳定。

2.手术治疗评估要点

手术切开排脓是否彻底;伤口愈合情况是否良好。

三、主要护理诊断(问题)

(一)疼痛

疼痛与乳汁淤积、乳房急性炎症使乳房压力显著增加有关。

（二）体温过高

体温过高与乳腺急性化脓性感染有关。

（三）知识缺乏

不了解乳房保健和正确哺乳知识。

（四）潜在并发症

乳瘘。

四、主要护理措施

（一）对症处理

定时测患者体温、脉搏、呼吸、血压,监测白细胞计数及分类变化,必要时做血培养及药物敏感试验。密切观察患者伤口敷料引流、渗液情况。

1.发热

高热者,给予冰袋、酒精擦浴等物理降温措施,必要时遵医嘱应用解热镇痛药;脓肿切开引流后,保持引流通畅,定时更换切口敷料。

2.缓解疼痛

（1）患乳暂停哺乳,定时用吸乳器吸空乳汁。若乳房肿胀过大,不能使用吸乳器,应每天坚持用手揉挤乳房以排空乳汁,防止乳汁淤积。

（2）用乳罩托起肿大的乳房以减轻疼痛。

（3）疼痛严重时遵医嘱给予止痛药。

3.炎症已经发生

（1）消除乳汁淤积用吸乳器吸出乳汁或用手顺乳管方向加压按摩,使乳管通畅。

（2）局部热敷:每次 20～30 分钟,促进血液循环,利于炎症消散。

（二）饮食与运动

给予高蛋白、高维生素、低脂肪食物,保证足量水分摄入。注意休息,适当运动,劳逸结合。

（三）用药护理

遵医嘱早期使用抗菌药,根据药物敏感试验选择合适的抗菌药,注意评估者有无药物不良反应。

（四）心理护理

观察了解患者心理状况,给予必要的疾病有关的知识宣教,抚慰其紧张急躁情绪。

（五）健康教育

1.保持乳头和乳晕清洁

每次哺乳前后清洁乳头,保持局部干燥清洁。

2.纠正乳头内陷

妊娠期每天挤捏、提拉乳头。

3.养成良好的哺乳习惯

定时哺乳,每次哺乳时让婴儿吸净乳汁,如有淤积及时用吸乳器或手法按摩排出乳汁;培养婴儿不含乳头睡眠的习惯;注意婴儿口腔卫生,及时治疗婴儿口腔炎症。

4.及时处理乳头破损

乳晕破损或皲裂时暂停哺乳,用吸乳器吸出乳汁哺乳婴儿;局部用温水清洁后涂以抗菌药软膏,待愈合后再行哺乳;症状严重时及时诊治。

五、护理效果评估

(1)患者的乳汁淤积情况有无改善,是否学会正确排出淤积乳汁的方法,是否坚持每天挤出已经淤积的乳汁,回乳措施是否产生效果,乳房胀痛有无逐渐减轻。

(2)患者乳房皮肤的红肿情况有无好转,乳房皮肤有无溃烂,乳房肿块有无消失或增大。

(3)患者应用抗生素后体温有无恢复正常,炎症有无消退,炎症有无进一步发展为脓肿。

(4)患者脓肿有无及时切开引流,伤口愈合情况是否良好。

(5)患者是否了解哺乳卫生和预防乳腺炎的知识,焦虑情绪是否改善。

(宗训霞)

第三节 肝 脓 肿

一、细菌性肝脓肿患者的护理

当全身性细菌感染,特别是腹腔内感染时,细菌侵入肝脏,如果患者抵抗力弱,可发生细菌性肝脓肿。细菌可以从下列途径进入肝脏。①胆管:细菌沿着胆管上行,是引起细菌性肝脓肿的主要原因,包括胆石、胆囊炎、胆管蛔虫、其他原因所致胆管狭窄与阻塞等。②肝动脉:体内任何部位的化脓性病变,细菌可经肝动脉进入肝脏。如败血症、化脓性骨髓炎、痈、疖等。③门静脉:已较少见,如坏疽性阑尾炎、细菌性痢疾等,细菌可经门静脉入肝。④肝开放性损伤:细菌可直接经伤口进入肝,引起感染而形成脓肿。细菌性肝脓肿的致病菌多为大肠埃希菌、金黄色葡萄球菌、厌氧链球菌等。肝脓肿可以是单个脓肿,也可以是多个小脓肿,数个小脓肿可以融合成为一个大脓肿。

(一)护理评估

1.健康史

注意询问有无胆管感染和胆管疾病、全身其他部位的化脓性感染特别是肠道的化脓性感染、肝脏外伤病史,是否有肝脓肿病史,是否进行过系统治疗。

2.身体状况

本病通常继发于某种感染性先驱疾病,起病急,主要症状为骤起寒战、高热、肝区疼痛和肝大。体温可高达39~40 ℃,多表现为弛张热,伴有大汗、恶心、呕吐、食欲缺乏。肝区疼痛多为持续性钝痛或胀痛,有时可伴有右肩牵涉痛,右下胸及肝区叩击痛,增大的肝有压痛。肝前下缘比较表浅的脓肿,可有右上腹肌紧张和局部明显触痛。巨大的肝脓肿可使右季肋区呈饱满状态,甚至可见局限性隆起,局部皮肤可出现凹陷性水肿。严重时或并发胆管梗阻者,可出现黄疸。

3.心理-社会状况

细菌性肝脓肿起病急剧,症状重,如果治疗不彻底容易反复发作转为慢性,并且细菌性肝脓肿极易引起严重的全身性感染,导致感染性休克,患者产生焦虑。

4.辅助检查

(1)血液检查:化验检查白细胞计数及中性粒细胞计数增多,有时出现贫血。肝功能检查可出现不同程度的损害和低蛋白血症。

(2)X线胸腹部检查:右叶脓肿可见右膈肌升高,运动受限;肝影增大或局限性隆起;有时伴有反应性胸膜炎或胸腔积液。

(3)B超:在肝内可显示液平段,可明确其部位和大小,阳性诊断率在96%以上,为首选的检查方法。必要时可做CT检查。

(4)诊断性穿刺:抽出脓液即可证实本病。

(5)细菌培养:脓液细菌培养有助于明确致病菌,选择敏感的抗生素,并与阿米巴性肝脓肿相鉴别。

5.治疗要点

(1)全身支持疗法:给予充分营养,纠正水和电解质及酸碱平衡失调,必要时少量多次输血和血浆以纠正低蛋白血症,增强机体抵抗力。

(2)抗生素治疗:应使用大剂量抗生素。由于肝脓肿的致病菌以大肠埃希菌、金黄色葡萄球菌和厌氧性细菌最为常见,在未确定病原菌之前,可首选对此类细菌有效的抗生素,然后根据细菌培养和抗生素敏感试验结果选用有效的抗生素。

(3)经皮肝穿刺脓肿置管引流术:适用于单个较大的脓肿。在B超引导下进行穿刺。

(4)手术治疗:对于较大的单个脓肿,估计有穿破可能,或已经穿破胸腹腔;胆源性肝脓肿;位于肝左外叶脓肿,穿刺易污染腹腔;慢性肝脓肿,应施行经腹切开引流。病程长的慢性局限性厚壁脓肿,也可行肝叶切除或部分肝切除术。多发性小脓肿不宜行手术治疗,但对其中较大的脓肿,也可行切开引流。

(二)护理诊断及合作性问题

1.营养失调

低于机体需要量与高代谢消耗或慢性消耗病程有关。

2.体温过高

体温过高与感染有关。

3.急性疼痛

急性疼痛与感染及脓肿内压力过高有关。

4.潜在并发症

急性腹膜炎、上消化道出血、感染性休克。

(三)护理目标

患者能维持适当营养,维持体温正常,疼痛减轻,无急性腹膜炎休克等并发症发生。

(四)护理措施

1.术前护理

(1)病情观察,配合抢救中毒性休克。

(2)高热护理:保持病室空气新鲜、通风、温湿度合适,物理降温。衣着适量,及时更换汗湿衣。

(3)维持适当营养:对于非手术治疗和术前的患者,给予高蛋白、高热量饮食,纠正水、电解质平衡失调和低蛋白血症。

(4)遵医嘱正确应用抗生素。

2.术后护理

(1)经皮肝穿刺脓肿置管引流术术后护理:术前做术区皮肤准备,协助医师进行穿刺部位的准确定位。术后向医师询问术中情况及术后有无特殊观察和护理要求。患者返回病房后,观察引流管固定是否牢固,引流液性状,引流管道是否密闭。术后第二天或数天开始进行脓腔冲洗,冲洗液选用等渗盐水(或遵医嘱加用抗生素)。冲洗时速度缓慢,压力不宜过高,估算注入液与引出液的量。每次冲洗结束后,可遵医嘱向脓腔内注入抗生素。待到引流出或冲洗出的液体变清澈,B超检查脓腔直径小于2 cm即可拔管。

(2)切开引流术术后护理:切开引流术术后护理遵循腹部手术术后护理的一般要求。除此之外,每天用生理盐水冲洗脓腔,记录引流液量,少于10 mL或脓腔容积小于15 mL,即考虑拔除引流管,改凡士林纱布引流,致脓腔闭合。

3.健康指导

为了预防肝脓肿疾病的发生,应教育人们积极预防和治疗胆管疾病,及时处理身体其他部位的化脓性感染。告知患者应用抗生素和放置引流管的目的和注意事项,取得患者的信任和配合。术后患者应加强营养和提高抵抗力,定期复查。

(五)护理评价

患者是否能维持适当营养,体温是否正常,疼痛是否减轻,有无急性腹膜炎、上消化道出血、感染性休克等并发症发生。

二、阿米巴性肝脓肿患者的护理

阿米巴性肝脓肿是阿米巴肠病的并发症,阿米巴原虫从结肠溃疡处经门静脉血液或淋巴管侵入肝内并发脓肿,常见于肝右叶顶部,多数为单发性。原虫产生溶组织酶,导致肝细胞坏死、液化组织和血液、渗液组成脓肿。

(一)护理评估

1.健康史

注意询问有无阿米巴痢疾病史。

2.身体状况

阿米巴性肝脓肿有着跟细菌性肝脓肿相似的表现,两者的区别详见表7-1。

表 7-1　细菌性肝脓肿与阿米巴性肝脓肿的鉴别

鉴别要点	细菌性肝脓肿	阿米巴性肝脓肿
病史	继发于胆管感染或其他化脓性疾病	继发于阿米巴痢疾后
症状	病情急骤严重,全身中毒症状明显,有寒战、高热	起病较缓慢,病程较长,可有高热,或不规则发热、盗汗
血液化验	白细胞计数及中性粒细胞可明显增加。血液细菌培养可阳性	白细胞计数可增加,如无继发细菌感染液细菌培养阴性。血清学阿米巴抗体检查阳性
粪便检查	无特殊表现	部分患者可找到阿米巴滋养体或结肠溃疡(乙状结肠镜检)黏液或刮取涂片可找阿米巴滋养体或包囊
脓液	多为黄白色脓液,涂片和培养可发现细菌	大多为棕褐色脓液,无臭味,镜检有时可到阿米巴滋养体。若无混合感染,涂片和培养无细菌
诊断性治疗	抗阿米巴药物治疗无效	抗阿米巴药物治疗有好转
脓肿	较小,常为多发性	较大,多为单发,多见于肝右叶

3.心理-社会状况

由于病程长,忍受较重的痛苦,担忧预后或经济拮据等原因,患者常有焦虑、悲伤或恐惧反应。

4.辅助检查

基本同细菌性肝脓肿。

5.治疗要点

阿米巴性肝脓肿以非手术治疗为主。应用抗阿米巴药物,加强支持疗法纠正低蛋白、贫血等,无效者穿刺置管闭式引流或手术切开引流,多可获得良好的疗效。

(二)护理诊断及合作性问题

(1)营养失调:低于机体需要量与高代谢消耗或慢性消耗病程有关。

(2)急性疼痛:与脓肿内压力过高有关。

(3)合并细菌感染。

(三)护理措施

1.非手术疗法和术前护理

(1)加强支持疗法:给予高蛋白、高热量和高维生素饮食,必要时少量多次输新鲜血、补充丙种球蛋白,增强抵抗力。

(2)正确使用抗阿米巴药物,注意观察药物的不良反应。

2.术后护理

除继续做好非手术疗法护理外,重点做好引流的护理。宜用无菌水封瓶闭式引流,每天更换消毒瓶,接口处保持无菌,防止继发细菌感染。如继发细菌感染需使用抗生素。

(宗训霞)

第四节　门静脉高压症

门静脉的正常压力是 $1.3\sim2.4$ kPa(1 324 cmH$_2$O),当门静脉血流受阻、血液淤滞时,压力 2.4 kPa(24 cmH$_2$O)时,称为门静脉高压症,临床上常有脾大及脾功能亢进、食管-胃底静脉曲张破裂出血、腹水等一系列表现。

门静脉主干由肠系膜上、下静脉和脾静脉汇合而成。门静脉系统位于两个毛细血管网之间,一端是胃、肠、脾、胰的毛细血管网,另一端连接肝小叶内的肝窦。门静脉流经肝脏的血液约占肝血流量的 75%,肝动脉供血约占 25%,由此可见肝脏的双重供血以门静脉供血为主。门静脉内的血含氧量较体循环的静脉血高,故门静脉对肝的供氧几乎和肝动脉相等。此外门静脉系统内无控制血流方向的静脉瓣,与腔静脉之间存在 4 个交通支:①胃底、食管下段交通支;②直肠下段、肛管交通支;③前腹壁交通支;④腹膜后交通支。这些交通支中,最主要的是胃底、食管下段交通支,上述交通支在正常情况下都很细小,血流量很少。

门静脉血液淤滞或血流阻力增加均可导致门脉高压,但以门静脉血流阻力增加更为常见。按阻力增加的部位,可将门静脉高压症分为肝前、肝内和肝后 3 型。在我国肝内型多见,其中肝炎后肝硬化是引起门静脉高压症的常见病因;但在西方国家,酒精性肝硬化是门脉高压最常见的原因。由于增生的纤维束和再生的肝细胞结节挤压肝小叶内的肝窦,使其变窄或闭塞,导致门静脉血流受阻,其次由于位于肝小叶间汇管区的肝动脉小分支和门静脉小分支之间的许多动静脉交通支大量开放,引起门静脉压力增高。肝前型门静脉高压症的常见病因是肝外门静脉血栓形成(脐炎、腹腔内感染、胰腺炎、创伤等)、先天畸形(闭锁、狭窄或海绵样变等)和外在压迫。肝前型门静脉高压症患者肝功能多正常或轻度损害,预后较好。肝后型门静脉高压症常见病因包括Budd-Chiari综合征、缩窄性心包炎、严重右心衰竭等。

一、护理评估

(一)健康史

应注意询问患者有无肝炎病史、酗酒、血吸虫病病史。既往有无出现肝昏迷、上消化道出血的病史,及诱发的原因。对于原发病是否进行治疗。

(二)身体状况

1.脾大、脾功能亢进

脾大程度不一,早期质软、活动,左肋缘下可扪及;晚期,脾内纤维组织增生而变硬,活动度减少,左上腹甚至左下腹可扪及肿大的脾脏并能出现左上腹不适及隐痛、胀满,常伴有血白细胞、血小板数量减少,称脾功能亢进。

2.侧支循环建立与开放

门静脉与体静脉之间有广泛的交通支,在门静脉高压时,为了使淤滞在门静脉系统的血液回流,这些交通支大量开放,经扩张或曲张的静脉与体循环的静脉发生吻合而建立侧支循环。主要表现。①食管下段与胃底静脉曲张:最常见,出现早,一旦曲张的静脉破裂可引起上消化道大出血,表现为呕血和黑便,是门静脉高压病最危险的并发症。由于肝功能损害引起凝血功能障碍,加之脾功能亢进引起的血小板减少,因此出血不易自止。②脐周围的上腹部皮下静脉曲张。③直肠下、肛管静脉曲张形成痔。

3.腹水

腹水是由于门静脉压力增高,使门静脉系统毛细血管床滤过压增高;同时肝硬化引起的低蛋白血症,造成血浆胶体渗透压下降;及淋巴液生成增加,使液体从肝表面、肠浆膜面漏入腹腔形成腹水。此外,由于中心血流量减少,刺激醛固酮分泌过多,导致水、钠潴留而加剧腹水形成。

4.肝性脑病

门静脉高压症时由于门静脉血流绕过肝细胞或肝实质细胞功能严重受损,导致有毒物质(如氨、硫醇、γ-氨基丁酸)不能代谢与解毒而直接进入体循环,从而对脑产生毒性作用并出现精神综合征,称为肝性脑病,是门静脉高压的并发症之一。肝性脑病常因胃肠道出血、感染、大量摄入蛋白质、镇静药物、利尿剂而诱发。

5.其他

可伴有肝大、黄疸、蜘蛛病、肝掌、男性乳房发育、睾丸萎缩等。

(三)心理-社会状况

患者因反复发作、病情逐渐加重、面临手术、担心出现严重并发症和手术后的效果而有恐惧心理。另外由于治疗费用过高,长期反复住院治疗,及生活工作严重受限产生长期的焦虑情绪。

(四)辅助检查

1.血常规

脾功能亢进时,血细胞计数减少,以白细胞计数降至 $3 \times 10^9/L$ 以下和血小板计数至 $70 \times$

10^9/L 以下最为明显。出血、营养不良、溶血、骨髓抑制都可引起贫血。

2.肝功能检查

常有血浆清蛋白降低,球蛋白增高,白、球比例倒置;凝血酶原时间延长;还应做乙型肝炎病原学和甲胎蛋白检查。

3.食管吞钡 X 线检查

在食管为钡剂充盈时,曲张的静脉使食管及胃底呈虫蚀样改变,曲张的静脉表现为蚯蚓样或串珠状负影。

4.腹部超声检查

可显示腹水、肝密度及质地异常、门静脉扩张。

5.腹腔动脉造影的静脉相或直接肝静脉造影

可以使门静脉系统和肝静脉显影,确定静脉受阻部位及侧支回流情况,还可以为手术提供参考资料。

(五)治疗要点

外科治疗门静脉高压症主要是预防和控制食管-胃底曲张静脉破裂出血。

1.食管-胃底曲张静脉破裂出血

主要包括非手术治疗和手术治疗。

(1)非手术治疗。①常规处理:绝对卧床休息,立即建立静脉通道,输液、输血扩充血容量;维持呼吸道通畅,防止呕吐物引起窒息或吸入性肺炎。②药物止血:应用内脏血管收缩药,常用药物有垂体后叶素、三甘氨酰酸加压素和生长抑素。③内镜治疗:经纤维内镜将硬化剂直接注入曲张静脉,使之闭塞及黏膜下组织硬化,达到止血和预防再出血目的。④三腔管压迫止血:利用充气的气囊分别压迫胃底和食管下段的曲张静脉,达到止血目的。⑤经颈静脉肝内门体分流术:采用介入放射方法,经颈静脉途径在肝内静脉与门静脉主要分支间建立通道,置入支架以实现门体分流。主要适用于药物和内镜治疗无效、肝功能差不宜急诊手术的患者,或等待肝移植的患者。

(2)手术治疗:上述治疗无效时,应采用手术治疗,多主张行门-奇静脉断流术,目前多采用脾切除加贲门周围血管离断术;若患者一般情况好,肝功能较好的可行急诊分流术。血吸虫性肝硬化并食管-胃底静脉曲张且门脉压力较高的,主张行分流术常用术式有门静脉-下腔静脉分流术,脾-肾静脉分流术。

2.严重脾大,合并明显的脾功能亢进

多见于晚期血吸虫病,也见于脾静脉栓塞引起的左侧门静脉高压症。这类患者单纯脾切除术效果良好。

3.肝硬化引起的顽固性腹水

有效的治疗方法是肝移植。其他方法包括 TIPS 和腹腔-上腔静脉转流术。

4.肝移植

已成为外科治疗终末期肝病的有效方法,但供肝短缺,终身服用免疫抑制药的危险,手术风险,及费用昂贵,限制了肝移植的推广。

二、护理诊断及合作性问题

(一)焦虑或恐惧

焦虑或恐惧与担心自身疾病的愈后不良,环境改变,对手术效果有疑虑,害怕检查、治疗有关。

(二)有窒息的危险

危险与呕吐、咯血和置管有关。

(三)体液不足

体液不足与呕吐、咯血、胃肠减压、不能进食有关。

(四)营养失调

营养失调与摄入低于人体需要量有关。

(五)潜在并发症

上消化道大出血、肝性脑病。

三、护理目标

患者无焦虑和恐惧心情,无窒息发生,能得到及时的营养补充,肝功能及全身营养状况得到改善,体液平衡得到维持,无上消化道大出血、肝性脑病等并发症发生。

四、护理措施

(一)非手术治疗及术前护理

1.心理护理

通过谈话、观察等方法,及时了解患者心理状态,医护人员要针对性地做好解释及思想工作,多给予安慰和鼓励,使之增强信心、积极配合,以保证治疗和护理计划顺利实施。对急性上消化道大出血患者,要专人看护,关心体贴。工作中要冷静静沉着,抢救操作应娴熟,使患者消除精神紧张和顾虑。

2.注意休息

术前保证充分休息,必要时卧床休息。可减轻代谢方面的负担,能增进肝血流量,有利于保护肝功能。

3.加强营养,采取保肝措施

(1)给低脂、高糖、高维生素饮食,一般应限制蛋白质饮食量,但肝功尚好者可给予富含蛋白质饮食。

(2)营养不良、低蛋白血症者静脉输给支链氨基酸、人血清蛋白或血浆等。

(3)贫血及凝血机制障碍者可输给鲜血,肌内注射或静脉滴注维生素 K。

(4)适当使用肌苷、辅酶 A、葡萄糖醛酸内脂等保肝药物,补充 B 族维生素、维生素 C、维生素 E,避免使用巴比妥类、盐酸氯丙嗪、红霉素等有害肝功能的药物。

(5)手术前 3~5 天静脉滴注 GIK 溶液(即每天补给葡萄糖200~250 g,并加入胰岛素及氯化钾),以促进肝细胞营养储备。

(6)在出血性休克及合并较重感染的情况下应及时吸氧。

4.防止食管-胃底曲张静脉破裂出血

避免劳累及恶心、呕吐、便秘、咳嗽等使腹内压增高的因素;避免干硬食物或刺激性食物(辛辣食物或酒类);饮食不宜过热;口服药片应研成粉末冲服。手术前一般不放置胃管,必要时选细软胃管充分涂以液状石蜡,以轻巧手法协助患者徐徐吞入。

5.预防感染

手术前 2 天使用广谱抗生素。护理操作要遵守无菌原则。

6.分流手术前准备

除以上护理措施外,手术前 2~3 天口服新霉素或链霉素等肠道杀菌剂及甲硝唑,减少肠道氨的产生,防止手术后肝性脑病;手术前 1 天晚清洁灌肠,避免手术后肠胀气压迫血管吻合口;脾-肾静脉分流术前要检查明确肾功能正常。

7.食管-胃底静脉曲张大出血三腔管压迫止血的护理

(1)准备:置管前先检查三腔管有无老化、漏气,向患者解释放置三腔管止血的目的、意义、方法和注意事项,以取得患者的配合;将食管气囊和胃气囊分别注气约 150 mL 和 200 mL,观察后气囊是否膨胀均匀、弹性良好,有无漏气,然后抽空气囊,并分别做好标记备用。

(2)插管方法:管壁涂液体石蜡,经患者一侧鼻孔或口腔轻轻插入,边插边嘱患者做吞咽动作,直至插入 50~60 cm;用注射器从胃管内抽得胃液后,向胃气囊注入 150~200 mL 空气,用止血钳夹闭管口,将三腔管向外提拉,感到不再被拉出并有轻度弹力时,利用滑车置在管端悬以 0.5 kg 重物做牵引压迫。然后抽取胃液观察止血效果,若仍有出血,再向食管气囊注入 100~150 mL 空气以压迫食管下端。置管后,胃管接胃肠减压器或用生理盐水反复灌洗,观察胃内有无新鲜血液吸出。若无出血,同时脉搏、血压渐趋稳定,说明出血已得到控制;反之,表明三腔管压迫止血失败。

(3)置管后护理:①患者半卧位或头偏向一侧,及时清除口腔、鼻咽腔分泌物,防止吸入性肺炎。②保持鼻腔黏膜湿润,观察调整牵引绳松紧度,防止鼻黏膜或口腔黏膜长期受压发生糜烂、坏死;三腔管压迫期间应每 12 小时放气 10~20 分钟,使胃黏膜局部血液循环暂时恢复,避免黏膜因长期受压而糜烂、坏死。③观察、记录胃肠减压引流液的量、颜色,判断出血是否停止,以决定是否需要紧急手术;若气囊压迫 48 小时后,胃管内仍有新鲜血液抽出,表明压迫止血无效,应紧急手术止血。④床旁备剪刀,若气囊上移阻塞呼吸道,可引起呼吸困难甚至窒息,应立即剪断三腔管。⑤拔管:三腔管放置时间不宜超过 5 天,以免食管、胃底黏膜长时间受压而缺血、坏死。气囊压迫 24 小时如出血停止,可考虑拔管。放松牵引,先抽空食管气囊、再抽空胃气囊,继续观察 12~24 小时,若无出血,让患者口服液体石蜡 30~50 mL,缓慢拔出三腔管;若再次出血,可继续行三腔管压迫止血或手术。

(二)术后护理

(1)观察病情变化:密切注视有无手术后各种并发症的发生。

(2)防止分流术后血管吻合口破裂出血,48 小时内平卧位或 15°低半卧位;翻身动作宜轻柔;一般手术后卧床 1 周,做好相应生活护理;保持排尿排便通畅;分流术后短期内发生下肢肿胀,可予适当抬高。

(3)防止脾切除术后静脉血栓形成,手术后 2 周内定期或必要时隔天复查一次血小板计数,如超过 $600×10^9$/L 时,考虑给抗凝处理,并注意用药前后凝血时间的变化。脾切除术后不再使用维生素 K 及其他止血药物。

(4)饮食护理,分流术后应限制蛋白质饮食,以免诱发肝性脑病。

(5)加强护肝,警惕肝性脑病:遵医嘱使用高糖、高维生素、能量合剂,禁用有损肝功能的药物。对分流术后患者,特别注意神志的变化,如发现有嗜睡、烦躁、谵妄等表现,警惕是肝性脑病发生,及时报告医师。

(三)健康指导

指导患者保持心情乐观愉快,保证足够的休息,避免劳累和较重体力劳动;禁忌烟酒、过热、刺激性强的食物;按医嘱使用护肝药物,定期来医院复查。

五、护理评价

患者有无焦虑和恐惧心情,有无窒息发生,能否得到及时的营养补充,肝功能及全身营养状况是否得到改善,体液平衡是否得到维持,有无上消化道大出血、肝昏迷等并发症发生。

（宗训霞）

第五节 胆 囊 结 石

一、概述

胆囊结石是指原发于胆囊的结石,是胆石症中最多的一种疾病。近年来随着卫生条件的改善及饮食结构的变化,胆囊结石的发病率呈升高趋势,已高于胆管结石。胆囊结石以女性多见,男女之比为 1∶3～1∶4;其以胆固醇结石或以胆固醇为主要成分的混合性结石为主。少数结石可经胆囊管排入胆总管,大多数存留于胆囊内,且结石越聚越大,可呈多颗小米粒状,在胆囊内可存在数百粒小结石,也可呈单个巨大结石;有些终身无症状而在尸检中发现(静止性胆囊结石),大多数反复发作腹痛症状,一般小结石容易嵌入胆囊管发生阻塞引起胆绞痛症状,发生急性胆囊炎。

二、诊断

(一)症状

1.胆绞痛

胆绞痛是胆囊结石并发急性胆囊炎时的典型表现,多在进油腻食物后胆囊收缩,结合移位并嵌顿于胆囊颈部,胆囊压力升高后强力收缩而发生绞痛。小结石通过胆囊管或胆总管时可发生典型的胆绞痛,疼痛位于右上腹,呈阵发性,可向右肩背部放射,伴恶心、呕吐,呕吐物为胃内容物,吐后症状并不减轻。存留在胆囊内的大结石堵塞胆囊腔时并不引起典型的胆绞痛,故胆绞痛常反映结石在胆管内的移动。急性发作特别是坏疽性胆囊炎时还可出现高热、畏寒等显著的感染症状,严重病例由于炎性渗出或胆囊穿孔可引起局限性腹膜炎,从而出现腹膜刺激症状。胆囊结石一般无黄疸,但 30％的患者因伴有胆管炎或肿大的胆囊压迫胆管,肝细胞损害时也可有一过性黄疸。

2.胃肠道症状

大多数慢性胆囊炎患者有不同程度的胃肠道功能紊乱,表现为右上腹隐痛不适、厌油、进食后上腹饱胀感,常被误认为"胃病"。有近半数的患者早期无症状,称为静止性胆囊结石,此类患者在长期随访中仍有部分出现腹痛等症状。

(二)体征

1.一般情况

无症状期间患者大多一般情况良好,少数急性胆囊炎患者在发作期可有黄疸,症状重时可有感染中毒症状。

2.腹部情况

如无急性发作,患者腹部常无明显异常体征,部分患者右上腹可有深压痛;急性胆囊炎患者可有右上腹饱满、呼吸运动受限、右上腹触痛及肌紧张等局限性腹膜炎体征,Murphy征阳性。有1/3~1/2的急性胆囊炎患者,在右上腹可扪及肿大的胆囊或由胆囊与大网膜粘连形成的炎性肿块。

(三)检查

1.化验检查

胆囊结石合并急性胆囊炎有血液白细胞计数升高,少数患者谷丙转氨酶也升高。

2.B超检查

B超检查简单易行,价格低廉,且不受胆囊大小、功能、胆管梗阻或结石含钙多少的影响,诊断正确率可达96%以上,是首选的检查手段。典型声像特征是胆囊腔内有强回声光团并伴声影,改变体位时光团可移动。

3.胆囊造影

能显示胆囊的大小及形态并了解胆囊收缩功能,但易受胃肠道功能、肝功能及胆囊管梗阻的影响,应用很少。

4.X线检查

腹部X线平片对胆囊结石的显示率为10%~15%。

5.十二指肠引流

有无胆汁可确定是否有胆囊管梗阻,胆汁中出现胆固醇结晶提示结石存在,但此项检查目前已很少用。

6.CT、MRI、ERCP、PTC检查

在B超不能确诊或者怀疑有肝内胆管、肝外胆管结石或胆囊结石术后多年复发又疑有胆管结石者,可酌情选用其中某一项或几项诊断方法。

(四)诊断要点

1.症状

20%~40%的胆囊结石可终生无症状,称"静止性胆囊结石"。有症状的胆囊结石的主要临床表现:进食后,特别是进油腻食物后,出现上腹部或右上腹部隐痛不适、饱胀,伴嗳气、呃逆等。

2.胆绞痛

胆囊结石的典型表现,疼痛位于上腹部或右上腹部,呈阵发性,可向肩胛部和背部放射,多伴恶心、呕吐。

3.Mirizzi综合征

持续嵌顿和压迫胆囊壶腹部和颈部的较大结石,可引起肝总管狭窄或胆囊管瘘,及反复发作的胆囊炎、胆管炎及梗阻性黄疸,称"Mirizzi综合征"。

4.Murphy征

右上腹部局限性压痛、肌紧张,阳性。

5.B超检查

胆囊暗区有一个或多个强回声光团,并伴声影。

(五)鉴别诊断

1.肾绞痛

胆绞痛需与肾绞痛相鉴别,后者疼痛部位在腰部,疼痛向外生殖器放射,伴有血尿,可有尿路刺激症状。

2.胆囊非结石性疾病

胆囊良、恶性肿瘤、胆囊息肉样病变等,B超、CT等影像学检查可提供鉴别线索。

3.胆总管结石

可表现为高热、黄疸、腹痛,超声等影像学检查可以鉴别,但有时胆囊结石可与胆总管结石并存。

4.消化性溃疡性穿孔

多有溃疡病史,腹痛发作突然并很快波及全腹,腹壁呈板状强直,腹部X线平片可见膈下游离气体。较小的十二指肠穿孔,或穿孔后很快被网膜包裹,形成一个局限性炎性病灶时,易与急性胆囊炎混淆。

5.内科疾病

一些内科疾病如肾盂肾炎、右侧胸膜炎、肺炎等,亦可发生右上腹疼痛症状,若注意分析不难获得正确的诊断。

三、治疗

(一)一般治疗

饮食宜清淡,防止急性发作,对无症状的胆囊结石应定期B超随诊;伴急性炎症者宜进食,注意维持水、电解质平衡,并静脉应用抗生素。

(二)药物治疗

溶石疗法服用鹅去氧胆酸或熊去氧胆酸对胆固醇结石有一定溶解效果,主要用于胆固醇结石。但此种药物有肝毒性,服药时间长,反应大,价格贵,停药后结石易复发。其适应证为胆囊结石直径在2 cm以下;结石为含钙少的X线能够透过的结石;胆囊管通畅;患者的肝脏功能正常,无明显的慢性腹泻史。目前多主张采取熊去氧胆酸单用或与鹅去氧胆酸合用,不主张单用鹅去氧胆酸。鹅去氧胆酸总量为15 mg/(kg・d),分次口服。熊去氧胆酸为8~10 mg/(kg・d),分餐后或晚餐后2次口服。疗程1~2年。

(三)手术治疗

对于无症状的静止胆囊结石,一般认为无须施行手术切除胆囊。但有下列情况时,应进行手术治疗:①胆囊造影胆囊不显影;②结石直径超过3 cm;③并发糖尿病且在糖尿病已控制时;④老年人或有心肺功能障碍者。

腹腔镜胆囊切除术适于无上腹创伤及手术史者,无急性胆管炎、胰腺炎和腹膜炎及腹腔脓肿的患者。对并发胆总管结石的患者应同时行胆总管探查术。

1.术前准备

择期胆囊切除术后引起死亡的最常见原因是心血管疾病。这强调了详细询问病史发现心绞痛和仔细进行心电图检查注意有无心肌缺血或以往心肌梗死证据的重要性。此外还应寻找脑血管疾病特别是一过性缺血发作的症状。若病史阳性或有问题时应做非侵入性颈动脉血流检查。此时对择期胆囊切除术应当延期,按照指征在冠状动脉架桥或颈动脉重新恢复血管流通后施行。

除心血管病外,引起择期胆囊切除术后第 2 位的死亡原因是肝胆疾病,主要是肝硬化。除术中出血外,还可发生肝功能衰竭和败血症。自从在特别挑选的患者中应用预防性措施以来,择期胆囊切除术后感染中毒性并发症的发生率已有显著下降。慢性胆囊炎患者胆汁内的细菌滋生率占 10%~15%;而在急性胆囊炎消退期患者中则高达 50%。细菌菌种为肠道菌如大肠埃希菌、产气克雷伯菌和粪链球菌,其次也可见到产气荚膜杆菌、类杆菌和变形杆菌等。胆管内细菌的发生率随年龄而增长,故主张年龄在 60 岁以上、曾有过急性胆囊炎发作刚恢复的患者,术前应预防性使用抗生素。

2.手术治疗

对有症状胆石症已成定论的治疗是腹腔镜胆囊切除术。虽然此技术的常规应用时间尚短,但是其结果十分突出,以致仅在不能施行腹腔镜手术或手术不安全时,才选用开腹胆囊切除术,包括无法安全地进入腹腔完成气腹,或者由于腹内粘连,或者解剖异常不能安全地暴露胆囊等。外科医师在遇到胆囊和胆管解剖不清及遇到止血或胆汁渗漏而不能满意地控制时,应当及时中转开腹。目前,中转开腹率在 5% 以下。

(四)其他治疗

体外震波碎石适用于胆囊内胆固醇结石,直径不超过 3 cm,且胆囊具收缩功能。治疗后部分患者可发生急性胆囊炎或结石碎片进入胆总管而引起胆绞痛和急性胆管炎,此外碎石后仍不能防止结石的复发。因并发症多,疗效差,现已基本不用。

四、护理措施

(一)术前护理

1.饮食

指导患者选用低脂肪、高蛋白质、高糖饮食。因为脂肪饮食可促进胆囊收缩排出胆汁,加剧疼痛。

2.术前用药

严重的胆石症发作性疼痛可使用镇痛剂和解痉剂,但应避免使用吗啡,因吗啡有收缩胆总管的作用,可加重病情。

3.病情观察

应注意观察胆石症急性发作患者的体温、脉搏、呼吸、血压、尿量及腹痛情况,及时发现有无感染性休克征兆。注意患者皮肤有无黄染及粪便颜色变化,以确定有无胆管梗阻。

(二)术后护理

1.症状观察及护理

定时监测患者生命体征的变化,注意有无血压下降、体温升高及尿量减少等全身中毒症状,及时补充液体,保持出入量平衡。

2.T 形管护理

胆总管切开放置 T 形管的目的是为了引流胆汁,使胆管减压:①T 形管应妥善固定,防止扭曲、脱落;②保持 T 形管无菌,每天更换引流袋,下地活动时引流袋应低于胆囊水平,避免胆汁回流;③观察并记录每天胆汁引流量、颜色及性质,防止胆汁淤积引起感染;④拔管:如果 T 形管引流通畅,胆汁色淡黄、清澄、无沉渣且无腹痛无发热等症状,术后 10~14 天可夹闭管道。开始每天夹闭 2~3 小时,无不适可逐渐延长时间,直至全日夹管。在此过程中要观察患者有无体温增高、腹痛、恶心、呕吐及黄疸等。经 T 形管造影显示胆管通畅后,再引流 2～3 天,及时排出造影剂。经观察无特殊反应,可拔除 T 形管。

3.健康指导

少油腻、高维生素、低脂饮食。烹调方式以蒸煮为宜,少吃油炸类的食物。

(宗训霞)

第六节　胰 腺 疾 病

一、胰腺解剖生理概要

(一)解剖

胰腺位于腹膜后,横贴在腹后壁,相当于 $L_{1\sim2}$ 前方。分头、颈、体、尾四部分,总长 15～20 cm,头部与十二指肠第二段紧密相连,两者属同一血液供应系统。胰尾靠近脾门,这两者也属同一血液供应系统。胰管与胰腺长轴平行,主胰管直径 2～3 mm,多数人的主胰管与胆总管汇合形成共同通道开口于十二指肠第二段的乳头部,少数人胰管与胆总管分别开口在十二指肠。两者开口于十二指肠又是胆、胰发生逆行感染的解剖基础。胰腺除主胰管外,有时有副胰管。

(二)生理

胰腺具有内、外分泌的双重功能,内分泌主要由分散在胰腺实质内的胰岛来实现,其最主要功能是调控血糖。胰腺的外分泌功能是分泌胰液,每天分泌可达 750～1 500 mL。呈强碱性,含有多种消化酶,其中含有蛋白酶、淀粉酶、脂肪酶等。外分泌是由腺细胞分泌的胰液,进入胰管,经共同通道排入十二指肠,胰液的分泌受神经、体液的调节。

二、急性胰腺炎

(一)病因

1.梗阻因素

梗阻是最常见原因。常见于胆总管结石,胆管蛔虫症,Oddi 括约肌水肿和痉挛等引起的胆管梗阻以及胰管结石、肿瘤导致的胰管梗阻。

2.乙醇中毒

乙醇引起 Oddi 括约肌痉挛,使胰管引流不畅、压力升高。同时乙醇刺激胃酸分泌,胃酸又刺激促胰液素和缩胆囊素分泌增多,促使胰腺外分泌增加。

3.暴饮暴食

尤其是高蛋白、高脂肪食物、过量饮酒可刺激胰腺大量分泌,胃肠道功能紊乱,或因剧烈呕吐导致十二指肠内压骤增,十二指肠液反流,共同通道受阻。

4.感染因素

腮腺炎病毒、肝炎病毒、伤寒杆菌等经血流、淋巴进入胰腺所致。

5.损伤或手术

胃胆管手术或胰腺外伤、内镜逆行胰管造影等因素可直接或间接损伤胰腺,导致胰腺缺血、Oddi 括约肌痉挛或刺激迷走神经,使胃酸、胰液分泌增加亦可导致发病。

6.其他因素

内分泌或代谢性疾病,如高脂血症、高钙血症等,某些药物,如利尿剂,吲哚美辛、硫唑嘌呤等均可损害胰腺。

(二)病理生理

根据病理改变可分为水肿性胰腺炎和出血坏死性胰腺炎两种。基本病理改变是水肿、出血和坏死,严重者可并发休克、化脓性感染及多脏器衰竭。

(三)临床表现

1.腹痛

大多为突然发作性腹痛,常在饱餐后或饮酒后发病。多为全上腹持续剧烈疼痛伴有阵发性加重,向腰背部放射,疼痛与病变部位有关:胰头部以右上腹痛为主,向右肩部放射;胰尾部以左上腹为主,向左肩放射;累及全胰则呈束带状腰背不疼痛。重型患者腹痛延续时间较长,由于渗出液扩散,腹痛可弥散至全腹,并有麻痹性肠梗阻现象。

2.恶心、呕吐

早期为反射性频繁呕吐,多为胃十二指肠内容物,后期因肠麻痹或肠梗阻可呕吐小肠内容物。呕吐后腹胀不缓解为其特点。

3.发热

发热与病变程度相一致。重型胰腺炎继发感染或合并胆管感染时可持续高热,如持续高热不退则提示合并感染或并发胰周脓肿。

4.腹胀

腹胀是重型胰腺炎的重要体征之一,其原因是腹膜炎造成麻痹性肠梗阻所致。

5.黄疸

黄疸多在胆源性胰腺炎时发生。严重者可合并肝细胞性黄疸。

6.腹膜炎体征

水肿性胰腺炎时,压痛只局限于上腹部,常无明显肌紧张;出血性坏死性胰腺炎压痛明显,并有肌紧张和反跳痛,范围较广泛或波及全腹。

7.休克

严重患者出现休克,表现为脉细速,血压降低,四肢厥冷,面色苍白等。有的患者以突然休克为主要表现,称为暴发性急性胰腺炎。

8.皮下瘀斑

少数患者因胰酶及坏死组织液穿过筋膜与基层渗入腹壁下,可在季肋及腹部形成蓝棕色斑(Grey-turner征)或脐周皮肤青紫(Cullen 征)。

(四)辅助检查

1.胰酶测定

(1)血清淀粉酶:90%以上的患者血清淀粉酶升高,通常在发病后 3～4 小时后开始升高,12～24小时达到高峰,3～5 天恢复正常。

(2)尿淀粉酶测定:通常在发病后 12 小时开始升高,24～48 小时开始达高峰,持续 5～7 天开始下降。

(3)血清脂肪酶测定:在发病 24 小时升高至 1.5 康氏单位(正常值 0.5~1.0 U)。

2.腹腔穿刺

穿刺液为血性混浊液体,可见脂肪小滴,腹水淀粉酶较血清淀粉酶值高 3~8 倍之多。并发感染时显脓性。

3.B 超检查

B 超检查可见胰腺弥漫性均匀肿大,界限清晰,内有光点反射,但较稀少,若炎症消退,上述变化持续 1~2 周即可恢复正常。

4.CT 检查

CT 扫描显示胰腺弥漫肿大,边缘不光滑,当胰腺出现坏死时可见胰腺上有低密度、不规则的透亮区。

(五)临床分型

1.水肿性胰腺炎(轻型)

水肿性胰腺炎主要表现为腹痛、恶心、呕吐;腹膜炎体征、血和尿淀粉酶增高,经治疗后短期内可好转,死产率低。

2.出血坏死性胰腺炎(重型)

除上述症状、体征继续加重外,出血坏死性胰腺炎可有高热持续不退,黄疸加深,神志模糊和谵妄,高度腹胀,血性或脓性腹水,两侧腰部或脐下出现青紫瘀斑,胃肠出血、休克等;实验室检查:白细胞增多(>16×10⁹/L),红细胞和血细胞比容降低,血糖升高(>11.1 mmol/L),血钙降低(<2.0 mmol/L),PaO₂<8.0 kPa(<60 mmHg),血尿素氮或肌酐增高,酸中毒等,甚至出现急性肾衰竭、DIC、ARDS 等。病死率较高。

(六)治疗原则

1.非手术治疗

急性胰腺炎大多采用非手术治疗:①严密观察病情;②应用抑制或减少胰液分泌的药物;③解痉镇痛;④有效抗生素防治感染;⑤抗休克、纠正水电解质平衡失调;⑥抗胰酶疗法;⑦腹腔灌洗;⑧激素和中医中药治疗。

2.手术治疗

(1)目的:清除含有胰酶、毒性物质和坏死的组织。

(2)指征:采用非手术疗法无效者;诊断未明确而疑有腹腔脏器穿孔或肠坏死者;合并胆管疾病;并发胰腺感染者;应考虑手术探查。

(3)手术方式:灌洗引流、坏死组织清除和规则性胰腺切除术、胆管探查,T 形管引流和胃造瘘、空肠造瘘术等。

(七)护理措施

1.非手术期间的护理

(1)病情观察:严密观察神志,监测生命体征和腹部体征的变化,监测血气、凝血功能、血电解质变化,及早发现坏死性胰腺炎、休克和多器官衰竭。

(2)维持正常呼吸功能:给予高浓度氧气吸入,必要时给予呼吸机辅助呼吸。

(3)维护肾功能:详细记录每小时尿量、尿比重、出入水量。

(4)控制饮食、抑制胰腺分泌:对病情较轻者,可进少量清淡流质或半流质饮食,限制蛋白质摄入量,禁进脂肪。对病情较重或频繁呕吐者要禁食,行胃肠减压;遵医嘱给予抑制胰腺分泌的药物。

(5)预防感染:对病情重或胆源性胰腺炎患者给予抗生素,为预防真菌感染,应加用抗真菌药物。

(6)防治休克:维持水电平衡,应早期迅速补充水电解质、血浆、全血。患者还易发生低钾血症、低钙血症,在疾病早期应注意观察,及时矫正。

(7)心理护理:指导患者减轻疼痛的方法,解释各项治疗措施的意义。

2.术后护理

(1)术后各种引流管的护理:①熟练掌握各种管道的作用,将导管贴上标签后与引流装置正确连接,妥善固定,防止导管滑脱。②分别观察记录各引流管的引流液性状、颜色、量。③严格遵循无菌操作规程,定期更换引流装置。④保持引流通畅;防止导管扭曲,重型患者常有血块、坏死组织脱落,容易造成引流管阻塞。如有阻塞可用无菌温生理盐水冲洗。经常更换体位,以利引流。⑤冲洗液、灌洗液现用现配。⑥拔管护理:当患者体温正常并稳定10天左右,白细胞计数正常,腹腔引流液少于每天5 mL,引流液淀粉酶测定正常后可考虑拔管。拔管后要注意拔管处伤口有无渗漏,如有渗液应及时更换敷料。拔管处伤口可在1周左右愈合。

(2)伤口护理:观察有无渗液、有无裂开,按时换药;并发胰外瘘时,要注意保持负压引流通畅,并用氧化锌糊剂保护瘘口周围皮肤。

(3)营养支持治疗与护理:根据患者营养评定状况,计算需要量,制订计划。第一阶段,术前和术后早期,需抑制分泌功能,使胰腺处于休息状态,同时因胃肠道功能障碍,此时需完全胃肠外营养(TPN)2～3周。第二阶段,术后3周左右,病情稳定,肠道功能基本恢复,可通过空肠造瘘提供营养3～4周,称为肠道营养(TEN)。第三阶段,逐渐恢复经口进食,称为胃肠内营养(EN)。

(4)做好基础生活护理和心理护理。

(5)并发症的观察与护理。①胰腺脓肿及腹腔脓肿:术后2周的患者出现高热,腹部肿块,应考虑其可能。一般均为腹腔引流不畅,胰腺坏死组织及渗出液局部积聚感染所致。非手术疗法无效时应手术引流。②胰瘘:如观察到腹腔引流有无色透明腹腔液经常外漏,其中淀粉酶含量高,为胰液外漏所致,合并感染时引流液可显脓性。多数可逐渐自行愈合。③肠瘘:主要表现为明显的腹膜刺激征,引流液中伴有粪渣。瘘管形成后用营养支持治疗。长期不愈者,应考虑手术治疗。④假性胰腺囊肿:多数需手术行囊肿切除或内引流手术,少数患者经非手术治疗6个月可自行吸收。⑤糖尿病:胰腺部分切除后,可引起内、外分泌缺失。注意观察血糖、尿糖的变化,根据化验报告补充胰岛素。⑥心理护理:由于病情重,术后引流管多,恢复时间长,患者易产生悲观急躁情绪,因此应关心体贴鼓励患者,帮助患者树立战胜疾病的信心,积极配合治疗。

(八)健康教育

(1)饮食应少量多餐,注意食用富有营养易消化食物,避免暴饮暴食及酗酒。

(2)有胆管疾病、病毒感染者应积极治疗。

(3)告知会引发胰腺炎的药物种类,不得随意服药。

(4)有高糖血症,应遵医嘱口服降糖药或注射胰岛素,定时查血糖、尿糖,将血糖控制在稳定水平,防治各种并发症。

(5)出院4～6周,避免过度疲劳。

（6）门诊应定期随访。

三、胰腺癌、壶腹部癌及护理

胰腺癌是常见消化道肿瘤之一，以男性多见，40岁以上患者占80％，癌肿发生在胰头部位占70％～80％，体尾部癌约占12％。其转移途径有血行、淋巴途径转移和直接浸润，癌细胞还可沿胰周神经由内向外扩散。壶腹部癌是指胆总管末段壶腹部和十二指肠乳头的恶性肿瘤，在临床上与胰腺癌有不少共同点，统称为壶腹周围癌。

（一）临床表现

1.腹痛和上腹饱胀不适

初期仅表现为上腹部胀闷感及隐痛。随病情加重，疼痛逐渐剧烈，并可牵涉到背部，胰头部癌疼痛多位于上腹居中或右上腹部疼痛，胰体尾部癌疼痛多在左上腹或左季肋部疼痛。晚期可向背部放射，少数患者以此为首发症状，当癌肿侵及腹膜后神经丛时，疼痛常剧烈难受，尤以夜间为甚，以至于患者常取端坐位。

2.消化道症状

患者常有食欲缺乏、恶心、呕吐、厌食油腻和动物蛋白饮食、消化不良、腹泻或便秘、呕吐和黑便。

3.黄疸

胰腺癌侵及胆管时可出现黄疸，其特征是进行性加深并伴尿黄，大便呈陶土色及皮肤瘙痒。胰头癌因其靠近胆管，故黄疸发生较早，胰体尾部癌距胆管较远，通常到晚期才发生黄疸。

4.乏力和消瘦

胰腺癌较早出现乏力及消瘦，常于短期内出现明显消瘦。

5.发热

少数患者可出现持续性或间歇性低热。

6.腹部肿块

患者主要表现为肝大，胆囊肿大，晚期患者可扪及胰腺肿大。

7.腹水

晚期患者可见腹水。

（二）辅助检查

1.实验室检查

（1）免疫学检查：癌胚抗原（CEA）、胰腺胚胎抗原（POA）、胰腺癌相关抗原（PCAA）、胰腺癌特异抗原（PaA）、糖类抗原19-9（CA19-9）均增高。

（2）血清生化检查：早期可有血、尿淀粉酶增高、空腹血糖增高，糖耐量试验阳性，有黄疸时，血清胆红素增高，碱性磷酸酶升高，转氨酶轻度升高，尿胆红素阳性；无黄疸的胰体尾癌可见转肽酶升高。

2.影像学检查

主要影像学检查有超声波检查、CT、内镜逆行胰胆管造影（ERCP）、腹腔镜检查、X线钡餐检查。

（三）治疗原则

早期发现、早期诊断、早期手术治疗。手术切除是胰头癌最有效的治疗方法。胰腺癌无远处转移者，应争取手术切除，常用的手术方法有胰头十二指肠切除术。对不能切除的患者，应行内引流手术,即胆总管与空肠或十二指肠吻合。术后采用综合治疗包括化学、免疫和放射疗法及中医中药治疗。为控制晚期患者的疼痛可采用剖腹或经皮行腹腔神经丛无水乙醇注射治疗。

(四)护理措施

1.手术前护理

(1)心理支持:每次检查及护理前给予解释,尊重患者心理调适的过程。

(2)控制血糖在稳定水平:检查患者血糖、尿糖,如有高血糖,应在严密监测血糖、尿糖的基础上调整胰岛素用量,将血糖控制在稳定水平。

(3)改善凝血功能:遵医嘱给予维生素 K。

(4)改善营养:术前应鼓励患者进富有营养饮食,必要时给予胃肠外营养。

(5)术前日常规皮肤准备,术前晚灌肠。

2.手术后护理

(1)观察生命体征:由于胰头癌切除涉及的器官多、创伤重,术后要严密观察生命体征。

(2)防治感染:胰头十二指肠切除术手术大、范围广,消化道吻合多,感染机会多,故术后应遵医嘱静脉加用广谱抗生素。术后更换敷料应严格遵循无菌操作规程。

(3)维持水、电解质和酸碱平衡:手术范围大、创伤大,术后引流管多,消化液及体液丢失,易导致脱水、低钾、低钙等,应准确记录出入量。按医嘱及时补充水和电解质,以维持其平衡。

(4)加强营养:术后给予静脉高营养,静脉输血、血浆、清蛋白及脂肪乳,氨基酸等。限制脂肪饮食,少量多餐。

(5)引流管护理:应妥善固定引流管,保持引流通畅,并观察记录引流液的颜色、性质和量。患者无腹胀、无腹腔感染、无引流液时可去除引流管。

(6)术后出血的防治与护理:观察患者有无切口出血、胆管出血及应激性溃疡出血。

(7)低血糖监测:胰头十二指肠切除患者术后易发生低血糖,注意每天监测血糖、尿糖变化。

(8)胰瘘的预防与护理:胰瘘多发生在术后5～7天。

(9)胆瘘的预防与护理:多发生于术后2～9天。表现为右上腹痛、发热、腹腔引流液呈黄绿色,T形管引流量突然减少,有局限性或弥漫性腹膜炎表现,严重者出现休克症状。术后应保持T形管引流畅通,将每天胆汁引流量做好记录,发现问题,及时与医师联系。

(10)化疗护理:适用于不能行根治性切除的胰腺癌,术后复发性胰腺癌和合并肝转移癌。

(11)心理护理:给予心理支持,促进早日痊愈。

(五)健康教育

(1)出院后对于胰腺功能不足,消化功能差的患者,除应用胰酶代替剂外,同时采用高蛋白、高糖、低脂肪饮食,给予脂溶性维生素。

(2)定期检测血糖、尿糖,发生糖尿病时给予药物治疗。

(3)3～6个月复查一次,如出现进行性消瘦、乏力、贫血、发热等症状,应回医院诊治。

(宗训霞)

第七节 脾 破 裂

一、概述

脾脏是一个血供丰富而质脆的实质性器官,脾脏是腹部脏器中最容易受损伤的器官,发生率几乎占各种腹部损伤的 40%。它被与其包膜相连的诸韧带固定在左上腹的后方,尽管有下胸壁、腹壁和膈肌的保护,但外伤暴力很容易使其破裂引起内出血。以真性破裂多见,约占 85%。根据不同的病因,脾破裂分成两大类:①外伤性破裂,占绝大多数,都有明确的外伤史,裂伤部位以脾脏的外侧凸面为多,也可在内侧脾门处,主要取决于暴力作用的方向和部位。②自发性破裂,极少见,且主要发生在病理性肿大(门静脉高压症、血吸虫病、淋巴瘤等)的脾脏;如仔细追询病史,多数仍有一定的诱因,如剧烈咳嗽、打喷嚏或突然改变体位等。

二、护理评估

(一)健康史

了解患者腹部损伤的时间、地点以及致伤源、伤情、就诊前的急救措施、受伤至就诊之间的病情变化,如果患者神志不清,应询问目击人员。患者一般有上腹火器伤、锐器伤或交通事故、工伤等外伤史或病理性(门静脉高压症、血吸虫病、淋巴瘤等)的脾大病史。

(二)临床表现

脾破裂的临床表现以内出血及腹膜刺激征为特征,并常与出血量和出血速度密切相关。出血量大而速度快的很快就出现低血容量性休克,伤情十分危急;出血量少而慢者症状轻微,除左上腹轻度疼痛外,无其他明显体征,不易诊断。随着时间的推移,出血量越来越大,才出现休克前期的表现,继而发生休克。由于血液对腹膜的刺激而有腹痛,起始在左上腹,慢慢涉及全腹,但仍以左上腹最为明显,同时有腹部压痛、反跳痛和腹肌紧张。

(三)诊断及辅助检查

创伤性脾破裂的诊断主要依赖:①损伤病史或病理性脾大病史。②临床有内出血的表现。③腹腔诊断性穿刺抽出不凝固血液等。④对诊断确有困难、伤情允许的病例,采用腹腔灌洗、B超、核素扫描、CT或选择性腹腔动脉造影等帮助明确诊断。B超是一种常用检查,可明确脾脏破裂程度。⑤实验室检查发现红细胞、血红蛋白和血细胞比容进行性降低,提示有内出血。

(四)治疗原则

随着对脾功能认识的深化,在坚持"抢救生命第一,保留脾第二"的原则下,尽量保留脾的原则已被绝大多数外科医师接受。彻底查明伤情后尽可能保留脾脏,方法有生物胶黏合止血、物理凝固止血、单纯缝合修补、部分脾切除等,必要时行全脾切除术。

(五)心理、社会因素

导致脾破裂的原因均是意外,患者痛苦大、病情重,且在创伤、失血之后,处于紧张状态,患者常有恐惧、急躁、焦虑,甚至绝望,又担心手术能否成功,对手术产生恐惧心理。

三、护理问题

(一)体液不足
体液不足与损伤致腹腔内出血、失血有关。

(二)组织灌注量减少
组织灌注量减少与导致休克的因素依然存在有关。

(三)疼痛
疼痛与脾部分破裂、腹腔内积血有关。

(四)焦虑或恐惧
焦虑或恐惧与意外创伤的刺激、出血及担心预后有关。

(五)潜在并发症
出血。

四、护理目标

(1)患者体液平衡能得到维持,不发生失血性休克。

(2)患者神志清楚,四肢温暖、红润,生命体征平稳。

(3)患者腹痛缓解。

(4)患者焦虑或恐惧程度缓解。

(5)护士要密切观察病情变化,如发现异常,及时报告医师,并配合处理。

五、护理措施

(一)一般护理

1.严密观察监护伤员病情变化

把患者的脉率、血压、神志、氧饱和度(SaO_2)及腹部体征作为常规监测项目,建立治疗时的数据,为动态监测患者生命体征提供依据。

2.补充血容量

建立两条静脉通路,快速输入平衡盐液及血浆或代用品,扩充血容量,维持水、电解质及酸碱平衡,改善休克状态。

3.保持呼吸道通畅

及时吸氧,改善因失血而导致的机体缺氧状态,改善有效通气量,并注意清除口腔中异物、假牙,防止误吸,保持呼吸道通畅。

4.密切观察患者尿量变化

怀疑脾破裂病员应常规留置导尿管,观察单位时间的尿量,如尿量>30 mL/h,说明病员休克已纠正或处于代偿期。如尿量<30 mL/h甚至无尿,则提示患者已进入休克或肾衰竭期。

5.术前准备

观察中如发现继续出血(48 小时内输血超过 1 200 mL)或有其他脏器损伤,应立即做好药物皮试、备血、腹部常规备皮等手术前准备。

(二)心理护理

对患者要耐心做好心理安抚,让患者知道手术的目的、意义及手术效果,消除紧张恐惧心理,还要尽快通知家属并取得其同意和配合,使患者和家属都有充分的思想准备,积极主动配合抢救和治疗。

（三）术后护理

1.体位

术后应去枕平卧,头偏向一侧,防止呕吐物吸入气管,如清醒后血压平稳,病情允许可采取半卧位,以利于腹腔引流。患者不得过早起床活动。一般需卧床休息 10～14 天。以 B 超或 CT 检查为依据,观察脾脏愈合程度,确定能否起床活动。

2.密切观察生命体征变化

按时测血压、脉搏、呼吸、体温,观察再出血倾向。部分脾切除患者,体温持续在 38～40 ℃ 2～3 周,化验检查白细胞计数不高,称为"脾热"。对"脾热"的患者,按高热护理及时给予物理降温,并补充水和电解质。

3.管道护理

保持大静脉留置管输液通畅,保持无菌,定期消毒。保持胃管、导尿管及腹腔引流管通畅,妥善固定,防止脱落,注意引流物的量及性状的变化。若引流管引流出大量的新鲜血性液体,提示活动性出血,及时报告医师处理。

4.改善机体状况,给予营养支持

术后保证患者有足够的休息和睡眠,禁食期间补充水、电解质,避免酸碱平衡失调,肠功能恢复后方可进食。应给予高热量、高蛋白、高维生素饮食,静脉滴注复方氨基酸、血浆等,保证机体需要,促进伤口愈合,减少并发症。

（四）健康教育

（1）患者住院 2～3 周后出院,出院时复查 CT 或 B 超,嘱患者每月复查 1 次,直至脾损伤愈合,脾脏恢复原形态。

（2）嘱患者若出现头晕、口干、腹痛等不适,均应停止活动并平卧,及时到医院检查治疗。

（3）继续注意休息,脾损伤未愈合前避免体力劳动,避免剧烈运动,如弯腰、下蹲、骑摩托车等。注意保护腹部,避免外力冲撞。

（4）避免增加腹压,保持排便通畅,避免剧烈咳嗽。

（5）脾切除术后,患者免疫力低下,注意保暖,预防感冒,避免进入拥挤的公共场所。坚持锻炼身体,提高机体免疫力。

（宗训霞）

第八节 肠 梗 阻

肠腔内容物不能正常运行或通过肠道发生障碍时,称为肠梗阻,是外科常见的急腹症之一。

一、疾病概要

（一）病因和分类

1.按梗阻发生的原因分类

（1）机械性肠梗阻:最常见,是由各种原因引起的肠腔变窄、肠内容物通过障碍。主要原因。

①肠腔堵塞:如寄生虫、粪块、异物等。②肠管受压:如粘连带压迫、肠扭转、嵌顿性疝等。③肠壁病变:如先天性肠道闭锁、狭窄、肿瘤等。

(2)动力性肠梗阻:较机械性肠梗阻少见。肠管本身无病变,梗阻原因是神经反射和毒素刺激引起肠壁功能紊乱,致肠内容物不能正常运行。可分为:①麻痹性肠梗阻,常见于急性弥漫性腹膜炎、腹部大手术、腹膜后血肿或感染等。②痉挛性肠梗阻,由于肠壁肌肉异常收缩所致,常见于急性肠炎或慢性铅中毒。

(3)血运性肠梗阻:较少见。由于肠系膜血管栓塞或血栓形成,使肠管血运障碍,继而发生肠麻痹,肠内容物不能通过。

2.按肠管血运有无障碍分类

(1)单纯性肠梗阻:无肠管血运障碍。

(2)绞窄性肠梗阻:有肠管血运障碍。

3.按梗阻发生的部位分类

高位性肠梗阻(空肠上段)和低位性肠梗阻(回肠末段和结肠)。

4.按梗阻的程度分类

完全性肠梗阻(肠内容物完全不能通过)和不完全性肠梗阻(肠内容物部分可通过)。

5.按梗阻病情的缓急分类

急性肠梗阻和慢性肠梗阻。

(二)病理生理

1.肠管局部的病理生理变化

(1)肠蠕动增强:单纯性机械性肠梗阻,梗阻以上的肠蠕动增强,以克服肠内容物通过的障碍。

(2)肠管膨胀:肠腔内积气、积液所致,

(3)肠壁充血水肿、血运障碍,严重时可导致坏死和穿孔。

2.全身性病理生理变化

(1)体液丢失和电解质、酸碱平衡失调。

(2)全身性感染和毒血症,甚至发生感染中毒性休克。

(3)呼吸和循环功能障碍。

(三)临床表现

1.症状

(1)腹痛:单纯性机械性肠梗阻的特点是阵发性腹部绞痛;绞窄性肠梗阻表现为持续性剧烈腹痛伴阵发性加剧;麻痹性肠梗阻呈持续性胀痛。

(2)呕吐:早期常为反射性,呕吐胃内容物,随后因梗阻部位不同,呕吐的性质各异。高位肠梗阻呕吐出现早且频繁,呕吐物主要为胃液、十二指肠液、胆汁;低位肠梗阻呕吐出现晚,呕吐物常为粪样物;若呕吐物为血性或棕褐色,常提示肠管有血运障碍;麻痹性肠梗阻呕吐多为溢出性。

(3)腹胀:高位肠梗阻腹胀不明显;低位肠梗阻及麻痹性肠梗阻则腹胀明显。

(4)停止肛门排气排便:完全性肠梗阻时,患者多停止排气、排便,但在梗阻早期,梗阻以下肠管内尚存的气体或粪便仍可排出。

2.体征

(1)腹部。①视诊:单纯性机械性肠梗阻可见腹胀、肠型和异常蠕动波,肠扭转时腹胀多不对称。②触诊:单纯性肠梗阻可有轻度压痛但无腹膜刺激征,绞窄性肠梗阻可有固定压痛和腹膜刺激征。③叩诊:绞窄性肠梗阻时腹腔有渗液,可有移动性浊音。④听诊:机械性肠梗阻肠鸣音亢进,可闻及气过水声或金属音,麻痹性肠梗阻肠鸣音减弱或消失。

(2)全身:单纯性肠梗阻早期多无明显全身性改变,梗阻晚期可有口唇干燥、眼窝凹陷、皮肤弹性差、尿少等脱水征。严重脱水或绞窄性肠梗阻时,可出现脉搏细速、血压下降、面色苍白、四肢发冷等中毒和休克征象。

3.辅助检查

(1)实验室检查:肠梗阻晚期,血红蛋白和血细胞比容升高,并有水、电解质及酸碱平衡失调。绞窄性肠梗阻时,白细胞计数和中性粒细胞比例明显升高。

(2)X线检查:一般在肠梗阻发生 4~6 小时后,立位或侧卧位 X 线平片可见肠胀气及多个液气平面。

(四)治疗原则

1.一般治疗

(1)禁食。

(2)胃肠减压:治疗肠梗阻的重要措施之一。通过胃肠减压,吸出胃肠道内的气体和液体,从而减轻腹胀、降低肠腔内压力,改善肠壁血运,减少肠腔内的细菌和毒素。

(3)纠正水、电解质及酸碱平衡失调。

(4)防治感染和中毒。

(5)其他:对症治疗。

2.解除梗阻

解除梗阻分为非手术治疗和手术治疗两大类。

(五)常见几种肠梗阻

1.粘连性肠梗阻

粘连性肠梗阻是肠粘连或肠管被粘连带压迫所致的肠梗阻,较为常见。主要由于腹部手术、炎症、创伤、出血、异物等所致。以小肠梗阻为多见,多为单纯性不完全性梗阻。粘连性肠梗阻多采取非手术治疗,如无效或发生绞窄性肠梗阻时应及时手术治疗。

2.肠扭转

肠扭转指一段肠管沿其系膜长轴旋转而形成的闭襻性肠梗阻,常发生于小肠,其次是乙状结肠。①小肠扭转:多见于青壮年,常在饱餐后立即进行剧烈活动时发病。表现为突发腹部绞痛,呈持续性伴阵发性加剧,呕吐频繁,腹胀不明显。②乙状结肠扭转:多见于老年人,常有便秘习惯,表现为腹部绞痛,明显腹胀,呕吐不明显。肠扭转是较严重的机械性肠梗阻,可在短时间内发生肠绞窄、坏死,一经诊断,应急症手术治疗。

3.肠套叠

肠套叠指一段肠管套入与其相连的肠管内,以回结肠型(回肠末端套入结肠)最多见。肠套叠多见于 2 岁以下婴幼儿。典型表现为阵发性腹痛、果酱样血便和腊肠样肿块(多位于右上腹),右下腹触诊有空虚感。X 线空气或钡剂灌肠显示空气或钡剂在结肠内受阻,梗阻端的钡剂影像呈"杯口状"或"弹簧状"阴影。早期肠套叠可试行空气灌肠复位,无效者或病期超过 48 小时,怀疑有肠坏死或肠穿孔者,应行手术治疗。

4.蛔虫性肠梗阻

由于蛔虫聚集成团并刺激肠管痉挛致肠腔堵塞,多见于 2～10 岁儿童,驱虫不当常为诱因。主要表现为阵发性脐部周围腹痛,伴呕吐,腹胀不明显。部分患者腹部可触及变形、变位的条索状团块。少数患者可并发肠扭转或肠壁坏死穿孔,蛔虫进入腹腔引起腹膜炎。单纯性蛔虫堵塞多采用非手术治疗,包括解痉挛止痛、禁食、酌情胃肠减压、输液、口服植物油驱虫等,若无效或并发肠扭转、腹膜炎时,应行手术取虫。

二、肠梗阻患者的护理

(一)护理诊断/问题

1.疼痛

疼痛与肠内容物不能正常运行或通过障碍有关。

2.体液不足

体液不足与呕吐、禁食、胃肠减压、肠腔积液有关。

3.潜在并发症

肠坏死、腹腔感染、休克。

(二)护理措施

1.非手术治疗的护理

(1)饮食:禁食,梗阻缓解 12 小时后可进少量流质饮食,忌甜食和牛奶;48 小时后可进半流食。

(2)胃肠减压:做好相关护理。

(3)体位:生命体征稳定者可取半卧位。

(4)解痉挛、止痛:若无肠绞窄或肠麻痹,可用阿托品解除痉挛、缓解疼痛,禁用吗啡类止痛药,以免掩盖病情。

(5)输液:纠正水、电解质和酸碱失衡,记录 24 小时出入液量。

(6)防治感染和中毒:遵照医嘱应用抗生素。

(7)严密观察病情变化:出现下列情况时应考虑有绞窄性肠梗阻的可能,应及早采取手术治疗:①腹痛发作急骤,为持续性剧烈疼痛,或在阵发性加重之间仍有持续性腹痛。肠鸣音可不亢进。②早期出现休克。③呕吐早、剧烈而频繁。④腹胀不对称,腹部有局部隆起或触及有压痛的包块。⑤明显的腹膜刺激征,体温升高,脉快,白细胞计数和中性粒细胞比例增高。⑥呕吐物、胃肠减压抽出液、肛门排出物为血性或腹腔穿刺抽出血性液。⑦腹部 X 线检查可见孤立、固定的肠襻;⑧经积极非手术治疗后症状、体征无明显改善者。

2.手术前后的护理

(1)术前准备:除上述非手术护理措施外,按腹部外科常规行术前准备。

(2)术后护理:①病情观察,观察患者生命体征、腹部症状和体征的变化,伤口敷料及引流情况,及早发现术后并发症。②麻醉清醒、血压平稳后取半卧位。③禁食、胃肠减压,待排气后逐步恢复饮食。④防止感染,遵照医嘱应用抗生素。⑤鼓励患者早期活动。

(宗训霞)

第九节 腹股沟疝

发生在腹股沟区的腹外疝统称为腹股沟疝。腹股沟疝可分为腹股沟斜疝和腹股沟直疝,以斜疝最常见,占全部腹外疝的 75%～90%。疝囊经腹壁下动脉外侧的腹股沟管内环(深环)突出,向内、向下、向前斜行经过腹股沟管,再穿出腹股沟管外环(皮下环、浅环)进入阴囊者,称为腹股沟斜疝。疝囊经腹壁下动脉内侧的直疝三角直接突出,不经内环,也不进入阴囊,称为腹股沟直疝。

腹股沟区位于下腹部前外侧壁,为左右各一的三角形区域,其上界为髂前上棘至腹直肌外侧缘的水平线,下界为腹股沟韧带,内界为腹直肌外缘。成人腹股沟管长 4～5 cm,位于腹前壁、腹股沟韧带的内上方,相当于腹内斜肌、腹横肌弓状下缘与腹股沟韧带之间的斜行裂隙,其走向由外向内、由上向下、由深向浅斜行。有两口和四壁。内口即深环,是腹横筋膜中卵圆形的裂隙;外口即浅环,是腹外斜肌腱膜下方的三角形裂隙。腹股沟管的前壁有皮肤、皮下组织和腹外斜肌筋膜,但外侧 1/3 部分尚有腹内斜肌覆盖;后壁有腹横筋膜和腹膜,内侧 1/3 尚有腹股沟镰;上壁有腹内斜肌、腹横肌的弓状下缘;下壁有腹股沟韧带和腔隙韧带。女性腹股沟管内有子宫圆韧带通过,男性则有精索通过(图 7-1)。

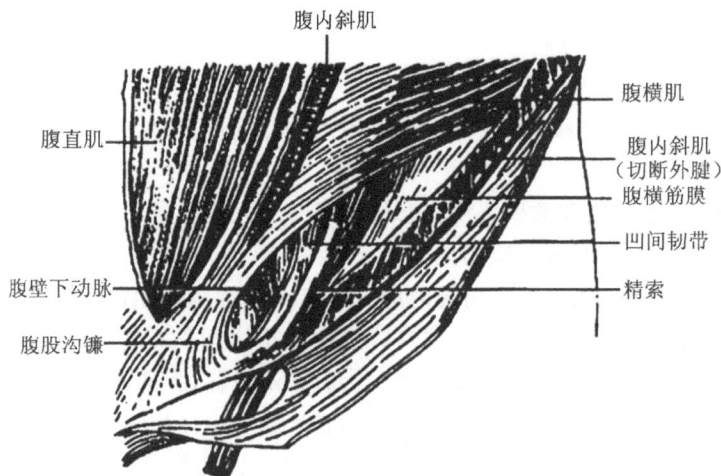

图 7-1 左侧腹股沟区

直疝三角(Hesselbach 三角)的外侧边为腹壁下动脉,内侧边为腹直肌外侧缘,底边为腹股沟韧带。此处腹壁缺乏完整的腹肌覆盖,且腹横筋膜比周围部分薄,因此易发生疝。腹股沟直疝在此由后向前突出。

一、病因及发病机制

(一)腹股沟斜疝

有先天性和后天性因素。

1.先天性因素

婴儿出生后,若鞘突不闭锁或闭锁不全,则与腹腔相通,当小儿啼哭、排便等腹内压力增加时,鞘突则成为先天性斜疝的疝囊(图 7-2)。因右侧睾丸下降比左侧略晚,鞘突闭锁也较迟,故右侧斜疝多于左侧。

2.后天性因素

腹股沟区解剖缺损、腹壁肌或筋膜发育不全,腹内压力增加时,内环处的腹膜自腹壁薄弱处向外突出形成疝囊,腹腔内器官、组织也随之进入疝囊(图 7-3)。

(二)腹股沟直疝

直疝三角处腹壁缺乏完整的腹肌覆盖,且腹横筋膜比周围部分薄,故易发生疝。

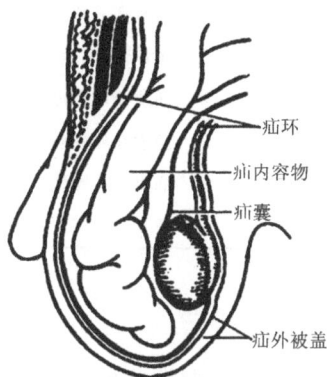

图 7-2　先天性腹股沟斜疝

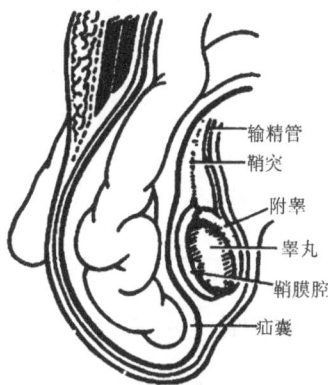

图 7-3　后天性腹股沟斜疝

二、临床表现

(一)腹股沟斜疝

1.易复性斜疝

腹股沟区有肿块,偶有胀痛感。肿块多呈带蒂柄的梨形,可降至阴囊或大阴唇。常在站立、行走、咳嗽或用力时出现,平卧休息或用手将肿块向腹腔内推送,肿块可向腹腔回纳并消失。以手指通过阴囊皮肤伸入外环,可感外环扩大,嘱患者咳嗽时,手指有冲击感。用手指紧压腹股沟深环,让患者起立并咳嗽等腹压增高时,疝块不再出现,移去手指,则可见疝块由外上方向内下突出。疝内容物若为肠襻,肿块柔软光滑,叩之呈鼓音,并常在肠襻回纳入腹腔时发出咕噜声;若为大网膜,则肿块坚韧叩呈浊音,回纳缓慢。

2.难复性斜疝

除胀痛稍重外,主要特点是疝块不能完全回纳。

3.嵌顿性疝

发生于强体力劳动或用力排便等腹内压骤增时。疝块突然增大,伴有明显疼痛,平卧或用手推送不能使之回纳。肿块张力高且硬度大,有明显触痛。若嵌顿内容物为肠襻,可伴有机械性肠梗阻的临床表现。疝一旦嵌顿,自行回纳的机会较少;如不及时处理,多数患者的症状逐步加重,最后发展成为绞窄性疝。

4.绞窄性疝

临床症状多且较严重。肠襻坏死穿孔时,疼痛可因疝内压力骤降而暂时有所缓解。因此,疼痛减轻而肿块仍存在时,不可误认为是病情好转。绞窄时间较长者,可因疝内容物继发感染,侵及周围组织而引起疝外被盖组织的急性炎症;严重者可发生脓毒血症。

(二)腹股沟直疝

腹股沟直疝多见于老年人。站立时,在腹股沟内侧端、耻骨结节外上方见一半球形肿块由直疝三角突出,不进入阴囊,且无疼痛及其他症状,疝基底较宽,平卧后肿块多能自行回纳腹腔而消失,极少发生嵌顿。腹股沟直疝与腹股沟斜疝的鉴别如下(表7-2)。

表 7-2　腹股沟斜疝与腹股沟直疝的鉴别

鉴别点	斜疝	直疝
发病年龄	多见于儿童及青壮年	多见于老年
突出途径	经腹股沟管突出,可进阴囊	由直疝三角突出,不进阴囊
疝块外形	椭圆或梨形,上部呈蒂柄状	半球形,基地较宽
回纳疝块后压住深环	疝块不再突出	疝块仍可突出
精索与疝囊的关系	精索在疝囊后方	精索在疝囊前外方
疝囊颈与腹壁下动脉的关系	疝囊颈在腹壁下动脉外侧	疝囊颈在腹壁下动脉内侧
嵌顿机会	较多	极少

三、处理原则

根据病史、典型临床表现,一般可明确诊断。除少数特殊情况外,腹股沟疝一般均应尽早施行手术治疗。

(一)非手术治疗

半岁以下婴幼儿可暂不手术,用绷带压住腹股沟管深环,防止疝块突出。对年老体弱或有严重疾病不能耐受手术者,用疝带压住内环,防止腹腔内容物突出。

(二)手术治疗

手术的基本原则是关闭疝门即内环口,加强或修补腹股沟管管壁。手术方法:①疝囊高位结扎术;②疝修补术:传统的疝修补术、无张力疝修补术和经腹腔镜疝修补术。

(三)嵌顿性疝和绞窄性疝的处理

嵌顿性疝原则上需紧急手术治疗,但下列情况可试行手法复位:①嵌顿时间在3~4小时以内,局部压痛不明显且无腹膜刺激征者。②年老体弱或伴有较严重疾病而肠襻未绞窄坏死者。绞窄性疝的内容物已坏死,应及时手术。

四、护理诊断及医护合作性问题

(一)疼痛

疼痛与疝块突出、嵌顿或绞窄及术后切口张力较大有关。

(二)体液不足

嵌顿疝或绞窄性疝引起的机械性肠梗阻可致体液不足。

(三)潜在并发症

术后阴囊水肿、切口感染、复发。

五、护理措施

(一)非手术治疗患者的护理

卧床休息,下床活动时应压住疝环口;对引起腹内压力升高的因素,如咳嗽、便秘、排尿困难等,应给予相应处理;指导患者合理饮食,保持排便通畅;吸烟者应戒烟;密切观察腹部情况,若发生明显腹痛,伴疝块突然增大,应注意是否有嵌顿疝的可能,应立即通知医师,并做好紧急手术准备。

(二)手术治疗患者的护理

1.术前护理

帮助患者做好心理护理;备皮,术前晚灌肠,以防术后腹胀及排便困难;嵌顿疝伴有肠梗阻者,应禁食、胃肠减压,纠正水、电解质及酸碱平衡失调,尽早应用抗生素抗感染等。其他同非手术治疗患者的护理。

2.术后护理

(1)体位与活动:术后平卧3天,膝下垫一软枕,使髋关节微屈,以降低腹内压力和切口张力,有利于切口愈合和减轻切口疼痛;一般术后3～5天可离床活动。

(2)饮食:术后6～12小时,患者若无恶心、呕吐,可进流质,次日可进软食或普食。肠切除吻合术后应禁食、胃肠减压,肠功能恢复后可进流质,逐渐过渡为半流质、普食。

(3)防止腹内压力升高:避免受凉引起咳嗽,指导患者咳嗽时用手按压保护切口;鼓励患者多饮水、多吃粗纤维食物,保持大便通畅,便秘时给予通便药物。

(4)减轻疼痛:取舒适体位;必要时遵医嘱应用止痛药。

(5)并发症的预防:为避免阴囊内积血、积液,以及阴囊水肿,术后可用丁字带将阴囊托起,并密切观察阴囊肿胀情况;预防切口感染,合理应用抗生素;及时更换并保持切口敷料干燥;密切观察切口愈合情况,一旦发现感染征象,应尽早处理。

(三)健康教育

告知患者预防和及时治疗使腹内压升高的各种疾病,如剧烈咳嗽、便秘等;出院后应逐渐增加活动量,3个月内避免重体力劳动或提举重物;定期随诊,若有疝复发,应及早诊治。

(宗训霞)

第八章

妇产科护理

第一节　盆腔炎性疾病

一、病因及发病机制

女性生殖系统具有比较完善的自然防御功能,当自然防御功能遭到破坏,或机体免疫力降低、内分泌发生变化或外源性病原体入侵而导致子宫内膜、输卵管、卵巢、盆腔腹膜、盆腔结缔组织发生炎症。感染严重时,可累及周围器官和组织,当病原体毒性强、数量多、患者抵抗力低时,常发生败血症及脓毒血症,若未得到及时治疗可能发生盆腔炎性疾病后遗症。

二、临床表现

(一)症状

轻者无症状或症状轻微不易被发现,常表现为持续性下腹痛,活动或性交后加重;发热、阴道分泌物增多等。重者可表现为寒战、高热、头痛、食欲减退;月经期发病者可表现为经量增多、经期延长;腹膜炎者出现消化道症状,如恶心、呕吐、腹胀等;若脓肿形成,可有下腹包块及局部刺激症状。

(二)体征

(1)急性面容、体温升高、心率加快。

(2)下腹部压痛、反跳痛及肌紧张。

(3)检查见阴道充血;大量脓性臭味分泌物从宫颈口外流;穹隆有明显触痛;宫颈充血、水肿、举痛明显;子宫体增大有压痛且活动受限;一侧或双侧附件增厚,有包块,压痛。

三、辅助检查

(1)实验室检查:宫颈黏液脓性分泌物,或阴道分泌物0.9%氯化钠溶液湿片中见到大量白细胞;红细胞沉降率升高;血C-反应蛋白升高;宫颈分泌物培养或革兰氏染色涂片淋病奈瑟菌阳性或沙眼衣原体阳性。

(2)阴道超声检查:显示输卵管增粗,输卵管积液,伴或不伴有盆腔积液、输卵管卵巢肿块。

（3）腹腔镜检查：输卵管表面明显充血；输卵管壁水肿；输卵管伞端或浆膜面有脓性渗透物。

（4）子宫内膜活组织检查证实子宫内膜炎。

四、治疗

（一）急性盆腔炎
主要为及时足量的抗生素药物治疗，必要时手术治疗。

（二）盆腔炎性疾病后遗症
多采用综合性治疗方案控制炎症，同时注意增强身体抵抗力，缓解症状。

五、护理评估

（一）健康史
（1）了解既往疾病史、用药史、月经史及药物过敏史。

（2）了解流产、分娩的时间、经过及处理。

（3）了解本次患病的起病时间、症状、疼痛性质、部位、有无全身症状。

（二）心理-社会评估
1.对健康问题的感受

是否存在因无明显症状或症状轻，而不重视致延误治疗。

2.对疾病的反应

是否由于慢性疾病过程长，患者思想压力大而产生焦虑、烦躁情绪；若病情严重，则担心预后，患者往往有恐惧、无助感。

3.家庭、社会及经济状况

是否存在因炎症反复发作，严重影响妇女生殖健康甚至导致不孕，且增加家庭与社会经济负担。

六、护理措施

（一）一般护理
病房整洁、安静，保持床单位清洁、舒适，注意室内空气流通，避免交叉感染；测量生命体征，定期巡视病房，细致观察病情变化及治疗反应等，发现异常及时报告医师，做好护理记录和书面交班，危重患者床边交班。

（二）症状护理
1.分泌物增多

同阴道炎护理。

2.支持疗法

卧床休息，取半卧位，有利于脓液积聚于直肠子宫陷凹，使炎症局限；给高热量、高蛋白、高维生素饮食或半流质饮食，及时补充丢失的液体；对出现高热的患者，采取物理降温，出汗时及时更衣，保持身体清洁舒服；若患者腹胀严重，应行胃肠减压。

3.症状观察

密切监测生命体征，测体温、脉搏、呼吸、血压，每4小时1次；物理降温后30分钟测体温，以观察降温效果。若患者突然出现腹痛加剧、寒战、高热、恶心、呕吐、腹胀，应立即报告医师，同时做好剖腹探查的准备。

(三)用药护理

1.门诊治疗

指导患者遵医嘱用药,了解用药方案并告知注意事项。

(1)常用方案:头孢西丁钠2 g,单次肌内注射,同时口服丙磺舒1 g,然后改为多西环素100 mg,每天2次,连服14天,可同时加服甲硝唑400 mg,每天2～3次,连服14天;或选用其他第三代头孢菌素与多西环素、甲硝唑合用。

2.住院治疗

严格遵医嘱用药,了解用药方案并密切观察用药反应。

(1)头霉素类或头孢菌素类药物:头孢西丁钠2 g,静脉滴注,每6小时1次。头孢替坦二钠2 g,静脉滴注,每12小时1次。加多西环素100 mg,每12小时1次,静脉输注或口服。对不能耐受多西环素者,可用阿奇霉素替代,每次500 mg,每天1次,连用3天。对输卵管卵巢脓肿患者,可加用克林霉素或甲硝唑。

(2)克林霉素与氨基糖苷类药物联合方案:克林霉素900 mg,每8小时1次,静脉滴注;庆大霉素先给予负荷量(2 mg/kg),然后予维持量(1.5 mg/kg),每8小时1次,静脉滴注;临床症状、体征改善后继续静脉应用24～48小时,克林霉素改口服,每次450 mg,1天4次,连用14天;或多西环素100 mg,每12小时1次,连续用药14天。

3.观察药物疗效

若用药后48～72小时,体温持续不降,患者症状加重,应及时报告医师处理。

4.中药治疗

主要为活血化瘀、清热解毒药物。可遵医嘱指导服中药或用中药外敷腹部,若需进行中药保留灌肠,按保留灌肠操作规程完成。

(四)手术护理

1.了解手术指征

(1)药物治疗无效:经药物治疗48～72小时,体温持续不降,患者中毒症状加重或包块增大者。

(2)脓肿持续存在:经药物治疗病情好转,继续控制炎症数天(2～3周),包块仍未消失但已局限化。

(3)脓肿破裂:突然腹痛加剧,寒战、高热、恶心、呕吐、腹胀,检查腹部拒按或有中毒性休克表现。

2.手术前准备及手术后护理

(1)术前护理如下所述。

1)饮食护理:外阴、阴道手术及恶性肿瘤手术或可能涉及肠道的手术,术前3天进无渣半流质饮食,术前一天进流质饮食,手术前8小时禁食,术前4小时禁饮。

2)皮肤准备:腹部手术备皮范围是上起剑突水平,两侧至腋中线,下至大腿内上侧1/3及会阴部。阴道手术上起耻骨联合上10 cm,两侧至腋中线,下至外阴部、肛门周围、臀部及大腿内侧上1/3。腹腔镜手术患者重点做好脐周清洁,清除脐窝污垢。

3)肠道准备:清洁肠道应遵医嘱于术前3天、术前1天、手术当天灌肠或清洁灌肠,也可以口服缓泻剂代替多次灌肠。

4)阴道准备:遵医嘱术前1天或前3天行阴道冲洗或擦洗,每天1～2次。

（2）术后护理如下所述。

1）床边交班：术毕返回病房，责任护士向手术室护士及麻醉师详细了解术中情况，包括麻醉类型、手术范围、术中出血量、尿量、用药情况、有无特殊注意事项等；及时为患者测量血压、脉搏、呼吸；观察患者神志；检查输液、腹部伤口、引流管、背部麻醉管、镇痛泵、阴道流血情况等，认真做好床边交班并详细记录。

2）术后体位：术后回病房根据麻醉方式决定体位，硬膜外麻醉者去枕平卧6～8小时，全麻患者未清醒时应去枕平卧，头偏向一侧。然后根据不同手术指导患者采取不同体位，如外阴癌根治术应采取平卧位，腹部手术可采取半卧位。

3）监测生命体征：通常术后每15～30分钟测量一次脉搏、呼吸、血压，观察患者神经精神状态，4～6小时平稳后可根据手术大小及病情改为每4小时1次或遵医嘱监测并记录。

4）饮食护理：术后6小时禁食禁饮，根据病情遵医嘱开始进食流质，然后半流质饮食，最后过渡到普食。

5）伤口护理：观察伤口有无渗血、渗液或敷料脱落情况，有无阴道流血，发现异常应报告医师及时处理。

6）导尿管护理：保持导尿管通畅，观察并记录尿量、颜色、性质，手术当天每小时尿量应不少于100 mL，至少50 mL，如有异常，及时通知医师。根据手术范围及病情术后留置导尿管1～14天，保持会阴清洁，每天2次会阴擦洗，防止发生泌尿系统感染，导尿管拔除后4～6小时应督促并协助患者自行排尿，以免发生尿潴留。

7）引流管护理：包括盆、腹腔引流管，可经腹部或阴道放置，合理固定引流管，注意保持引流管通畅，避免扭曲、受压及脱落，注意观察引流液的颜色、性状及量并做好记录。一般24小时内引流液不超过200 mL，性状应为淡血性或浆液性，引流量逐渐减少，根据引流量，一般留置24～48小时，引流量<10 mL便可拔除。拔管后，注意观察置管伤口的愈合情况。

8）活动指导：鼓励尽早下床活动，暂时不能下床的患者需勤翻身、四肢适当活动，可以改善胃肠功能，预防或减轻腹胀，协助并教会患者做踝足运动，预防静脉血栓的发生。术后第一次下床的患者起床需缓慢，有护士或家属陪护，防止因直立性低血压引起晕厥。

9）疼痛护理：伤口疼痛，通常术后24小时内最为明显，可以更换体位减轻伤口张力，遵医嘱给予止痛药；腹腔镜手术术后1～2天因二氧化碳气腹原因可引起双肋部及肩部疼痛，即串气痛，多可自行缓解，适当活动四肢可减轻症状，必要时使用镇痛剂。

（五）心理护理

（1）关心患者，倾听患者诉说，鼓励患者表达内心感受，通过与患者进行交流，建立良好的护患关系，尽可能满足患者的合理需求。

（2）加强疾病知识宣传，解除患者思想顾虑，增加其对治疗的信心。

（3）与家属沟通，指导家属关心患者，与患者及家属共同探讨适合个人的治疗方案，取得家人的理解和帮助，减轻患者心理压力。

七、健康指导

（1）向患者讲解盆腔炎性疾病的疾病知识，告知及时就诊和规范治疗的重要性。

（2）个人卫生指导：保持会阴清洁做好经期、孕期及产褥期的卫生宣传。

（3）性生活指导及性伴侣治疗：注意性生活卫生，月经期禁止性交。

（4）饮食生活指导：给高热量、高蛋白、高维生素饮食，增加营养，积极锻炼身体，注意劳逸结合，不断提高机体抵抗力。

（5）随访指导：对于抗生素治疗的患者，应在 72 小时内随诊，明确有无体温下降、反跳痛减轻等临床症状改善。若无改善，需做进一步检查。对沙眼衣原体以及淋病奈瑟菌感染者，可在治疗后 4～6 周复查病原体。

（聂春花）

第二节　多囊卵巢综合征

多囊卵巢综合征（polycystic ovarian syndrome，PCOS）是最常见的妇科内分泌疾病之一，以雄激素过高的临床或生化表现、持续无排卵、卵巢多囊改变为特征，常伴有胰岛素抵抗和肥胖。

一、发病机制

发病机制可能涉及下丘脑-垂体-卵巢轴调节功能异常；胰岛素抵抗和高胰岛素血症；肾上腺内分泌功能异常。

二、临床表现

（一）症状
月经失调；不孕。

（二）体征
多毛、痤疮、肥胖；黑棘皮病。

三、辅助检查

（一）基础体温测定
表现为单相型基础体温曲线。

（二）B 超检查
卵巢增大，一侧或两侧卵巢多囊改变。连续监测未见主导卵泡发育及排卵迹象。

（三）诊断性刮宫
应选在月经前数天或月经来潮 6 小时内进行，刮出的子宫内膜呈不同程度增殖改变，无分泌期改变。

（四）腹腔镜检查
见卵巢增大，包膜增厚，表面光滑，呈灰白色，有新生血管。包膜下显露多个卵泡，无排卵征象，无排卵孔、无血体、无黄体。

（五）内分泌测定
雄激素水平高、雌激素改变、促性腺素变化、胰岛素抵抗、血清催乳素水平升高，腹部肥胖者应检测空腹血糖及口服葡萄糖耐量试验，还应检测空腹胰岛素及葡萄糖负荷后血清胰岛素。

四、治疗

以调整月经周期、降低血雄激素水平、改善胰岛素抵抗以及有生育要求者促排卵为主,兼以调整生活方式,控制体重。

五、护理评估

(一)健康史

详细询问患者月经史,包括初潮年龄、月经周期、经期、经量等情况,询问患者及其家族的既往疾病史,了解患者生育史、血压、体重、饮食、运动状况等。

(二)心理-社会评估

(1)多毛、痤疮等高雄激素的临床表现和肥胖,可能导致自我形象紊乱和自尊低下。

(2)不孕患者担心家人不理解,影响家庭关系。

六、护理措施

(一)一般护理

(1)注意患者进食状况,给予高蛋白、高维生素饮食,进食不足或全身营养状况极差者应按医嘱给予支持疗法,静脉补充营养。

(2)指导个人卫生,保持外阴清洁,尤其对大量阴道排液患者应每天冲洗外阴1~2次,防止发生感染,鼓励并指导患者勤擦身、更衣,保持床单清洁,注意室内空气流通。

(3)出现恶病质应加强观察,记录出入量,按医嘱补液。

(4)协助完成血常规、血型及凝血功能检查,并交叉配血备用。

(二)症状护理

(1)月经失调者需定期合理应用药物调整月经周期。

(2)肥胖者应控制饮食和增加运动以降低体重、缩小腰围,可增加胰岛素敏感性,降低胰岛素、睾酮水平,从而恢复排卵及生育功能。

(三)用药护理

遵医嘱合理正确使用药物。

1.调整月经周期

(1)避孕药:为雌孕激素联合周期疗法,常用口服短效避孕药,周期性服用,疗程一般为3~6个月,可重复使用,能有效抑制毛发生长和治疗痤疮。口服避孕药不宜用于有血栓性疾病、心脑血管疾病及40岁以上吸烟的女性。青春期女孩应用口服避孕药前,应做好充分的知情同意。服药初期可能出现食欲缺乏、恶心、呕吐、乏力、头晕、乳房胀痛等反应,一般不需特殊处理。

(2)孕激素:后半周期疗法,适用于无严重高雄激素症状和代谢紊乱的患者。于月经周期后半期(第16~25天)口服地屈黄体酮片10 mg,每天1次,共10天,或肌内注射黄体酮20 mg,每天1次,共5天。

2.降低血雄激素水平

(1)复方醋酸环丙黄体酮(达英-35):高雄激素血症治疗首选药物。从自然月经或撤退出血第1~5天服用,每天1片,连续服用21天。停药约5天开始撤退性出血,撤退出血第1~5天重新开始用药。至少3个月。告知患者停药后高雄激素症状将恢复。

(2)糖皮质激素:适用于雄激素过多为肾上腺来源或肾上腺和卵巢混合来源者,常用药物为地塞米松,每晚 0.25 mg 口服,剂量不宜超过每天 0.5 mg,以免过度抑制垂体-肾上腺轴功能。

3.改善胰岛素抵抗

可采用二甲双胍,常用剂量为每次口服 500 mg,每天 2～3 次,3～6 个月复诊,了解月经和排卵情况,复查血胰岛素。二甲双胍常见不良反应是胃肠道反应,餐中用药可减轻反应。严重的不良反应是可能发生肾功能损害和乳酸性酸中毒,需定期复查肾功能。

4.诱发排卵

氯米芬为一线促排卵药物,从自然月经或撤退出血第 1～5 天开始口服,每天 1 次,每次 50 mg,共5 天。如无排卵,遵医嘱可增加剂量。氯米芬抵抗患者可给予二线促排卵药物,如促性腺激素等。诱发排卵时易发生卵巢过度刺激综合征,需严密监测。

(四)手术护理

1.手术指征

严重的多囊卵巢综合征患者及对促排卵治疗无效者需行手术治疗。

2.手术方式

腹腔镜下卵巢打孔术或卵巢楔形切除术。

(五)心理护理

(1)告知患者坚持治疗的重要性,多毛、痤疮、肥胖等症状会逐步缓解或消除,纠正自我形象紊乱,增强自尊心。

(2)告知患者通过规范治疗,有可能受孕,同时和家属沟通,希望家人给予患者理解和鼓励,保持家庭关系和睦。

七、健康指导

(1)为患者讲解疾病知识以及生活方式的调整对疾病的影响,无论是否有生育要求,均应控制饮食、加强身体锻炼,控制体重;戒烟戒酒,避免抽烟喝酒影响自身内分泌。

(2)指导患者饮食应以低脂高蛋白为主,少食用动物脂肪,鼓励食用新鲜低糖水果、蔬菜和粗粮,避免辛辣刺激的食物。

(3)说明遵医嘱合理用药的重要性,详细讲解药物的作用、不良反应及具体用药方法。

(4)多囊卵巢综合征常发病于青春期和生育期,以无排卵、不孕和肥胖、多毛等临床表现为主;中老年则出现因长期代谢障碍导致高血压、糖尿病、心血管疾病等,还可能增加子宫内膜癌、乳腺癌的发病率,因此要指导患者坚持长期正规的治疗,以减少远期合并症的发生。

(聂春花)

第三节　卵巢过度刺激综合征

卵巢过度刺激综合征(OHSS)为体外受孕辅助生育的主要并发症之一,是一种人体对促排卵药物产生的过度反应,以双侧卵巢多个卵泡发育、卵巢增大、毛细血管通透性异常、异常体液和蛋白外渗进入人体第三间隙为特征而引起的一系列临床症状的并发症。OHSS 的发生与所使用的超排卵药物的剂量、治疗方案、患者的内分泌状况以及是否妊娠等因素相关。在接受超排卵治疗的患者中,OHSS的总体发生率为20%,其中重度者为1%~10%。妊娠周期OHSS发生率高于非妊娠周期,程度也较重。

一、临床表现

OHSS主要临床表现为卵巢囊性增大、毛细血管通透性增加、体液积聚于组织间隙,引起腹水、胸腔积液,伴局部或全身水肿。一般可将OHSS分为轻、中、重3度。

(一)轻度

症状和体征多于注射HCG后的3~7天出现,表现为胃胀、食欲差、下腹不适、沉重感或轻微下腹痛。B超检查卵巢增大,直径<8 cm。

(二)中度

有明显下腹胀痛,可有恶心、呕吐、口渴,偶伴腹泻,体重增加≥3 kg。B超检查卵巢增大,直径在8~12 cm。

(三)重度

重度OHSS的症状进一步加重,并有大量体液丢失的临床表现(如烦躁不安、脉搏快、血压低)。第三间隙液体积聚,出现腹水甚至肠腔积液,低血容量休克,血液浓缩、尿少、水电解质平衡紊乱等,体检见腹部紧张、腹水征阳性、卵巢明显增大。B超检查示卵巢直径>12 cm。

二、常见并发症

(1)血管并发症最为严重,其中又以脑血管并发症最为严重。

(2)肝功能异常。

(3)呼吸道并发症:呼吸困难和呼吸急促。

(4)肾脏并发症:肾前性肾功能障碍。

(5)产科并发症:流产率、早产率、胎膜早破发生率增加。

三、辅助检查

(一)B超检查

可见卵巢增大、卵泡黄素囊肿、轻度者卵巢增大<8 cm、中度为8~12 cm、重度为12 cm以上。同时可见腹水、胸腔积液或心包积液。

(二)实验室检查

OHSS可表现为血细胞容积和白细胞计数升高、低钠、低蛋白血症。重度OHSS可出现肝功能不全(表现为肝细胞损害)和胆汁淤积,碱性磷酸酶、谷丙转氨酶、谷草转氨酶、胆红素、肌酸激酶增高。

(三)肝活检

可见肝脂肪变性、Kuffer细胞增生。

四、治疗原则

(一)轻度

一般不需特殊处理,鼓励患者多进水,大多数患者可在1周内恢复。

(二)中度

指导患者自我检测,包括卧床休息,摄入足够液体,监测腹围、尿量及体重,部分患者可住院观察。

(三)重度

应住院治疗,治疗目的在于保持足够血容量,纠正血液浓缩,维持正常尿量,最大程度改善症状,避免严重并发症发生,如休克、血栓栓塞、水电解质平衡紊乱、肝肾功能异常等。OHSS 出现卵巢破裂、内出血严重时,应手术治疗。出现扭转时,可抬高臀部、改变体位,多可自行缓解。必要时手术治疗。

五、护理评估

(一)健康史

评估患者有无停经史、早孕反应及其出现时间,阴道流血量、腹痛等,是否为辅助生育,有无服用促排卵药。

(二)身心评估

1.症状和体征

评估患者有无恶心、呕吐、腹泻等症状,有无全身水肿、有无呼吸困难等症状。

2.心理-社会评估

患者多数担心胎儿安危。

(三)相关检查

了解患者需要进行的检查,给以相应的指导和检查后的护理,同时注意追踪检查结果。

六、护理问题

(一)舒适的改变

舒适的改变与疾病引起的腹胀和腹水有关。

(二)体液过多

体液过多与疾病有关。

(三)焦虑

焦虑与担心疾病的预后有关。

(四)营养失调

营养失调与低于机体需要量有关。

七、护理措施

(一)一般护理

1.环境与休息

保持病室温湿度适宜,定时通风;患者取半卧位,以缓解因腹胀引起的呼吸困难;避免突然改变体位,以免增大的卵巢发生扭转或破裂。

2.饮食护理

鼓励患者少吃多餐,给予高热量、高维生素、高蛋白饮食,如鸡蛋白,橙汁等;患者在输注清蛋白后使用利尿剂,鼓励其进食橘子、香蕉、西瓜等含钾多的食物,以预防低钾血症。

(二)病情观察

由于重度 OHSS 患者毛细血管通透性增加,导致体液大量外渗,低血容量,继发肾灌流量不足,出现尿少甚至无尿,因此要严密观察尿量的变化,定时测体重、腹围及 24 小时出入量。密切观察恶心、呕吐、腹水程度,监测患者生命体征变化并做好护理记录。

(三)正确测量体重、腹围和出入量

1.正确测量体重和腹围

每天为患者定时测量体重和腹围并做好记录,以动态了解腹水情况。为保证测量值准确,每天清晨保持空腹、排空大小便、穿单件病号服测量。测量腹围时让患者平卧于床上,双手放于身体两侧,双腿平伸,以脐部为中心,切面与躯干长轴垂直,统一规定呼气末测量。

2.准确记录 24 小时出入量

由于患者毛细血管通透性增加,液体渗透至胸腔、腹腔,造成低血容量,肾血流量减少,出现少尿及水电解质紊乱,所以应准确记录 24 小时出入量。要特别观察尿量,保持每天尿量＞500 mL。让患者使用有刻度的杯子喝水,同时为患者提供有刻度的量杯测量尿量,分别在每天下午4点和次日晨进行总结,以保证治疗及时有效。

(四)穿刺放腹水的护理

协助患者取半卧位,以便于引流;放腹水过程中要严密观察患者神志、面色、心率、脉搏和血压的变化,注意有无咳嗽,呼吸困难等不适,及时听取患者的不适主诉并积极查找原因;进行各项护理操作时要轻柔,严格按无菌操作原则;放腹水后,让患者卧床休息,腹部放置沙袋,腹带包扎压迫 2～4 小时,以避免腹压突然下降引起的不良后果;患者反复多次放腹水,严密观察腹腔穿刺处有无红肿、渗液等感染的征象;保持覆盖的敷料干净,如有渗出应及时更换。

(五)用药护理

准确掌握各种药物的作用以及使用方法,了解患者的药物过敏史,在用药过程中注意观察患者有无不良反应。首先要合理安排补液顺序,OHSS 患者往往处于低血容量的状态,遵医嘱遵循晶体和胶体相结合的原则,补充血容量。其次要严格掌握输液速度,向患者及家属做好解释,勿要随意调动液体滴速。此外,要慎用利尿剂,在液体未补足的情况下,配合医师不使用利尿剂。

(六)心理护理

患者多为长期不育患者,经过多年的检查和治疗,均承受着不同程度的心理压力。OHSS 的发生是促排卵过程中的医源性并发症,患者常表现出紧张、恐惧、焦虑,担心疾病预后等心理。要多与患者交流,讲解疾病的特点和治疗过程。同时要做好患者家属的工作,让他们不但给予生活上的照顾还要给予心理支持。

(七)健康指导

患者出院后应加强营养,保证睡眠和休息。嘱患者按时随诊,以便了解妊娠和卵巢功能恢复情况,如有腹痛及阴道出血情况应及时就诊。

(聂春花)

第四节　妊娠滋养细胞疾病

妊娠滋养细胞疾病是一组来源于胎盘绒毛滋养细胞的疾病,主要包括葡萄胎、侵蚀性葡萄胎和绒毛膜癌(简称绒癌)。这3种疾病之间有一定联系,良性葡萄胎可能延续发展经侵蚀性葡萄胎至绒癌。绒癌除了从上述途径恶化而来外,也可直接发生于葡萄胎、足月妊娠、流产或宫外孕后。此外,妊娠滋养细胞疾病还包括一类少见的所谓胎盘部位滋养细胞肿瘤。妊娠细胞肿瘤系指除葡萄胎以外的全部病变。

一、分类

(一)葡萄胎

葡萄胎多认为是滋养层发育异常,系胚外组织发生的一种变性结果,是由绒毛间质水肿变性,形成许多大小不等的水泡,以细蒂相连成串似葡萄状。葡萄胎是一种良性疾病,有时具有恶性倾向,可能与营养缺乏、病毒感染、卵巢功能紊乱、细胞遗传异常及免疫机制失调等因素有关。有完全性和部分性两种。前者指胎盘绒毛全部变为葡萄胎组织,无胚胎及其附属物者;后者指部分胎盘绒毛发生水肿变性,可见部分正常绒毛及胚胎者,其病变局限于宫腔内,不侵犯肌层,也不远处转移。本病发生于生育年龄妇女,2%～3%病例可重复发生。

(二)侵蚀性葡萄胎

侵蚀性葡萄胎是指葡萄胎组织侵入子宫肌层或血行转移至其他器官。又称"破坏性绒毛膜瘤""恶性葡萄胎"。来自良性葡萄胎,多数在葡萄胎清除后6个月内发生。主要为血行转移,常发生在肺、阴道及脑部等。

本病中医无相应的病名,根据病变特点,认为其发生是由鬼胎排出后,瘀毒滋生,损伤胞脉,波及脏腑而致本病,临床常见证候有瘀毒蕴结、邪毒蕴肺、气血亏虚、肝肾阴虚等。

(三)绒毛膜癌

绒毛膜癌简称绒癌,为一种高度恶性肿瘤,早期就可通过血道转移至全身,破坏组织或器官。绝大多数与妊娠有关,40%～50%继发于葡萄胎,30%继发于流产,20%～30%继发于足月分娩后,故又称"妊娠性绒癌"。极少数与妊娠无关,称"非妊娠性绒癌"。其特点是滋养细胞丧失原来的绒毛结构,散在侵入子宫肌层及血管,伴有大片坏死及出血。主要经血行播散发生远处转移,转移早而广泛,最常见部位是肺,依次为阴道、脑、肝、肾。患者多为生育年龄妇女,也可发生于绝经以后。

二、临床表现

(一)葡萄胎

停经后阴道流血,有时排出水泡状组织,腹部在短期内显著增大,妊娠四月仍不见胎动、未闻及胎心。妊娠反应严重,发生妊娠剧吐,或伴有高血压、蛋白尿。

(二)侵蚀性葡萄胎

主要为阴道不规则流血,如肿瘤组织穿破子宫,则表现为腹痛及腹腔内出血症状,如有肺部转移则可有咳嗽、咳血。

(三)绒毛膜癌

产后、流产后或葡萄胎清宫后不规则阴道流血。少数表现为闭经。伴有黄素囊肿或阔韧带积血时腹部可触及包块。造成子宫穿孔时可有腹痛。发生肺、肝、脑、阴道、消化道转移时会出现相应临床症状和体征。血清 HCG 异常增高。

三、治疗

(一)葡萄胎

1.清宫

采用负压吸引,吸宫时应开放静脉,流血不多最好不用缩宫素,如流血多可在扩大宫口后大部分葡萄胎排出时给予缩宫素静脉滴注,不能预防使用缩宫素,以免加重扩散。一周后行第二次刮宫。每次刮出物均送病理检查。

2.预防性化疗

指征:年龄>40 岁;葡萄胎排出前 HCG 值异常升高;滋养细胞高度增生或伴有不典型增生;葡萄胎清除后,HCG 下降曲线不呈进行性下降,而是降至一定水平后即持续不再下降,或始终处于高值;出现可疑转移灶者;无条件随访者。一般选用 5-氟尿嘧啶 26～28 mg/(kg·d),10 天为 1 个疗程,用药 2 个疗程。

3.随访

定期随访极为重要,可早期发现持续性或转移性滋养细胞疾病。

(1)葡萄胎清除后每周 1 次用 HCG 定量测定,直到降至正常水平。开始 3 个月内仍每周复查 1 次,此后 3 个月每半月 1 次,然后每月 1 次,持续半年,第 2 年起改为每半年 1 次,共随访 2 年。

(2)除查血或尿 HCG 外,同时做妇科检查,每 2 个月做胸透,必要时摄胸片。

(3)坚持避孕 2 年,最好采用工具避孕,不用宫内避孕器,慎用口服避孕药。

血 HCG 8 周后仍未降至正常,或下降到一定水平后不再下降,或阴性后转阳性均应注意是否有无恶变的可能。

4.预后

子宫缩复不佳,或有持续阴道出血,或出现咳血等,均应及时明确原因,鉴别是葡萄胎残存还是恶变。

(二)侵蚀性葡萄胎

治疗原则为采用以化疗为主、手术和放疗为辅的综合治疗。在制订治疗方案以前,必须在明确临床诊断的基础上,根据病史、体征及各项辅助检查的结果,做出正确的临床分期,并根据预后评分将患者评定为低危无转移、低危转移或高危转移,再结合骨髓功能、肝肾功能及全身情况等评估,制订合适的治疗方案,以达到分层和个体化治疗。

可用于滋养细胞肿瘤化疗的药物很多,目前常用的一线化疗药物有甲氨蝶呤(MTX)、氟尿嘧啶(5-Fu)、放线菌素 D(Act-D)或国产放线菌素 B(KSM)、环磷酰胺(CTX)、长春新碱(VCR)、依托泊苷(VP-16)等。

化疗方案的选择目前国内外已基本一致,低危患者选择单一药物化疗,而高危患者选择联合化疗。

(三)绒毛膜癌

治疗原则以化疗为主,手术为辅,尤其是侵蚀性葡萄胎,化疗几乎已完全可替代手术,但手术治疗在控制出血、感染等并发症及切除残存或耐药病灶方面仍占重要地位。

(1)化疗方案同侵蚀性葡萄胎。

(2)手术治疗:若无生育要求,可在化疗 HCG 阴性后切除子宫,行次广泛子宫全切。较年轻者卵巢无异常,可保留一侧卵巢。有可疑情况可在术中双侧卵巢静脉内各注入 5-FU 250 mg,若有子宫穿孔等急性内出血症状、卵巢黄素化囊肿扭转急腹症、宫颈转移瘤化疗不能止血或化疗无效者,可不等待化疗即行手术。

四、病情观察与评估

(一)生命体征

监测生命体征,观察患者有无血压升高。

(二)症状体征

(1)观察患者有无停经后阴道流血,子宫增大、变软,有无 HCG 水平异常增高;较正常妊娠早,且持续时间长的呕吐;妊娠早期出现高血压、蛋白尿、水肿等症状。

(2)观察有无肺转移致咳嗽、咯血、胸痛;阴道转移致不规则阴道流血;肝转移导致的上腹部或肝区疼痛;脑转移导致的突然跌倒、失明、失语、头痛、喷射样呕吐、偏瘫、抽搐及颅内出血等。

(3)观察患者有无下腹隐痛或急性下腹剧痛。

(三)安全评估

(1)评估患者有无因贫血及脑转移引起跌倒/坠床的危险。

(2)评估患者有无肺转移引起的咯血导致窒息的危险。

(3)评估患者有无因疾病导致焦虑及预感性悲哀。

五、护理措施

(一)清宫手术护理

葡萄胎一经确诊应立即行清宫术,术前建立有效静脉通道、备血,准备好抢救措施;术中严密观察生命体征;术后将刮出组织送病理检查。

(二)肿瘤转移患者的护理

1.肺转移

呼吸困难者给予半卧位并吸氧;大咯血时立即取头低患侧卧位,保持呼吸道通畅,轻叩背部,排出积血,迅速通知医师并配合止血抗休克治疗。

2.阴道转移

(1)密切观察阴道转移灶有无破溃出血,禁止做不必要的妇科检查。

(2)配血备用,准备好各种抢救物品。

(3)观察阴道出血情况、有无感染及休克征象,24~48 小时取出填塞纱条,做好输液、输血及抢救准备。

3.脑转移

(1)观察有无头痛、呕吐等颅内高压症状;有无电解质紊乱的症状,发现异常立即报告医师,配合处理。

（2）加强巡视，专人陪伴，防止瘤栓期一过性症状发生导致跌倒、咬伤等意外发生。

（三）休息与活动

适当活动，保持充足睡眠。有转移者应卧床休息，待病情缓解后再适当活动。

（聂春花）

第五节 子宫脱垂

子宫位于盆腔中央，前与膀胱，后与直肠相邻，下端接阴道，介于骨盆入口平面以下，坐骨棘水平稍上方。正常的子宫位置主要靠子宫韧带及盆底肌肉和筋膜的支持。当盆地支持结构损伤、缺陷及功能障碍时，女性生殖器官及相邻脏器向下移位，称为盆腔器官脱垂，包括阴道前壁脱垂、阴道后壁脱垂和子宫脱垂。

子宫从位置沿阴道下降，宫颈外口达坐骨棘水平以下，甚至子宫全部脱出于阴道口以外，称为子宫脱垂。子宫脱垂常伴有前后阴道壁的脱垂。

一、概述

子宫脱垂在我国是妇科常见病，尤其是随着社会人口老龄化，盆腔器官脱垂的发病率逐渐上升，据统计，60岁以上的妇女，至少有1/4遭遇不同程度的盆腔器官脱垂。在美国妇女卫生协会成员有40％的患有不同程度的子宫脱垂。

二、病因

子宫脱垂发病的相关因素，综述显示子宫旁和阴道上方两旁的结缔组织损伤，主韧带和宫骶韧带复合体完整性的缺失和盆膈的虚弱导致了子宫位置和阴道穹隆位置的下移。发病因素可一个或多个同时存在。目前认为，子宫脱垂发病的主要原因如下。

（一）妊娠及分娩损伤

妊娠期随着子宫重量逐渐增加，盆地支持组织所受的压力也不断增加。分娩时间延长或急产、阴道手术助产、阴道多次分娩、胎儿巨大，都会导致软产道及周围的盆底组织极度扩张，肌纤维拉长或撕裂，尿生殖裂孔受损扩大，使得盆底肌肉、深浅筋膜及肛提肌的力量不足以维持子宫及阴道在正常位置，最终出现盆腔器官下移。

（二）卵巢功能减退

绝经后常见子宫脱垂加重，而且子宫完全脱垂者多见于老年妇女。中老年女性由于卵巢功能减退，雌激素减少或缺乏，使盆地支持组织退行性变，薄弱，松弛甚至萎缩，肌张力低下。有研究报告，绝经后女性盆底肌肉筋膜和韧带中的雌激素受体严重减少。表明绝经后低雌激素水平与盆底功能有密切关系。

（三）年龄

许多流行病学研究认为年龄是子宫脱垂的高危因素，每10年发病危险性增加1倍。

（四）营养不良

由于营养不良引起的体质衰弱、肌肉松弛及盆底筋膜萎缩，导致子宫脱垂，这部分患者往往伴有其他脏器脱垂。如胃下垂、肾下垂及腹壁松弛等。

(五)先天性盆底组织发育不良

先天性盆地组织发育不良使子宫支持组织薄弱、缺乏张力,不能耐受一般体力劳动及抵抗腹压增加导致子宫脱垂。可见于未产妇甚至处女。近期对影响结缔组织发育的疾病研究初步结果表明,结缔组织的先天发育缺陷极有可能是子宫脱垂发病的高危因素之一。

(六)慢性腹腔内压力增加

慢性咳嗽、习惯性便秘、慢性腹泻;长期从事站立、蹲位、搬举重物等工作;腹水或盆腹腔巨大肿物,使得腹腔内压力增加,迫使盆地器官向下移位,发生子宫脱垂。

(七)家族遗传因素

流行病学调查发现,盆腔脏器脱垂有家族倾向,以及家族史及母亲和姐妹中有生殖道脱垂发生者,其本人患病风险明显增高。临床统计资料提示,盆腔脏器脱垂的发生存在种族差异,这可能与不同种族的盆底结构、肌肉和结缔组织质量以及创伤后修复的纤维组织的形成不同有关。也可能与不同的文化和生活习惯有关,说明盆腔器官脱垂的发生在一定程度上与遗传有关。

三、临床分度

以患者平卧用力屏气时,子宫下降最低点为分度标准,将子宫脱垂分为3度。

(一)Ⅰ度

轻型:宫颈外口距处女膜缘<4 cm,未达处女膜缘;重型:宫颈外口已达处女膜缘,在阴道口能见到宫颈。

(二)Ⅱ度

轻型:宫颈已脱出阴道口外,宫体仍在阴道内;重型:宫颈及部分宫体已脱出阴道口外。

(三)Ⅲ度

宫颈及宫体全部脱出至阴道外。

目前,国际上多采用POP-Q分类法。由国际控尿协会、美国妇科泌尿协会和妇科医师协会制订,1996年正式向临床推出应用。

POP-Q分类法对盆腔器官脱垂患者进行6个指示点及3条衡量指标的测量,根据测量的结果,确定盆腔器官脱垂的程度。6个指示点共分布在3个部位,分别为阴道前壁、阴道后壁及宫颈、阴道后穹隆,每个部位有2个指示点(阴道前壁Aa,Ba;阴道后壁Ap,Bp;宫颈或阴道顶端C,D)。在盆腔脏器脱垂时,测量以上6个指示点与处女膜之间的距离,以厘米表示。位于处女膜以上以负数表示,位于处女膜部位以0表示,位于处女膜以下以正数表示。3条经线:①阴道总长度,将阴道顶端复位后的阴道长度。②生殖孔长度,尿道外口的中点至阴唇后联合的长度。③会阴体长度,阴唇后联合至肛门口中点的长度。

四、临床表现

(一)症状

Ⅰ度患者可无自觉症状,Ⅱ度或Ⅲ度患者由于子宫下垂对韧带的牵拉和盆腔充血,以及子宫下垂导致毗邻脏器解剖的改变,可出现下列症状及相应的伴随症状。

1.腰骶部疼痛或下坠感

腰骶部疼痛在久站、行走、体力劳动或蹲位时加重,卧床休息后症状明显减轻。此外,患者感下腹、阴道、会阴部下坠也于劳累后加重。

2.阴道脱出块状物

在久站、行走、体力劳动、下蹲或排便等腹压增加时有块状物自阴道口脱出,卧床休息后可回缩变小或消失。严重者休息后也不能自行回缩,常常需用手推送才能将其还纳至阴道内,由于阴道壁、子宫长期脱除在外,行走活动不便,久经摩擦可发生溃疡、感染、分泌物增多。甚至出血,局部组织增厚角化。

3.尿失禁或尿潴留

子宫脱垂往往伴有不同程度的膀胱膨出,当患者咳嗽用力,腹腔压力突然增加引起尿失禁而尿液外溢。是否出现压力性尿失禁,取决于膀胱与尿道的解剖关系是否改变。少数子宫脱垂较重的患者有排尿困难,导致尿潴留,需要用手将碰触的膀胱托送回阴道内才能排尿。

4.便秘及排便困难

子宫脱垂伴有直肠膨出,可有便秘及排便困难,严重者需要用手指推压膨出的阴道后壁方能排出粪便。

5.其他

子宫脱垂很少引起月经失调,当盆腔脏器脱垂导致血液循环障碍局部淤血时,可使月经量过多。子宫脱垂一般也不影响受孕、妊娠和分娩。

(二)体征

(1)常伴有膀胱和直肠膨出,尤其是前者,因膀胱与子宫密切相邻。

(2)子宫脱垂常伴有宫颈延长,膀胱、输尿管也随子宫下移。

(3)妇科检查可见宫颈距处女膜缘<4 cm,或子宫体脱出于阴道外,子宫Ⅱ度或Ⅲ度脱垂患者宫颈和阴道黏膜多明显增厚角化,长期摩擦可形成宫颈或阴道溃疡,分泌物增加,甚至出血。

(4)伴有膀胱、尿道膨出和阴道前壁脱出者,支持膀胱颈和尿道的肌肉、筋膜完整性受损,当腹压增加时,尿道口有尿液溢出。脱垂进一步加重时,膀胱与尿道角度发生改变,膀胱位置极度下移,容易发生尿潴留。输尿管随着膀胱的下移,严重时也会造成输尿管引流不畅,输尿管上段出现扩张。

五、诊断与鉴别诊断

(一)诊断

诊断主要根据症状和体征,此外,还应做一定检查。嘱患者不排小便,取膀胱截石位。检查时先让患者咳嗽或屏气以增加腹压,观察有无尿液自尿道口溢出,以判定是否有张力性尿失禁,然后排空膀胱,再进行妇科检查。首先注意在患者不用力的情况下,阴道壁及子宫脱垂的情况,并注意外阴及会阴体是否有旧裂改变。置入阴道窥器观察阴道壁及宫颈有无溃烂,有无子宫直肠窝疝。内诊应注意两侧肛提肌情况,确定肛提肌裂隙宽度,宫颈位置,子宫大小及附件有无炎症或肿瘤。最后嘱患者用力屏气,必要时可取站立位或蹲位,也可牵引脱垂的子宫直至不再下降,使子宫最大程度脱出再进行扪诊,以确定子宫脱垂的程度。

(二)鉴别诊断

子宫脱垂应与下列疾病相鉴别。

1.子宫黏膜下肌瘤或宫颈肌瘤

子宫黏膜下肌瘤或宫颈肌瘤为球块状物脱出,多鲜红、质硬,在表面找不到宫颈口,在其周围或一侧可扪及被扩张变薄的宫颈。阴道前后壁不膨出。

2.宫颈延长

宫颈延长多为未产妇。阴道前后壁不脱出,前后穹隆部很高,子宫体仍在盆腔之内,仅宫颈延长如柱状,可用子宫探针探测宫颈外口至宫颈内口的距离,以确诊。

3.慢性子宫内翻

慢性子宫内翻很少见,肿块表面为红色黏膜、易出血,在肿物上找不到宫颈口,但可找到两侧输卵管入口的凹陷,三合诊盆腔内空虚,触不到子宫体。

4.阴道壁囊肿或肿物

阴道壁囊肿或肿物界限清楚,位置固定不变,不能移动,检查时子宫仍在正常位置或被肿块挤向上方,而肿物与宫颈无关。

5.单纯阴道前壁脱垂

阴道前壁呈半球状隆起,触之柔软,当患者屏气用力时见膨出的阴道前壁部分面积扩大,内诊子宫位置正常。

六、治疗

子宫脱垂的治疗应强调个性化、安全、简单、有效。应根据脱垂的程度、患者的年龄、身体状况选用不同的治疗方案。

(一)非手术治疗

通常 POP-Q 分级 Ⅰ～Ⅱ期或虽然高于Ⅱ期但并无症状的患者不需要手术。对这些患者及一些有手术禁忌证的患者应采取非手术治疗。

1.支持疗法

加强营养,注意安排适当的工作和休息,避免重体力劳动,保持大便通畅,积极治疗慢性腹压增加的疾病。

2.中药补中益气汤(丸)

有促进盆底肌张力增强,缓解局部症状的作用。

3.盆底肌肉锻炼和物理疗法增加盆底肌肉群的张力

嘱咐患者行收缩肛门运动,用力使肛门收缩后放松,每次 10～15 分钟,每天 2～3 次。另外还可通过针刺、电磁神经调节法疗、生物反馈与功能性电刺激治疗,帮助进行肌肉锻炼。目前普遍认为,联合治疗的方法优于单一治疗方法,对产后发生的子宫脱垂或阴道壁膨出采取非手术疗法,效果确实且不良反应小,尤其是生物反馈+盆底电刺激治疗的总有效率高达 90%。

4.子宫托

子宫托是一种支持子宫和阴道壁并使其维持在阴道内而不脱出的器具,常有喇叭形、环形和球形3种。适用于不同程度的子宫脱垂和阴道前后壁脱垂者。但重度子宫脱垂伴有盆底明显萎缩以及宫颈和阴道有炎症和溃疡者均不宜使用。经期和妊娠期停用。选择子宫托大小应因人而异,在医师指导下正确使用,每天晨起放入,每晚睡前取出。使用后每 3 个月复查一次。

(二)手术治疗

手术是子宫脱垂的主要治疗方法,传统的手术方式多强调利用自身的组织来加强和矫正解剖学的缺陷,效果确切,但是经循证医学分析证明术后有相对较高的复发率,随着对盆底整体理论的认识,手术更加强调以盆底修复重建为主,尽可能在解剖和功能上都恢复正常。治疗前应对盆底功能,包括对肌肉、结缔组织和神经支配的平衡及其损伤程度做出诊断和定位,然后进行分区域(前、中、后盆腔)的缺陷修补。对于 60 岁以上,子宫脱垂等盆腔脏器膨出患者常用的术式及其适应证如下。

1.经阴道子宫全切除＋阴道前后壁修补术

经阴道子宫全切除＋阴道前后壁修补术适用于Ⅱ度或Ⅲ度子宫脱垂伴有阴道前后壁膨出的患者。

2.阴式子宫全切除＋阴道前壁旁侧修补＋骶棘韧带固定＋阴道后壁"桥式"缝合术

该术式适用于Ⅲ度子宫脱垂伴有阴道前后壁重度膨出的患者。

3.阴道闭合术

阴道闭合术又称 Le Fort 手术或阴道纵隔成形术,适用于老年体弱,不需要保留性交功能者。此术式复发率极低。

4.经腹或腹腔镜下子宫悬吊术

将子宫骶韧带、圆韧带缩短使子宫呈前倾位,宫颈朝后。或将子宫固定于腹直肌前鞘。适用于韧带松弛的单纯子宫脱垂,不伴膀胱、直肠膨出。

5.宫颈部分切除术

适用于Ⅰ～Ⅱ度子宫脱垂,不伴膀胱和直肠膨出。

七、病情观察与评估

(一)生命体征
监测生命体征,观察患者有无体温、血压增高。

(二)症状体征
(1)了解患者有无腰骶部酸痛及下腹坠胀感。

(2)有无因膀胱、尿道膨出引起的排便、排尿困难及压力性尿失禁。

(3)有无因脱出物长期摩擦引起局部溃疡及出血。

(三)安全评估
(1)评估患者有无因长期压力性尿失禁导致皮肤破损的危险。

(2)评估患者有无因长期子宫脱垂导致的焦虑、自卑心理。

八、护理措施

(一)外阴、阴道护理
(1)观察阴道分泌物的颜色、量和性状。

(2)观察有无排尿困难、尿潴留等压迫症状,及时通知医师,必要时遵医嘱予留置导尿管。

(3)给予 0.02％聚维酮碘溶液行外阴、阴道擦洗,每天 2 次;或 0.02％聚维酮碘溶液坐浴,每天 2 次。

(二)坐浴护理
(1)为患者提供一个隐蔽、舒适的坐浴环境,注意保护患者隐私。

(2)坐浴前洗净会阴及肛周皮肤,坐浴时将全部臀部和会阴部浸泡在药液中,坐浴时间为 20 分钟,水温为 41～43 ℃,避免水温过高引起皮肤烫伤,冬季注意保暖,预防着凉。

(三)子宫托的使用

(1)子宫脱垂Ⅰ度、Ⅱ度或年老不能耐受手术的患者使用子宫托,多使用喇叭形子宫托。

(2)子宫托应于早晨放入阴道,睡前取出消毒后备用,月经期及妊娠期停止使用。

(3)应用子宫托治疗者,阴道需保持一定水平的雌激素,绝经妇女可遵医嘱用阴道激素霜剂,一般在使用子宫托前4～6周开始,并在治疗过程中持续使用。

(四)饮食护理

进食富含纤维素的食物,保持大便通畅,避免大便时腹压增加,加重子宫脱垂。

(五)休息与活动

卧床休息,避免下蹲、咳嗽、负重等使腹压增加,导致症状加重。

(聂春花)

第六节 妊 娠 剧 吐

妊娠剧吐是指妊娠期恶心,频繁呕吐,不能进食,导致脱水,酸、碱平衡失调以及水、电解质紊乱,甚至肝肾功能损害,严重可危及孕妇生命。其发生率为 $0.3\%～1\%$。

一、病因

尚未明确,可能与下列因素有关。

(一)绒毛膜促性腺激素(HCG)水平增高

因早孕反应的出现和消失的时间与孕妇血清 HCG 值上升、下降的时间一致;另外多胎妊娠、葡萄胎患者 HCG 值,显著增高,发生妊娠剧吐的比率也增高;而终止妊娠后,呕吐消失。但症状的轻重与血 HCG 水平并不一定呈正相关。

(二)精神及社会因素

恐惧妊娠、精神紧张、情绪不稳、经济条件差的孕妇易患妊娠剧吐。

(三)幽门螺杆菌感染

近年研究发现妊娠剧吐的患者与同孕周无症状孕妇相比,血清抗幽门螺杆菌的 IgG 浓度升高。

(四)其他因素

维生素缺乏,尤其是维生素 B_6 缺乏可导致妊娠剧吐;变态反应;研究发现几种组胺受体亚型与呕吐有关,临床上抗组胺治疗呕吐有效。

二、病理生理

(1)频繁呕吐导致失水、血容量不足、血液浓缩、细胞外液减少,钾、钠等离子丢失使电解质平衡失调。

(2)不能进食,热量摄入不足,发生负氮平衡,使血浆尿素氮及尿酸升高;由于机体动用脂肪组织供给热量,脂肪氧化不全,导致丙酮、乙酰乙酸及 β-羟丁酸聚集,产生代谢性酸中毒。

(3)由于脱水、缺氧血转氨酶值升高,严重时血胆红素升高。机体血液浓缩及血管通透性增加,另外,钠盐丢失,不仅尿量减少,尿中可出现蛋白及管型。肾脏继发性损害,肾小管有退行性变,部分细胞坏死,肾小管的正常排泌功能减退,终致血浆中非蛋白氮、肌酐、尿酸的浓度迅速增加。肾功能受损和酸中毒使细胞内钾离子较多地移到细胞外,出现高钾血症,严重时心脏停搏。

(4)病程长达数周者,可致严重营养缺乏,由于维生素 C 缺乏,血管脆性增加,可致视网膜出血。

三、临床表现

(一)恶心、呕吐
多见于年轻初孕妇,一般停经 6 周左右出现恶心、呕吐,逐渐加重直至频繁呕吐不能进食。

(二)水电解质紊乱
严重呕吐、不能进食导致失水、电解质紊乱,使氢、钠、钾离子大量丢失,出现低钾血症。营养摄入不足可致负氮平衡,使血浆尿素氮及尿素增高。

(三)酸、碱平衡失调
机体动用脂肪组织供给能量,使脂肪代谢中间产物酮体增多,引起代谢性酸中毒。病情发展,可出现意识模糊。

(四)维生素缺乏
频繁呕吐、不能进食可引起维生素 B_1 缺乏,导致 Wernicke-Korsakoff 综合征。维生素 K 缺乏,可致凝血功能障碍,常伴血浆蛋白及纤维蛋白原减少,增加孕妇出血倾向。

四、辅助检查

(一)尿液检查
患者尿比重增加,尿酮体阳性,肾功能受损时,尿中可出现蛋白和管型。

(二)血液检查
血液浓缩,红细胞计数增多,血细胞比容上升,血红蛋白值增高;血酮体可为阳性,二氧化碳结合力降低;肝、肾功能受损害时胆红素、转氨酶、肌酐和尿素氮升高。

(三)眼底检查
严重者出现眼底出血。

五、诊断及鉴别诊断

根据病史、临床表现及妇科检查,诊断并不困难。可用 B 超检查排除滋养叶细胞疾病,此外尚需与可引起呕吐的疾病,如急性病毒性肝炎、胃肠炎、胰腺炎、胆管疾病、脑膜炎、脑血管意外及脑肿瘤等鉴别。

六、并发症

(一)Wernicke-Korsakoff 综合征
发病率为妊娠剧吐患者的 10%,是由于妊娠剧吐长期不能进食,导致维生素 B_1 缺乏引起的中枢系统疾病,Wernicke 脑病和 Korsakoff 综合征是一个病程中的先后阶段。

维生素 B_1 是糖代谢的重要辅酶,参与糖代谢的氧化脱羧代谢,维生素 B_1 缺乏时,体内丙酮酸及乳酸堆积,发生糖代谢的三羧酸循环障碍,使得主要靠糖代谢供给能量的神经组织、骨骼肌和心肌代谢出现严重障碍。病理变化主要发生在丘脑、下丘脑的脑室旁区域、中脑导水管的周围区灰质、乳头体、第四脑室底部,迷走神经运动背核,可出现不同程度的神经细胞和神经纤维轴索或髓鞘的丧失,伴有星形细胞和小胶质细胞的增生。毛细血管扩张,血管的外膜和内皮细胞明显增生,有散在小出血灶。

Wernicke 脑病表现为眼球震颤、眼肌麻痹等眼部症状,躯干性共济失调及精神障碍,可同时出现,但大多数患者精神症状迟发。Korsakoff 综合征表现为严重的近事记忆障碍,表情呆滞、缺乏主动性,产生虚构与错构。部分伴有周围神经病变。严重时发展为永久性的精神、神经功能障碍,出现神经错乱、昏迷甚至死亡。

(二)Mallory-Weis 综合征

胃-食管连接处的纵向黏膜撕裂出血,引起呕血和黑粪。严重时,可使食管穿孔,表现为胸痛、剧吐、呕血,需急症手术治疗。

七、治疗与护理

治疗原则:休息,适当禁食,计出入量,纠正脱水、酸中毒及电解质紊乱,补充营养,并需要良好的心理支持。

(一)补液治疗

每天应补充葡萄糖液、生理盐水、平衡液,总量 3 000 mL 左右,加维生素 B_6 100 mg。维生素 C 2~3 g,维持每天尿量≥1 000 mL,肌内注射维生素 B_1,每天 100 mg。为了更好地利用输入的葡萄糖,可适当加用胰岛素。根据血钾、血钠情况决定补充剂量。根据二氧化碳结合力值或血气分析结果,予以静脉滴注碳酸氢钠溶液。

一般经上述治疗 2~3 天后,病情大多迅速好转,症状缓解。待呕吐停止后,可试进少量流食,以后逐渐增加进食量,调整静脉输液量。

(二)终止妊娠

经上述治疗后,若病情不见好转,反而出现下列情况,应迅速终止妊娠:①持续黄疸;②持续尿蛋白;③体温升高,持续在 38 ℃以上;④心率>120 次/分;⑤多发性神经炎及神经性体征;⑥出现 Wernicke-Korsakoff 综合征。

(三)妊娠剧吐并发 Wernicke-Korsakoff 综合征的治疗

如不紧急治疗,该综合征的病死率高达 50%,即使积极处理,病死率约 17%。在未补给足量维生素 B_1 前,静脉滴注葡萄糖会进一步加重三羧酸循环障碍,使病情加重,导致患者昏迷甚至死亡。对长期不能进食的患者应给维生素 B_1,400~600 mg 分次肌内注射,以后每天 100 mg 肌内注射至能正常进食为止,然后改口服,并给予多种维生素。同时应对其内分泌及神经状态进行评价,对病情严重者及时终止妊娠。早期大量维生素 B_1 治疗,上述症状可在数天至数周内有不同程度的恢复,但仍有 60%患者不能得到完全恢复,特别是记忆恢复往往需要 1 年左右的时间。

八、预后

绝大多数妊娠剧吐患者预后良好,仅少数病例因病情严重而需终止妊娠。然而对胎儿方面,曾有报道妊娠剧吐发生酮症者,所生后代的智商较低。

(聂春花)

第七节　异 位 妊 娠

受精卵在于子宫体腔以外着床称为异位妊娠,习称宫外孕。异位妊娠依受精卵在子宫体腔外种植部位不同分为输卵管妊娠、卵巢妊娠、腹腔妊娠、阔韧带妊娠和宫颈妊娠(图 8-1)。

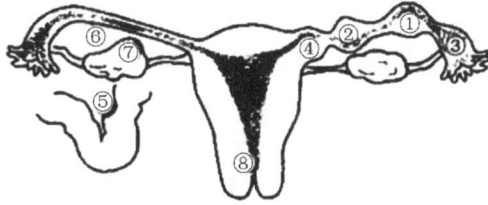

①输卵管壶腹部妊娠;②输卵管峡部妊娠;③输卵管伞部妊娠;④输卵管间质部妊娠;⑤腹腔妊娠;⑥阔韧带妊娠;⑦卵巢妊娠;⑧宫颈妊娠

图 8-1　异位妊娠的发生部位

异位妊娠是妇产科常见的急腹症,发病率约 1%,是孕产妇的主要死亡原因之一。以输卵管妊娠最常见。输卵管妊娠占异位妊娠 95% 左右,其中壶腹部妊娠最多见,约占 78%,其次为峡部、伞部、间质部妊娠较少见。

一、病因

(一)输卵管炎症

此是异位妊娠的主要病因。可分为输卵管黏膜炎和输卵管周围炎。输卵管黏膜炎轻者可发生黏膜皱褶粘连、管腔变窄。或使纤毛功能受损,从而导致受精卵在输卵管内运行受阻并于该处着床;输卵管周围炎病变主要在输卵管浆膜层或浆肌层,常造成输卵管周围粘连、输卵管扭曲、管腔狭窄、蠕动减弱而影响受精卵运行。

(二)输卵管手术史输卵管绝育史及手术史者

输卵管妊娠的发生率为 10%~20%。尤其是腹腔镜下电凝输卵管及硅胶环套术绝育,可因输卵管瘘或再通而导致输卵管妊娠。曾经接受输卵管粘连分离术、输卵管成形术(输卵管吻合术或输卵管造口术)者,在再次妊娠时输卵管妊娠的可能性亦增加。

(三)输卵管发育不良或功能异常

输卵管过长、肌层发育差、黏膜纤毛缺乏、双输卵管、输卵管憩室或有输卵管副伞等,均可造成输卵管妊娠。输卵管功能(包括蠕动、纤毛活动以及上皮细胞分泌)受雌、孕激素调节。若调节失败,可影响受精卵正常运行。

(四)辅助生殖技术

近年,由于辅助生育技术的应用,使输卵管妊娠发生率增加,既往少见的异位妊娠,如卵巢妊娠、宫颈妊娠、腹腔妊娠的发生率增加。1998 年,美国报道因助孕技术应用所致输卵管妊娠的发生率为 2.8%。

(五)避孕失败

宫内节育器避孕失败,发生异位妊娠的机会较大。

(六)其他

子宫肌瘤或卵巢肿瘤压迫输卵管,影响输卵管管腔通畅,使受精卵运行受阻。输卵管子宫内膜异位可增加受精卵着床于输卵管的可能性。

二、病理

(一)输卵管妊娠的特点

输卵管管腔狭小,管壁薄且缺乏黏膜下组织,其肌层远不如子宫肌壁厚与坚韧,妊娠时不能形成完好的蜕膜,不利于胚胎的生长发育,常发生以下结局。

1.输卵管妊娠流产

多见于妊娠8~12周输卵管壶腹部妊娠。受精卵种植在输卵管黏膜皱襞内,由于蜕膜形成不完整,发育中的胚泡常向管腔突出,最终突破包膜而出血,胚泡与管壁分离,若整个胚泡剥离落入管腔,刺激输卵管逆蠕动经伞端排出到腹腔,形成输卵管妊娠完全流产,出血一般不多。若胚泡剥离不完整,妊娠产物部分排出到腹腔,部分尚附着于输卵管壁,形成输卵管妊娠不全流产,滋养细胞继续侵蚀输卵管壁,导致反复出血,形成输卵管血肿或输卵管周围血肿,血液不断流出并积聚在直肠子宫陷窝形成盆腔血肿,量多时甚至流入腹腔。

2.输卵管妊娠破裂

多见于妊娠6周左右输卵管峡部妊娠。受精卵着床于输卵管黏膜皱襞间,胚泡生长发育时绒毛向管壁方向侵蚀肌层及浆膜,最终穿破浆膜,形成输卵管妊娠破裂。输卵管肌层血管丰富。短期内可发生大量腹腔内出血,使患者出现休克。其出血量远较输卵管妊娠流产多,腹痛剧烈;也可反复出血,在盆腔与腹腔内形成血肿。孕囊可自破裂口排出,种植于任何部位。若胚泡较小则可被吸收;若过大则可在直肠子宫陷凹内形成包块或钙化为石胎。

输卵管间质部妊娠虽少见,但后果严重,其结局几乎均为输卵管妊娠破裂。由于输卵管间质部管腔周围肌层较厚、血运丰富,因此破裂常发生于孕12~16周。其破裂犹如子宫破裂,症状较严重,往往在短时间内出现低血容量休克症状。

3.陈旧性宫外孕

输卵管妊娠流产或破裂,若长期反复内出血形成的盆腔血肿不消散,血肿机化变硬并与周围组织粘连,临床上称为陈旧性宫外孕。

4.继发性腹腔妊娠

无论输卵管妊娠流产或破裂,胚胎从输卵管排入腹腔内或阔韧带内,多数死亡,偶尔也有存活者。若存活胚胎的绒毛组织附着于原位或排至腹腔后重新种植而获得营养,可继续生长发育,形成继发性腹腔妊娠。

(二)子宫的变化

输卵管妊娠和正常妊娠一样,合体滋养细胞产生HCG维持黄体生长,使类固醇激素分泌增加,致使月经停止来潮、子宫增大变软、子宫内膜出现蜕膜反应。若胚胎受损或死亡,滋养细胞活力消失,蜕膜白宫壁剥离而发生阴道流血。有时蜕膜可完整剥离,随阴道流血排出三角形蜕膜管型;有时呈碎片排出。排出的组织见不到绒毛,组织学检查无滋养细胞,此时血β-HCG下降。子宫内膜形态学改变呈多样性,若胚胎死亡已久,内膜可呈增生期改变,有时可见Arias-Stella

(A-S)反应,镜检见内膜腺体上皮细胞增生、增大,细胞边界不清,腺细胞排列成团突入腺腔,细胞极性消失,细胞核肥大、深染,细胞质有空泡。这种子宫内膜过度增生和分泌反应,可能为类固醇激素过度刺激所引起;若胚胎死亡后部分深入肌层的绒毛仍存活,黄体退化迟缓,内膜仍可呈分泌反应。

三、临床表现

输卵管妊娠的临床表现与受精卵着床部位、有无流产或破裂,以及出血量多少与时间长短等有关。

(一)症状

典型症状为停经后腹痛与阴道流血。

1.停经

除输卵管间质部妊娠停经时间较长外,多有 6～8 周停经史。有 20％～30％患者无停经史,将异位妊娠时出现的不规则阴道流血误认为月经。或由于月经过期仅数天而不认为是停经。

2.腹痛

腹痛是输卵管妊娠患者的主要症状。在输卵管妊娠发生流产或破裂之前,由于胚胎在输卵管内逐渐增大,常表现为一侧下腹部隐痛或酸胀感。当发生输卵管妊娠流产或破裂时,突感一侧下腹部撕裂样疼痛,常伴有恶心、呕吐。若血液局限于病变区,主要表现为下腹部疼痛,当血液积聚于直肠子宫陷凹时,可出现肛门坠胀感。随着血液由下腹部流向全腹,疼痛可由下腹部向全腹部扩散,血液刺激膈肌,可引起肩胛部放射性疼痛及胸部疼痛。

3.阴道流血

胚胎死亡后,常有不规则阴道流血,色暗红或深褐,量少呈点滴状,一般不超过月经量,少数患者阴道流血量较多,类似月经。阴道流血可伴有蜕膜管型或蜕膜碎片排出,系子宫蜕膜剥离所致。阴道流血一般常在病灶去除后方能停止。

4.晕厥与休克

由于腹腔内出血及剧烈腹痛,轻者出现晕厥,严重者出现失血性休克。出血量越多越快,症状出现越迅速越严重,但与阴道流血量不成正比。

5.腹部包块

输卵管妊娠流产或破裂时所形成的血肿时间较久者,由于血液凝固并与周围组织或器官(如子宫、输卵管、卵巢、肠管或大网膜等)发生粘连形成包块,包块较大或位置较高者,腹部可扪及。

(二)体征

根据患者内出血的情况,患者可呈贫血貌。腹部检查:下腹压痛、反跳痛明显,出血多时,叩诊有移动性浊音。

四、处理原则

处理原则以手术治疗为主,其次是药物治疗。

(一)药物治疗

1.化疗

主要适用于早期输卵管妊娠、要求保存生育能力的年轻患者。符合下列条件可采用此法:

①无药物治疗的禁忌证;②输卵管妊娠未发生破裂或流产;③输卵管妊娠包块直径≤4 cm;④血β-HCG<2 000 U/L;⑤无明显内出血,常用甲氨蝶呤(MTX),治疗机制是抑制滋养细胞增生,破坏绒毛,使胚胎组织坏死、脱落、吸收。但在治疗中若病情无改善,甚至发生急性腹痛或输卵管破裂症状,则应立即进行手术治疗。

2.中医药治疗

中医学认为本病属血瘀少腹,不通则痛的实证。以活血化瘀消癥为治则,但应严格掌握指征。

(二)手术治疗

手术治疗分为保守手术和根治手术。保守手术为保留患侧输卵管,根治手术为切除患侧输卵管。手术治疗适用于:①生命体征不稳定或有腹腔内出血征象者;②诊断不明确者;③异位妊娠有进展者(如血β-HCG处于高水平,附件区大包块等);④随诊不可靠者;⑤药物治疗禁忌证者或无效者。

1.保守手术

此适用于有生育要求的年轻妇女,特别是对侧输卵管已切除或有明显病变者。

2.根治手术

此适用于无生育要求的输卵管妊娠内出血并发休克的急症患者。

3.腹腔镜手术

这是近年治疗异位妊娠的主要方法。

五、护理

(一)护理评估

1.病史

应仔细询问月经史,以准确推断停经时间。注意不要将不规则阴道流血误认为末次月经,或由于月经仅过期几天,不认为是停经。此外,对不孕、放置宫内节育器、绝育术、输卵管复通术、盆腔炎等与发病相关的高危因素应予高度重视。

2.身心状况

输卵管妊娠发生流产或破裂前,症状及体征不明显。当患者腹腔内出血较多时呈贫血貌,严重者可出现面色苍白,四肢湿冷,脉快、弱、细,血压下降等休克症状。体温一般正常,出现休克时体温略低,腹腔内血液吸收时体温略升高,但不超过 38 ℃。下腹有明显压痛、反跳痛,尤以患侧为重,肌紧张不明显,叩诊有移动性浊音。血凝后下腹可触及包块。

由于输卵管妊娠流产或破裂后,腹腔内急性大量出血及剧烈腹痛,以及妊娠终止的现实都将是孕妇出现较为激烈的情绪反应。可表现为哭泣、自责、无助、抑郁和恐惧等行为。

3.诊断检查

(1)腹部检查:输卵管妊娠流产或破裂者,下腹部有明显压痛或反跳痛,尤以患侧为甚,轻度腹肌紧张;出血多时,叩诊有移动性浊音;如出血时间较长,形成血凝块,在下腹可触及软性肿块。

(2)盆腔检查:输卵管妊娠未发生流产或破裂者,除子宫略大较软外,仔细检查可能触及胀大的输卵管并有轻度压痛。输卵管妊娠流产或破裂者,阴道后穹隆饱满,有触痛。将宫颈轻轻上抬或左右摇动时引起剧烈疼痛,称为宫颈抬举痛或摇摆痛,是输卵管妊娠的主要体征之一。子宫稍大而软,腹腔内出血多时子宫检查呈漂浮感。

(3)阴道后穹隆穿刺:一种简单、可靠的诊断方法,适用于疑有腹腔内出血的患者。由于腹腔内血液易积聚于子宫直肠陷凹,抽出暗红色不凝血为阳性,说明存在血腹症。无内出血、内出血量少、血肿位置较高或子宫直肠陷凹有粘连者,可能抽不出血液,因而穿刺阴性不能排除输卵管妊娠存在。如有移动性浊音,可做腹腔穿刺。

(4)妊娠试验:放射免疫法测血中 HCG,尤其是 β-HCG 阳性有助诊断。虽然此方法灵敏度高,异位妊娠的阳性率一般可达 80%~90%,但 β-HCG 阴性者仍不能完全排除异位妊娠。

(5)血清黄体酮测定:对判断正常妊娠胚胎的发育情况有帮助,血清黄体酮值<5 ng/mL 应考虑宫内妊娠流产或异位妊娠。

(6)超声检查:B 超显像有助于诊断异位妊娠。阴道 B 超检查较腹部 B 超检查准确性高。诊断早期异位妊娠。单凭 B 超现象有时可能会误诊。若能结合临床表现及 β-HCG 测定等,对诊断的帮助很大。

(7)腹腔镜检查:适用于输卵管妊娠尚未流产或破裂的早期患者和诊断有困难的患者,腹腔内有大量出血或伴有休克者,禁做腹腔镜检查。在早期异位妊娠患者,腹腔镜可见一侧输卵管肿大,表面紫蓝色,腹腔内无出血或有少量出血。

(8)子宫内膜病理检查:诊刮仅适用于阴道流血量较多的患者,目的在于排除宫内妊娠流产。将宫腔排出物或刮出物做病理检查,切片中见到绒毛,可诊断为宫内妊娠,仅见蜕膜未见绒毛者有助于诊断异位妊娠。现已经很少依靠诊断性刮宫协助诊断。

(二)护理诊断

1.潜在并发症

出血性休克。

2.恐惧

恐惧与担心手术失败有关。

(三)预期目标

(1)患者休克症状得以及时发现并缓解。

(2)患者能以正常心态接受此次妊娠失败的事实。

(四)护理措施

1.接受手术治疗患者的护理

(1)护士在严密监测患者生命体征的同时,配合医师积极纠正患者休克症状,做好术前准备。手术治疗是输卵管异位妊娠的主要处理原则。对于严重内出血并发休克的患者,护士应立即开放静脉,交叉配血,做好输血输液的准备。以便配合医师积极纠正休克,补充血容量,并按急症手术要求迅速做好手术准备。

(2)加强心理护理:护士于术前简洁明了地向患者及家属讲明手术的必要性,并以亲切的态度和切实的行动赢得患者及家属的信任,保持周围环境的安静、有序,减少和消除患者的紧张、恐惧心理,协助患者接受手术治疗方案。术后,护士应帮助患者以正常的心态接受此次妊娠失败的现实,向她们讲述异位妊娠的有关知识,一方面可以减少因害怕再次发生移位妊娠而抵触妊娠的不良情绪,另一方面也可以增加和提高患者的自我保健意识。

2.接受非手术治疗患者的护理

对于接受非手术治疗方案的患者,护士应从以下几方面加强护理。

(1)护士需密切观察患者的一般情况、生命体征,并重视患者的主诉,尤应注意阴道流血量与腹腔内出血量不成比例,当阴道流血量不多时,不要误认为腹腔内出血量亦很少。

(2)护士应告诉患者病情发展的一些指征,如出血增多、腹痛加剧、肛门坠胀感明显等,以便当患者病情发展时,医患均能及时发现,给予相应处理。

(3)患者应卧床休息,避免腹部压力增大,从而减少异位妊娠破裂的机会。在患者卧床期间,护士需提供相应的生活护理。

(4)护士应协助正确留取血标本,以检测治疗效果。

(5)护士应指导患者摄取足够的营养物质,尤其是富含铁蛋白的食物,如动物肝脏、肉类、豆类、绿叶蔬菜以及黑木耳等,以促进血红蛋白的增加,增强患者的抵抗力。

3.出院指导

输卵管妊娠的预后在于防治输卵管的损伤和感染,因此护士应做好妇女的健康保健工作,防止发生盆腔感染。教育患者保持良好的卫生习惯,勤洗浴、勤换衣,性伴侣稳定。发生盆腔炎后须立即彻底治疗,以免延误病情。另外,由于输卵管妊娠者中约有10%的再发生率和50%～60%的不孕率。因此,护士须告诫患者,下次妊娠时要及时就医,并且不宜轻易终止妊娠。

(五)护理评价

(1)患者的休克症状得以及时发现并纠正。

(2)患者消除了恐惧心理愿意接受手术治疗。

(聂春花)

第八节 前置胎盘

妊娠 28 周后,胎盘附着于子宫下段,甚至胎盘下缘达到或覆盖宫颈内口,其位置低于胎先露部,称为前置胎盘。前置胎盘是妊娠晚期严重并发症,也是妊娠晚期阴道流血最常见的原因。其发病率国外报道 0.5%,国内报道 0.24%～1.57%。

一、病因

目前尚不清楚,高龄初产妇(年龄＞35 岁)、经产妇及多产妇、吸烟或吸毒妇女为高危人群。其病因可能与下述因素有关。

(一)子宫内膜病变或损伤

多次刮宫、分娩、子宫手术史等是前置胎盘的高危因素。上述情况可损伤子宫内膜,引起子宫内膜炎或萎缩性病变,再次受孕时子宫蜕膜血管形成不良、胎盘血供不足,刺激胎盘面积增大延伸到子宫下段。前次剖宫产手术瘢痕可妨碍胎盘在妊娠晚期向上迁移。增加前置胎盘的可能性。据统计发生前置胎盘的孕妇,85%～95%为经产妇。

(二)胎盘异常

双胎妊娠时胎盘面积过大,前置胎盘发生率较单胎妊娠高 1 倍;胎盘位置正常而副胎盘位于子宫下段接近宫颈内口;膜状胎盘大而薄,扩展到子宫下段,均可发生前置胎盘。

(三)受精卵滋养层发育迟缓

受精卵到达子宫腔后,滋养层尚未发育到可以着床的阶段,继续向下游走到达子宫下段,并在该处着床而发育成前置胎盘。

二、分类

根据胎盘下缘与宫颈内口的关系,将前置胎盘分为 3 类(图 8-2)。

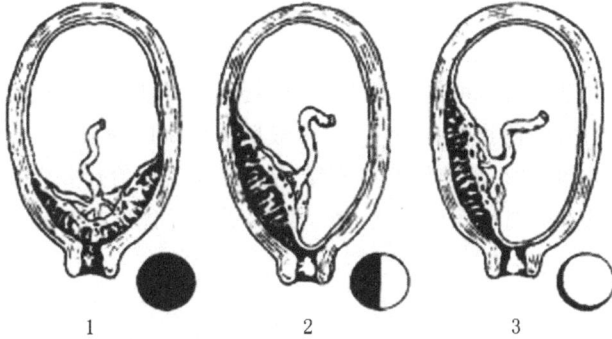

1.完全性前置胎盘;2.部分性前置胎盘;3.边缘性前置胎盘
图 8-2　前置胎盘的类型

(1)完全性前置胎盘又称中央性前置胎盘,胎盘组织完全覆盖宫颈内口。

(2)部分性前置胎盘宫颈内口部分为胎盘组织所覆盖。

(3)边缘性前置胎盘胎盘附着于子宫下段,胎盘边缘到达宫颈内口,未覆盖宫颈内口。

胎盘位于子宫下段,与胎盘边缘极为接近,但未达到宫颈内口,称为低置胎盘。胎盘下缘与宫颈内口的关系可因宫颈管消失、宫口扩张而改变。前置胎盘类型可因诊断时期不同而改变,如临产前为完全性前置胎盘,临产后因口扩张而成为部分性前置胎盘。目前临床上均依据处理前最后一次检查结果来决定其分类。

三、临床表现

(一)症状

前置胎盘的典型症状是妊娠晚期或临产时,发生无诱因、无痛性反复阴道流血。妊娠晚期子宫下段逐渐伸展,牵拉宫颈内口,宫颈管缩短;临产后规律宫缩使宫颈管消失成为软产道的一部分。宫颈外口扩张,附着于子宫下段及宫颈内口的胎盘前置部分不能相应伸展而与其附着处分离,血窦破裂出血。前置胎盘出血前无明显诱因,初次出血量一般不多,剥离处血液凝固后,出血自然停止;也有初次即发生致命性大出血而导致休克的。由于子宫下段不断伸展,前置胎盘出血常反复发生,出血量也越来越多。阴道流血发生的迟早、反复发生次数、出血量多少与前置胎盘类型有关。完全性前置胎盘初次出血时间早,多在妊娠 28 周左右,称为"警戒性出血"。边缘性前置胎盘出血多发生于妊娠晚期或临产后,出血量较少。部分性前置胎盘的初次出血时间、出血量及反复出血次数,介于两者之间。

(二)体征

患者一般情况与出血量有关,大量出血呈现面色苍白、脉搏增快微弱、血压下降等休克表现。腹部检查:子宫软,无压痛,大小与妊娠周数相符。由于子宫下段有胎盘占据,影响胎先露部入盆,故胎先露高浮,易并发胎位异常。反复出血或一次出血量过多,使胎儿宫内缺氧,严重者胎死宫内。当前置胎盘附着于子宫前壁时,可在耻骨联合上方听到胎盘杂音。临产时检查见宫缩为阵发性,间歇期子宫完全松弛。

四、处理原则

处理原则是抑制宫缩、止血、纠正贫血和预防感染。根据阴道流血量、有无休克、妊娠周数、胎位、胎儿是否存活、是否临产及前置胎盘类型等综合做出决定。

(一)期待疗法

应在保证孕妇安全的前提下尽可能延长孕周,以提高围生儿存活率。适用于妊娠<34周、胎儿体重<2 000 g、胎儿存活、阴道流血量不多、一般情况良好的孕妇。

尽管国外有资料证明,前置胎盘孕妇的妊娠结局住院与门诊治疗并无明显差异,但我国仍应强调住院治疗。住院期间密切观察病情变化,为孕妇提供全面优质护理是期待疗法的关键措施。

(二)终止妊娠

1.终止妊娠指征

孕妇反复发生多量出血甚至休克者,无论胎儿成熟与否,为了母亲安全应终止妊娠;期待疗法中发生大出血或出血量虽少,但胎龄达孕36周以上,胎儿成熟度检查提示胎儿肺成熟者;胎龄未达孕36周,出现胎儿窘迫征象,或胎儿电子监护发现胎心异常者;出血量多。危及胎儿;胎儿已死亡或出现难以存活的畸形,如无脑儿。

2.剖宫产

剖宫产可在短时间内娩出胎儿,迅速结束分娩,对母儿相对安全,是处理前置胎盘的主要手段。剖宫产指征应包括完全性前置胎盘,持续大量阴道流血;部分性和边缘性前置胎盘出血量较多,先露高浮,短时间内不能结束分娩;胎心异常。术前应积极纠正贫血、预防感染等,备血,做好处理产后出血和抢救新生的准备。

3.阴道分娩

边缘性前置胎盘、枕先露、阴道流血不多、无头盆不称和胎位异常,估计在短时间内能结束分娩者,可予试产。

五、护理

(一)护理评估

1.病史

除个人健康史外,在孕产史中尤其注意识别有无剖宫产术、人工流产术及子宫内膜炎等前置胎盘的易发因素。此外妊娠中特别是孕28周后,是否出现无痛性、无诱因、反复阴道流血症状,并详细记录具体经过及医疗处理情况。

2.身心状况

患者的一般情况与出血量的多少密切相关。大量出血时可见面色苍白、脉搏细速、血压下降等休克症状。孕妇及其家属可因突然阴道流血而感到恐惧或焦虑,既担心孕妇的健康,更担心胎儿的安危,可能显得恐慌、紧张、手足无措。

3.诊断检查

(1)产科检查:子宫大小与停经月份一致,胎儿方位清楚,先露高浮,胎心可以正常,也可因孕妇失血过多致胎心异常或消失。前置胎盘位于子宫下段前壁时,可于耻骨联合上方听见胎盘山管杂音。临产后检查,宫缩为阵发性,间歇期子宫肌肉可以完全放松。

（2）超声波检查:B超断层相可清楚看到子宫壁、胎头、宫颈和胎盘的位置,胎盘定位准确率达95%以上,可反复检查,是目前最安全、有效的首选检查方法。

（3）阴道检查:目前一般不主张应用。只有在近临产期出血不多时,终止妊娠前为除外其他出血原因或明确诊断决定分娩方式前考虑采用。要求阴道检查操作必须在输血、输液和做好手术准备的情况下方可进行。怀疑前置胎盘的个案,切忌肛查。

（4）术后检查胎盘及胎膜:胎盘的前置部分可见陈旧血块附着呈黑紫色或暗红色,如这些改变位于胎盘的边缘,而且胎膜破口处距胎盘边缘<7 cm,则为部分性前置胎盘。如行剖宫产术,术中可直接了解胎盘附着的部分并确立诊断。

(二)护理诊断

1.潜在并发症

出血性休克。

2.有感染的危险

有感染的危险与前置胎盘剥离面靠近子宫颈口、细菌易经阴道上行感染有关。

(三)预期目标

（1）接受期待疗法的孕妇血红蛋白不再继续下降,胎龄可达或更接近足月。

（2）产妇产后未发生产后出血或产后感染。

(四)护理措施

根据病情须立即接受终止妊娠的孕妇,立即安排孕妇去枕侧卧位,开放静脉,配血,做好输血准备。在抢救休克的同时,按腹部手术患者的护理进行术前准备,并做好母儿生命体征监护及抢救准备工作。接受期待疗法的孕妇的护理措施如下。

1.保证休息

减少刺激孕妇需住院观察,绝对卧床休息,尤以左侧卧位为佳,并定时间断吸氧,每天3次,每次1小时,以提高胎儿血氧供应。此外,还需避免各种刺激,以减少出血可能。医护人员进行腹部检查时动作要轻柔,禁做阴道检查和肛查。

2.纠正贫血

除采取口服硫酸亚铁、输血等措施外,还应加强饮食营养指导,建议孕妇多食高蛋白及含铁丰富的食物,如动物肝脏、绿叶蔬菜和豆类等,一方面有助于纠正贫血,另一方面还可以增强机体抵抗力,同时也促进胎儿发育。

3.监测生命体征

及时发现病情变化严密观察并记录孕妇生命体征,阴道流血的量、色,流血事件及一般状况,检测胎儿宫内状态。按医嘱及时完成实验室检查项目,并交叉配血备用。发现异常及时报告医师并配合处理。

4.预防产后出血和感染

（1）产妇回病房休息时严密观察产妇的生命体征及阴道流血情况,发现异常及时报告医师处理,以防止或减少产后出血。

（2）及时更换会阴垫,以保持会阴部清洁、干燥。

（3）胎儿分娩后,及早使用宫缩剂,以预防产后大出血;对新生儿严格按照高危儿处理。

5.健康教育

护士应加强对孕妇的管理和宣教。指导围孕期妇女避免吸烟、酗酒等不良行为,避免多次刮宫、引产或宫内感染,防止多产,减少子宫内膜损伤或子宫内膜炎。对妊娠期出血,无论量多少均应就医,做到及时诊断、正确处理。

（五）护理评价

（1）接受期待疗法的孕妇胎龄接近（或达到）足月时终止妊娠。

（2）产妇产后未出现产后出血和感染。

（聂春花）

第九节 胎 盘 早 剥

妊娠 20 周以后或分娩期正常位置的胎盘在胎儿娩出前部分或全部从子宫壁剥离,称为胎盘早剥。胎盘早剥是妊娠晚期严重并发症,具有起病急、发展快特点,若处理不及时可危及母儿生命。胎盘早剥的发病率:国外 1‰～2‰,国内 0.46‰～2.1‰。

一、病因

胎盘早剥确切的原因及发病机制尚不清楚,可能与下述因素有关。

（一）孕妇血管病变

孕妇患严重妊娠期高血压疾病、慢性高血压、慢性肾脏疾病或全身血管病变时,胎盘早剥的发生率增高。妊娠合并上述疾病时,底蜕膜螺旋小动脉痉挛或硬化,引起远端毛细血管变性坏死甚至破裂出血,血液流至底蜕膜层与胎盘之间形成胎盘后血肿。致使胎盘与子宫壁分离。

（二）机械性因素

外伤尤其是腹部直接受到撞击或挤压;脐带过短（<30 cm）或脐带围绕颈、绕体相对过短时,分娩过程中胎儿下降牵拉脐带造成胎盘剥离;羊膜穿刺时刺破前壁胎盘附着处,血管破裂出血引起胎盘剥离。

（三）宫腔内压力骤减

双胎妊娠分娩时,第一胎儿娩出过速;羊水过多时,人工破膜后羊水流出过快,均可使宫腔内压力骤减,子宫骤然收缩,胎盘与子宫壁发生错位剥离。

（四）子宫静脉压突然升高

妊娠晚期或临产后,孕妇长时间仰卧位,巨大妊娠子宫压迫下腔静脉,回心血量减少,血压下降。此时子宫静脉淤血、静脉压增高、蜕膜静脉床淤血或破裂,形成胎盘后血肿,导致部分或全部胎盘剥离。

（五）其他一些高危因素

如高龄孕妇、吸烟、可卡因滥用、孕妇代谢异常、孕妇有血栓形成倾向、子宫肌瘤（尤其是胎盘附着部位肌瘤）等与胎盘早剥发生有关。有胎盘早剥史的孕妇再次发生胎盘早剥的危险性比无胎盘早剥史者高 10 倍。

二、分类及病理变化

胎盘早剥主要病理改变是底蜕膜出血并形成血肿,使胎盘从附着处分离。按病理类型,胎盘早剥可分为显性、隐性及混合性3种(图8-3)。若底蜕膜出血量少,出血很快停止,多无明显的临床表现,仅在产后检查胎盘时发现胎盘母体面有凝血块及压迹。若底蜕膜继续出血,形成胎盘后血肿,胎盘剥离面随之扩大,血液冲开胎盘边缘并沿胎膜与子宫壁之间经过颈管向外流出,称为显性剥离或外出血。若胎盘边缘仍附着于子宫壁或由于胎先露部固定于骨盆入口,使血液积聚于胎盘与子宫壁之间,称为隐性剥离或内出血。由于子宫内有妊娠产物存在,子宫肌不能有效收缩,以压迫破裂的血窦而止血,血液不能外流,胎盘后血肿越积越大,子宫底随之升高。当出血达到一定程度时,血液终会冲开胎盘边缘及胎膜外流,称为混合型出血。偶有出血穿破胎膜溢入羊水中成为血性羊水。

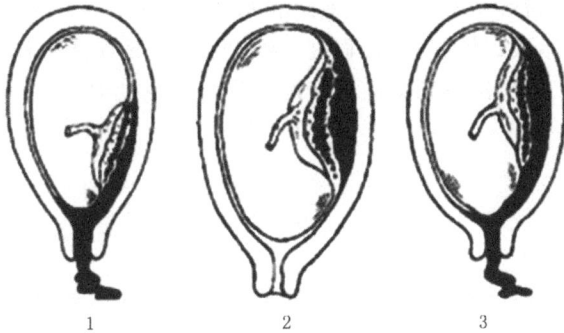

1.显性剥离;2.隐性剥离;3.混合性剥离

图 8-3　胎盘早剥类型

胎盘早剥发生内出血时,血液积聚于胎盘与子宫壁之间,随着胎盘后血肿压力的增加,血液浸入子宫肌层,引起肌纤维分离、断裂甚至变性,当血液渗透至子宫浆膜层时,子宫表面现紫蓝色瘀斑,称为子宫胎盘卒中,又称为库弗莱尔子。有时血液还可渗入输卵管系膜、卵巢生发上皮下、阔韧带内。子宫肌层由于血液浸润、收缩力减弱,造成产后出血。

严重的胎盘早剥可以引发一系列病理生理改变。从剥离处的胎盘绒毛和蜕膜中释放大量组织凝血活酶,进入母体血循环,激活凝血系统,导致弥散性血管内凝血(DIC),肺、肾等脏器的毛细血管内微血栓形成,造成脏器缺血和功能障碍。胎盘早剥持续时间越长,促凝物质不断进入母血,激活纤维蛋白溶解系统,产生大量的纤维蛋白原降解产物(FDP),引起继发性纤溶亢进。发生胎盘早剥后,消耗大量凝血因子,并产生高浓度FDP,最终导致凝血功能障碍。

三、临床表现

根据病情严重程度,Sher 将胎盘早剥分为 3 度。

(一)Ⅰ度

多见于分娩期,胎盘剥离面积小,患者常无腹痛或腹痛轻微,贫血体征不明显。腹部检查见子宫软,大小与妊娠周数相符,胎位清楚,胎心率正常。产后检查见胎盘母体面有凝血块及压迹即可诊断。

(二)Ⅱ度

胎盘剥离面为胎盘面积 1/3 左右。主要症状为突然发生持续性腹痛、腰酸或腰背痛,疼痛程度与胎盘后积血量成正比。无阴道流血或流血量不多,贫血程度与阴道流血量不相符。腹部检查见子宫大于妊娠周数,子宫底随胎盘后血肿增大而升高。胎盘附着处压痛明显(胎盘位于后壁则不明显),宫缩有间歇,胎位可扪及,胎儿存活。

(三)Ⅲ度

胎盘剥离面超过胎盘面积1/2。临床表现较Ⅱ度重。患者可出现恶心、呕吐、面色苍白、四肢湿冷、脉搏细数、血压下降等休克症状,且休克程度大多与阴道流血量不成正比。腹部检查见子宫硬如板状,宫缩间歇时不能松弛,胎位扪不清,胎心消失。

四、处理原则

纠正休克、及时终止妊娠是处理胎盘早剥的原则。患者入院时,情况危重、处于休克状态,应积极补充血容量,及时输入新鲜血液,尽快改善患者状况。胎盘早剥一旦确诊,必须及时终止妊娠。终止妊娠的方法根据胎次、早剥的严重程度、胎儿宫内状况及宫口开大等情况而定。此外,对并发症如凝血功能障碍、产后出血和急性肾衰竭等进行紧急处理。

五、护理

(一)护理评估

1.病史

孕妇在妊娠晚期或临产时突然发生腹部剧痛,有急性贫血或休克现象,应引起高度重视。护士需结合有无妊娠期高血压疾病或高血压病史、胎盘早剥史、慢性肾炎史、仰卧位低血压综合征史及外伤史,进行全面评估。

2.身心状况

胎盘早剥孕妇发生内出血时,严重者常表现为急性贫血和休克症状,而无阴道流血或有少量阴道流血。因此对胎盘早剥孕妇除进行阴道流血的量、色评估外,应重点评估腹痛的程度、性质、孕妇的生命体征和一般情况,以及时、准确地了解孕妇的身体状况。胎盘早剥孕妇入院时情况危急,孕妇及其家属常常感到高度紧张和恐惧。

3.诊断检查

(1)产科检查:通过四步触诊判断胎方位、胎心情况、宫高变化、腹部压痛范围和程度等。

(2)B超检查:正常胎盘B超图像应紧贴子宫体部后壁、前壁或侧壁,若胎盘与子宫体之间有血肿时,在胎盘后方出现液性低回声区,暗区常不止一个,并见胎盘增厚。若胎盘后血肿较大时,能见到胎盘胎儿面凸向羊膜腔,甚至能使子宫内的胎儿偏向对侧。若血液渗入羊水中,见羊水回声增强、增多,系羊水混浊所致。当胎盘边缘已与子宫壁分离,未形成胎盘后血肿,则见不到上述图像,故B超检查诊断胎盘早剥有一定的局限性。重胎盘早剥时常伴胎心、胎动消失。

(3)实验室检查:主要了解患者贫血程度及凝血功能。重型胎盘早剥患者应检查肾功能与二氧化碳结合力。若并发DIC时进行筛选试验血小板计数、凝血酶原时间、纤维蛋白原测定),结果可疑者可做纤溶确诊试验(凝血酶时间、优球蛋白溶解时间、血浆鱼精蛋白副凝时间)。

(二)可能的护理诊断

1.潜在并发症

弥散性血管内凝血。

2.恐惧

恐惧与胎盘早剥引起的起病急、进展快,危及母儿生命有关。

3.预感性悲哀

预感性悲哀与死产、切除子宫有关。

（三）预期目标

（1）孕妇出血性休克症状得到控制。

（2）患者未出现凝血功能障碍、产后出血和急性肾衰竭等并发症。

（四）护理措施

胎盘早剥是一种妊娠晚期严重危及母儿生命的并发症，积极预防非常重要。护士应使孕妇接受产前检查，预防和及时治疗妊娠期高血压疾病、慢性高血压、慢性肾病等；妊娠晚期避免仰卧位及腹部外伤；施行外倒转术时动作要轻柔；处理羊水过多和双胎者时，避免子宫腔压力下降过快等。对于已诊断为胎盘早剥的患者，护理措施如下。

1.纠正休克

改善患者的一般情况护士应迅速开放静脉，积极补充其血容量，及时输入新鲜输血。既能补充血容量，又可补充凝血因子。同时密切监测胎儿状态。

2.严密观察病情变化

及时发现并发症凝血功能障碍表现为皮下、黏膜或注射部位出血，子宫出血不凝，有时有尿血、咯血及呕血等现象；急性肾衰竭可表现为尿少或无尿。护士应高度重视上述症状，一旦发现，及时报告医师并配合处理。

3.为终止妊娠做好准备

一旦确诊，应及时终止妊娠，以孕妇病情轻重、胎儿宫内状况、产程进展、胎产式等具体状态决定分娩方式，护士需为此做好相应准备。

4.预防产后出血

胎盘早剥的产妇胎儿娩出后易发生产后出血，因此分娩后应及时给予宫缩剂，并配合按摩子宫，必要时按医嘱做切除子宫的术前准备。未发生出血者，产后仍应加强生命体征观察，预防晚期产后出血的发生。

5.产褥期的处理

患者在产褥期应注意加强营养，纠正贫血。更换消毒会阴垫，保持会阴清洁，预防感染。根据孕妇身体情况给予母乳指导。死产者及时给予退乳措施，可在分娩后 24 小时内尽早服用大剂量雌激素，同时紧束双乳，少进汤类；水煎生麦芽当茶饮；针刺足临泣、悬钟等穴位等。

（五）护理评价

（1）母亲分娩顺利，婴儿平安出生。

（2）患者未出现并发症。

（聂春花）

第十节　胎膜早破

胎膜早破（premature rupture of membranes，PROM）是指在临产前胎膜自然破裂。它是常见的分娩期并发症，妊娠满 37 周的发生率为 10%，妊娠不满 37 周的发生率为 2%～3.5%。胎膜早破可引起早产及围生儿病死率增加,亦可导致孕产妇宫内感染率和产褥期感染率增加。

一、病因

一般认为胎膜早破与以下因素有关,常为多因素所致。

(一)上行感染

上行感染可由生殖道病原微生物上行感染,引起胎膜炎,使胎膜局部张力下降而破裂。

(二)羊膜腔压力升高

羊膜腔压力升高常见于多胎妊娠、羊水过多等。

(三)胎膜受力不均

胎先露高浮、头盆不称、胎位异常可使胎膜受压不均导致破裂。

(四)营养因素

缺乏维生素 C、锌及铜,可使胎膜张力下降而破裂。

(五)宫颈内口松弛

宫颈内口松弛常因手术创伤或先天性宫颈组织薄弱,宫颈内口松弛,胎膜进入扩张的宫颈或阴道内,导致感染或受力不均,而使胎膜破裂。

(六)细胞因子

IL-1、IL-6、IL-8、TNF-α 升高,可激活溶酶体酶,破坏羊膜组织,导致胎膜早破。

(七)机械性刺激

创伤或妊娠后期性交也可导致胎膜早破。

二、临床表现

(一)症状

孕妇突感有较多液体自阴道流出,有时可混有胎脂及胎粪,无腹痛等其他产兆,当咳嗽、打喷嚏等腹压增加时,羊水可少量间断性排出。

(二)体征

肛诊或阴检时,触不到羊膜囊,上推胎儿先露部可见到羊水流出。如伴羊膜腔感染时,可有臭味,并伴有发热、母儿心率增快、子宫压痛,以及白细胞计数增多、C-反应蛋白升高。

三、对母儿的影响

(一)对母亲的影响

胎膜早破后,生殖道病原微生物易上行感染,通常感染程度与破膜时间有关。羊膜腔感染易发生产后出血。

(二)对胎儿的影响

胎膜早破经常诱发早产,早产儿易发生呼吸窘迫综合征。羊膜腔感染时,可引起新生儿吸入性肺炎,严重者发生败血症、颅内感染等。脐带受压、脐带脱垂时可致胎儿窘迫。胎膜早破发生的孕周越小,胎肺发育不良发生率越高,围生儿病死率越高。

四、处理原则

预防感染和脐带脱垂,如有感染、胎窘征象,及时行剖宫产终止妊娠。

五、护理

(一)护理评估

1.病史

询问病史,了解是否有发生胎膜早破的病因,确定具体的胎膜早破的时间、妊娠周数,是否有宫缩、见红等产兆,是否出现感染征象,是否出现胎窘现象。

2.身心状况

观察孕妇阴道流液的色、质、量,是否有气味。孕妇常可能因为不了解胎膜早破的原因,而对不可自控的阴道流液形成恐慌,可能担心自身与胎儿的安危。

3.辅助检查

(1)阴道流液的 pH 测定:正常阴道液 pH 为 4.5～5.5,羊水 pH 为 7.0～7.5。若 pH＞6.5,提示胎膜早破,准确率 90%。

(2)肛查或阴道窥阴器检查:肛查时未触到羊膜囊,上推胎儿先露部,有羊水流出。阴道窥阴器检查时见液体自宫口流出或可见阴道后穹隆有较多混有胎脂和胎粪的液体。

(3)阴道液涂片检查:阴道液置于载玻片上,干燥后镜检可见羊齿植物叶状结晶为羊水,准确率 95%。

(4)羊膜镜检查:可直视胎先露部,看不到前羊膜囊,即可诊断。

(5)胎儿纤维结合蛋白(fetal fibronectin, fFN)测定:fFN 是胎膜分泌的细胞外基质蛋白。当宫颈及阴道分泌物内 fFN 含量＞0.05 mg/L 时,胎膜抗张能力下降,易发生胎膜早破。

(6)超声检查:羊水量减少可协助诊断,但不可确诊。

(二)护理诊断

1.有感染的危险

危险与胎膜破裂后,生殖道病原微生物上行感染有关。

2.知识缺乏

缺乏预防和处理胎膜早破的知识。

3.有胎儿受伤的危险

危险与脐带脱垂、早产儿肺部发育不成熟有关。

(三)护理目标

(1)孕妇无感染征象发生。

(2)孕妇了解胎膜早破的知识如突然发生胎膜早破,能够及时进行初步应对。

(3)胎儿无并发症发生。

(四)护理措施

1.预防脐带脱垂的护理

胎膜早破并胎先露未衔接的孕妇绝对卧床休息,多采用左侧卧位,注意抬高臀部防止脐带脱垂造成胎儿宫内窘迫。注意监测胎心变化,进行肛查或阴检时,确定有无隐性脐带脱垂,一旦发生,立即通知医师,并于数分钟内结束分娩。

2.预防感染

保持床单位清洁。使用无菌的会阴垫于外阴处,勤于更换,保持清洁干燥,防止上行感染。更换会阴垫时观察羊水的色、质、量、气味等。嘱孕妇保持外阴清洁,每天对其会阴擦洗 2 次。同时观察产妇的生命体征,血生化指标,了解是否存在感染征象。按医嘱一般破膜,>12 小时给予抗生素防止感染。

3.监测胎儿宫内情况

密切观察胎心率的变化,嘱孕妇自测胎动。如有混有胎粪的羊水流出,即为胎儿宫内缺氧的表现,应及时予以吸氧,左侧卧位,并根据医嘱做好相应的护理。

若胎膜早破孕周<35 周者。根据医嘱予地塞米松促进胎肺成熟。若孕周<37 周并已临产,或孕周>37 周。胎膜早破>12 小时后仍未临产者,可根据医嘱尽快结束分娩。

4.健康教育

孕期时为孕妇讲解胎膜早破的定义与原因,并强调孕期卫生保健的重要性。指导孕妇,如出现胎膜早破现象,无须恐慌,应立即平卧,及时就诊。孕晚期禁止性交,避免腹部碰撞或增加腹压。指导孕期补充足量的维生素和锌、铜等微量元素。如宫颈内口松弛者,应多卧床休息,并遵医嘱根据需要于孕 14～16 周时行宫颈环扎术。

（聂春花）

第 九 章

急诊科护理

第一节 冻 伤

一、疾病介绍

(一)定义

冻伤即冷损失,是指低温作用于机体的局部或全身引起的损伤,部位大多在颜面、耳郭、手、足等处。

(二)病因

在寒冷的环境中、长时间在户外,由于环境条件的限制,机体被迫保持固定的体位,或者因受冷、醉酒、患病、年老、体弱、局部血液循环障碍等原因,加之疲劳与饥饿,又遭遇意外低温、寒风和潮湿的作用,在既无御寒条件又无防冻常识的情况下发生。寒冷低温是冻伤最主要的致病原因。

(三)发病机制

冻伤的主要发病机制是血液循环障碍和细胞代谢不良。冻伤后组织充血肿胀、渗出等反应是细胞损伤,尤其是血管内皮损伤及血管功能改变的主要表现。当皮肤温度降到 0 ℃以下时,在细胞外间隙冰结晶形成。近年来对冻伤组织内皮细胞损伤研究认为,冰结晶的形成及对毛细血管和小血管,尤其是血管内皮细胞的形态、结构有直接和间接的损伤,可导致血管通透性增加、血液浓缩、血管内皮细胞受损、暴露的基底膜引起血小板黏附和凝集,诱导凝血机制的启动,使冻伤区域血栓形成,血管栓塞导致进行性缺血,毛细血管营养性血流减少,使本已受伤的细胞加快死亡。

(四)临床表现

冻伤按损伤范围可分为全身性冻伤和局部性冻伤,按损伤性质可分为冻结性冻伤和非冻结性冻伤。

1.非冻结性冻伤

长时间暴露于 0～10 ℃的低温、潮湿环境所造成的局部损伤,组织不发生冻结性病理改变。包括冻疮、战壕足与浸泡足。冻疮为受冻处暗紫红色隆起的水肿性红斑,边缘呈鲜红色,界限不清,痒感明显,受热后更甚。有的可出现水疱,去除水疱表皮后可见创面发红,有渗液,如并发感染时可形成溃疡。

2.冻结性冻伤

短时间暴露于极低气温或长时间暴露于 0 ℃以下低温所造成的损伤,组织发生冻结性病理改变,包括局部冻伤和冻僵。

(1)局部冻伤:常发生于颜面、耳郭、手、足等暴露部位。根据损害程度可分为四度,Ⅰ、Ⅱ度主要是组织血液循环障碍,Ⅲ、Ⅳ度常有不同程度的坏死。①Ⅰ度:损伤表皮层,为轻度冻伤,表现为局部红肿、痒感及刺痛等,愈合后不留瘢痕。②Ⅱ度:损伤真皮层,为中度冻伤,表现为局部红肿,有水疱,疼痛但麻木。水疱破后如无感染,一般 2～3 周干枯脱痂,一般不留瘢痕,如并发感染,创面溃烂,愈合后可有瘢痕。③Ⅲ度:损伤达皮肤全层或深达皮下组织,为重度冻伤,表现为局部皮肤和皮下组织坏死,愈合后留有瘢痕。④Ⅳ度:损伤达皮肤、皮下组织,甚至肌肉、骨骼等组织,为极重度冻伤,局部皮肤深紫黑色,皮温降低,剧痛,发生干性坏死,如并发感染将呈湿性坏疽,而导致肢端残缺。

(2)冻僵:常发生在冷水或冰水淹溺,表现为低体温,受伤早期可表现为神经兴奋,排汗停止并出现寒战,随体温持续下降,寒战停止、心动过缓、意识模糊、瞳孔散大,严重者出现昏迷、皮肤苍白或青紫、四肢肌肉和关节僵硬、脉搏和血压测不到、呼吸心跳停止等。

(五)治疗要点

1.现场急救

(1)局部冻伤:①迅速脱离冻伤现场。②保暖。③如没有再冻伤危险时,应积极对冻伤局部进行复温,以防增加组织损伤。④不可摩擦或按摩冻伤局部,以免造成继发性机械损伤,一般可用衣物、软布包裹保护受冻部位。

(2)冻僵:①迅速脱离冻伤现场。②保暖。③积极复温,在伤员的颈部、腋下等置热水袋,一般水温不超过 50 ℃,有条件时可换下伤员的衣裤、鞋袜等。④尽快将患者送至医院,注意在搬动伤员时应保持水平位,动作轻柔。⑤如判断为心跳呼吸骤停时,应立即给予心肺复苏。

2.急诊治疗

(1)局部冻伤:①快速复温是救治冻伤的最好方法。可将冻伤肢体浸泡于38～42 ℃温水中,至冻伤肢体皮肤转红,尤其是指(趾)甲床潮红、组织变软为止,时间以 30～60 分钟为宜。对于颜面冻伤者,可用温水不断淋洗或湿热敷。复温过程中应注意保持水温,但不可对容器直接加热,以免烫伤。如手套、鞋袜与手足冻在一起时,不可强行分离,应将其浸入温水中复温,严禁火烤、雪搓或按摩患处,如复温过程中出现剧烈疼痛,可适当给予镇静剂。②局部处理:Ⅰ度冻伤,保持创面干燥。Ⅱ度冻伤,复温消毒,清洁布类或纱布包扎。Ⅲ度、Ⅳ度冻伤,保持创面清洁干燥,采用暴露疗法,待坏死组织边界清楚时予以切除。③抗感染:重度冻伤应口服或注射抗生素,并注射破伤风抗毒血清,保守治疗时应严密观察和及时处理气性坏疽等严重并发症。④改善局部微循环:滴注右旋糖酐,必要时可用抗凝剂、溶栓剂或血管扩张剂等。⑤全身支持:加强营养支持,抬高患肢,适当活动或功能锻炼等。

(2)冻僵。①复温:最好是让伤员利用自身产生的热量进行缓慢、逐渐复温,以免快速复温而导致不可逆的低血压。尤其是优先恢复中心温度(即将热量输入伤员体内,先提高内脏的温度),而不能先单纯将四肢复温,以免由于外周血管收缩解除,血压降低,引起"复温休克"。②抗休克:复温过程中易出现低血容量性休克,补液尤为重要,因此,应及时给伤员补充血容量,输入液体以葡萄糖注射液或生理盐水为宜,温度为37～40 ℃。③吸氧:以及时纠正低氧血症。④维持酸碱平衡;及时纠正酸中毒。另外,对于伤者出现高缸钾、低血钾或低血糖者应及早纠正。⑤防治并发症:如肺炎、胰腺炎、肝肾衰竭等,并预防血栓形成和继发感染。

二、护理评估与观察要点

(一)护理评估

1.一般情况

年龄、性别、婚姻、职业、饮食、睡眠、文化程度及宗教信仰等。

2.受伤史

了解患者冻伤的原因、冻伤持续时间,开始施救时间,保暖及转运途中情况等。

3.既往史

了解患者有无呼吸系统疾病、营养不良、接受化学治疗(以下简称化疗)或应用肾上腺皮质激素等,有无吸烟及酗酒史等。

4.身体状况

(1)局部情况:冻伤局部皮肤情况、冻伤类型、分度等。

(2)评估低体温程度,复温效果。

(3)评估患者意识、脉搏、呼吸、血压等,及时判断心脏骤停。

(4)辅助检查:血常规、尿常规、血生化检查、血气分析及影像学检查等。

5.心理和社会支持情况

评估患者和家属的心理承受能力,对疾病的认识。

6.危险因素评估

压疮、跌倒、血栓危险因素评估。

7.并发症的评估

如肺炎、胰腺炎、肝肾衰竭、应激性溃疡、感染、心肌梗死、脑血管意外、深部静脉血栓形成、肺不张、肺水肿等。

(二)观察要点

1.现存问题观察

(1)密切监测体温,一般选择测肛温,另外,应严格掌握复温速度,避免因周围血管迅速扩张导致内脏缺血,或较冷的外周血流入内脏造成内脏进一步降温而致死。

(2)观察肢端血液循环情况。

(3)患者神志、瞳孔、生命体征、血氧饱和度及尿量等变化并详细记录,发现病情变化,及时通知医师,并积极配合医师采取应对措施。

2.并发症的观察

复温后的主要并发症是肺炎(包括溺水所致的吸入性肺炎)、胰腺炎、肝肾衰竭、应激性溃疡等。尤其是复温后几天,甚至几周内,机体的体温调节及其他功能仍可异常,不能准确反映感染或其他疾病的存在,应密切观察,及时对症处理,保护肝、肾、脑功能,预防血栓形成和继发感染。

三、急诊救治流程

冻伤的急诊救治流程详见图9-1。

急救措施
├─ 迅速脱离冻伤现场
├─ 做好保暖措施
├─ 快速复温 ── 颈部、腋下等置热水袋，水温不超过50 ℃，优先恢复中心温度，同时保证四肢复温
├─ 心跳呼吸停止 ── 立即行心肺复苏术
├─ 保证供氧 ── 氧气必须经湿化瓶加热后再吸入
├─ 评估伤情，估算冻伤类型、程度
├─ 迅速建立静脉通路，做好抗休克处理 ── 应先输注葡萄糖或生理盐水，输入液体温度最好在37～40 ℃
├─ 局部处理 ── 保持创面干燥，消毒包扎，如坏死组织边界清楚时及时予以切除
├─ 镇静止痛 ── 应用哌替啶
├─ 注射破伤风抗毒血清
├─ 抗感染
└─ 护理要点

1. 安置患者于温暖环境中，平卧吸氧
2. 密切观察病情：神志、体温、呼吸、脉搏、血压、心率、尿量、肢端循环及监护、氧饱和度监测
3. 迅速建立静脉通路
4. 保持呼吸道通畅
5. 患肢抬高制动，防止再冻伤
6. 加强精神症状护理
7. 加强营养支持，皮肤护理
8. 预防并发症，如肺炎、胰腺炎、肝肾衰竭等

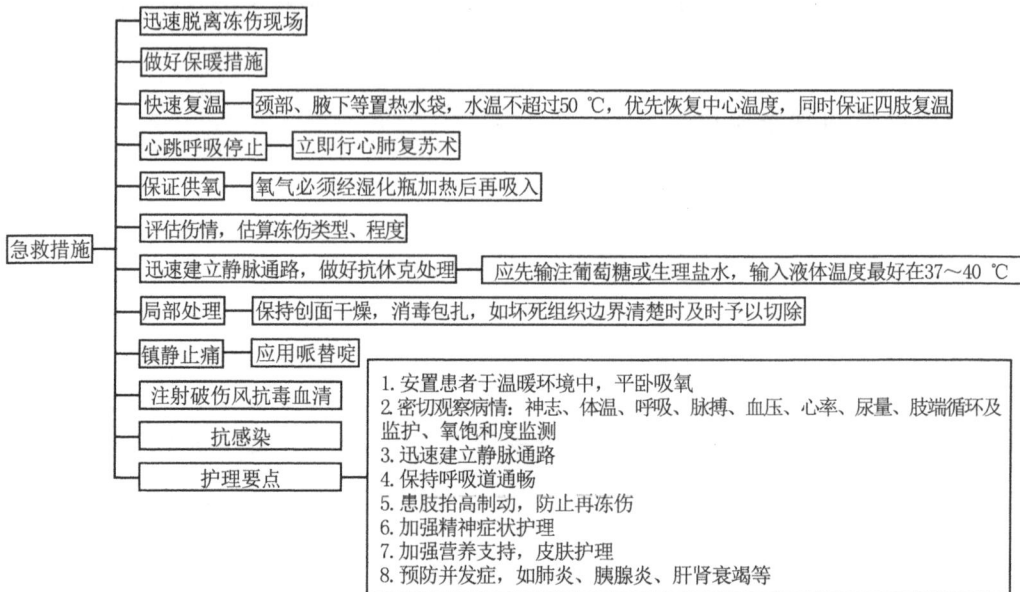

图 9-1 冻伤急诊救治流程图

（安会云）

第二节 烧 伤

一、现场急救

（一）及时脱离致伤源

1.火焰烧伤

火焰烧伤见表 9-1。

表 9-1 火焰烧伤脱离致伤源

灭火	应尽快离开火区，扑灭身上的火焰
	迅速卧地滚动或用衣、被等覆盖灭火
	也可跳进附近水池或清河沟内灭火
煤气泄漏	应立即关闭煤气开关
	帮助伤者离开密闭和通风不良现场，避免或减轻吸入性损伤
	切忌打火、开灯及敲打玻璃，以防发生爆炸
汽油烧伤	凝固汽油烧伤应立即用湿布数层或湿被、湿衣物
	覆盖创面，使之与空气隔绝，时间要长，以免复燃
注意事项	火焰烧伤后切忌喊叫、站立奔跑，或用手扑打灭火，以防呼吸道和双手烧伤，创面冲洗后不要涂以中药、甲紫、香灰等有色物质，也不要涂抹牙膏、蛋清、泡菜水等，更不能涂以活血化瘀中药，以免诱发急性肾衰竭

2.热液烫伤

热液烫伤见表9-2。

表 9-2　热液烫伤脱离致热源

脱离方法	首先帮助伤者迅速脱离致热源
	迅速跳入就近冷水池中或剪开被浸湿衣服
	若为四肢小面积烧伤,可将患处浸泡在冷水中或用流动自来水冲洗,多需 0.5~1.0 小时,以减轻疼痛和局部损害
注意事项	不宜脱衣物,应小心剪开
	流动水冲洗时冲力不宜过大

3.化学烧伤

化学烧伤见表9-3。

表 9-3　化学烧伤脱离致热源

生石灰烧伤	先用干布将生石灰粉末去除干净
	再用流动清水冲洗,以防生石灰遇水产热,使创面加深
沥青烧伤	用水降温后,可用汽油或松节油清洗
磷烧伤	应立即扑灭火焰,脱去污染的衣服,隔绝空气
	先用干布擦掉磷颗粒,可在夜间或暗室内用镊子将颗粒清除
	再用大量清水冲洗创面及其周围的正常皮肤
	浸入流水中洗刷更好
	冲洗至少要半小时以上
	冲洗后创面忌暴露和用油质敷料包扎,可用湿布覆盖创面
	四肢可用水浸泡,使磷与空气隔绝以防燃烧
石炭酸烧伤	因石炭酸不溶于水,所以应先用肥皂水冲洗后再用清水冲洗
硫酸烧伤	脱去被污染衣物
	防止硫酸烧伤范围扩大
	立即用大量流动清水冲洗
注意事项	迅速脱离现场,脱去被化学物质浸渍的衣服,注意保护未被烧伤的部位
	无论何种化学物质烧伤均用大量流动清水冲洗 2 小时以上,禁用中和剂
	流动水冲洗强调大量、现场进行
	头面部烧伤时,应首先注意眼,优先予以冲洗,还要注意耳、鼻、口的冲洗,冲洗要彻底,禁用手或手帕揉擦五官

4.电烧伤

电烧伤见表9-4。

5.热压伤

热压伤脱离致熟源见表9-5。

(二)急救护理措施

急救护理措施见表9-6。

表 9-4 电烧伤脱离致热源

电火花、电弧烧伤	立即切断电源,或用不导电的物体拨离电源,呼吸心搏骤停者进行心肺复苏
电击伤	触电时应立即切断电源,使伤员脱离电源 为争取时间,可利用现场附近的绝缘物品挑开或分离电器、电线
注意事项	不可用手拉伤员或电器、电线,以免施救者触电 切断电源和灭火后,发现伤员出现昏迷休克、呼吸不规则、呼吸、心跳停止,应立即进行现场抢救 心跳、呼吸恢复后迅速将伤员转送到最近的医疗单位进行处理

表 9-5 热压伤脱离致熟源

脱离方法	切断运转机械电源 降温:可用大量流动冷水冲淋高温机械及受压部位 想办法尽快解除压力,必要时可拆卸或切割机器
注意事项	热压伤一般受伤时间长,应注意安抚患者情绪 切割机器会产热,应注意局部降温

表 9-6 急救护理措施

判断伤情	首先检查危及伤员生命的合并伤:如大出血、窒息、开放性气胸、严重中毒、骨折、脑外伤等 初步估计烧伤面积和深度 询问受伤经历
脱离现场	一般伤员经灭火后,应及时脱离现场,转移至安全地带及就近的医疗单元
补液治疗	如急救现场不具备输液条件,烧伤后一般可口服烧伤饮料或淡盐水,也要少量多次,如出现腹胀或呕吐,应即停用,切忌大量饮用白开水、饮料、牛奶等不含盐的非电解质液 烧伤较重者,如条件允应快速建立静脉通道,给予静脉补液,对于重度烧伤患者应开放两条静脉通道,确保液体按时足量输入
创面护理	烧伤急救时,创面仅清水冲洗,不宜涂敷药物、甲紫、蛋清、中药 灭火后应开始注意防止创面污染,可用烧伤制式敷料或其他急救包、三角巾等进行包扎,或身边干净床单、衣服等进行简单覆盖创面 寒冷季节应注意保暖
疼痛护理	评估患者疼痛情况 对轻度烧伤患者,可遵医嘱予以口服止痛片或肌内注射哌替啶 大面积烧伤者,由于外周循环差和组织水肿,肌内注射不易吸收,可将哌替啶稀释后静脉缓慢推注 老人、婴幼儿、合并吸入性损伤或颅脑损伤者禁用哌替啶和吗啡 对所用的药物名称、剂量、给药途径和时间必须详细记录
心理护理	与患者及家属交谈,观察中,了解心理需求及心理反应 针对个体情况进行针对性的心理护理 介绍治疗疾病相关知识,消除患者不必要的担心 指导患者自我放松

(三)转送护理措施

1.现场转送

(1)经现场急救以后,应急送到就近的医院进行抗休克及创面处理。

(2)不要向较远的大医院或专科医院转送,以免耽误抢救时机。有临床资料显示,烧伤后是否能得到及时的液体复苏与休克的发生率息息相关,而病员是否平稳度过休克期与病员的死亡率呈正相关关系。原则上,在决定后送或转院时一定要病员的休克基本稳定,不能因为转送病员延误休克的救治。如果早期救治困难,可请上级医院会诊。

2.经初步处理后转送上级医院

经初步处理后转送上级医院见表9-7。

(四)急诊科救治护理措施

1.轻、中度烧伤患者的急诊救治护理措施

轻、中度烧伤患者的急诊救治护理措施见表9-8。

2.严重烧伤患者的急诊救治护理措施

严重烧伤患者的急诊救治护理措施见表9-9。

表 9-7　转送护理

转送禁忌证	患者休克未得到纠正 呼吸道烧伤未得到适当处理 患者有合并伤或并发症,途中有发生危险的可能 转送距离超过 150 km,应特别慎重
转送时机	烧伤面积29%以下者,休克发生率低,与入院时间无明显关系,随时转送均可 烧伤面积30%～49%的患者,最好能在伤后 8 小时内送到指定的医院,否则最好在当地医院抗休克治疗后在转送,或在转送途中进行补液治疗 烧伤面积50%～69%的患者,最好能在伤后 4 小时内送到指定医院,或就地抗休克使患者情况相对稳定后24 小时后再转送 烧伤面积在70%～100%的患者,在伤后1～2 小时送到附近医院,否则应在原单位积极抗休克治疗,等休克控制后,于48 小时后再转送 小孩、老年人代偿能力差,休克发生早,面积不大也可发生休克,一般可参照成人转送时机增加一个档次 对每一位烧伤患者,最合适的后送时机应依具体情况(烧伤深度、烧伤面积、吸入性损伤、复合伤、中毒等)及转送条件等综合而定
转送前的护理	将伤员姓名、性别、年龄、受伤原因、受伤时间、烧伤面积以及病情、处理等基本情况,电话或书面告知接收医院,以便做好急救准备 建立静脉通道;烧伤面积较大的患者或转送路途较远者,应进行持续性静脉补液 创面处理:妥善包扎创面,敷料稍厚,吸水性强,短期不至于渗透 保持呼吸道通畅;头面颈部深度烧伤或伴有吸入性损伤者,估计在转送途中发生呼吸道梗阻的患者,应备氧气袋和气管切开包,亦可先行气管插管或气管切开 安置保留尿管:烧伤较严重的患者应留置尿管,以便观察尿量,了解休克情况及调整途中补液速度 处理复合伤:患者若有复合伤或骨折时,应给予提前处理 使用抗生素:一般轻患者遵医嘱口服抗生素,不能口服或估计口服吸收不良时,遵医嘱予以肌内注射或静脉滴入抗生素

续表

转送途中护理	选择合适的工具:若汽车长途转送,车速不易太快,力求平稳减少颠簸。若飞机转送患者,起飞和降落时,使头部保持低平位。搬动患者上下楼梯应头向下,以维持脑部的血液供应,在车厢中头部应在车头方向
	严密观察病情变化:密切观察神志、脉搏、呼吸、尿量等,详细记录输液量、尿量和用药的剂量、时间等。头面颈部烧伤未做气管切开或插管的患者,特别应注意观察呼吸的变化。已有气管切开或插管的患者应保持气道通畅
	有效补液:病情较轻的患者,可给少量多次口服烧伤饮料或含盐饮料。严重烧伤患者途中应按计划有效补液
	镇静、止痛:途中要有良好的镇静、镇痛,但应注意防止过量,头面颈烧伤未做气管切开的患者,转送途中禁用冬眠药物
	转送途中注意防寒、防暑、防尘、防震,战时则应注意防空
	有复合伤或中毒的伤员,应注意全身情况及局部和伤肢包扎固定等,上有止血带的患者,要按时进行松解与处理
	达到终点时,陪同的医护人员应向接收单位医师、护士介绍患者病情及治疗经过,并送交各项治疗护理记录单

表 9-8　急诊救治护理措施

了解病史	简要询问患者或现场目击者,以了解受伤原因、受伤时间及环境.与烧伤因子接触的时间,现场处理措施
判断伤情	初步评估烧伤面积和深度,成人烧伤面积 15% 以上、小孩 5%～10% 或伴有休克者,应建立静脉通道补液
	检查有无复合伤或中毒,以便向医师汇报及做应急处理
饮食护理	视病情需要进食进水
	给予静脉补液或口服烧伤饮料或含盐饮料
	禁饮大量白开水等其他不含盐的非电解质饮料
	无恶心、呕吐者,可酌情进食,先进流质,再半流质,再普食
药物的护理	评估患者疼痛情况
	遵医嘱给予镇痛、镇静药物
	破伤风抗毒素(TAT)皮试阴性者遵医嘱给予肌内注射,阳性者做脱敏注射或肌内注射破伤风免疫球蛋白
创面处理	生命体征平稳者,尽早协助医师行清创
	根据患者创面情况清创后采取暴露或包扎疗法
未住院患者的健康指导	嘱患者回家后保持创面清洁干燥
	可以用红外线仪、或其他辅助干燥设备促进创面干燥
	肢体受伤患者应予以抬高患肢,减轻肢体肿胀
	遵医嘱口服抗生素 3～5 天,预防和控制创面感染
	嘱患者进食营养丰富清淡易消化的食物,禁辛辣刺激性食物
	采取包扎疗法的患者,敷料如有浸湿,应及时到门诊换药,3～5 天后来医院拆除外层包扎敷料,改为半暴露疗法
	保持室内清洁,干燥,禁扫地
	如有不适及时就诊,定期门诊随访

表 9-9　急诊救治护理措施

了解病史	简要询问患者或现场目击者,了解受伤原因、受伤时间及环境,与烧伤因子接触的时间了解有无高坠伤、恶心、呕吐、昏迷
	了解进饮进食量,呕吐物的量、性状、颜色
	了解现场处理措施

判断伤情	初步评估烧伤面积和深度,以决定输液的量、速度,为抢救做好准备
	检查有无复合伤或中毒
	检查鼻毛、眉毛、睫毛、头发有无烧焦,有无声嘶等
迅速建立静脉通道补液	一般可先采取浅表静脉穿刺输液,宜选择粗大血管
	对于全身大面积烧伤患者,静脉穿刺困难,可协助医师行静脉切开或深静脉置管
严密监护	重危患者必要时需行心电监护,中心静脉压监测
	监测生命体征、电解质、酸碱度等
	准确记录出入量、治疗措施、病情发展等
	抽血进行电解质、血常规、凝血常规、血型等检查。
	有条件者进行血气分析
	注意观察有无复合伤、中毒或吸入性损伤
	声音嘶哑、呼吸困难患者应给予氧气吸入,及时吸痰,保持气道通畅,必要时配合医师行气管插管或气管切开术
创面护理	四肢、躯干深度环形烧伤应配合医师行切开减压术
	保持创面清洁,避免污染
	一般在休克控制后、全身情况改善、病情相对平稳后进行创面处理。
用药护理	评估患者疼痛情况
	必要时在补足血容量的情况下,遵医嘱给予镇痛、镇静药物
	对破伤风抗毒素(TAT)皮试阴性者,遵医嘱给予肌内注射,阳性者做脱敏注射或肌内注射破伤风免疫球蛋白
	遵医嘱应用抗生素、激素等药物
饮食护理	休克期患者在没有恶心、呕吐的情况下,可适当给予流质饮食
	口渴者给予烧伤饮料或含盐液体
办理入院	协助办好入院手续
	通知病房接收患者,将患者安置在烧伤重症监护室

二、创面处理

烧伤创面早期处理的目的是清洁创面,尽量去除污染,防治感染,保护创面。

对于轻度烧伤的病员,早期可采用彻底清创法。清创后,创面根据部位及深度可采用包扎疗法或暴露疗法。

对于重度烧伤患者,根据入院时休克的程度决定清创的时间。一般应该在休克控制后进行清创术。烧伤早期多采用简单清创,基本要求是床旁、无须麻醉、迅速(10~30分钟),尽量减轻对病员的创伤打击。

三、烧伤患者的入院早期处理

(一)轻度烧伤或无休克的中度烧伤救治及护理

轻度烧伤或无休克的中度烧伤救治及护理见表9-10。

(二)严重烧伤患者的救治及护理

1.严重烧伤救治及护理常规

严重烧伤救治及护理常规见表9-11。

表 9-10　轻度或无休克的中度烧伤救治及护理

了解病史 询问伤情	详细了解病史,受伤原因、受伤时间及环境,与烧伤因子接触的时间,烧伤后的处理与经过 了解患者年龄、职业、体重 询问药物过敏史及用药史
清洁卫生	脱去患者的脏衣服及鞋袜,去掉创面污染的敷料 头面部烧伤者应剃头及胡须,会阴部烧伤者应剃去阴毛 安置患者于清洁的病床上,清洁患者未受伤的皮肤
判断伤情	估计烧伤面积和深度 检查有无复合伤或中毒,并判断其严重程度
药物护理	未注射破伤风抗毒素者,行破伤风皮试,结果阴性者给予注射,阳性者做脱敏注射或注射破伤风免疫球蛋白 遵医嘱使用抗生素 观察药物疗效及不良反应
静脉补液	根据烧伤面积和深度,遵医嘱建立静脉通道补液
创面护理	用红外线仪照射创面,保持创面干燥 协助医师行清创术
体位	根据烧伤的部位和面积采取不同的体位 颈部烧伤患者,应采取高肩仰卧使,充分暴露创面 肢体烧伤患者,应抬高患肢,减轻肿胀 定时协助床上翻身,防止创面受压,促进创面愈合
疼痛护理	提供安静舒适的环境 评估患者疼痛情况 遵医嘱给予镇痛药物
饮食护理	视病情需要饮水、进食 可口服烧伤饮料或含盐的饮料,忌口服白开水等不含盐的非电解质饮料 可酌情进食营养丰富、清淡易消化的食物

表 9-11　严重烧伤救治及护理常规

了解病史 询问伤情	详细了解病史,受伤原因、受伤时间及环境,与烧伤因子接触的时间,烧伤后的处理与经过 询问有无高坠伤、恶心、呕吐、昏迷 询问进饮进食量,呕吐物的量、性状、颜色 了解年龄、职业,测量体重(不能测者要询问伤前体重) 询问药物过敏史及用药史
保持呼 吸道通畅	保持呼吸道通畅,怀疑吸入性损伤者取高肩仰卧位 对头面部深度烧伤或有呼吸困难者、声音嘶哑者,给予氧气吸入 备气管切开包及吸痰用物,协助医师行气管切开或气管插管,及时吸出气道分泌物
检查有 无合并伤	有重物压伤及高坠伤史的患者,应检查有无颅脑损伤、内脏破裂、骨折、胸部损伤等 对危及生命的大出血,应立即通知医师,进行紧急抢救措施
疼痛护理	评估患者疼痛情况 在血容量补足的前提下,必要时遵医嘱给予镇痛药物 提供安静舒适的环境 做好心理护理

续表

严密监护	持续心电监护
	监测生命体征、尿量
	观察神志、皮肤温度、末梢循环
	抽血进行电解质、尿素氮、肌酐、血常规、凝血、血型等检查
安置保留尿管	尿量是反映复苏效果最直接、最可靠的指标之一
	留置尿管，准确记录每小时尿量及 24 小时总量
	成人尿量维持在 30～50 mL/h，婴幼儿、童尿量应维持在 1 mL/(kg·h)
	严重电烧伤和大面积深度烧伤，有严重血红蛋白尿和肌红蛋白尿者，成人尿量应维持在 50～100 mL/h
药物的护理	遵医嘱行抗生素皮试、静脉滴注抗生素
	注射破伤风者，行破伤风皮试，结果阴性者给予注射，阳性者做脱敏注射或注射破伤风免疫球蛋白
	遵医嘱应用激素，如地塞米松治疗
	遵医嘱应用预防消化道溃疡的药物，如西咪替丁、雷尼替丁、法莫替丁等
	观察药物疗效及不良反应
饮食护理	休克期患者在没有恶心、呕吐的情况下，可适当给予流质饮食
	口渴者给予烧伤饮料或含盐液体
	严重烧伤或进口进食困难者可行管喂或胃肠外营养
创面护理	持续红外线仪照射创面，保持创面干燥
	一般在休克控制，病情相对平稳后进行
	清创时重新核对烧伤的面积和深度

2.严重烧伤患者的补液护理

严重烧伤患者的补液护理见表 9-12。

表 9-12　严重烧伤患者的补液护理

建立静脉通道补液	迅速建立有效静脉通道补液，一般先采取表浅静脉穿刺
	不宜在环形烧伤肢体的远端进行静脉穿刺
	电击伤肢体表浅静脉多已烧毁，故不宜做静脉穿刺
	穿刺部位尽量远离创面
	对于全身大面积烧伤，表浅静脉穿刺补液困难者，应协助医师行静脉切开或深静脉置管补液
液体疗法的原则	一般应遵循先晶后胶，先盐后糖，先快后慢的原则
	晶体和胶体比例为 1∶1～2∶1
	胶体液以血浆为首选
	伤后第一个 24 小时内不宜输全血，合并显性失血者除外
	若需用全血，尽量不用库存血
	血浆代用品宜限制在 1 500 mL 以内，多采用右旋糖酐-40
	电解质溶液用 0.9％氯化钠溶液、碳酸氢钠等
	若非内环境紊乱，一般以补等渗液为主
液体疗法的监测	根据烧伤面积及深度，按休克补液计划调整补液量
	监测患者的血压、脉搏、呼吸、尿量、神志、末梢循环等调节补液量

（安会云）

第三节 急性酒精中毒

急性酒精中毒是由于服用过量的酒精或酒类饮料引起的中枢神经系统兴奋及抑制状态。绝大多数酒精在胃、十二指肠和空肠的第一段吸收，十二指肠和空肠为最主要的吸收部位。酒精进入空胃，通常30～90分钟内能完全被吸收入血。酒精吸收入血后迅速分布于全身各组织和体液，并通过血-脑屏障进入大脑。进入体内的酒精90%以上都是经肝氧化脱氢分解，最终变成二氧化碳和水。肝代谢主要是依靠肝内的酒精代谢酶，不同个体酶的水平及活性不同。

一、中毒机制

酒精的主要毒理作用是抑制中枢神经系统。首先从大脑皮质开始，选择性抑制网状结构上行激动系统，使较低功能失去控制，而呈现一时性兴奋状态，在短时间内自我控制能力减退；然后，皮质下中枢、脊髓和小脑功能受到抑制，出现共济失调等运动障碍，分辨力、记忆力、洞察力、注意力减退甚至消失，视觉、语言、判断力失常；最后抑制延髓血管运动中枢和呼吸中枢，呼吸中枢麻痹是重度酒精中毒者死亡的主要原因。

二、护理评估

(一)病史

有大量饮酒或摄入含酒精的饮料史。

(二)临床表现

与酒精的浓度、饮酒量、饮酒速度和是否空腹有关。急性中毒的主要症状和体征是中枢神经系统抑制、循环系统和呼吸系统功能紊乱。临床大致可分为以下3期。

1.兴奋期

血酒精含量在200～990 mg/L，患者出现眩晕和欣快，易感情用事，说话滔滔不绝，言辞动作常粗鲁无理、喜怒无常，不承认自己饮酒过量，自制力很差，有时则寂静入睡。

2.共济失调期

血酒精含量达1 000～2 999 mg/L。患者动作笨拙、步态不稳、言语含糊不清、语无伦次，似精神错落。

3.昏迷期

血酒精含量达3 000 mg/L以上。患者由兴奋转为抑制，常昏睡不醒、呼吸慢并带鼾声、体温偏低、面色苍白、皮肤发绀、口唇微紫、脉搏细速，常呈休克状态，瞳孔正常或散大，严重者昏迷、抽搐和大小便失禁，最后发生呼吸麻痹致死。

(三)辅助检查

(1)酒精检测：呼气中酒精浓度与血清酒精浓度相当。

(2)动脉血气分析可有轻度代谢性酸中毒。

(3)血清电解质检测可见低钾血症、低镁血症、低钙血症。

(4)血清葡萄糖检测可有低血糖症。

(5)心电图检查可见心律失常和心肌损害。

三、病情诊断

根据患者大量饮酒或摄入含酒精的饮料史,临床表现为急性中毒的中枢神经抑制症状、呼气中有酒味,参考实验室检查,可作出急性酒精中毒的诊断。

四、急救护理

(一)紧急救护

1.清除毒物

轻度醉酒一般不需做驱毒处理。饮酒量过大者,如神志尚清可予以催吐,但应严防误吸;如神志已模糊者应考虑洗胃。对来诊时已处于严重状态者,应早期进行血液透析治疗。

2.解除中枢抑制作用

解除中枢抑制作用可用内啡肽拮抗药纳洛酮 0.4～0.8 mg,静脉注射,可每半小时左右重复注射,多数患者数次应用后可清醒。同时可用 10％高渗葡萄糖液 500 mL 加胰岛素 8～16 U 静脉滴注,加维生素 C、B 族维生素,促进酒精氧化。

(二)一般护理

1.卧床休息

采取侧卧位,以防呕吐致窒息和吸入性肺炎,同时要注意保暖。

2.加强病情观察

如患者出现昏迷、呼吸慢而不规则、脉搏细弱、皮肤湿冷、大小便失禁、抽搐等异常情况,要及时进行处理。

3.加强饮食指导

鼓励多饮水,绿豆汤、西瓜汁等都有较好的解酒作用,也可给予浓茶醒酒。

4.加强药物应用的护理

注意观察用药效果,如吗啡、氯丙嗪等中枢抑制剂,同时做好液体出入量记录。

5.对症治疗

保持呼吸道通畅、给氧;呼吸中枢抑制时,及时插管,机械辅助呼吸,慎用呼吸兴奋剂;及时解痉镇静,发生抽搐可用地西泮 5～10 mg 肌内注射或静脉注射,忌用巴比妥类;防止脑水肿、水电解质紊乱和酸碱平衡失调;纠正低血糖;注意防治呼吸道感染和吸入性肺炎。

6.健康指导

(1)生活指导。加强酒精中毒引起不良后果的宣传,倡导适量饮酒,严禁嗜酒的生活习惯。

(2)健康指导。加强宣传和教育,尤其是注意防止意外伤害及意外事故的发生:①意外伤害,如醉酒后可因落水、高坠、吸入呕吐物窒息而死;若冬季昏睡倒在室外,则易被冻伤甚则冻死,应予预防并避免。②意外事故,如酒后驾车肇事、打架斗殴、伤人毁物、工伤事故及其他暴力犯罪等,而且必须承担相关法律责任,应予以预防并及时制止。

(安会云)

第四节　急性一氧化碳中毒

一、疾病介绍

(一)定义

急性一氧化碳中毒是指人体短时间内吸入过量一氧化碳所造成的脑及全身其他组织缺氧性疾病,严重者可引起死亡。

(二)病因

1.职业性中毒

职业性中毒如矿山采掘放炮、煤矿瓦斯爆炸、火灾现场、钢铁冶炼、化肥生产、制造甲醇、丙酮等都可产生大量的一氧化碳,若通风防护不当,吸入可致中毒。

2.生活性中毒

日常生活中,煤炉产生的气体中一氧化碳含量达 6%～30%。室内门窗紧闭,火炉无烟囱或烟囱堵塞、漏气都可引起一氧化碳中毒。

(三)发病机制

一氧化碳被人体吸入进入血液后,85%与血红蛋白结合形成稳定的碳氧血红蛋白。由于碳氧血红蛋白的亲和力是氧合血红蛋白比氧大 240 倍,而碳氧血红蛋白解离却比正常血红蛋白慢3 600 倍。因此,血液中一氧化碳与氧竞争血红蛋白时,大部分血红蛋白成为碳氧血红蛋白。碳氧血红蛋白携氧能力差,引起组织缺氧,而碳氧血红蛋白解离曲线左移,血氧不易释放更加重组织缺氧。此外,一氧化碳还可与还原型细胞色素氧化酶的二价铁结合,抑制该酶活性,影响组织细胞呼吸与氧化过程,阻碍对氧利用。脑和心脏(对缺氧最敏感的器官)最易遭受损害。脑内小血管迅速麻痹扩张。脑内 ATP 无氧情况下耗尽,钠泵运转不灵,钠离子蓄积于细胞内而诱发脑细胞内水肿。

(四)临床表现

患者一般有明确的一氧化碳吸入史,中毒的程度与吸入时间的长短、吸入的浓度、机体对一氧化碳的敏感性、耐受性密切相关。一氧化碳急性中毒的临床表现根据碳合血红蛋白形成的程度可分为 3 级。

1.轻度中毒

血液中碳合血红蛋白占 10%～20%,患者有头痛、眩晕、心悸、恶心、呕吐、四肢无力,可有短暂的晕厥,还可诱发心绞痛发生,及时吸入新鲜空气后症状会迅速消失。

2.中度中毒

血液中碳合血红蛋白占 30%～40%,除上述症状外,患者还可昏睡或浅昏迷,瞳孔对光反应迟钝,皮肤和黏膜出现典型樱桃红色,及时抢救。呼吸新鲜空气或氧气后可较快清醒,各种症状数小时内消失,一般不留后遗症。

3.重度中毒

血液中碳合血红蛋白达到 50%以上,患者呈深昏迷,各种反射消失,瞳孔散大,血压下降,呼吸不规则,皮肤黏膜苍白或发绀,中毒性肝炎、休克、急性肾功能不全,最终呼吸空气,患者可数小时甚至数天不能清醒,死亡率高。

4.迟发性脑病(神经精神后发症)

急性一氧化碳中毒患者在清醒后,经过2～60天的"假愈期",可出现下列临床表现:①精神意识障碍,出现幻视、幻听、忧郁、烦躁等精神异常,少数可发展为痴呆。②锥体外系神经障碍,出现帕金森综合征,部分患者逐渐发生表情缺乏,肌张力增加,肢体震颤及运动迟缓。③锥体系神经损害及大脑局灶性功能障碍,可发生肢体瘫痪、大小便失禁,失语,失明等。

(五)治疗要点

1.现场急救

(1)迅速脱离中毒现场:迅速将患者转移到空气新鲜的地方,卧床休息,保暖;保持呼吸道通畅。

(2)转运:清醒的患者。保持无障碍呼吸,有条件者应持续吸氧;昏迷中的患者,除持续吸氧外,应注意呼吸道护理,避免呼吸道异物阻塞。

2.院内救护

纠正缺氧:迅速纠正缺氧状态。吸入高浓度氧气可加速一氧化碳和血红蛋白解离,增加一氧化碳的排出。目前高压氧舱治疗效果最好。呼吸停止时,应及早进行人工呼吸,或用呼吸机维持呼吸。危重患者可考虑血浆置换。

3.进一步治疗

首先建立静脉通道,遵医嘱用药,防止并发症的发生。

(1)20％甘露醇:严重中毒后,脑水肿可在24～48小时发展到高峰。脱水疗法很重要。目前最常用的是20％甘露醇静脉快速滴注,也可注射呋塞米脱水。

(2)能量合剂:常用药物有三磷酸腺苷、辅酶A、细胞色素C和大量维生素C等,促进脑细胞功能恢复。

(3)血管扩张剂:常用的有1％普鲁卡因500 mL静脉滴注,用芎嗪注射液80 mg溶于250 mL液体内静脉滴注等,防治迟发性脑病。

4.做好急诊监护

(1)应密切观察患者的生命体征,包括体温、脉搏、呼吸、血压、面色、神志、瞳孔的变化,尤其是中、重度中毒以呼吸困难、呼吸肌麻痹为主者,所以需要密切观察患者呼吸的频率、深浅度的变化;严密观察患者有无呕吐现象,观察患者的血压、神志意识及瞳孔的变化,监测水、电解质平衡,纠正酸中毒,并预防吸入性肺炎或肺部继发感染。

(2)防治并发症和后发症,加强昏迷期间的护理。保持呼吸道通畅,必要时行气管切开。定时翻身以防发生压疮和肺炎。注意营养,必要时鼻饲。高热者可采用物理降温方法,如头部用冰帽,体表用冰袋,使体温保持在32 ℃左右。如降温过程中出现寒战或体温下降困难时,可用冬眠药物;严重中毒患者清醒后应继续高压氧治疗,绝对卧床休息,密切监护2～3周,直至脑电图恢复正常为主,预防迟发性脑病。

二、护理评估与观察要点

(一)护理评估

(1)病史评估:一氧化碳接触史。

（2）身体评估：生命体征、意识状态、瞳孔大小、头痛程度。

（3）实验室及其他检查：脑电图可见弥漫性低波幅慢波，与缺氧性脑病进展相平行。

（4）高压氧治疗的效果。

（5）有无焦虑等心理改变。

（二）观察要点

1.现存问题观察

一氧化碳中毒的后果是严重的低氧血症，从而引起组织缺氧，吸入氧气可加速血红蛋白和一氧化碳解离，增加一氧化碳的排出。严密观察患者意识、瞳孔变化，生命体征，重点是呼吸和体温，缺氧情况。尿量改变，准确记录出入量。氧浓度过高肺表面活性物质相对减少，易出现肺不张。应严格执行给氧浓度和给氧时间，根据病情随时调整用氧流量，清醒者可间歇给氧。一氧化碳中毒 6 小时内给予高压氧治疗，可减少迟发性病的发生，并能促进昏迷患者觉醒。

2.并发症的观察

（1）吸入性肺炎及肺水肿：常于中毒 2～4 天发生肺水肿、肺炎、清除呼吸道分泌物及呕吐物，严密观察体温、心率、血压等变化。应用抗生素控制感染，合并肺水肿时，控制液体滴速，给予强心利尿剂，准确记录出入液量。

（2）脑水肿：中毒严重者，脑水肿一般在 24～48 小时发展到高峰，应密切观察患者有无呕吐现象。呕吐时是否为喷射状。并及时认真听取患者的主诉，一旦发现患者瞳孔不等大，呼吸不规则，抽搐等提示脑疝形成，应给予及时抢救处理。输液过程中密切观察体液的速度和量，观察是否有药液外渗，避免输液量过快、过多、防止发生急性脑水肿。应用脱水剂后观察膀胱充盈情况，对于昏迷不能自行排尿者，给予留置导尿管，并要准确记录出入量，注意尿量及颜色的变化。

（3）心律失常：保证持续氧气吸入，纠正缺氧状态，应用抗心律失常药及营养心肌药物，严密监测心率（律）、血压变化，迅速处理危急情况。

（4）急性肾衰竭：严密观察尿量及液体出入量，纠正休克及缺氧，必要时给予利尿剂，血液透析时做好相应护理。

（安会云）

第十章

重症监护室护理

第一节 休 克

休克是一个由多种病因引起的以循环障碍为主要特征的急性循环衰竭。在休克时,由于组织的灌注不良,而引起组织血、氧及营养物质供应不充足,并产生代谢方面的异常。细胞代谢异常将导致细胞的功能异常、炎性递质释放和细胞损伤。如果组织的灌注能得以迅速恢复,细胞的损伤将可得到控制;如果细胞的损伤和代谢功能方面的异常严重或广泛,则休克就不可逆转。因此,对于休克的现代解释为持续的、血液灌注不足的多器官功能障碍综合征(multiple organ dysfunction syndrome,MODS)的亚临床病变。休克典型的临床表现是意识障碍、皮肤苍白、湿冷、血压下降、脉压减小、脉搏细速、发绀及尿少等。

一、病因

(一)血容量不足
由于大量出血(内出血或外出血)、失水(呕吐、腹泻、大量排尿等)、失血浆(烧伤、腹膜炎、创伤、炎症)等原因,血容量突然减少。

(二)创伤
多因撕裂伤、挤压伤、爆炸伤、冲击波伤引起内脏、肌肉和中枢神经系统损伤。此外骨折和手术亦可引起创伤性休克,属神经源性休克。

(三)感染
细菌、真菌、病毒、立克次体、衣原体、原虫等感染,亦称中毒性休克。

(四)变态反应
某些药物或生物制品使机体发生变态反应,尤其是青霉素过敏,常引起血压下降、喉头水肿、支气管痉挛、呼吸极度困难甚至死亡。

(五)心源性因素
常继发于急性心肌梗死、心脏压塞、心瓣膜口堵塞、心肌炎、心肌病变和严重心律失常等。

(六)神经源性因素
剧痛、麻醉意外、脑脊髓损伤等刺激,致使反射性周围血管扩张,有效血容量相对减少。

二、分类

休克分类方法很多,目前尚无一致的意见。传统的休克分类法主要按病因及病理生理学分类。

(一)按病因分类

(1)失血性休克(低血容量性休克)。

(2)感染性休克。

(3)心源性休克。

(4)过敏性休克。

(5)神经源性休克。

(6)内分泌性休克(黏液性水肿、嗜铬细胞瘤和肾上腺皮质功能不全等)。

(7)伴血流阻塞的休克(肺栓塞、夹层动脉瘤)。

(二)按病理生理学分类

根据血流动力学机制、血容量分布的改变,Weil 提出了一种新的休克早期分类的方法(表 10-1)。

表 10-1　休克分类

休克类型	特征
Ⅰ.低血容量性	
A.外源性	出血引起的全血丢失,烧伤、炎症引起的血浆丧失,腹泻、脱水引起的电解质丧失
B.内源性	炎症、创伤、过敏、嗜铬细胞瘤、蜇刺毒素作用引起的血浆外渗
Ⅱ.心源性	心肌梗死、急性二尖瓣关闭不全、室间隔破裂、心力衰竭、心律失常
Ⅲ.阻塞性(按解剖部位)	
A.腔静脉	压迫
B.心包	填塞
C.心腔	环状瓣膜血栓形成、心房黏液瘤
D.肺动脉	栓塞
E.主动脉	夹层动脉瘤
Ⅳ.血流分布性(机制不十分清楚)	
1.高或正常阻力(静脉容量增加,心排血量正常或降低)	杆菌性休克(革兰氏阴性肠道杆菌)、巴比妥类药物中毒、神经节阻滞(容量负荷后)、颈脊髓横断
2.低阻力(血管扩张、体循环动静脉短路伴正常高心排血量)	炎症(革兰氏阳性菌肺炎)、腹膜炎、反应性充血

传统的分类方法过于繁杂,完全可以将这些种类的休克浓缩集中,以便于临床分类与治疗。美国克氏外科学(第 15 版)中将休克按病原分类的方法,克服了传统分类法的不利面,有明显的优越性。但在实际临床应用时,仍会有一定的限制,因为常有休克患者的病因包括多种致病因素,如创伤休克者可能同时伴有败血症,或同时存在神经方面的因素,判断这种患者的休克分类是比较困难的,故在临床诊断和治疗各种休克时,一定要综合分析判断其病因病原,以便使患者得到最有效的治疗。以下将参考新的休克分类法进行叙述。

（1）低血容量性休克：出血和血浆容量丢失。

（2）心源性休克：本身因素和外来因素。

（3）神经源性休克。

（4）血管源性休克：①全身性炎症反应综合征、感染（脓毒血症）、非感染；②过敏；③肾上腺皮质功能不全；④创伤。

三、休克的分期

不同原因造成的休克过程是十分复杂的，不论什么原因造成的心功能不全及外周组织器官的灌注差，均可产生一系列组织低灌注的临床症状。休克的发生是有一定阶段性的，了解其各个阶段的特点和临床表现对于指导抢救治疗是非常有益的。一般情况下，休克时微循环的变化分为 3 个阶段。

（一）缺血缺氧期

由于组织的低灌注，使氧供明显减少。此期心排血量明显下降，临床表现为血压下降、脉压小、脉搏频速、尿量减少、心烦气躁、皮肤苍白、出冷汗、四肢发凉、四肢末梢出现轻度缺氧性发绀等。参与此期机体代偿的病理生理机制有如下几个方面。

1.交感-肾上腺髓质系统兴奋

由于该系统的激活，使内源性儿茶酚胺类物质的释放增加，以利增加心肌收缩力、增快心率、收缩外周血管使血压回升。

2.肾素-血管紧张素系统的作用

该系统兴奋后肾素的释放增多，在血管紧张素转化酶的作用下，肾素转化为血管紧张素Ⅱ和血管紧张素Ⅲ，在精氨酸加压素（arginine vasopressin，AVP）和肾上腺释放的醛固酮协同作用下，使腹腔脏器和外周大血管的阻力增加，使血压回升。

3.血管活性脂的作用

细胞膜磷脂在磷脂酶 A_2 作用下生成的几种具有广泛生物活性的物质：血小板激活因子（PAF）、花生四烯酸环氧合代谢产物中的血栓素（TXA₂）、脂氧合代谢产物白三烯（LTC4，LTD4，LTE4，LTB4），可使全身的微血管收缩，但同时也有抑制心肌的作用。

4.溶酶体水解酶-心肌抑制因子系统

在该系统的作用下，溶酶体膜不稳定以致肠、肝、胰释放溶酶体酶类。胰腺则产生心肌抑制因子（MDF）并可使腹腔脏器小血管收缩。该系统的激活也可以代偿性地使回心血量增加以达到回升血压的目的。

此阶段系休克的早期代偿阶段，如果病变不十分严重，或其他因素干扰较小及原有的病因解除得好，那么患者的情况经紧急处理与对症对因治疗后可较快好转。例如，患者是因为外伤后所造成的大失血等原因而致休克，在此休克的代偿期给予补充血容量和有效的伤部处理止痛等，患者的休克状态可以很快恢复到正常循环功能。但如果是严重感染后的细菌内外毒素所造成的休克，由于病因不可能马上解除，因此有可能休克的治疗效果就不那么明显或迅速。此期的正确判定与治疗是十分重要的，如果不能很好地控制病情，而使之进入淤血缺氧期（即失代偿期），则治疗的难度更大。

（二）淤血缺氧期

此期是指休克进入失代偿期，由于缺氧情况的进一步加重，组织的灌注状态更加不好，由于明显的缺氧代谢,致组织器官产生酸中毒现象,各器官的功能进一步减退,机体的代偿功能也明显转向失代偿,其临床表现为血压下降、脉搏细速、四肢末梢表现为严重的发绀及皮肤花斑、全身湿冷,尿量减少等。参与此期的病理生理机制有如下几个方面。

1.氢离子的作用

由于组织的供氧不足,造成严重的酸性代谢产物增加,同时也由于血供不足而造成酸性代谢产物不能及时排出,血液中缓冲物质减少、肾功能不全和肺功能不全等,氢离子大量蓄积,致使体内的各种酶类的功能下降、器官功能不全,此时机体的心血管系统对于各种药物的敏感性明显下降而疗效不佳,休克的程度逐渐加重。

2.血管活性物质的作用

由于各种致病因子的作用,血压降低和炎性物质的进一步刺激,前列腺素的释放增加,组胺、缓激肽、腺苷、PAF 等逐渐增多,而且代偿期的几个加压系统功能不全,升血压物质、心血管系统对于血管活性物质的反应减弱致使全身的血管扩张、血小板趋于聚集而使微循环状态更差甚至造成微循环衰竭。

3.自由基的作用

由于组织的严重缺氧和酸中毒,使之产生大量的氧自由基和羟自由基,促使脂质过氧化加剧,对于组织细胞造成严重的损伤而加重器官的功能不全或衰竭。

4.其他

由于血管内皮细胞的损伤,使白细胞易于附壁黏着,大量的细胞因造成血管功能的改变,使毛细血管后阻力增加,加重微循环的障碍。

淤血缺氧期是休克的严重病变期,此期内如果不能除去病因和进行有效的对症治疗,将不可避免地使休克进入终末期,即 DIC 期。因此,在此期的救治过程中,要确实地除去病因,纠正缺氧与酸中毒,使病情向好的方面转化,而不使之进入下一期。

(三)微循环凝血期(DIC 期)

微循环凝血期是休克的终末期,由于微血管内广泛血栓形成,使组织已经无法得到充分的血供氧供,也不能排出体内或组织器官的酸性代谢产物,各器官的功能已基本走向衰竭。临床表现为患者严重的烦躁不安,有的患者表现为意识不清或出现昏迷等,血压显著下降甚至测不到、肺出血或消化道出血、皮肤出现出血点或者瘀斑、无尿。患者于此期已处于濒死状态。化验室检查示凝血因子减少、血小板减少、3P 试验阳性等。

四、临床表现

按照休克的发病过程可分为休克代偿期、休克抑制期和休克失代偿期,或称休克早期、休克期和休克晚期。

(一)休克代偿期

当血容量丧失未超过总血容量的 20% 时,机体处于代偿阶段,患者的中枢神经系统兴奋性提高,交感神经的活动增强,患者表现为精神紧张、兴奋、烦躁不安,面色苍白、四肢湿冷、脉搏细速、呼吸增快血压正常或稍高,但脉压缩小,肾血管收缩,尿量减少,每小时尿量少于 30 mL,在此期间如能及时正确处理,补足血容量,休克可迅速纠正,反之,如处理不当导致病情发展,进入休克抑制期。

(二)休克抑制期

当血容量丧失达到总血容量的 20％～40％时,患者由兴奋转为抑制,表现为神志淡漠、反应迟钝,口唇和肢端发绀。皮肤出现花斑纹,四肢厥冷,出冷汗,脉搏细速,血压下降,收缩压下降至 10.7 kPa(80 mmHg)以下病情严重时,全身皮肤黏膜明显发绀,脉搏摸不清,无创血压测不到,体内组织严缺氧,大量乳酸及有机酸增加。出现代谢性酸中毒。若抢救及时仍可好转,若处理不当,病情迅速恶化,出现进行性呼吸困难。脉速或咳出粉红色痰,动脉血氧分压降至 8.0 kPa (60 mmHg)以下虽大量给氧也不能改善呼吸困难症状,提示已发生呼吸窘迫综合征,如皮肤、黏膜出现瘀斑或发生消化道出血,则表示病情已发展至弥散性血管内凝血阶段,常继发有心、脑、肾等器官的功能衰竭而死亡。

(三)休克失代偿期

当血容量丧失超过总血容量的 40％,由于组织缺少血液灌注,细胞因严重缺氧而发生变性坏死;加之严重的酸中毒又可使细胞内的溶酶体膜破裂,释出的溶酶体酶(如蛋白水解酶等)和某些休克动因(如脂多糖等)都可使细胞发生严重的乃至不可逆的损害,从而使包括脑、心在内的各重要器官的功能代谢障碍也更加严重,这样就给治疗造成极大的困难,故本期又称休克难治期(表 10-2)。

表 10-2　休克的临床表现

| 分期 | 意识 | 口渴 | 皮肤黏膜 | | 脉搏 | 血压 | 体表血管 | 尿量 | 估计血量 |
			色泽	温度					
休克代偿期	神志清楚,伴有痛苦表情,精神紧张	口渴	开始苍白	正常发凉	100 次/分以下,尚有力	收缩压正常或稍升高,舒张压升高,脉压缩小	正常	正常	20％以下(800 mL 以下)
休克抑制期	神志尚清楚,表情淡漠	很口渴	苍白	发冷	100～200 次/分	收缩压为 9.3～12.0 kPa(70～90 mmHg),脉压小	表浅静脉塌陷,毛细血管充盈迟缓	尿少	20％～40％(800～1 600 mL)
休克失代偿期	意识模糊	非常口渴,可能无主诉	显著苍白,肢端发紫	厥冷(肢端更明显)	速而细弱,或模糊不清	收缩压在 9.3 kPa(70 mmHg)以下或测不到	毛细血管充盈非常迟缓,表浅静脉塌陷	尿少或无尿	40％以上(1 600 mL 以上)

五、病情监测和护理

根据病因,结合临床表现,通过监测,不但可了解患者病情变化和治疗反应,为休克的早期诊治争取有利时机,为调整治疗方案提供客观依据。

(一)病情监测

1.一般监测

(1)精神状态:脑组织有效血液灌流和全身循环状况的反映。例如,患者意识清楚,对外界的刺激能正常反应,说明患者循环血量已基本恢复;相反,若患者表情淡漠、不安、谵妄或嗜睡、昏迷,反映大脑因循环不良而发生障碍。

(2)皮肤温度、色泽:是体现灌流情况的标志。如患者的四肢暖,皮肤干,轻压甲床或口唇时,局部暂时缺血呈苍白,松压后色泽迅速转为正常,可判断末梢循环已恢复、休克好转;反之说明休克情况仍存在。

(3)血压:维持血压稳定在休克治疗中十分重要。但是,血压并不是反映休克程度最敏感的指标。例如,心排血量已有明显下降时,血压的下降常滞后约40分钟;当心排血量尚未完全恢复时,血压可已趋正常。因此,在判断病情时,还应兼顾其他的参数进行综合分析。在观察血压情况时,还要强调定时测量、比较血压情况。通常认为收缩压<12.0 kPa(90 mmHg)、脉压<2.7 kPa(20 mmHg)是休克的表现;血压回升、脉压增大则是休克好转的征象。

(4)脉率:脉率的变化多出现在血压变化之前。脉率已恢复且肢体温暖者,虽血压还较低,但常表示休克趋向好转。常用脉率/收缩压(mmHg)计算休克指数,帮助判定休克的有无及轻重。指数为0.5多表示无休克;>1.5有休克;>2.0为严重休克。

(5)尿量:是反映肾血液灌注情况的有用指标。早期休克和休克复苏不完全的表现通常是少尿。对疑有休克或已确诊者,应观察每小时尿量,必要时留置导尿管。尿量<25 mL/h、比重增加者表明仍存在肾血管收缩和供血量不足;血压正常但尿量仍少且比重偏低者,提示有急性肾衰竭可能。当尿量维持在30 mL/h以上时,则休克已得到纠正。此外,创伤危重患者复苏时使用高渗溶液者可能有明显的利尿作用;涉及垂体后叶的颅脑损伤可出现尿崩现象;尿路损伤可导致少尿与无尿。判断病情时应予注意。

2.特殊监测

(1)中心静脉压(CVP):中心静脉压代表右心房或者胸腔段腔静脉内压力的变化,一般比动脉压要早,反映全身血容量及心功能状况。CVP的正常值为0.49~0.98 kPa(5~12 cmH$_2$O)。当CVP<0.49 kPa时,表示血容量不足;高于1.47 kPa(15 cmH$_2$O)时,则提示心功能不全、肺循环阻力增高或静脉血管床过度收缩;若CVP超过1.96 kPa(20 cmH$_2$O),则表示存在充血性心力衰竭。临床实践中,通常进行连续测定,动态观察其变化趋势以准确反映右心前负荷的情况(表10-3)。

表10-3 休克时中心静脉压与血压变化的关系及处理原则

CVP	血压	原因	处理原则
低	低	血容量相对不足	充分补液
低	正常	心收缩力良好,血容量相对不足	适当补液,注意改善心功能
高	低	心功能不全或血容量相对过多	强心剂、纠正酸中毒、扩张血管
高	正常	容量血管过度收缩,肺循环阻力增高	扩张血管
正常	低	心功能不全或血容量不足	补液试验

(2)肺毛细血管楔压(PCWP):应用Swan-Ganz漂浮导管可测得肺动脉(PAP)和肺毛细血管楔压(PCWP),可反映左心房、左心室压和肺静脉。PCWP的正常值为0.8~2.0 kPa(6~15 mmHg),与左心房内压接近;PAP的正常值为1.3~2.9 kPa(10~22 mmHg)。PCWP增高常见于肺循环阻力增高,如肺水肿时,PCWP低于正常值反映血容量不足(较CVP敏感)。因此,临床上当发现PCWP增高时,即使CVP尚属正常,也应限制输液量以免发生或加重肺水肿。此外,还可在做PCWP时获得血标本进行混合静脉血气分析,了解肺内通气/灌流比或肺内动静

脉分流的变化情况。但必须指出,肺动脉导管技术是一项有创性检查,有发生严重并发症的可能(发生率为 3%～5%),故应当严格掌握适应证。

(3)心排血量(CO)和心脏指数(CI):CO 是心率和每搏排出量的乘积,可经 Swan-Ganz 倒灌应用热稀释法测出。成人 CO 的正常值为每分钟 4～6 L;单位体表面积上的 CO 便称作心脏指数(CI),正常值为每分钟 2.5～3.5 L/m²。此外,还可按下列公式计算出总外周血管阻力(SVR):SVR=(平均动脉压-中心静脉压)/心排血量×80。

SVR 正常值为 100～130 kPa。S/L 了解和监测上述各参数对于抢救休克时及时发现和调整异常的血流动力学有重要意义。CO 值通常在休克时均较正常值有所降低;有的感染性休克时却可能高于正常值。因此在临床实践中,测定患者的 CO 值并结合正常值。

(二)休克护理

1.一般护理

(1)将患者安置在单间病房,室温 22～28 ℃,湿度 70%左右,保持通风良好,空气新鲜。

(2)设专人护理,护理人员不离开患者身边,保持病室安静,避免过多搬动患者,建立护理记录,详细记录病情变化及用药。

(3)体位:休克患者体位很重要,最有利的体位是头和腿均适当抬高 30°,松解患者紧身的领口、衣服,使患者平卧,立即测量患者的血压、脉搏、呼吸,并在以后每 5～10 分钟重复 1 次,直至平稳。

(4)保温:大多数患者有体温下降、怕冷等表现,需要适当保暖,但不需在体表加温,不用热水袋。因体表加温可使皮肤血管扩张,减少了生命器官的血液供应,破坏了机体调节作用,对抗休克不利。但在感染性休克持续高热时,可采用降温措施,因低温能降低机体对氧的消耗。

(5)吸氧与保持呼吸道通畅:休克患者都有不同程度缺氧症状,应给予氧气吸入。吸入氧浓度 40%左右,并保持气道通畅。必要时可以建立人工气道。用鼻导管或面罩吸氧时,尤应注意某些影响气道通畅的因素,如舌后坠,有颌面、颅底骨折,咽部血肿,鼻腔出血的患者,吸入异物及呕吐物后的患者;气道灼伤,变态反应引起的喉头水肿的患者;颈部血肿压迫气管及严重的胸部创伤的患者,为防止出现气道梗阻,应给予必要的急救护理措施。如用舌钳将舌头拉出;清除患者口中异物、分泌物;使患者侧卧头偏向一侧;尽可能建立人工气道,确保呼吸道通畅。

(6)输液:开放两条及以上静脉通路,尽快进行静脉输液。必要时可采用中心静脉置管输液。深静脉适宜快速输液,浅表静脉适宜均匀而缓慢地滴入血管活性药物或其他需要控制滴速的药物。输液前要采集血标本进行有关化验,并根据病情变化随时调整药物。低血容量性休克且无心脏疾病的患者,速度可适当加快,老年人或有心肺疾病者速度不宜过快,避免发生急性肺水肿。抗休克时,输液药物繁多,要注意药物间的配伍禁忌、药物浓度及滴速。此外,抢救过程中常有大量的临时口头医嘱,用药后及时记录,且执行前后应及时查对,避免差错。意识不清、烦躁不安患者输液时,肢体应以夹板固定。输液装置上应写出床号、姓名、药名及剂量等。

(7)记出入液量:密切观察病情变化,准确记录 24 小时出入液量,以供补液计划做参考。放置导尿管,以观察和记录单位时间尿量,扩容的有效指标是每小时尿量维持在 30 mL 以上。

2.临床护理

(1)判断休克的前期、加重期、好转期护理人员通过密切观察病情,及早发现与判断休克的症状,与医师密切联系,做到及早给予治疗。①休克前期:护理人员要及早判断患者病情,在休克症状未充分表现之前,就给予治疗,往往可以使病情向有利方面转化,避免因治疗不及时而导致病情恶化。患者意识清醒,烦躁不安,恶心、呕吐,略有发绀或面色苍白,肢体湿冷,出冷汗,心搏加快,但脉搏尚有力,收缩压可接近正常,但不稳定,遇到这些情况,应考虑到休克有早期表现,及时采取措施,使患者病情向好的方面发展。②休克加重期:表现为烦躁不安,表情淡漠,意识模糊甚至昏迷,皮肤发紫,冷汗,或出现出血点,瞳孔反射迟钝,脉搏细弱,血压下降,脉压变小,尿少或无尿。此时医护人员必须密切合作,采取各种措施,想方设法挽救患者生命。③休克好转期:表现为神志逐渐转清、表情安静、皮肤转为红润、出冷汗停止,脉搏有力且变慢,呼吸平稳而规则,脉压增大,血压回升,尿量增多且每小时多于 30 mL,皮肤及肢体变暖。

(2)迅速除去病因,积极采取相应措施:临床上多种多样的原因可导致休克,积极而又迅速除去病因占重要地位。如立即对开放伤口进行包扎、止血、固定伤肢,抗过敏、抗感染治疗,给予镇静、镇痛药物,使患者能安静接受治疗等。如过敏性休克患者,在医师未到之前,应立即给予皮下或肌内注射 0.1%肾上腺素 1 mL,并且给予氧气吸入及建立输液通道。如外科疾病,内脏出血、肠坏死、急性化脓性胆管炎等及妇产科前置胎盘、宫外孕大出血等。应一方面及时地恢复有效循环血量;另一方面要积极地除去休克的病因,即施行手术才能挽救患者生命。护理人员在抗休克治疗的同时,必须迅速做好术前准备,立即将患者送至手术室进行手术。

(3)输液的合理安排:护理人员在执行医嘱时,要注意输液速度及量与质的合理安排,开始输液时决定量和速度比决定补什么溶液更为重要。在紧急情况下,血源困难抢救休克时,可立即大量迅速输入 0.9%氯化钠溶液。输入单纯的晶体液虽然能补充血容量,但由于晶体液很快转移到血管外,不能有效地维持血管内的血容量。应将该晶体液与胶体液交替输入,以便保持血管胶体渗透压来维持血容量。在输入血管收缩剂或血管扩张剂时,如去甲肾上腺素、多巴胺等,因这些药物刺激性强,对注射局部容易产生坏死,而休克患者反应迟钝,故护理患者要特别谨慎,经常观察输液局部变化,发现异常要及时处理和更换部位。

(4)仔细观察病情变化:休克是一个严重的变化多端的动态过程,要取得最好的治疗效果,必须注意加强临床护理中的动态观察。护理人员在精心护理的过程中,从病床边可以随时获得可靠的病情进展的重要指标。关键是对任何细微的变化都不能放过,同时,要作出科学的判断。其观察与判断的内容有以下几方面。

1)意识表情:患者的意识表情的变化能反映中枢神经系统血液灌流情况。脑组织灌注不足、缺氧,表现为烦躁、神志淡漠、意识模糊或昏迷等。严重休克时细胞反应降低,患者由兴奋转为抑制,表示脑缺氧加重病情恶化。患者经治疗后意识转清楚,反应良好,提示循环改善。早期休克患者有时需要心理护理,耐心劝慰患者,使之配合治疗与护理。另外对谵妄、烦躁、意识障碍者,应给予适当约束加用床档,以防坠床发生意外。

2)末梢循环:患者皮肤色泽、温度、湿度能反映体表的血液灌注情况。正常人轻压指甲或唇部时,局部因暂时缺血而呈苍白色,松压后迅速转为红润。轻压口唇、甲床苍白色区消失时间超过 1 秒,为微循环灌注不足或有瘀滞现象。休克时患者面色苍白、皮肤湿冷表明病情较重,患者皮色从苍白转为发绀,则提示进入严重休克,由发绀又出现皮下瘀点、瘀斑,注射部位渗血,则提示有 DIC 的可能,应立即与医师联系。如果患者四肢温暖,皮肤干燥,压口唇或指甲后苍白消失快(<1 秒),迅速转为红润,表明血液灌注良好,休克好转。

3)颈静脉和周围静脉:颈静脉和周围静脉充盈常提示高血容量的情况。休克时,由于血容量锐减,静脉瘪陷,当休克得到纠正时,颈静脉和周围静脉充盈,若静脉怒张则提示补液量过多或心功能不全。

4)体温:休克患者体温常低于正常,但感染性休克有高热。护理时应注意保暖,如盖被、低温电热毯或空气调温等,但不宜用热水袋加温,以免烫伤和使皮肤血管扩张,加重休克。高热患者可以采用冰袋、冰帽或低温等渗盐水灌肠等方法进行物理降温,也可配合室内通风或药物降温法。

5)脉搏:休克时脉率增快,常出现于血压下降之前。随着病情恶化,脉率加速,脉搏变细弱甚至摸不到。若脉搏逐渐增强,脉率转为正常,脉压由小变大,提示病情好转。为准确起见,有时需结合心脏听诊和心电图监测。若心率超过每分钟 150 次或高度房室传导阻滞等可降低心排血量,值得注意。

6)呼吸:注意呼吸次数,有无节律变化,呼吸增速、变浅、不规则,说明病情恶化;反之,呼吸频率、节律及深浅度逐渐恢复正常,提示病情好转。呼吸增至每分钟 30 次以上或降至每分钟 8 次以下,表示病情危重。应保持呼吸道通畅,有分泌物及时吸出,鼻导管给氧时用每分钟 6～8 L 的高流量(氧浓度 40%～50%),输入氧气应通过湿化器或在患者口罩处盖上湿纱布,以保持呼吸道湿润,防止黏膜干燥。每 2～4 小时检查鼻导管是否通畅。行气管插管或切开、人工辅助通气的患者,更应注意全面观察机器工作状态和患者反应两方面的变化。每 4～6 小时测量全套血流动力学指标、呼吸功能及血气分析 1 次。高流量用氧者停用前应先降低流量,逐渐停用,使呼吸中枢逐渐兴奋,不能骤停吸氧。

7)瞳孔:正常瞳孔两侧等大、圆形。双侧瞳孔不等大应警惕脑疝的发生。如双侧瞳孔散大,对光反射减弱或消失,说明脑组织缺氧,病情危重。

8)血压与脉压:观察血压的动态变化对判断休克有重要作用。脉压越低,说明血管痉挛程度越重。而脉压增大,则说明血管痉挛开始解除,微循环趋向好转。此外,在补充血容量后,血流改善,血压也必然上升。通常认为上肢收缩压低于 12.0 kPa(90 mmHg)、脉压小于 2.7 kPa(20 mmHg),且伴有毛细血管灌流量减少症状,如肢端厥冷、皮肤苍白等是休克存在的证据。休克过程中,血流和血压是成正比的。因此,对休克患者的血压观察不能忽视。但治疗休克原则的目的在于改善全身组织血液灌注,恢复机体的正常代谢。不能单纯以血压高低来判断休克的治疗效果。在休克早期或代偿期,由于交感神经兴奋,儿茶酚胺释放,舒张压升高,而收缩压则无明显改变,故应注意脉压下降和交感兴奋的征象。相反,如使用血管扩张剂或硬膜外麻醉时,收缩压 12.0 kPa(90 mmHg)左右而脉压正常,且无其他循环障碍表现,则为非休克状态。此外,平时患高血压的患者,发生休克后收缩压仍可能大于 16.0 kPa(120 mmHg),但组织灌注已不足。因此,应了解患者基础血压。致休克因素使收缩压降低 20% 以上时考虑休克。重度休克患者,袖带测压往往不准确,可用桡动脉穿刺直接测压。休克治疗过程,定时测压,对判断病情、指导治疗很有价值。若血压逐渐下降甚至不能测知,且脉压减小,则说明病情加重。血压回升到正常值,或血压虽低,但脉搏有力,手足转暖,则休克趋于好转。

9)尿量:观察尿量就是观察肾功能的变化,也是护理人员对休克患者重点观察的内容之一。尿量和尿比重是反映肾脏毛细血管的灌流量,也是内脏血液流量的一个重要指标。在休克过程,长时间的低血容量和低血压,或使用了大量血管收缩剂后,可使肾脏灌流量不足,肾缺血而影响肾功能。此时,患者肾小球滤过率严重下降,临床出现少尿或无尿。如经扩容治疗后,尿量仍每小时少于 25 mL,应与医师联系,协助医师进行利尿试验。用 20% 甘露醇溶液 100～200 mL 于15～30 分钟内静脉滴注,或用呋塞米 20～40 mg 于 1～2 分钟内静脉注入。如不能使尿量改善,则表示已发生肾衰竭。此时应立即控制入量,补液应十分慎重。急性肾衰竭时,肾小管分泌钾的功能下降,同时大量组织破坏,蛋白质分解代谢亢进,钾从细胞内大量溢出进入细胞外液,故急性肾衰竭少尿期,血钾必然升高。当血钾升高超过 7 mmol/L 时,如不积极治疗,可发生各种心室颤动和心搏停止,因此要限制钾的摄入。反复测定血钾、钠、氯,根据化验报告和尿量的情况来考虑钾的应用。可给予碳酸氢钠纠正酸中毒,使钾离子再进入细胞内,或给予葡萄糖加胰岛素静脉滴入,可使血清钾离子暂时降低。如果经过治疗尿量稳定在每小时 30 mL 以上时,提示休克好转。因此,严格、认真记录尿量极为重要。

除此之外,还应注意并发症的观察,休克肺、心力衰竭、肾衰竭及 DIC 是休克死亡的常见并发症。①成人呼吸窘迫综合征(ARDS,又称休克肺):应注意观察有无进行性呼吸困难、呼吸频率加快(每分钟>35 次);有无进行性严重缺氧,经一般氧疗不能纠正,$PaO_2 < 9.3$ kPa (70 mmHg)并有进行性下降的趋势。特别常见于原有心、肾功能不全的患者,过度输入非胶体溶液更易发生。如有上述表现立即报告医师,及时处理。②急性肾衰竭:如血容量已基本补足,血压已回升接近正常或已达正常,而尿量仍<20 mL/h,并对利尿剂无反应者,应考虑急性肾衰竭的可能。③心功能不全:如血容量已补足,中心静脉压达 12 cmH_2O(1.18 kPa),又无酸中毒存在,而患者血压仍未回升,则提示心功能不全,尤其老年人或原有慢性心脏病的患者有发生急性肺水肿的可能,应立即减慢输液速度或暂停输液。④DIC:如休克时间较长的患者,应注意观察皮肤有无痕点、瘀斑或血尿、便血等,如有以上出血表现,则需考虑并发 DIC,应立即取血做血小板、凝血酶原时间、纤维蛋白原等检查,并协助医师进行抗凝治疗。

(5)应用血管活性药物的护理。

1)开始用升压药或更换升压药时血压常不稳定,应每 5～10 分钟测量血压 1 次,有条件的连续监测动脉压。随血压的高低调节药物浓度。对升压药较敏感的患者,收缩压可由测不到而突然升高甚至可达26.7 kPa(200 mmHg)。在患者感到头痛、头晕、烦躁不安时应立即停药,并报告医师。用升压药必须从最低浓度且慢速开始,每 5 分钟测血压 1 次,待血压平稳及全身情况改善后,改为 30 分钟/次,并按药物浓度及剂量计算输入量。

2)静脉滴注升压药时,切忌使药物外渗,以免导致局部组织坏死。

3)长期输液的患者,应每 24 小时更换一次输液管,并注意保护血管及穿刺点。选择血管时先难后易,先下后上。输液肢体应适当制动,但必须松紧合适,以免回流不畅。

(6)预防肺部感染:病房内定期空气消毒并控制探视,定期湿化消毒。避免交叉感染,进行治疗操作时,注意遮挡,适当暴露以免受凉。如有人工气道,注意口腔护理,鼓励患者有效咳痰。痰不易咳出时,行雾化吸入。不能咳痰者及时吸痰,保证呼吸道通畅,以防止肺部并发症。

(7)心理护理:经历休克繁多而紧急的抢救后,患者受强烈刺激,易使患者倍感自己病情危重与面临死亡而产生恐惧、焦虑、紧张、烦躁不安。这时亲属的承受能力、应变能力也随之下降,则将严重影响与医护人员的配合。因此,护士应积极主动配合医疗,认真、准确无误地执行医嘱;紧急情况下医护人员也要保持镇静,快而有序、忙而不乱地进行抢救工作,以稳定患者及家属的情绪,并取得他们的信赖感和主动配合;待患者病情稳定后,及时做好安慰和解释工作,使患者积极配合治疗及护理,树立战胜疾病的信心;保持安静、整洁舒适的环境,减少噪声,让患者充分休息;应将患者病情的危险性和治疗、护理方案及期望治疗前途告诉患者家属,在让他们心中有数的同时,协助医护人员做好患者的心理支持,以利于早日康复。

（朱丽君）

第二节　多器官功能障碍综合征

多器官功能障碍综合征(multiple organ dysfunction syndrome,MODS)是指在严重创伤、感染和休克时,原无器官功能障碍的患者同时或者在短时间内相继出现两个以上器官系统的功能障碍以致机体内环境的稳定必须靠临床干预才能维持的综合征。

MODS 的原发致病因素是急性而继发受损器官可在远隔原发伤部位,不能将慢性疾病、组织器官退化、机体失代偿时归属其中。常呈序惯性器官受累,致病因素与发生 MODS 必须>24 小时。发生 MODS 前,机体器官功能基本正常,功能损害呈可逆性,一旦发病机制阻断、及时救治,器官功能有望恢复。

一、病因

(一)严重创伤

严重创伤是诱发 MODS 的常见因素之一,主要见于复合伤、多发伤、战地伤、烧伤及大手术创伤,并由此可引起心、肺、肝、肾、造血系统、消化道等多个组织器官系统的功能障碍。

(二)休克

各种原因导致的休克是引起 MODS 的重要发病因素,尤其是出血性休克和感染性休克更易引发 MODS。休克过程中机体各重要器官血流不足而呈低灌注状态,引起广泛性全身组织缺氧、缺血,代谢产物蓄积,影响细胞代谢、损害器官的功能,最后导致 MODS。

(三)严重感染

严重感染是引发 MODS 的最主要因素之一,尤其是腹腔感染,是诱发 MODS 的重要原因。据相关资料统计,腹腔感染在多种 MODS 致病因素中占首位。其中革兰氏阴性杆菌占大多数,如腹腔内脓肿、急性化脓性阑尾炎、急性坏死性胰腺炎、急性腹膜炎、急性胆囊炎等更易导致 MODS 的发生。有报道 MODS 患者 69%~75%的病因与感染有关。

(四)医源性因素

医源性因素也是造成 MODS 的一个重要因素。尤其是急危重症患者,病情错综复杂,如治疗措施应用不当,对脏器容易造成不必要的损伤而引发 MODS。较常见的因素如下。

(1)长时间(>6 小时)高浓度给氧可破坏肺表面活性物质,损害肺血管内皮细胞。

(2)大量输血、输液可导致急性肺水肿、急性左心功能不全。

(3)药物使用不当可导致肝、肾等重要脏器功能障碍。

(4)不适当的人工机械通气可造成心肺功能障碍。

(5)血液吸附或血液透析造成的不均衡综合征、出血和血小板减少。

(五)心搏、呼吸骤停

心搏、呼吸骤停致使机体各重要脏器严重缺血、缺氧,若能在短时间内得到有效及时的抢救,复苏成功后,血流动力学改善,各大器官恢复灌流,形成"缺血-再灌注",但同时也可能引发"再灌注"损伤,导致 MODS。

二、临床表现

MODS 多以某一器官功能受损开始发病,并序贯地影响到其他器官,由于首先受累器官的不同以及受累器官组合的不同,因此,其临床表现也不尽相同,下面将各器官受累时的主要表现分别介绍(表 10-4)。

表 10-4　MODS 的临床表现

	休克	复苏	高分解代谢	MOF
全身情况	萎靡、不安	差、烦躁	很差	终末
循环	需输液	依赖容量	CO↓,休克	药物依赖
呼吸	气促	呼碱低氧	ARDS	O_2↓,CO_2↑
肾脏	少尿	氮↑	氮↑,需透析	恶化
胃肠	胀气	摄食↓	应激性溃疡	功能紊乱
肝脏	肝功轻度↓	中度↓	严重↓	衰竭
代谢	血糖↑需胰岛素	高分解代谢	代谢性酸中毒,血糖↑	肌萎缩,酸中毒
CNS	模糊	嗜睡	昏迷	深昏迷
血液	轻度异常	BPC↓,WBC↑	凝血异常	DIC

(一)心脏

心脏的主要功能是泵功能,并推动血液在体内进行周而复始的循环,无论是心脏发生继发性损伤或原发性损伤都能够引起泵功能障碍,从而引起急性心功能不全,主要临床特征表现为急性肺循环淤血和供血不足。

急性心功能不全可概括为急性右心功能不全和急性左心功能不全,临床上急性右心功能不全极为少见,因此一般急性心功能不全即泛指急性左心功能不全,临床上最常见的是急性左室功能不全。临床症状及体征表现如下。

1.呼吸困难

按诱发呼吸困难急性程度的不同又可分为劳力性呼吸困难、夜间阵发性呼吸困难和端坐呼吸,而端坐呼吸和夜间阵发性呼吸困难是急性左心功能不全早期或急性发作时的典型表现之一,必须给予高度重视。

2.咳嗽与咯血

急性心功能不全引起的咳嗽主要特征为无其他原因可解释的刺激性干咳,尤以平卧或活动时为明显,半卧位或坐起及休息时咳嗽可缓解。若发生肺水肿时可见大量白色或粉红色泡沫样痰,严重者可发生咯血。

心排血量急剧下降是严重急性左心功能不全可引起的病变,从而引起心源性晕厥、心源性休克及心搏骤停。

(二)呼吸功能

临床特征表现为发绀和呼吸困难,血气分析检查常呈现为低氧血症。严重者可出现急性呼吸窘迫综合征(ARDS)或急性呼吸功能不全。ARDS 是 MODS 常伴发的一种临床表现,其病理改变为急性非心源性肺水肿。临床特点如下。

（1）起病急,呼吸极度困难,经鼻导管高流量吸氧不能缓解。

（2）呼吸频率加快,常超过每分钟 28～30 次,并进行性加快,严重者可达每分钟 60 次以上,患者所有呼吸肌都参与了呼吸运动,仍不能满足呼吸对氧的需求而呈现为窘迫呼吸。

（3）血气分析呈现为 $PO_2 < 8.0$ kPa（60 mmHg）,并呈进行性下降,高流量氧疗也难以使 PO_2 提高,而必须采用人工机械通气。

（三）肝

当肝脏功能遭到严重损害时,临床表现为肝细胞性黄疸,巩膜、皮服黄染,尿色加深呈豆油样,血清生化检查显示:总胆红素升高（直接胆红素与间接胆红素均升高）并伴有肝脏酶学水平升高,同时 ALT、AST、LDH 均大于正常值的 2 倍,还可伴有清蛋白含量、血清总蛋白下降及凝血因子减少,既往有肝病史者或病情严重者即可发生肝性脑病。

（四）肾

在急危重症的抢救过程中,多种原因都可能造成肾小管功能受损或急性肾小球功能受损,从而引起急性肾功能不全,其临床表现主要为氮质血症、少尿、无尿和水、电解质及酸碱平衡失调。当发生急性肾功能不全后,常易导致病情急剧进展或明显恶化,在以各种原因所导致的休克为 MODS 的原发病变时,肾功能不全也可能为最早的表现。

（五）胃肠道

各种原因引起的胃肠黏膜缺血及病变、治疗过程中的应激,导致的胃泌素与肾上腺皮质激素分泌增加,而导致胃黏膜病变,引起消化道大出血,或者其他因素所致的胃肠道蠕动减弱,从而发生胃肠麻痹。

（六）凝血功能

毛细血管床开放,血流缓慢或淤积,致使凝血系统被激活,引起微循环内广泛形成微血栓,导致弥散性血管内凝血可由任何原因所致的组织微循环功能障碍造成。进一步使大量凝血因子和血小板被消耗,引发全身组织发生广泛出血。临床常表现为黏膜、皮肤形成花斑,皮下出血,注射部位或手术切口、创面自发性弥漫性渗血,术后引流管内出血量增多,严重者内脏器官也发生出血。化验检查可见血浆蛋白原含量降低,纤维组织蛋白原降解产物增加,血小板计数呈进行性减少,凝血酶原时间延长。

（七）脑

由于危重病病变发生发展过程中的多种因素影响而使脑组织发生缺血、缺氧和水肿,从而在临床上引起患者意识障碍。如出现淡漠、烦躁、自制力和定向力下降,对外界环境、自己及亲人不能确认,甚至出现嗜睡、昏睡、昏迷。同时常伴有瞳孔、出现神经系统的病理反射及呼吸病理性变化等。

三、护理

（一）一般护理

1.饮食护理

MODS 患者机体常处于全身炎性反应高代谢状态,机体消耗极度升高,免疫功能受损,内环境紊乱,因此保证营养供应至关重要。根据病情选择进食方式,尽量经口进食,必要时给予管饲或静脉营养,管饲时注意营养液的温度及速度,避免误吸及潴留。

（1）肠道营养:根据患者病情选择管饲途径:口胃管、鼻胃管、鼻肠管、胃造口管、空肠造瘘等。

（2）肠外营养：根据患者病情给予不同成分的 TPN 治疗。

2.环境管理

病室清洁安静，最好住单人房间，室内每天消毒 1 次。

3.心理护理

因患者起病突然、病情严重，容易恐惧，护士耐心解释疾病发生发展的原因，帮助患者树立信心并取得积极配合，保证患者情绪稳定。

（二）重症护理

1.病情观察

全面观察，及早发现、预防各器官功能不全征象。

（1）循环系统：血压，心率及心律，CVP，PCWP 的监测，严格记录出入液量。

（2）呼吸系统：呼吸频率及节律，动脉血气分析，经皮血氧饱和度的监测。

（3）肾功能监测：监测尿量，计算肌酐清除率，规范使用抗生素，避免使用肾毒性强的药物，必要时行 CRRT 治疗。

（4）神经系统：观察患者的意识状态、神志、瞳孔、反应等的变化。

（5）定时检测肝功能，注意保肝，必要时行人工肝治疗。加强血糖监测。

（6）肠道功能监测与支持：根据医嘱正确给予营养支持，合理使用肠道动力药物，保持肠道通畅。

（7）观察末梢温度和皮肤色泽。

2.各脏器功能的护理

（1）呼吸功能的护理：加强呼吸道的湿化与管理，合理湿化，建立人工气道患者及时吸痰。根据患者病情，及时稳定脱机。多次进行机械通气、病情反复的患者，对脱机存在恐惧感，得知要脱机即表现为紧张、恐惧，这种情绪将影响患者的正常生理功能，如产生呼吸、心率加快、血压升高等，影响脱机的实施。需对患者实施有效的心理护理。

（2）循环功能的护理：MODS 患者在抢救治疗过程中，循环系统不稳定，血压波动大且变化迅速，需通过有创动脉测压及时可靠准确的连续提供动脉血压，为及时发现病情变化并给治疗提供可靠的资料。同时注意观察患者痰液色质量，及时发现心力衰竭早期表现。严格控制出入液量。

（3）肝肾功能的护理：注意肝肾功化验指标的变化，严密监测尿量、尿色、尿比重，保持水电解质平衡。避免使用肝肾毒性药物。维持血容量及血压，保证和改善肾脏血流灌注。严重衰竭患者及时采用连续血液净化治疗。

（4）胃肠道功能的护理：应激性溃疡出血是 MODS 常见的胃肠功能衰竭症状，早期进行胃肠道内营养，补充能量，促进胃肠蠕动的恢复，维持菌群平衡，保护胃黏膜。观察患者是否存在腹胀，及时听诊肠鸣音，观察腹部体征的变化。患者发生恶心、呕吐时及时清理呕吐物，避免误吸。发生腹泻时，及时清理，保持床单位清洁，观察大便性状、色质量，留取异常大便标本并及时送检。

3.药物治疗的护理

（1）根据医嘱补液，为避免发生肺水肿，可在 PCWP 及 CVP 指导下调整补液量及速度。

（2）按常规使用血管活性药物。

（3）血压过低时不可使用利尿剂，用后观察尿量变化。

（4）使用制酸剂和胃黏膜保护剂后，要监测胃液 pH。

（5）观察要点：持续心电监护，监测体温。

（朱丽君）

第三节　弥散性血管内凝血

一、概述

弥散性血管内凝血(disseminated intravascular coagulation,DIC)是一种综合征,不是一种独立的疾病。是在各种致病因素的作用下,在毛细血管、小动脉、小静脉内广泛纤维蛋白沉积和血小板聚集,形成广泛的微血栓,导致循环功能和其他内脏功能障碍,消耗性凝血病,继发性纤维蛋白溶解,产生休克、出血、栓塞、溶血等临床表现。

DIC患者发病的严重程度不一,有的患者临床症状十分轻微,体征也不是很明显;而急性DIC在ICU病房中的发病率较高,或一般都会运送患者到ICU中进行抢救。DIC起病急、病情危重且进展快、预后差,病死率高达50%～60%,临床上应做到早诊断、早处理。

二、常见病因及发病机制

造成DIC的病因很多。根据资料分析,在中国以感染最常见,恶性肿瘤(包括急性白血病)次之,两者占病因的2/3。而国外报告中则以恶性肿瘤,尤其是有转移病变的占首位。DIC发病的常见病因也有广泛组织创伤、体外循环及产科意外。

(一)血管内皮损伤和组织创伤

1.感染各种严重的细菌感染

如金黄色葡萄球菌、革兰氏阴性杆菌、中毒性菌痢、伤寒等均可导致DIC。

2.抗原-抗体复合物的形成

如移植物排斥反应、系统性红斑狼疮或其他免疫性疾病,各种免疫反应及免疫性疾病都能损伤血管内皮细胞,激活补体,也能引起血小板聚集及释放反应,激活凝血机制。

3.其他

如酸中毒、体温升高、休克或持续性缺氧、低血压等均可损伤血管壁内皮细胞。

(二)红细胞破坏

红细胞大量破坏,血小板活化,白细胞激活或破坏可加速凝血反应。

(三)大量促凝物质进入血液循环

常见于如羊水栓塞、胎盘早期剥离、死胎滞留等病例的产科意外。如严重烧伤、广泛性外科手术、挤压综合征、毒蛇咬伤等严重创伤也是常见的DIC病因,均可由受损的组织中释放出大量组织因子进入血液,促发凝血。此外,化疗及放疗杀灭肿瘤细胞释放出其中的促凝物质,更容易导致DIC的发生。

(四)凝血系统激活

凝血系统最先被过度激活,血液中凝血酶大量形成,加上多种细胞因子的作用,导致DIC早期以血液凝固性升高为主,出现广泛的微血栓形成。

(五)微血栓形成

广泛的微血栓形成必然消耗大量的凝血因子和血小板,加上继发性纤溶功能亢进,从而使血液由高凝状态进入低凝状态,纤维蛋白原裂解,出现多部位出血。

三、影响 DIC 发生发展的因素

(一)单核吞噬细胞系统受损

全身性 Shwartzman 反应:第一次注入小剂量脂多糖,使单核吞噬细胞系统封闭,第二次注入脂多糖易引起休克。

(二)血液凝固的调控异常

抗凝机制:以蛋白酶 C 为主体的蛋白酶类凝血抑制机制;以抗凝血酶 Ⅲ 为主的蛋白酶抑制物类凝血抑制机制。

(三)肝功能障碍

肝功能严重障碍可使凝血、抗凝、纤溶过程失调。

(四)血液的高凝状态

如妊娠妇女、酸中毒以及抗磷脂抗体综合征。

(五)微循环障碍

血流缓慢和产生旋涡时,被激活的凝血因子和凝血酶能在局部达到凝血过程所必需的浓度;血流缓慢导致血液氧分压降低和酸性代谢产物滞留,可以损伤血管内皮细胞,触发凝血。

(六)纤溶抑制剂使用不当

纤溶抑制剂使用不当也可导致 DIC 的发生。

四、临床表现

(一)DIC 的分期和发展过程

1.高凝期

各种病因导致凝血系统被激活,凝血酶生成增多,微血栓大量形成,血液处于高凝状态,仅在抽血时凝固性增高,多见于慢性型、亚急性型,急性型不明显。

2.消耗性低凝期

凝血酶和微血栓的形成使凝血因子和血小板因大量消耗而减少,同时因继发性纤溶系统功能增强,血液处于低凝状态,因而此时出血症状明显。

3.继发性纤溶亢进期

凝血酶及凝血因子Ⅻa等激活了纤溶系统,使大量的纤溶酶原变成纤溶酶,再加上 FDP 形成,使纤溶和抗凝作用大大增强,故此期出血十分明显。

(二)DIC 的分型及各型的特点

根据 DIC 发病的快慢和病程长短可分为 3 型,主要和致病因素的作用方式、强度与持续时间长短有关。

1.急性型

(1)突发性起病,一般持续数小时或数天。

(2)病情凶险,可呈暴发型。

(3)出血倾向严重。

(4)常伴有休克。

(5)常见于暴发型流脑、流行型出血热、病理产科、败血症等。

2.亚急性型

(1)急性起病,在数天或数周内发病。

(2)进展较缓慢,常见于恶性疾病,如急性白血病(特别是早幼粒细胞白血病)、肿瘤转移、主动脉弓动脉瘤、死胎滞留及局部血栓形成等。

3.慢性型

临床上少见。起病缓慢,病程可达数月或数年。高凝期明显,出血不重,可仅有瘀点或瘀斑。常见于恶性肿瘤、胶原病、慢性溶血性贫血、巨大血管瘤等疾病。

(三)常见临床表现

DIC 的发病原因虽然不同,但其临床表现均相似,除原发病的征象外,主要有出血、休克、栓塞及溶血四方面的表现。

DIC 的临床表现主要为出血,多脏器功能障碍,休克和贫血。其中最常见者为出血。

1.出血

DIC 患者有 70%～80%以程度不同的出血为初发症状,如紫癜、血疱、皮下血肿、采血部位出血、手术创面出血、外伤性出血和内脏出血等。DIC 引起的出血特点如下。

(1)突然出现是 DIC 最早的临床表现。

(2)多部位严重出血倾向是 DIC 的特征性表现。

(3)出血的原因不易用原发病或原发病当时的病情来解释。

(4)常合并休克、栓塞、溶血等 DIC 的其他表现。

(5)常规止血药治疗效果欠佳,往往需要肝素抗凝、补充凝血因子、血小板等综合治疗。

2.休克

DIC 病理过程中有许多因素与引起休克有关。

(1)出血可影响血容量。

(2)微血栓形成,使回心血量减少。

(3)DIC 时可通过激活激肽和补体系统产生血管活性介质如激肽和组胺,使外周阻力降低,引起血压下降;也可引起肾上腺素能神经兴奋。

(4)心功能降低。

除心内微血栓形成直接影响心泵功能外,肺内微血栓形成导致肺动脉高压,增加右心后负荷;DIC 时因组织器官缺血、缺氧可引起代谢性酸中毒,酸中毒可使心肌舒缩功能发生障碍。于是,血容量减少、回心血量降低、心功能降低和心排血量减少,加上血管扩张和外周阻力降低,则血压可明显降低。

DIC 引起的休克特点:①突然出现或与病情不符;②伴有严重广泛的出血及四肢末梢的发绀;③有多器官功能不全综合征出现;④对休克的综合治疗缺乏反应,病死率高。

3.微血管病性溶血性贫血

DIC 时红细胞可被阻留于微血管内。当红细胞受血流冲击、挤压,引起对红细胞的机械性损伤,因而在循环中出现各种形态特殊的变形红细胞或呈盔形、星形、多角形、小球形等不同形态的红细胞碎片,称为裂细胞。这些红细胞及细胞碎片的脆性明显增高,很易破裂发生溶血。DIC 早期溶血较轻,不易察觉,后期易于在外周血发现各种具特殊形态的红细胞畸形。外周血破碎红细胞数大于 2%对 DIC 有辅助诊断意义,这种红细胞在微血管内大量破坏引起的贫血称为微血管病性溶血性贫血。

4.多器官功能障碍综合征(multiple organ dysfunction syndrome,MODS)

由于 DIC 发生的原因和受累脏器及各脏器中形成微血栓的严重程度不同,故不同器官系统发生代谢与功能障碍或缺血性坏死的程度也可不同,受累严重者可导致脏器功能不全甚至衰竭。MODS 常是 DIC 引起死亡的重要原因。临床上常见器官功能障碍的表现如下。

(1)肾脏:严重时可导致双侧肾皮质坏死及急性肾衰竭。

(2)肺:出现肺出血、呼吸困难和呼吸衰竭。

(3)肝脏:黄疸和肝功能衰竭。

(4)消化道:呕吐、腹泻和消化道出血。

(5)肾上腺:出血性肾上腺综合征(沃-弗综合征)。

(6)垂体:希恩综合征。

(7)神经系统:神志改变。

(8)心血管:休克。

五、治疗

由于 DIC 的病情严重,发展迅速,病势凶险,必须积极抢救,否则病情发展为不可逆性。原发病与 DIC 两者互为因果,治疗中必须严密观察临床表现及实验室化验结果的变化,做到同时兼顾。

(一)消除病因及原发病的治疗

治疗原发病是治疗 DIC 的根本措施,也是首要原则,控制原发病的不利因素也有重要意义,如积极控制感染、清除子宫内死胎及抗肿瘤治疗等。输血时应预防溶血反应。其他如补充血容量、防治休克、改善缺氧及纠正水、电解质紊乱等,也有积极作用。消除 DIC 的诱因也有利于防止 DIC 的发生和发展。

(二)肝素治疗

在 DIC 后期,病理变化已转为以纤维蛋白溶解为主而出血主要涉及纤溶及大量 FDP 的关系,而不是凝血因子的消耗;有明显肝肾功能不良者;原有严重出血如肺结核咯血、溃疡病出血或脑出血等;手术创口尚未愈合;原有造血功能障碍和血小板减少者。有上列情况时,应用肝素要特别谨慎,以免加重出血。

(三)抗血小板凝集药物

右旋糖酐-40 降低血液黏滞度,抑制血小板聚集,一般用量为 500~1 000 mL 静脉滴注,主要用于早期 DIC,诊断尚未完全肯定者。

(四)合成抗凝血酶制剂的应用

日本最近合成抗凝血酶制剂,对 DIC 有明显的疗效,而且不良反应少。

(五)补充血小板及凝血因子

DIC 时凝血因子和血小板被大量消耗是 DIC 出血的主要因素。所以,积极补充凝血因子和血小板是 DIC 治疗的一项重要且十分必要的措施。

在临床上也有部分学者和专家认为,在未用肝素前输血或给纤维蛋白原时,可为微血栓提供凝血的基质,促进 DIC 的发展。所以,他们觉得这种外源性的补充可能"火上浇油"。但当凝血因子过低时,应用肝素可加重出血。所以在凝血指标和凝血因子、血小板极度消耗的情况下,仍应积极补充新鲜血浆、凝血酶原复合物、单采血小板、纤维蛋白原等血制品,同时进行抗凝治疗,以期减少微血栓的形成。

(六)抗纤溶药物的应用

在 DIC 后期继发性纤溶成为出血的主要矛盾,可适当应用抗纤溶药物;但在 DIC 早期,纤溶本身是一种生理性的保护机制,故一般不主张应用抗纤溶药物。早期使用反而有使病情恶化可能。这类药物应在足量肝素治疗下应用。只有当已无凝血消耗而主要为继发性纤溶继续进行时,方可单独应用抗纤溶药物。常用的药物包括氨甲苯酸(对羧基苄胺,PAMBA)或氨甲环酸(AMCHA)等。

(七)其他

国内在治疗 DIC 并发休克的病例中,有人报道用山莨菪碱、东莨菪碱或酚苄明能解除血管痉挛。对于疏通血脉,右旋糖酐-40 有良好疗效。

六、护理要点

(一)心理护理

因为 DIC 的病情变化极迅速,患者及家属都会出现焦虑、恐惧等心理。

(1)护士应对清醒的患者进行心理护理,并对家属做好安抚工作,及时向患者解释病情,在解释时还应注意减少疑虑,避免使用一些难懂的专业术语,更不能有一些不良的情绪影响到患者。

(2)抢救时应保持安静,医护人员态度要认真、亲切、细心,护理操作时要准确、敏捷,以增强患者的信任感和安全感。

(3)指导患者一些适用的放松技巧等,若患者病情允许,可以在病床上读书或看报纸等。

(二)基础护理

(1)按原发性疾病患者常规护理。

(2)卧床休息,保持病室环境清洁舒适并安静。定期开窗通风,减少刺激。

(3)给予高蛋白、高维生素、易消化的食物,有消化道出血的患者应禁食,不能进食者可给予鼻饲或遵医嘱给予静脉高营养。

(4)定期采集血标本,通过实验室检查协助临床诊断,以判断病情变化和治疗的综合疗效。

(5)做好口腔、会阴等基础护理,预防并发症的发生。

(6)保持呼吸道通畅,对于昏迷的患者应及时清理口腔、鼻腔内的分泌物。

(7)对于意识障碍且躁动的患者,可在家属知情同意后采取适当的安全保护措施,如使用床护栏、约束带等。

(三)病情观察

(1)观察出血症状:患者可能出现广泛自发性出血,皮肤黏膜瘀斑,伤口、注射部位渗血,内脏出血如呕血、便血、泌尿道出血、颅内出血、意识障碍等症状。应观察出血部位、出血量。

(2)观察有无微循环障碍症状:皮肤黏膜发绀缺氧、尿少无尿、血压下降、呼吸循环衰竭等症状。

(3)观察有无高凝和栓塞症状:如静脉采血时,血液迅速凝固应警惕血液高凝状态。内脏栓塞可引起相关的症状,如肾栓塞引起腰痛、血尿、少尿,肺栓塞引起呼吸困难、发绀,脑栓塞引起头痛、昏迷等。

(4)观察有无黄疸、溶血症状。

(5)观察实验室临床诊断结果,如血小板计数、凝血酶原时间、血浆纤维蛋白含量等。

（6）观察原发性疾病的病情有无进展。

（四）对症护理

1.出血患者的护理

（1）保持患者皮肤清洁、干燥，避免用力抓、碰。

（2）按医嘱给予抗凝剂、补充凝血因子、成分输血或抗纤溶中医药治疗。按时给药，严格控制剂量如肝素，监测凝血时间等实验室各项指标，周密观察治疗综合疗效，随时按医嘱调整剂量，预防患者出现不良反应。

（3）凡是执行有创操作时，都应避免反复穿刺，力争一针见血，并在操作后妥善按压，如有渗血应加压包扎。

（4）吸痰时动作轻柔，防止损伤气道黏膜。

（5）保持口腔、鼻腔的湿润，防止出血。

2.微循环衰竭患者的护理

（1）使患者处于休克体位，以利于回心血量和呼吸的改善。

（2）建立两条或两条以上的静脉通道，按医嘱给药，纠正酸中毒，保持水、电解质平衡，保持血压稳定。

（3）严密监测体温、心率、脉搏、呼吸、血压、皮肤色泽及温度、尿量、尿色变化，准确记录24小时的出入液量。

（4）保持呼吸道通畅，吸氧，改善患者的缺氧症状。

（5）随时准备好各种抢救仪器和设备，如抢救车、喉镜、气管插管、呼吸机、吸引器等。

3.使用肝素的护理要点

（1）用药前要先测定凝血时间，用药后2小时再次测定凝血时间。凝血时间在20分钟左右表示肝素剂量合适；凝血时间短于12分钟，提示肝素剂量不足；若超过30分钟则提示过量。

（2）注意变态反应的发生，轻者出现鼻炎、荨麻疹和流泪，重者可引起过敏性休克、支气管痉挛。③正确按时给药，严格掌握剂量。肝素使用过量可引起消化道、泌尿系统、胸腔或颅内出血，部分患者还可能发生严重出血。若大出血不止，则须用等量的鱼精蛋白拮抗。注射鱼精蛋白速度不宜太快，以免抑制心肌，引起血压下降、心动过缓和呼吸困难。

（朱丽君）

第四节　心源性猝死

一、疾病概述

（一）概念和特点

心源性猝死（sudden cardiac death，SCD）是指由心脏原因引起的急性症状发作后以意识突然丧失为特征的、自然死亡。世界卫生组织将发病后立即或24小时以内的死亡定为猝死，2007年美国ACC会议上将发病1小时内死亡定为猝死。

据统计，全世界每年有数百万人因心源性猝死丧生，占死亡人数的15%～20%。美国每年有约 30 万人发生心源性猝死,占全部心血管病死亡人数的 50％以上,而且是 20～60 岁男性的首位死因。在我国,心源性猝死也居死亡原因的首位,虽然没有大规模的临床流生病学资料报道,但心源性猝死比例在逐年增高,且随年龄增加发病率也逐渐增高,老年人心源性猝死的概率高达 80％～90％。

心源性猝死的发病率男性较女性高,美国 Framingham 20 年随访冠心病猝死发病率男性为女性的 3.8 倍;北京市的流行病学资料显示,心源性猝死的男性年平均发病率为 10.5/10 万,女性为 3.6/10 万。

(二)相关病理生理

冠状动脉粥样硬化是最常见的病理表现,病理研究显示心源性猝死患者急性冠状动脉内血栓形成的发生率为 15％～64％。陈旧性心梗也是心源性猝死的病理表现,这类患者也可见心肌肥厚、冠状动脉痉挛、心电不稳与传导障碍等病理改变。

心律失常是导致心源性猝死的重要原因,通常包括致命性快速心律失常、严重缓慢性心律失常和心室停顿。致命性快速心律失常导致冠状动脉血管事件、心肌损伤、心肌代谢异常和/或自主神经张力改变等因素相互作用,从而引起的一系列病理生理变化,引发心源性猝死,但其最终作用机制仍无定论。严重缓慢性心律失常和心室停顿的电生理机制是当窦房结和/或房室结功能异常时,次级自律细胞不能承担起心脏的起搏功能,常见于病变弥漫累及心内膜下浦肯野纤维的严重心脏疾病。

非心律失常导致的心源性猝死较少,常由心脏破裂、心脏流入和流出道的急性阻塞、急性心脏压塞等原因导致。心肌电-机械分离是指心肌细胞有电兴奋的节律活动,而无心肌细胞的机械收缩,是心源性猝死较少见的原因之一。

(三)病因与危险因素

1.基本病因

绝大多数心源性猝死发生在有器质性心脏病的患者。Braunward 认为心源性猝死的病因有十大类:①冠状动脉疾病;②心肌肥厚;③心肌病和心力衰竭;④心肌炎症、浸润、肿瘤及退行性变;⑤瓣膜疾病;⑥先天性心脏病;⑦心电生理异常;⑧中枢神经及神经体液影响的心电不稳;⑨婴儿猝死综合征及儿童猝死;⑩其他。

(1)冠状动脉疾病:主要包括冠心病及其引起的冠状动脉栓塞或痉挛等。而另一些较少见的,如先天性冠状动脉异常、冠状动脉栓塞、冠状动脉炎、冠状动脉机械性阻塞等都是引起心源性猝死的原因。

(2)心肌问题和心力衰竭:心肌的问题引起的心源性猝死常在剧烈运动时发生,其机制认为是心肌电生理异常的作用。慢性心力衰竭患者由于其射血分数较低常常引发猝死。

(3)瓣膜疾病:在瓣膜病中最易引发猝死的是主动脉瓣狭窄,瓣膜狭窄引起心肌突发性、大面积的缺血而导致猝死。梅毒性主动脉炎、主动脉扩张引起主动脉瓣关闭不全时引起的猝死也不少见。

(4)电生理异常及传导系统的障碍:心传导系统异常、Q-T 间期延长综合征、不明或未确定原因的室颤等都是引起心源性猝死的病因。

2.主要危险因素

(1)年龄:从年龄关系而言,心源性猝死有两个高峰期,即出生后至 6 个月内及 45～75 岁。成年人心源性猝死的发病率随着年龄增长而增长,而老年人是成年人心源性猝死的主要人群。

随着年龄的增长,高血压、高血脂、心律失常、糖尿病、冠心病和肥胖的发生率增加,这些危险因素促进了心源性猝死的发生率。

(2)冠心病和高血压:在西方国家,心源性猝死约80%是由冠心病及其并发症引起。冠心病患者发生心肌梗死后,左室射血分数降低是心源性猝死的主要因素。高血压是冠心病的主要危险因素,且在临床上两种疾病常常并存。高血压患者左室肥厚、维持血压应激能力受损,交感神经控制能力下降易出现快速心律失常而导致猝死。

(3)急性心功能不全和心律失常:急性心功能不全患者心脏机械功能恶化时,可出现心肌电活动紊乱,引发心力衰竭患者发生猝死。临床上多种心脏病理类型几乎都是由心律失常恶化引发心源性猝死的。

(4)抑郁:其机制可能是抑郁患者交感或副交感神经调节失衡,导致心脏的电调节失调所致。

(5)时间:美国 Framingham 38 年随访资料显示,猝死发生以 7～10 时和 16～20 时为两个高峰期,这可能与此时生活、工作紧张,交感神经兴奋,诱发冠状动脉痉挛,导致心律失常有关。

(四)临床表现

心源性猝死可分为四个临床时期:前驱期、终末事件期、心搏骤停期与生物学死亡期。

1.前驱期

前驱症状表现形式多样,具有突发性和不可测性,如在猝死前数天或数月,有些患者可出现胸痛、气促、疲乏、心悸等非特异性症状,但也可无任何前驱症状,瞬间发生心脏骤停。

2.终末事件期

终末事件期是指心血管状态出现急剧变化到心搏骤停发生前的一段时间,时间从瞬间到 1 小时不等。心源性猝死所定义时间多指该时期持续的时间。其典型表现包括严重胸痛、急性呼吸困难、突发心悸或眩晕等。在猝死前常有心电活动改变,其中以致命性快速心律失常和室性异位搏动为主因室颤猝死者,常先有室性心动过速,少部分以循环衰竭为死亡原因。

3.心脏骤停期

心搏骤停后脑血流急剧减少,患者出现意识丧失,伴有局部或全身的抽搐。心搏骤停刚发生时可出现叹息样或短促痉挛性呼吸,随后呼吸停止伴发绀,皮肤苍白或发绀,瞳孔散大,脉搏消失二便失禁。

4.生物学死亡期

从心搏骤停至生物学死亡的时间长短取决于原发病的性质和复苏开始时间。心搏骤停后 4～6 分钟脑部出现不可逆性损害,随后经数分钟发展至生物学死亡。心搏骤停后立即实施心肺复苏和除颤是避免发生生物学死亡的关键。

(五)急救方法

1.识别心搏骤停

在最短时间内判断患者是否发生心搏骤停。

2.呼救

在不影响实施救治的同时,设法通知急救医疗系统。

3.初级心肺复苏

初级心肺复苏即基础生命活动支持,包括人工胸外按压、开放气道和人工呼吸,被简称 CBA 三部曲。如果具备 AED 自动电除颤仪,应联合应用心肺复苏和电除颤。

4.高级心肺复苏

高级心肺复苏即高级生命支持,是在基础生命支持的基础上,应用辅助设备、特殊技术等建立更为有效的通气和血运循环,主要措施包括气管插管、电除颤转复心律、建立静脉通道并给药维护循环等。在这一救治阶段应给予心电、血压、血氧饱和度及呼气末二氧化碳分压监测,必要时还需进行有创血流动力学监测,如动脉血气分析、动脉压、中心动脉压、肺动脉压、肺动脉楔压等。早期电除颤对于救治心搏骤停至关重要,如有条件越早进行越好。心肺复苏的首选药物是肾上腺素,每 3～5 分钟重复静脉推注 1 mg,可逐渐增加剂量到 5 mg。低血压时可使用去甲肾上腺素、多巴胺、多巴酚丁胺等,抗心律失常药物常用胺碘酮、利多卡因、β 受体阻滞剂等。

5.复苏后处理

处理原则是维护有效循环和呼吸功能,特别是维持脑灌注,预防再次发生心搏骤停,维护水电解质和酸碱平衡,防治脑水肿、急性肾衰竭和继发感染等,其中重点是脑复苏提高营养补充。

(六)预防

1.识别高危人群、采用相应预防措施

对高危人群,针对其心脏基础疾病采用相应的预防措施能减少心源性猝死的发生率,如对冠心病患者采用减轻心肌缺血、预防心梗或缩小梗死范围等措施;对急性心梗、心梗后充血性心力衰竭的患者应用 β 受体阻滞剂;对充血性心力衰竭患者应用血管紧张素转换酶抑制剂。

2.抗心律失常

胺碘酮在心源性猝死的二级预防中优于传统的 I 类抗心律失常药物。抗心律失常的外科手术治疗对部分药物治疗效果欠佳的患者有一定的预防心源性猝死的作用。近年研究证明,埋藏式心脏复律除颤器(implantable cardioverter defibrillator,ICD)能改善一些高危患者的预后。

3.健康知识和心肺复苏技能的普及

高危人群尽量避免独居,对其及家属进行相关健康知识和心肺复苏技能普及。

二、护理评估

(一)一般评估

(1)识别心搏骤停:当发现无反应或突然倒地的患者时,首先观察其对刺激的反应,并判断有无呼吸和大动脉搏动。判断心搏骤停的指标包括意识突然丧失或伴有短阵抽搐;呼吸断续,喘息,随后呼吸停止;皮肤苍白或明显发绀,瞳孔散大,大小便失禁;颈、股动脉搏动消失;心音消失。

(2)患者主诉:胸痛、气促、疲乏、心悸等前驱症状。

(3)相关记录:记录心搏骤停和复苏成功的时间。

(4)复苏过程中须持续监测血压、血氧饱和度,必要时进行有创血流动力学监测。

(二)身体评估

1.头颈部

轻拍肩部呼叫,观察患者反应、瞳孔变化情况,气道内是否有异物。手指于胸锁乳突肌内侧沟中检测颈总动脉搏动(耗时不超过 10 秒)。

2.胸部

视诊患者胸廓起伏,感受呼吸情况,听诊呼吸音判断自主呼吸恢复情况。

3.其他

观察全身皮肤颜色及肢体活动情况,触诊全身皮肤温湿度等。

(三)心理-社会评估

复苏后应评估患者的心理反应与需求,家庭及社会支持情况,引导患者正确配合疾病的治疗与护理。

(四)辅助检查结果评估

(1)心电图:显示心室颤动或心电停止。

(2)各项生化检查情况和动脉血气分析结果。

(五)常用药物治疗效果的评估

1.血管升压药的评估要点

(1)用药剂量和速度、用药的方法(静脉滴注、注射泵/输液泵泵入)的评估与记录。

(2)血压的评估:患者意识是否恢复,血压是否上升到目标值,尿量、肤色和肢端温度的改变等。

2.抗心律失常药的评估要点

(1)持续监测心电,观察心律和心率的变化,评估药物疗效。

(2)不良反应的评估:应观察用药后不良反应是否发生,如使用胺碘酮可能引起窦性心动过缓、低血压等现象,使用利多卡因可能引起感觉异常、窦房结抑制、房室传导阻滞等。

三、主要护理诊断/问题

(一)循环障碍

循环障碍与心脏收缩障碍有关。

(二)清理呼吸道无效

清理呼吸道无效与微循环障碍、缺氧和呼吸型态改变有关。

(三)潜在并发症

脑水肿、感染、胸骨骨折等。

四、护理措施

(一)快速识别心搏骤停,正确及时进行心肺复苏和除颤

心源性猝死抢救成功的关键是快速识别心搏骤停和启动急救系统,尽早进行心肺复苏和复律治疗。快速识别是进行心肺复苏的基础,而及时行心肺复苏和尽早除颤是避免发生生物学死亡的关键。

(二)合理饮食

多摄入水果、蔬菜和黑鱼等易消化的清淡食物,可通过改善心律变异性预防心源性猝死。

(三)用药护理

应严格按医嘱用药,并注意观察常用药的疗效和毒不良反应,发现问题及时处理等。

(四)心理护理

复苏后部分患者会对曾发生的猝死产生明显的恐惧和焦虑心情,应帮助患者正确评估所面对情况,鼓励患者和积极参与治疗和护理计划的制订,使之了解心源性猝死的高危因素和救治方法。帮助患者建立良好有效的社会支持系统,帮助患者克服恐惧和焦虑的情绪。

(五)健康教育

1.高危人群

对高危人群,如冠心病患者应教会患者及家属了解心源性猝死早期出现的症状和体征,做到

早发现、早诊断、早干预。教会家属基本救治方法和技能,患者外出时随身携带急救物品和救助电话,以方便得到及时救助。

2.用药原则

按时、正确服用相关药物,让患者了解常用药物不良反应及自我观察要点。

五、急救效果的评估

(1)患者意识清醒。

(2)患者恢复自主呼吸和心跳。

(3)患者瞳孔缩小。

(4)患者大动脉搏动恢复。

(朱丽君)

第十一章

内镜手术的护理

第一节　胃镜检查术的护理

上消化道内镜检查包括食管、胃、十二指肠的检查,是应用最广、进展最快的内镜检查,亦称胃镜检查。

一、术前护理

(1)术前禁食6~8小时。有幽门梗阻的患者,检查前2~3天进流食或禁食。行钡餐造影的患者,需3天后再做胃镜检查。

(2)询问病史,了解患者有无禁忌证,药物过敏史等。

(3)做好解释工作,介绍操作的过程和注意事项,消除患者顾虑,取得配合。

(4)协助取下活动性义齿,术前含服麻醉祛泡剂。

(5)准备好检查的器械及用物。

二、术中配合

(1)协助患者取左侧卧位,松解衣领,双腿屈曲,头略向前倾,轻咬牙垫,口边垫口水袋。

(2)胃镜从口插入,经过咽喉部时可嘱患者做吞咽动作,嘱其不要咽口水,以免呛咳。操作过程患者头部位置保持不动,指导其用鼻吸气用嘴哈气。

(3)护士注意观察患者的反应,如患者恶心剧烈,可安慰患者并指导其深呼吸、放松紧绷的肌肉,来缓解症状。如患者出现心搏骤停、心绞痛等应立即停止检查并积极抢救。

(4)配合医师处理插镜中可能遇到的问题。

(5)检查结束后为患者取下牙垫,清理口鼻,协助患者下操作台,避免坠床发生。

三、术后护理及宣教

(1)咽喉部麻醉作用消失后30分钟,可少量饮水,若无呛咳或其他不适的情形,可先进温凉流食,无特殊情况,可正常进食。活检者进温凉饮食。

(2)检查后患者如有咽痛或咽部异物感,嘱其勿用力咳嗽,避免损伤咽部黏膜,可用淡盐水含漱或含喉片。

(3)观察患者有无消化道出血、穿孔、感染等并发症发生。轻微腹胀、腹痛,可按摩腹部,促进排气。但如果腹痛加剧或持续时间长,或有呕血、黑便,则考虑有并发症发生,应及时就诊。

(4)清洁、消毒胃镜及有关器械,避免交叉感染。

(朱丽君)

第二节　内镜下胃肠黏膜剥离术的护理

内镜下胃肠黏膜剥离术(ESD)是在内镜下黏膜切除术的基础上发展而来的,目前认为其适应证为只要无淋巴及血行浸润、转移,无论病灶大小,ESD 均能切除。主要用于治疗消化道早期癌。

一、术前护理

(1)术前常规禁食、禁水 6～8 小时。

(2)上消化道病变的患者取下活动义齿,术前 15 分钟口服口咽局麻祛泡剂。

(3)大肠病变患者术前做好肠道准备,可口服泻药如聚乙二醇等,忌用甘露醇灌肠,避免肠道产生易燃气体,导致通电爆炸。最后一次排便应为无渣清水样便,术前协助患者更换检查服。

(4)向患者做好解释工作,介绍操作的过程和注意事项,消除患者顾虑,取得配合。

(5)询问患者用药史,了解其近期有无服用阿司匹林和抗血小板凝聚药物,如有服用需停药 7～10 天后再行治疗。

(6)术前常规检验血常规、出凝血时间等,如凝血机制异常不适合该项操作,需纠正后才能实施。

(7)右手前臂建立静脉留置针通路。

二、术中配合

(1)上消化道病变患者体位及术中指导同胃镜检查。

(2)大肠病变患者体位及术中指导同纤维结肠镜检查。

(3)贴电极片于患者小腿。

(4)操作过程注意观察患者面色、呼吸、血压等,发现问题及时处理。

(5)配合医师进行黏膜剥离,如黏膜染色、标记病灶、黏膜下注射、边缘切开、黏膜剥离、创面处理、再次染色观察病灶是否切除彻底、回收病变组织做病理检查。

三、术后护理

(一)休息与活动

卧床休息,告知患者避免用力过度。应避免做使腹内压突然剧增的动作,如剧烈咳嗽、用力排便等。治疗当天不要泡热水浴。

(二)饮食护理

禁食 1 天,如患者无腹痛、无出血,可逐步进流食、软食至正常饮食。

(三)心理护理

及时告知患者手术效果,减少患者焦虑。掌握患者的不适症状,及时处理,安慰患者,避免患者过度恐惧。

(四)病情观察

观察患者的生命体征,观察患者有无腹痛、腹胀、黑便、发热、腹膜刺激征等异常,如有异常,及时通知医师。

(五)用药护理

禁食期间遵医嘱给予营养支持。遵医嘱应用抗生素和止血药物,观察用药的效果及不良反应,发现问题及时处理。

四.健康指导

(1)指导患者 2 周内避免过度劳累、紧张及情绪激动。当日避免热水浴。

(2)规律饮食,饮食宜清淡并少食多餐,保持大便通畅,避免腹部压力增大。

(3)指导患者观察腹痛的性质和大便的颜色,如突发剧烈腹痛或腹痛突然加剧,应考虑消化道穿孔;发现黑便,则提示可能有消化道出血发生,均应及时就医。

(4)遵医嘱定期复查。

（朱丽君）

第三节　内镜下食管-胃底静脉曲张止血术的护理

内镜下食管-胃底静脉曲张止血术主要包括内镜食管静脉曲张硬化剂、组织黏合剂注射治疗和内镜食管静脉套扎术。

一、术前护理

(1)术前常规禁食 8 小时。

(2)向患者做好解释工作,介绍操作的过程和注意事项,消除患者顾虑,取得配合。

(3)并发休克或肝性脑病者先纠正后治疗。

(4)协助患者着病服,取下活动义齿。

(5)右手前臂建立静脉留置针通路。

(6)术前常规检测血常规、出凝血时间,准备足量的新鲜血备用。

二、术中护理

(1)同胃镜检查术中护理,完成普通胃镜检查,明确止血指征。

(2)密切观察患者的生命体征,必要时可术中补充血容量。

(3)安慰患者,缓解其紧张情绪,并注意保护患者安全。

（4）配合医师完成止血操作。

三、术后护理

（一）休息与活动

卧床休息，避免突然的体位改变。勿做下蹲、屈身弯腰等较大动作。保持呼吸道通畅，恶心、呕吐时头偏向一侧。

（二）饮食护理

禁食 1 天，无再出血后可进温凉流食，少食多餐。

（三）心理护理

及时告知患者手术效果，减少患者焦虑。注意患者的主诉，掌握患者的不适症状，及时处理，安慰患者，避免患者过度恐惧。及时清理血渍污物，避免对患者的不良刺激。

（四）病情观察

观察患者有无腹痛、发热、恶心、呕血、黑便、面色苍白、血压下降等，如有异常，及时通知医师。

（五）用药护理

遵医嘱应用降低门脉压力的药物，如生长抑素等；应用抑酸药，如兰索拉唑等；禁食期间遵医嘱给予营养支持；观察用药的效果及不良反应，发现问题及时处理。

四、健康指导

（1）养成良好生活习惯，保持良好心态。

（2）应定时进餐，避免过饥、过饱。避免食用过冷过热食物，避免粗糙刺激性食物，如坚果、浓茶等。避免较长时间热水浴。

（3）活动以不感觉劳累为主，保持大便通畅。

（4）教会患者及家属早期识别出血征象及应急措施，如出现呕血时，立即让患者卧床休息，保持安静，减少活动，取侧卧位，以免引起误吸或窒息，立即就医。

（5）遵医嘱定期复查。

（朱丽君）

第四节　内镜下消化道息肉电切术的护理

消化道息肉是指黏膜表面向腔内的局限性隆起性病变，以结肠和胃息肉常见。内镜下胃肠息肉摘除，安全有效，并发症发生率低，是目前治疗息肉的首选方法。

一、术前护理

（1）询问患者用药史，了解其近期有无服用阿司匹林和抗血小板凝聚药物，如有服用需停药 7～10 天后再行治疗。

（2）术前常规检验血常规、出凝血时间等，如凝血机制异常不适合该项操作，需纠正后才能实施。

（3）食管、胃、十二指肠息肉患者禁食 8 小时。有幽门梗阻的患者，检查前 2～3 天进流食。

大肠息肉患者术前做好肠道准备,可口服泻药如聚乙二醇等,忌用甘露醇灌肠,避免肠道产生易燃气体,导致通电爆炸。最后一次排便应为无渣清水样便。

(4)向患者介绍操作的过程和注意事项,取得配合。

二、术中配合

(1)上消化道息肉患者体位及术中指导同胃镜检查。

(2)大肠息肉患者体位及术中指导同纤维结肠镜检查。

(3)配合医师切除息肉,并检查残蒂有无出血,可视情况给予电凝、电灼等预防出血。

三、术后护理

(一)息肉<1.0 cm 者

(1)术后禁食 6 小时,无异常 3 天内可进流食,忌食粗纤维、肉类及刺激性食物,1 周内进无渣饮食,禁止饮酒。

(2)术后卧床休息 6 小时,2 周内避免过度劳累,避免从事重体力活动,避免从事可能增加腹压的活动,如仰卧起坐、用力排便等。

(3)保证充足睡眠和休息,保持大便通畅。

(4)治疗当天不要泡热水浴,2 周内避免较长时间的热水浴。

(5)指导患者及其家属观察大便。如发现黑便,或腹痛加剧应及时就医。

(6)定期门诊内镜复查。

(二)息肉>1.0 cm 或术中有出血者

1.休息与活动

卧床休息 2~3 天,术中有出血者可适当延长卧床天数;避免引起腹部压力增大的动作,如用力排便和仰卧起坐等;保持大便通畅。治疗当天不要泡热水浴,2 周内避免较长时间的热水浴。

2.饮食护理

禁食 1 天。如患者无腹痛、无出血,可逐步进流食、软食至正常饮食。1 周内无渣饮食,禁饮酒及其他刺激性食物。禁食期间遵医嘱给予营养支持。

3.心理护理

告诉患者轻微腹痛、腹胀属于正常现象,缓解患者紧张情绪,安慰患者,避免患者过度恐惧。

4.病情观察

观察患者腹痛、腹胀的性质和部位;大便的颜色、性质和量,如有异常,及时通知医师。胃息肉患者术后如有咽痛或咽部异物感,告知患者短时间内会有好转,勿用力咳嗽,避免诱发出血。

5.用药护理

遵医嘱应用抑制胃酸、保护胃黏膜等药物。

四、健康指导

(1)指导患者 2 周内避免剧烈活动和过度疲劳,如快跑和爬山。

(2)规律饮食,饮食宜清淡,1 个月内忌食辛辣刺激性食物。

(3)保持心情舒畅,避免紧张情绪。

(4)指导患者观察大便的颜色,如发现黑便,应及时就医。

（5）遵医嘱定期门诊内镜复查。

（朱丽君）

第五节　内镜下消化道狭窄扩张术的护理

炎症、肿瘤、外来压迫等原因可导致消化道部分轻度狭窄或中、重度狭窄，从而造成消化道梗阻或不完全梗阻。目前，内镜下治疗消化道狭窄的主要方法有扩张术、切开术、消化道支架置放术、凝固疗法、注射疗法、光动力学疗法及冷冻疗法等。本节主要介绍内镜下扩张治疗的护理配合。

一、食管贲门狭窄扩张术

内镜下食管贲门狭窄扩张术用于治疗各种原因引起的食管贲门狭窄。扩张的主要方法有探条扩张术、球囊(气囊或水囊)扩张术。具体的手术方法主要取决于狭窄的性质、严重程度和患者的具体情况。护士应熟悉操作步骤，与术者配合默契；送入扩张器时动作要轻柔、准确，扩张时准确记录每次扩张的时间，以确保扩张的效果。

(一)适应证

1.食管、贲门急性梗阻

(1)良性病变所致梗阻：贲门失弛缓症、腐蚀性食管炎。

(2)恶性病变所致梗阻：食管、贲门肿瘤。

2.食管、贲门慢性梗阻

(1)良性病变所致梗阻：反流性食管炎、腐蚀性食管炎、食管术后吻合口炎等炎性狭窄；食管或贲门术后吻合口瘢痕、食管溃疡瘢痕、食管烧伤后瘢痕等瘢痕狭窄；食管蹼、膜或环，Schatzki环等先天性异常；贲门失弛缓症、弥漫性食管痉挛等食管动力性障碍；食管平滑肌瘤等良性肿瘤。

(2)恶性病变所致梗阻：食管癌、贲门癌等恶性肿瘤。

(二)禁忌证

(1)不能合作者。

(2)合并严重心肺疾病或其他严重病症者。

(3)严重衰竭无法耐受手术者。

(4)局部炎症、水肿严重者。

(5)狭窄部位过高或狭窄严重，引导钢丝无法通过者。

(三)术前准备

1.器械准备

(1)根据狭窄的程度选择孔道大小合适的内镜。

(2)探条式扩张器：非钢丝引导的扩张器和钢丝引导的扩张器。最常用的是 Maloney 扩张器和 Savary 扩张器。

(3)引导钢丝：检查引导钢丝是否平直，如有折痕、成角，应事先整理使钢丝平直。

(4)球囊(气囊或水囊)扩张器：分为钢丝引导和非钢丝引导两种，最常用的是 Rigiflex OTW 和 Rigiflex TTS 扩张器。每一个球囊先接注射器注气，检查球囊是否有漏气。

（5）球囊扩张专用压力枪、测压表和注射器。

（6）生理盐水。

（7）X 线透视机。

（8）水溶性润滑剂。

（9）其他同常规胃镜检查。

2.患者准备

（1）向患者及家属解释扩张治疗的意义及可能出现的并发症，以取得患者及家属的配合，并签署手术同意书。

（2）行必要的上消化道钡餐造影、胃镜检查及组织检查，以明确狭窄的部位、长度、特点及病因等。

（3）调整抗凝血药物治疗，做血常规、血型、凝血功能和肝、肾功能等检查。必要时行心肺功能检查，心肺功能较差者术前予以纠正。

（4）术前 24～36 小时开始进流食，手术当天至少禁食 12 小时，保证食管无食物残留，防止术中误吸。如果食管腔内有残留食物，则需延长禁食时间，也可通过持续胃肠减压或胃镜吸引、冲洗使食管清洁。

（5）术前 30 分钟肌内注射地西泮 10 mg、山莨菪碱 10 mg。

（6）术前对患者咽喉部表面进行麻醉（同常规胃镜检查）。

（7）不能配合操作的患者，可在全麻下进行手术，以防发生意外。

（四）术中护理配合

1.患者护理

（1）同常规胃镜检查护理。

（2）在手术过程中，保持患者体位不变，固定好牙垫，嘱患者放松全身，缓慢做深呼吸；如口腔有分泌物，嘱患者让其沿口角自然流出，不宜吞咽，以防引起呛咳或窒息。

（3）扩张会使狭窄的黏膜撕裂，患者可出现不同程度的胸痛，术中应严密观察患者的意识、面色、生命体征以及疼痛的情况。如发现患者意识及生命体征出现异常或患者对疼痛难忍、置入的探条式扩张器遇到阻力时，应立即停止扩张，不可强行通过，以免因扩张过度致使狭窄口黏膜撕裂过深而导致出血或穿孔等严重并发症。

2.治疗过程中的配合

（1）探条扩张术：①术者插入胃镜进行常规胃镜检查，观察狭窄情况，估计狭窄部直径及所需扩张器的型号，测量狭窄部远端至门齿的距离。②将引导钢丝经胃镜活检孔道送入胃内，越过狭窄部位，在透视下或胃镜直视下使引导钢丝的弹簧帽端抵达胃底或胃体部。术者退镜，护士送引导钢丝，两者的速度应保持一致，保证引导钢丝在胃内且不打弯。术者固定引导钢丝，使引导钢丝不从口中滑出。③术者拔出胃镜后，护士持稳引导钢丝。根据狭窄情况先选择较细的探条进行扩张，将引导钢丝穿入扩张器中心管道内，沿引导钢丝送入扩张器，待有阻力感后慢慢于透视下将扩张器的扩张部（即圆柱形部分）通过狭窄口送到狭窄部远端，推进时要注意固定引导钢丝，不要使引导钢丝插入太深。停留 3 分钟左右，退出扩张器。退出探条时注意均匀向外抽，但要时时向前送引导钢丝，不要让引导钢丝随探条一同退出，注意保持引导钢丝的位置固定不变。④依次增加扩张器的直径，使狭窄部分逐渐被扩开。扩张完毕后，扩张器连同引导钢丝一起退出。⑤术者再次插入胃镜检查，观察狭窄部黏膜撕裂情况，如出血较多，可用去甲肾上腺素止血或其他方法止血。

（2）OTW球囊导管扩张术：①手术前两个步骤同探条扩张术。②根据患者狭窄部位情况选用直径30 mm、35 mm 或 40 mm 的球囊扩张器，先将球囊内空气抽空，锁住导管尾部三通接头通球囊的通道，在球囊外涂以润滑油便于插入。将球囊装置的中央孔道套入引导钢丝，在透视下或内镜直视下确定球囊中央位于狭窄部中央。③接带压力计的注射器向球囊内注气或注水，在X线或内镜监视下进行扩张，扩张压力一般为 20.0～40.0 kPa（150～300 mmHg），维持 1 分钟，放气；再注气、放气，反复 2～3 次；扩张期间应注意患者的反应，如有异常应立即停止注气。扩张完毕后，扩张器连同引导钢丝一起退出。④最后一个步骤同探条扩张术。

（3）TTS球囊导管扩张术的配合：①手术步骤的第一步同探条扩张术。②护士将 TTS 球囊外涂润滑油，抽尽球囊内空气，递给术者，经内镜活检孔道插入直到导管先端露出在视野内。③选较细的一根球囊导管，将导管插入狭窄部位的中央有孔处，术者缓缓向前推进导管，至阻力突然消失，说明球囊导管已越过病变部位，按照术前已测定好的每一球囊的注气量，用带压力计的注射器向球囊中注气，注意压力变化不能超出术前测定的压力太多，否则球囊容易破裂；充气2 分钟，放气；再充气、放气；反复多次后，抽尽球囊中的空气，将球囊从活检孔道中退出；换稍粗一级的球囊导管如上法扩张，如此一直扩张到 20～25 mm 球囊。④术者再次插入胃镜检查，观察狭窄部黏膜撕裂情况，如出血较多，可用去甲肾上腺素止血或其他方法止血。

（五）术后护理

1.患者护理

（1）术后卧床休息 24 小时，避免用力咳嗽。注意观察患者生命体征情况，观察患者有无胸痛、咳嗽、发热、呼吸困难、皮下气肿、呕血及黑便等不适，出现异常及时处理。

（2）扩张治疗术后禁食 6 小时，6 小时后无特殊不适可进食温凉流质食物 1～2 天，再进半流质食物，以后逐步过渡到普食。避免暴饮暴食，减少油腻食物。餐后 2 小时或睡眠时应抬高床头15°～30°，防止食物反流。

（3）术后常规应用止血药、制酸剂、黏膜保护剂、抗生素 3～5 天。

（4）其他护理同胃镜检查护理常规。

（5）指导患者定期随访疗效，观察有无反流性食管炎、狭窄再形成等远期并发症。效果不佳者 1～2 个月后可重复治疗。

2.器械及附件处理

（1）内镜处理：同胃镜检查。

（2）探条处理：探条不能高压蒸汽消毒，只能用 2％戊二醛溶液浸泡消毒。清洗、浸泡时探条应保持平直，不能弯曲，探条中央管道应用清洗刷清洗干净，再接专用钝针头，接注射器或高压水枪注水冲洗。消毒后放回原装箱内保存，探条的先端必须插回厂家配置的保护用硬钢丝，以免探条的先端变形、折损。

（3）球囊导管为一次性使用物品，禁止重复使用。

（六）并发症及防治

1.出血

在扩张之后可发生出血，多数可自行停止，极少数出血不止者可行内镜止血。

2.穿孔

对小的穿孔可先采取保守治疗，立即禁食，给予肠道外营养，给予抗生素治疗；如穿孔较大，应立即行外科手术治疗。

3.胃食管反流

应避免平卧位,穿着宽松的衣服,应用制酸剂,促进胃动力等。

4.吸入性肺炎

需应用抗生素治疗。

5.继发感染

可发生菌血症或败血症,需应用抗生素治疗。

(七)注意事项

(1)治疗前全面评估患者,掌握适应证、禁忌证,选择合适的治疗方法。充分沟通,解除患者的顾虑。

(2)治疗前至少禁食 12 小时,保持食管清洁。如果食管腔内有残留食物者则需延长禁食时间,也可通过持续胃肠减压或胃镜吸引、冲洗使食管清洁。

(3)行 Savary 扩张器扩张的患者必要时需安排在 X 线机的检查台上,利用 X 线机对引导钢丝进行定位。护士应与术者配合密切,退镜和送引导钢丝的速度要一致,保留引导钢丝在胃腔内不打弯,直到内镜完全退出。当扩张器经过引导钢丝时,护士应在插入引导钢丝时保持引导钢丝的末端盘绕和拉紧,不允许向前或向后滑动,并注意引导钢丝的标记。

(4)探条扩张时,推进探条应注意缓慢往外抽拉固定引导钢丝,防止引导钢丝插入过深;退探条时要用力均匀往前送引导钢丝,勿使引导钢丝同时被带出体外。使用球囊(气囊或水囊)扩张时,术前需测定球囊注气量及压力。

(5)操作时护士应与术者密切配合,谨慎操作,用力适度,遇有阻力勿强行通过以免发生意外或损坏器械。

(6)手术中密切观察患者的面色、呼吸、脉搏及疼痛等变化,发现异常及时处理。术后注意有无出血、穿孔、感染等并发症,发现异常及时报告医师处理。

(7)治疗后合理安排膳食,告知患者进食宜少量多餐,细嚼慢咽,避免暴饮暴食,少进油腻食物或刺激性强的食物,如浓茶、咖啡、酒等,以免胃酸增多引起反流症状。

(8)检查结束,及时清理设备及用物,定期检查设备性能,如有故障及时报告、维修。

(9)指导患者定期复诊,出现严重不适,应立即来院就诊。

二、结肠扩张术

结肠扩张术用于治疗各种原因引起的大肠狭窄。大肠狭窄可分为良性狭窄和恶性狭窄。良性狭窄常见于炎症性疾病、术后吻合口狭窄及外伤等;恶性狭窄常见于结/直肠肿瘤及盆/腹腔肿瘤压迫等。良性狭窄可行内镜下球囊扩张术治疗,恶性狭窄可于扩张术后行金属支架置放术解除肠梗阻。

(一)适应证

(1)结/直肠良、恶性肿瘤术后吻合口狭窄。

(2)结/直肠炎性狭窄、溃疡性结肠炎、克罗恩病、结核、血吸虫病肉芽肿、性病淋巴肉芽肿、放线菌病、肠粘连。

(3)放射性肠炎,烧伤,具有腐蚀性的药物、栓剂的损伤引起的肠腔狭窄。

(4)置放金属支架前扩张肠腔,结/直肠狭窄手术前解除梗阻。

(二)禁忌证

(1)梗阻肠管已坏死穿孔,有瘘管和深溃疡,有较大憩室。

(2)重度内痔出血,狭窄部位有严重炎症、出血。

(3)严重心肺功能衰竭,凝血功能障碍,有严重出血倾向。

(4)不能合作者。

(三)术前准备

1.器械准备

(1)肠镜治疗孔道直径达 3.7 mm 和 4.2 mm 的治疗内镜。

(2)扩张导管、球囊导管。

(3)导丝。

(4)球囊扩张专用压力枪、测压表和注射器。

(5)泛影葡胺、生理盐水。

(6)润滑剂。

(7)吸引器、X 线透视机。

(8)其他物品同普通结肠镜检查。

2.患者准备

(1)向患者及家属解释扩张治疗的意义及可能出现的并发症,取得患者及家属的配合,并签署手术同意书。

(2)术前行钡剂造影、结肠镜检查,重度狭窄者行泛影葡胺造影,以明确狭窄的部位、程度及特点等。

(3)至少术前 3 天停服影响凝血功能的药物,行血常规、血型、凝血功能和肝、肾功能等化验检查。必要时行心肺功能检查,心肺功能较差者术前予以纠正。

(4)肠道准备、术前用药同肠镜检查,禁用甘露醇准备肠道。

(四)术中护理配合

1.患者护理

同结肠镜检查。

2.治疗过程中的配合

(1)OTW 球囊导管扩张术的配合:①术者插入肠镜观察肠道狭窄情况。②自内镜钳道管口插入引导钢丝,将引导钢丝的前端越过狭窄段放置在远端,在 X 线下定位,明确狭窄部位病变后,退出内镜,保留引导钢丝。此时护士应与术者密切配合,术者退镜,护士送引导钢丝,两者的速度应一致,保证引导钢丝留在肠腔内而又不会打弯,直到内镜完全退出。术者固定引导钢丝,不让引导钢丝从口中滑出。③将球囊内空气抽尽,锁住导管尾部三通接头通球囊的通道,在球囊外涂以硅油便于插入。④引导钢丝尾部插入球囊导管先端孔中,沿引导钢丝送入球囊导管。在透视下可见球囊两端的标志,接带压力计的注射器向球囊中注气,如球囊中部成腰,说明球囊位置正确;如果成腰偏高或偏低,应调整球囊位置再注气,一般球囊压力达到 40.0 kPa（300 mmHg）,维持1分钟,放气;再注气、放气,反复 2～3 次;扩张期间应注意患者的反应,如有异常应立即停止注气。⑤术者将球囊导管和引导钢丝一起退出;护士接过球囊导管和引导钢丝立即用清水冲洗干净,留待进一步清洗消毒。⑥如遇术后采用吻合器铁钉的吻合口狭窄,在做球囊扩张时,尽量不要让球囊导管前后移动,防止损伤球囊。⑦内镜能顺利通过扩张后的狭窄段的远端,仔细观察有无肿瘤和其他病变,必要时协助取活检。如出血较多可行内镜下止血术。

(2)TTS球囊导管扩张术的配合:①同OTW球囊导管扩张术。②将TTS球囊导管外涂润滑剂,抽空球囊内空气,递给术者,经内镜钳道管插入直到导管先端露出(在视野内);注意阻力大时不可强行用力,应检查是否将球囊中的空气完全抽空。③选较细的一条球囊导管,将导管插入狭窄部位的中央有孔处,术者缓缓向前推进导管至阻力突然消失,说明球囊导管已越过病变部位,按照术前已测定的每一球囊的注气量,用带压力计的注射器向球囊中注气,注意压力变化不能超出术前测定压力太多,否则球囊容易破裂;充气2分钟、放气、再充气、再放气,反复多次后,抽空球囊中的空气,将球囊从钳道管中退出;换稍粗一级的球囊导管如上法扩张;如此一直扩张到20~25 mm球囊。④术者用水冲净使视野清晰后,进镜观察,注意扩张部位损伤,如出血多,护士配合术者行内镜下止血。

(五)术后护理

1.患者护理

(1)术后卧床休息24小时。注意观察患者腹部体征,观察患者有无腹痛、发热、便血等不适,出现异常及时处理。

(2)术后禁食1~2天,如无不适可进流质饮食,次日可进半流质饮食,以后逐步增加饮食中的固体含量,进少渣饮食。

(3)术后常规应用抗生素3~5天。

(4)其他护理同结肠镜检查护理常规。

(5)指导患者定期随访疗效,为防止术后再狭窄,指导患者术后2周再次行扩张治疗。

2.器械及附件处理

(1)内镜处理同结肠镜检查。

(2)球囊导管为一次性使用物品,用后弃之。

(3)引导钢丝清洗消毒后备用。

(六)并发症及防治

1.出血

在扩张之后可发生出血,多数可自行停止,极少数出血不止者可行内镜止血。

2.穿孔

对小的穿孔可先采取保守治疗,立即禁食,肠道外营养,给予抗生素治疗;如穿孔较大,应立即行外科手术治疗。

3.感染

需应用抗生素治疗。

(七)注意事项

(1)按要求做好肠道准备,保证肠道清洁。

(2)术中密切观察患者的面色、呼吸、脉搏、腹胀、腹痛等情况;术后注意有无腹胀、腹痛、发热及黑便等情况,发现异常及时通告医师。

(3)术中操作应轻柔、少量注气,在插入引导钢丝和球囊导管的过程中如遇阻力过大,不可强行用力,压力泵应缓慢逐渐加压。

(4)其他同食管贲门扩张术。

(朱丽君)

第六节 经皮内镜下空肠造瘘术的护理

经皮内镜下空肠造瘘术（percutaneous endoscopic jejunostomy，PEJ）是通过内镜在空肠放置饲养管的造瘘技术。空肠营养管（空肠管）适用于不宜经胃十二指肠进食的患者或胰腺疾病的患者，可通过肠道吸收人体各种必需的营养。空肠上端滴注营养液是完全胃肠内营养的方法之一，可获得与胃肠外营养相同的疗效，又有助于胃肠道功能和形态的恢复，因此在临床营养支持中占有越来越重要的地位。临床护士应掌握放置空肠营养管的相关知识，配合术者在内镜下进行此项操作。

一、适应证

（1）上消化道吻合口瘘者。
（2）急性重症胰腺炎患者。
（3）胃大部分切除术后输出襻近端梗阻患者。
（4）胃肠功能障碍患者。
（5）胃底贲门癌等胃内广泛侵犯转移等病症必须行肠内营养者。

二、禁忌证

除大量腹水外，其余同经皮内镜下胃造瘘术。

三、术前准备

（一）器械准备
（1）空肠营养管。
（2）其他同经皮内镜下胃造瘘术。

（二）患者准备
同经皮内镜下胃造瘘术。

四、术中护理配合

（一）患者护理
同经皮内镜下胃造瘘术。

（二）治疗过程中的配合
（1）将空肠营养管润滑备用。
（2）协助术者进镜，经鼻前庭、后鼻道到达咽喉部，进入食管、胃直至十二指肠降段的远端，护士将准备好的超细导丝用二甲硅油润滑后递给术者，从活检孔道插入到达十二指肠降段的远端后开始退出内镜，在退出内镜的同时，等距离插入导丝，直至内镜完全退出，护士将导丝固定好，防止滑脱，并将露在鼻腔外的导丝以直径不小于 20 cm 的圈盘好，然后将二甲硅油注进空肠营养管并将表面涂二甲硅油，拉直并固定导丝，再沿导丝将空肠营养管插入至十二指肠远端或空肠，之后固定营养管将导丝拔出,即完成营养管的置放过程,最后用胶布固定营养管。

(3)确定小肠营养管放置成功的方法:①从小肠营养管中抽吸液体测定其酸碱度,如为碱性,即可确定在小肠内。②在X线透视下直接检查小肠营养管的位置。

(4)退镜后,协助患者将牙垫取下,并嘱其将口中分泌物吐出,用纸巾擦干净。

五、术后护理

(一)患者护理

(1)全麻的患者需保持左侧卧位直到完全苏醒并能控制分泌物的排出,且有人陪同,交代麻醉术后注意事项。

(2)置管后注意观察患者腹部情况,有无食物反流和消化道出血等症状,胰腺炎患者置管后监测患者血糖和血、尿淀粉酶。喂养前后用等渗盐水冲洗鼻肠管,以防堵塞。

(二)器械及附件处理

胃镜及其附件按消毒规范进行处理。

六、并发症及防治

(一)腹泻

最常见,营养液的配制及灌注方法不当是引起腹泻的主要原因。脂肪过多、纤维素少、渗透压高的营养液均可引起腹泻,因此要注意观察患者的大便次数、量及性质,定时送检,并注意调整灌注的速度、营养液的温度。发生腹泻时,及时分析原因,给予处理。

(二)营养管移位

妥善固定营养管是防止营养管移位的最重要措施。定期检查营养管的位置,测量外露部分的长度,做好记录,回抽液体,以确保其在小肠内。对烦躁的患者可适当约束或戴上无指手套,防止患者自己拔管。

(三)导管堵塞

连续输注营养液时,尤其是高浓度营养液时,应用无菌水冲洗营养管,以防止营养物沉积于管腔内堵塞导管。每天输注完毕后,应用无菌水冲洗营养管。应用细的小肠营养管时,禁止经该导管输注颗粒性或粉末状药物,以防止导管堵塞。当营养管堵塞时应先查明原因,排除了导管本身的因素后,用注射器试行向外(而不是向内)负压抽取内容物,不要用导丝插入导管内疏通管腔,以免引起小肠营养管破裂。

七、注意事项

(1)必须保证胃镜前端到达空肠上段,对手术或术后出现瘘的患者进镜时避开瘘口,由吻合口进入正常胃腔直至空肠上段,需要术者动作轻巧熟练。

(2)置管成功后要外固定好鼻肠管。使用黏度高、透气性好的胃管贴,贴在鼻翼两侧并将管道牢牢固定好,导管尾端固定在耳上、头侧,避免压迫管道。4小时检查营养管的位置1次,测量外露部分的长度,做好记录,做到班班交接。固定管道的胶布如出现潮湿、污染、脱落等及时更换。

(3)营养液的选择:鼻空肠营养管营养给予不同于经胃的营养,对营养液的配方、浓度、渗透压及污染情况要求相对较高。由于空肠内无胃酸的杀菌作用,因而对营养液的细菌污染要特别注意,要求按静脉输注标准操作,尽量避免污染。如自行配制营养液每次仅配制当天量,于 4 ℃保存。输注时饮食的温度应接近体温,配好的饮食在容器中悬挂的时间不应超过 8 小时,新鲜饮食不应与已用过的饮食混合。配制时间过久食物可能变质凝固,也可导致导管堵塞并注意防止霉变、腐败的食物引起细菌或真菌性肠炎。

(4)输注方式:实践表明,连续输注营养液吸收效果较间歇性输注好,患者胃肠道不良反应少,营养支持效果好。插管后应立即注入生理盐水 50 mL,以冲洗插管时分泌的胃液及胆汁等黏液。在情况允许时,尽量使用输液泵输入,第 1 次泵注营养液前,应缓慢泵入 5% 葡萄糖生理盐水 500 mL,以检查管道是否通畅,并使肠道有个适应过程。先以 60 mL/h 速度输入,如果耐受良好,可以逐渐增加速度,直至 120 mL/h 为止。开始输注时速度较慢,易发生堵管,应加强观察,发现问题及时处理。输注完毕后应使用温开水或生理盐水冲洗管道。一旦发生灌注不畅,考虑堵管的可能,可使用 20 mL 注射器反复冲洗、抽吸,或将胰酶溶于温水后注入。

(5)做好健康教育与沟通:做好患者和家属的健康教育,讲解鼻肠管的固定方法、输注方式及营养液的配制方法,告知家属如何防止及观察并发症。

(朱丽君)

第十二章

针灸康复护理

第一节　毫针疗法及护理

一、毫针的构造、规格、检查

（一）毫针的构造

毫针分为针尖、针身、针根、针柄、针尾五个部分（图 12-1）。

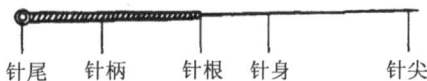

针尾　针柄　　针根　针身　　　针尖

图 12-1　毫针的构造

针尖亦称针芒,是针身的尖端锋锐部分;针身亦称针体,是针尖至针柄间的主体部分;针根是针身与针柄连接的部分;针柄是针根至针尾的部分;针尾亦称针顶,是针柄的末端部分。

（二）毫针的规格

毫针的规格,是以针身的直径和长度区分的。毫针的长度规格见表 12-1。毫针的粗细规格见表 12-2。

表 12-1　毫针的长度规格表

规格（寸）		0.3	1	1.5	2	2.5	3	4	4.5	5	6
针身长度（mm）		15	25	40	50	65	75	100	115	125	150
针柄长	长柄（mm）	25	35	40	40	40	40	55	55	55	56
	中柄（mm）	—	30	35	35	—	—	—	—	—	—
	短柄（mm）	20	25	25	30	30	30	40	40	40	40

表 12-2　毫针的粗细规格表

号数	26	27	28	29	30	31	32	33	34	35
直径（mm）	0.45	0.42	0.38	0.34	0.32	0.30	0.28	0.26	0.24	0.22

一般临床以粗细为 28～32 号(0.38～0.28 mm),长短为 1～3 寸(25～75 mm)的毫针最为常用。

(三)毫针的检查

1.检查针尖

检查针尖主要检查针尖有无卷毛或钩曲现象。

2.检查针身

检查针身主要检查针身有无弯曲或斑剥现象。

二、针刺法的练习

针刺法的练习,主要包括指力练习、手法练习和实体练习。

(一)指力练习

用松软的纸张,折叠成长约 8 cm、宽约 5 cm、厚 2～3 cm 的纸块,用线如"井"字形扎紧,做成纸垫。练针时,左手平执纸垫,右手拇、示、中三指持针柄,如持笔状地持 1～1.5 寸毫针,使针尖垂直地抵在纸块上,然后右手拇指与示、中指交替捻动针柄,并渐加一定的压力,待针穿透纸垫后另换一处,反复练习。纸垫练习主要是锻炼指力和捻转的基本手法(图 12-2)。

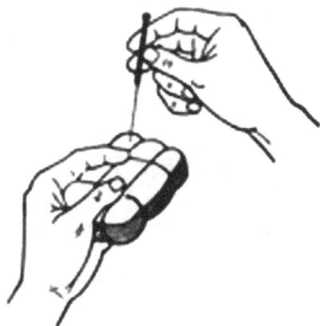

图 12-2　纸垫练习法

(二)手法练习

手法的练习主要在棉团上进行。

取棉团,用棉线缠绕,外紧内松,做成直径为 6～7 cm 的圆球,外包白布一层缝制即可练针。可练习提插、捻转、进针、出针等各种毫针操作手法。做提插练针时,以执笔式持针,将针刺入棉球,在原处做上提下插的动作,要求深浅适宜,幅度均匀,针身垂直。在此基础上,可将提插与捻转动作配合练习,要求提插幅度上下一致,捻转角度来回一致,操作频率快慢一致,达到动作协调、得心应手、运用自如、手法熟练的程度(图 12-3)。

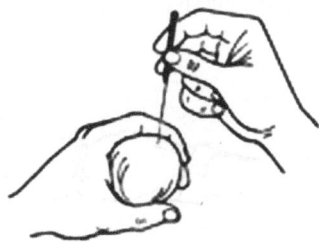

图 12-3　棉团练习法

(三)实体练习

通过纸垫、棉团练针掌握了一定的指力和手法后,可以在自己身上进行试针练习,亲身体会指力的强弱、针刺的感觉、行针的手法等。自身练针时,要求能逐渐做到进针无痛或微痛,针身挺直不弯,刺入顺利,提插、捻转自如,指力均匀,手法熟练。同时仔细体会指力与进针、手法与得气的关系以及持针手指的感觉和受刺部位的感觉。

三、针刺前的准备

(一)针具选择

选择针具时,应根据患者的性别、年龄、形体的肥瘦、体质的强弱、病情的虚实、病变部位的表里深浅和腧穴所在的部位,选择长短、粗细适宜的针具。《灵枢·官针》曰:"九针之宜,各有所为,长短大小,各有所施也"。

(二)体位选择

针刺时,患者体位的选择原则是要有利于腧穴的正确定位,便于针灸的施术操作和较长时间的留针而不致疲劳。临床常用体位主要有以下几种。

1.仰卧位

指患者身体平卧于床,头面、胸腹朝上的体位。适宜于取头、面、胸、腹部腧穴和上、下肢部腧穴(图 12-4)。

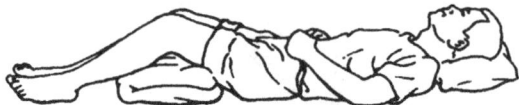

图 12-4　仰卧位

2.侧卧位

指患者身体一侧着床,头面、胸腹朝向一侧的体位。适宜于取身体侧面少阳经腧穴和上、下肢部分腧穴(图 12-5)。

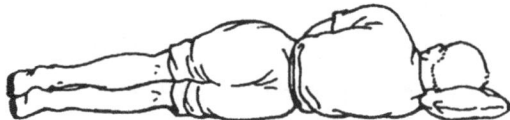

图 12-5　侧卧位

3.俯卧位

指患者身体俯伏于床,头面、胸腹朝下的体位。适宜于取头、项、脊背、腰骶部腧穴和下肢背侧及上肢部分腧穴(图 12-6)。

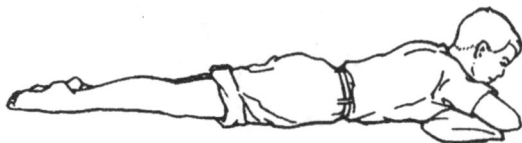

图 12-6　俯卧位

4.仰靠坐位

指患者身体正坐,背靠于椅,头后仰,面朝上的体位。适宜于取前头、颜面和颈前等部位的腧穴(图 12-7)。

5.俯伏坐位

指患者身体正坐,两臂屈伏于案上,头前倾或伏于臂上,面部朝下的体位。适宜于取后头和项、背部的腧穴(图 12-8)。

6.侧伏坐位

指患者身体正坐,两臂侧屈伏于案上,头侧伏于臂,面部朝向一侧的体位。适宜于取头部的一侧、面颊及耳前后部位的腧穴(图 12-9)。

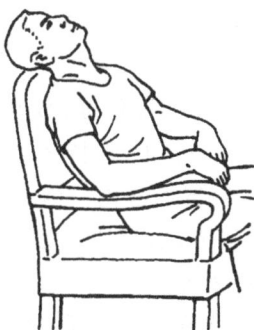

图 12-7　仰靠坐位

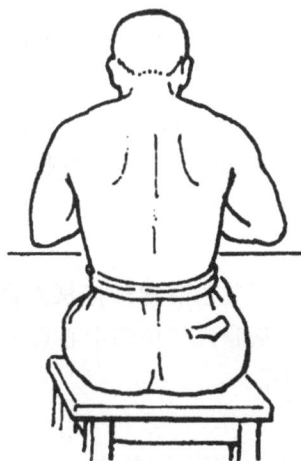

图 12-8　俯伏坐位

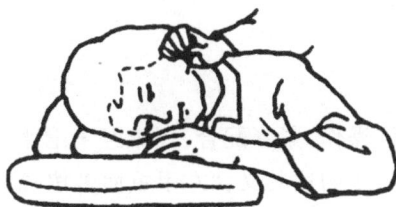

图 12-9　侧伏坐位

在临床上除上述常用体位外,对某些腧穴则应根据腧穴的具体不同要求采取不同的体位。同时也应注意根据处方所取腧穴的位置,尽可能用同一种体位针刺取穴。如因治疗要求和某些腧穴定位的特点而必须采用两种不同体位时,应根据患者的体质、病情等具体情况灵活掌握。对初诊、精神紧张或年老、体弱、病重的患者,有条件时应尽量采取卧位,以防患者感到疲劳或晕针等。

(三)消毒

针刺治病要有严格的无菌观念,切实做好消毒工作。针刺前的消毒范围包括针具器械、医者的双手、患者的施术部位、治疗室用具等。

1.针具器械消毒

目前国内外在有条件的地区提倡使用一次性针具,对于普通针具、器械的消毒以高压蒸汽灭菌法较常用。

(1)高压蒸汽灭菌法:将毫针等针具用布包好,放在密闭的高压蒸汽锅内灭菌。一般在 $1.0\sim1.4\ kg/cm^2$ 的压力,$115\sim123\ ℃$ 的高温下,保持 30 分钟以上,可达到消毒灭菌的要求。

(2)药液浸泡消毒法:将针具放入 75% 乙醇内浸泡 $30\sim60$ 分钟,取出用消毒巾或消毒棉球擦干后使用。也可置于器械消毒液内浸泡,如"84"消毒液,可按规定浓度和时间进行浸泡消毒。直接和毫针接触的针盘、针管、针盒、镊子等,可用 2% 戊二醛溶液浸泡 $15\sim20$ 分钟后,达到消毒目的时才能使用。经过消毒的毫针,必须放在消毒过的针盘内,并用消毒巾或消毒纱布遮盖好。

(3)环氧乙烷气体消毒法:根据国际 ISO 标准,提倡使用环氧乙烷气体消毒。一般多采用小型环氧乙烷灭菌器。灭菌条件为:温度 $55\sim60\ ℃$,相对湿度 $60\%\sim80\%$,浓度 $800\ mg/L$,时间 6 小时。已消毒的毫针,应用时只能一针一穴,不能重复使用。

2.医者手指消毒

针刺前,医者应先用肥皂水将手洗刷干净,待干,再用 75% 乙醇棉球擦拭后,方可持针操作。持针施术时,医者应尽量避免手指直接接触针身,如某些刺法需要触及针身时,必须用消毒干棉球作隔物,以确保针身无菌。

3.针刺部位消毒

在患者需要针刺的穴位皮肤上用 75% 乙醇棉球擦拭消毒,或先用 2% 碘酊涂擦,稍干后,再用 75% 乙醇棉球擦拭脱碘。擦拭时应从腧穴部位的中心点向外绕圈消毒。当穴位皮肤消毒后,切忌接触污物,保持洁净,防止重新污染。

4.治疗室内的消毒

针灸治疗室内的消毒,包括治疗台上的床垫、枕巾、毛毯、垫席等物品,要按时换洗晾晒,如采用一人一用的消毒垫布、垫纸、枕巾则更好。治疗室也应定期消毒净化,保持空气流通,环境卫生洁净。

四、进针法

针刺操作时,一般应双手协同操作,紧密配合。《难经·七十八难》说:"知为针者信其左,不知为针信其右"。《标幽赋》更进一步阐述其义:"左手重而多按,欲令气散;右手轻而徐入,不痛之因"。临床上一般用右手持针操作,主要是拇、示、中指夹持针柄,其状如持笔(图 12-10),故右手称为"刺手"。左手爪切按压所刺部位或辅助针身,故称左手为"押手"。

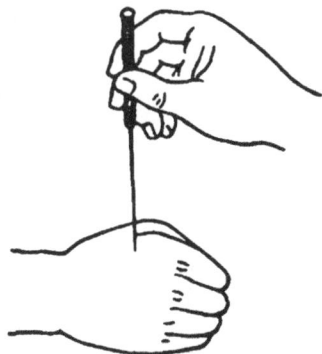

图 12-10　持针姿势

刺手的作用主要是掌握针具,施行手法操作;进针时,运指力于针尖,而使针刺入皮肤,行针时便于左右捻转、上下提插和弹震刮搓以及出针时的手法操作等。

押手的作用主要是固定腧穴的位置,夹持针身协助刺手进针,使针身有所依附,保持针垂直,力达针尖,以利于进针、减少疼痛和协助调节、控制针感。

临床常用进针方法有以下几种。

(一)单手进针法

单手进针法多用于较短的毫针。右手拇、示指持针,中指端紧靠穴位,指腹抵住针体中部,当拇、示指向下用力时,中指也随之屈曲,将针刺入,直至所需的深度(图 12-11)。此法三指并用,尤适宜于双穴同时进针。此外,还有用拇、示指夹持针体,中指尖抵触穴位,拇、示指所夹持的针沿中指尖端迅速刺入,不施捻转。针入穴位后,中指即离开应针之穴,此时拇、示、中指可随意配合,施行补泻。

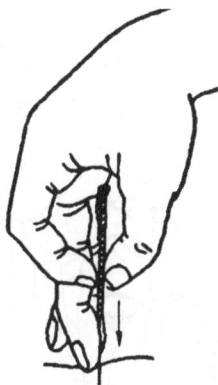

图 12-11　基本单手进针法

(二)双手进针法

1.指切进针法

指切进针法又称爪切进针法,用左手拇指或示指端切按在腧穴位置的旁边,右手持针,紧靠左手指甲面将针刺入腧穴(图 12-12)。此法适用于短针的进针。

2.夹持进针法

夹持进针法或称骈指进针法,即用左手拇、示二指持捏消毒干棉球,夹住针身下端,将针尖固定在所刺腧穴的皮肤表面,右手捻动针柄,将针刺入腧穴(图 12-13)。此法适用于长针的进针。

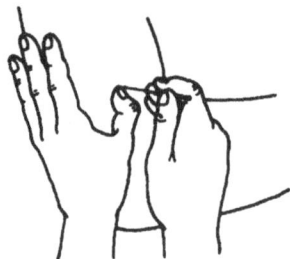

图 12-12　指切进针法

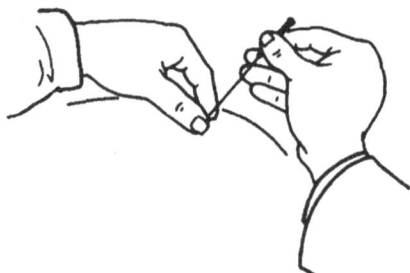

图 12-13　夹持进针法

　　临床上也有采用插刺进针的,即单用右手拇、示二指夹持消毒干棉球,夹住针身下端,使针尖露出 2~3 分,对准腧穴的位置,将针迅速刺入腧穴,然后将针捻转刺入一定深度,并根据需要适当配合押手行针。

　　3.舒张进针法

　　用左手拇、示二指将针刺入腧穴部位的皮肤向两侧撑开,使皮肤绷紧,右手持针,使针从左手拇、示二指的中间刺入。此法主要用于皮肤松弛部位的腧穴(图 12-14)。

　　4.提捏进针法

　　用左手拇、示二指将针刺入腧穴部位的皮肤提起,右手持针,从捏起的上端将针刺入。此法主要用于皮肉浅薄部位的腧穴,如印堂穴等(图 12-15)。

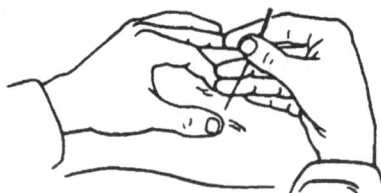

图 12-14　舒张进针法

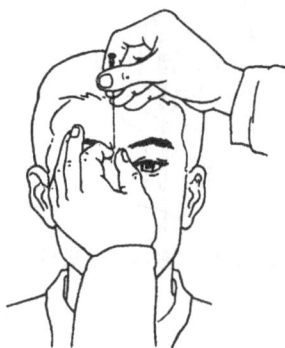

图 12-15　提捏进针法

(三)针管进针法

　　针管进针法即备好塑料、玻璃或金属制成的针管,针管长度比毫针短 2~3 cm,以便露出针柄。针管的直径,以能顺利通过针尾为宜。进针时左手持针管,将针装入管内,针尖与针管下端平齐,置于应刺的腧穴上,针管上端露出针柄 2~3 cm,用右手示指叩打针尾或用中指弹击针尾,即可使针刺入,然后退出针管,再运用行针手法(图 12-16)。

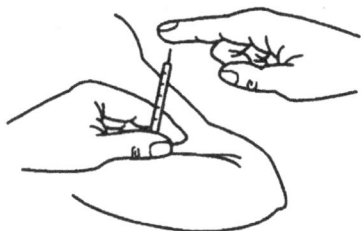

图 12-16 针管进针法

五、针刺的方向、角度和深度

(一)针刺的方向

针刺的方向是指进针时针尖对准的某一方向或部位,一般依经脉循行的方向、腧穴的部位特点和治疗的需要而定。

1.依循行定方向

依循行定方向即根据针刺补泻的需要,为达到"迎随补泻"的目的,在针刺时结合经脉循行的方向,或顺经而刺,或逆经而刺。一般认为,当行补法时,针尖与经脉循行的方向一致;行泻法时,针尖与经脉循行的方向相反。

2.依腧穴定方向

为保证针刺安全,根据腧穴所在部位的特点,某些部位必须朝向某一特定方向或部位。如针刺哑门穴时,针尖应朝向下颌方向缓慢刺入;针刺廉泉穴时,针尖应朝向舌根方向缓慢刺入;针刺背部的某些腧穴,针尖要朝向脊柱等。

3.依病情方向

依病情方向即根据病情的治疗需要,为使针刺的感应到达病变所在的部位,针刺时针尖应朝向病所,以使"气至病所"。

(二)针刺的角度

针刺的角度是指进针时针身与皮肤表面所形成的夹角(图 12-17),一般分为以下 3 种。

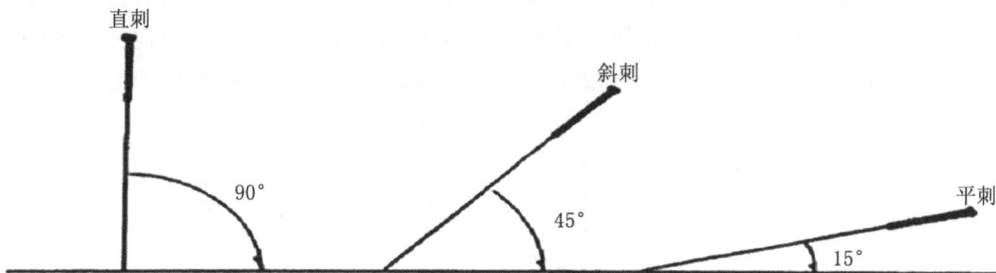

图 12-17 针刺的角度

1.直刺

针身与皮肤表面成 90°左右垂直刺入。此法适用于人体大部分腧穴。

2.斜刺

针身与皮肤表面成 45°左右倾斜刺入。此法适用于肌肉浅薄处或内有重要脏器,或不宜直刺、深刺的腧穴。

3.平刺

针身与皮肤表面成 15°左右沿皮刺入,又称横刺、沿皮刺。此法适用于皮薄肉少部位的腧穴,如头部腧穴等。

(三)针刺的深度

临床常根据患者的体质、年龄、病情、部位等方面确定进针的深度。

1.年龄

年老体弱,气血衰退;小儿娇嫩,稚阴稚阳,均不宜深刺。中青年身强体壮者,可适当深刺。

2.体质

形瘦体弱者宜浅刺;形盛体强者宜深刺。

3.病情

阳证、新病宜浅刺;阴证、久病宜深刺。

4.部位

头面、胸腹及皮薄肉少处的腧穴宜浅刺;四肢、臀、腹及肌肉丰满处的腧穴宜深刺。

六、行针与得气

毫针进针后,为使患者产生针刺感应,或进一步调整针感的强弱以及使针感向某一方向扩散、传导而采取的操作方法,称为"行针",亦称"运针"。行针手法包括基本手法和辅助手法两类。

(一)基本手法

行针的基本手法是毫针刺法的基本动作,古今临床常用的主要有提插法和捻转法两种。两种基本手法临床施术时既可单独应用,又可配合应用。

1.提插法

将针刺入腧穴一定深度后,施以上提下插的操作手法。针由浅层向下刺入深层的操作谓之插,从深层向上引退至浅层的操作谓之提,如此反复地上下纵向运动的行针手法,称为提插法(图 12-18)。提插幅度的大小、层次的变化、频率的快慢和操作时间的长短,应根据患者的体质、病情、腧穴部位和针刺目的等不同灵活掌握。使用提插法时,指力一定要均匀一致,幅度不宜过大,一般以 3~5 分为宜;频率不宜过快,每分钟 60 次左右,保持针身垂直,不改变针刺角度、方向和深度。一般认为行针时提插的幅度大,频率快,刺激量就大;反之,提插的幅度小,频率慢,刺激量就小。

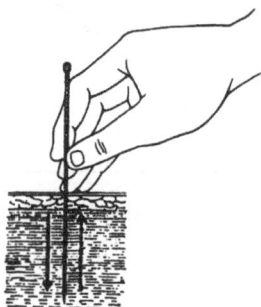

图 12-18　提插法

2.捻转法

将针刺入腧穴一定深度后,施以向前向后捻转动作的操作手法。这种使针在腧穴内反复前后来回旋转的行针手法,称为捻转法(图 12-19)。捻转角度的大小、频率的快慢、时间的长短等,需根据患者的体质、病情、腧穴的部位、针刺目的等具体情况而定。使用捻转法时,指力要均匀,角度要适当,一般应掌握在 180°左右,不能单向捻针,否则针身易被肌纤维等缠绕,引起局部疼痛和导致滞针而出针困难。一般认为捻转角度大,频率快,刺激量大;捻转角度小,频率慢,刺激量小。

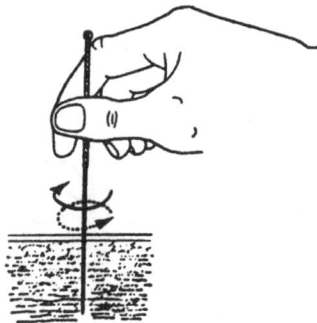

图 12-19　捻转法

(二)辅助手法

行针的辅助手法,是行针基本手法的补充,是为了促使得气和加强针刺感应的操作手法。临床常用的行针辅助手法有以下几种。

1.循法

针刺不得气时,可以用循法催气。其法是医者用顺着经脉的循行径路,在腧穴的上下部轻柔地按揉或叩打(图 12-20)。《针灸大成·三衢杨氏补泻》指出:"凡下针,若气不至,用指于所属部分经络之路,上下左右循之,使气血往来,上下均匀,针下自然气至沉紧。"说明此法能推动气血,激发经气,促使针后易于得气。

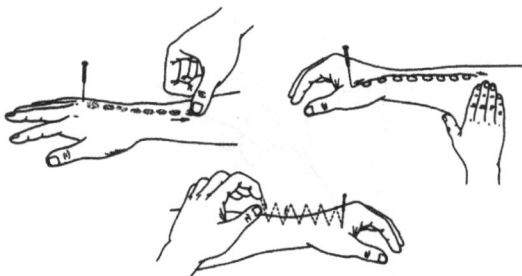

图 12-20　循法

2.弹法

弹法是指在留针过程中,以手指轻弹针尾或针柄,使针体微微振动,以加强针感,助气运行的方法(图 12-21)。《针灸问对》曰:"如气不行,将针轻弹之,使气速行。"本法有催气、行气的作用。

3.刮法

刮法是指毫针刺入一定深度后,经气未至,以拇指或示指的指腹抵住针尾,用拇指或示指或中指指甲,由下而上或由上而下频频刮动针柄,促使得气的方法。本法在针刺不得气时用之可激发经气,如已得气者可以加强针刺感应的传导和扩散(图 12-22)。

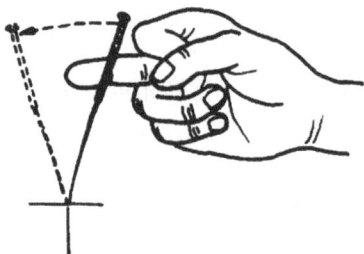

图 12-21　弹法

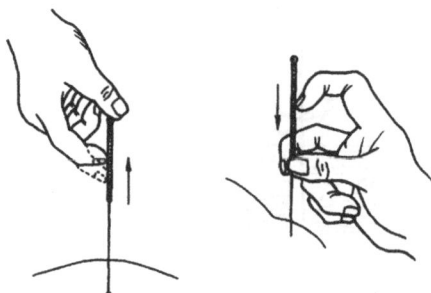

图 12-22　刮法

4.摇法

摇法是指毫针刺入一定深度后,手持针柄,将针轻轻摇动,以行经气的方法。《针灸问对》有"摇以行气"的记载。其法有二:一是直立针身而摇,以加强得气的感应;二是卧倒针身而摇,使经气向一定方向传导(图 12-23)。

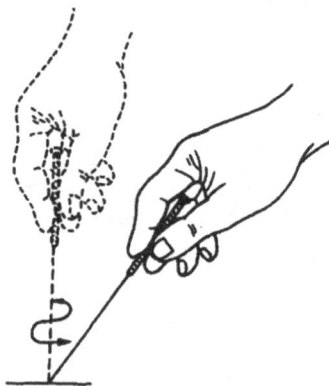

图 12-23　摇法

5.飞法

针后不得气者,用右手拇、示指执持针柄,细细捻搓数次,然后张开两指,一搓一放,反复数次,状如飞鸟展翅,故称飞法(图 12-24)。《医学入门·杂病穴法》载:"以大指次指捻针,连搓三下,如手颤之状,谓之飞。"本法的作用在于催气、行气,并使针刺感应增强。

6.震颤法

震颤法是指针刺入一定深度后,右手持针柄,用小幅度、快频率的提插手法,使针身轻微震颤的方法。本法可促使针下得气,增强针刺感应(图 12-25)。

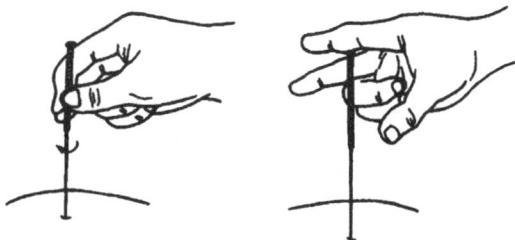

图 12-24　飞法

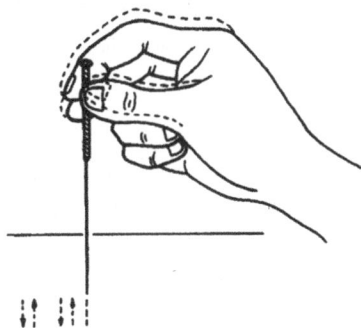

图 12-25　震颤法

(三)得气

古称"气至",近称"针感",是指毫针刺入腧穴一定深度后,施以提插或捻转等行针手法,使针刺部位获得"经气"感应,谓之得气。

针下是否得气,可以从两个方面分析判断。一是患者对针刺的感觉和反应,另一是医者对刺手指下的感觉。针刺腧穴得气时,患者的针刺部位有酸胀、麻重等自觉反应,有时出现热、凉、痒、痛、抽搐、蚁行等感觉,或呈现沿着一定的方向和部位传导、扩散现象。少数患者还会出现循经性肌肤震颤等反应,有的还可见到针刺腧穴部位的循经性皮疹带或红、白线等现象。当患者有自觉反应的同时,医者的刺手亦能体会到针下沉紧、涩滞或针体颤动等反应。若针刺后未得气,患者无任何特殊感觉或反应,医者刺手亦感觉针下空松、虚滑。正如窦汉卿《标幽赋》所说:"轻滑慢而未来,沉涩紧而已至……气之至也,如鱼吞钩饵之浮沉;气未至也,如闲处幽堂之深邃。"这是对得气与否所作的最形象的描述。

得气与否以及气至的迟速,不仅直接关系针刺的治疗效果,而且可以借此推测疾病的预后。《灵枢·九针十二原》说:"刺之要,气至而有效。"临床上一般是得气迅速时疗效较好,得气较慢时效果就差,若不得气时就可能无治疗效果。《金针赋》也说:"气速效速,气迟效迟。"在临床上若刺之而不得气时,要分析经气不至的原因。或因取穴定位不准确,手法运用不当,或为针刺角度有误,深浅失度,对此就应重新调整腧穴的针刺部位、角度、深度,运用必要的针刺手法,以促使得气。如患者病久体虚,正气虚惫,以致经气不足;或因其他病理因素,感觉迟钝、丧失而不易得气时,可采用行针催气,或留针候气,或用温针,或加艾灸,以助经气的来复,而促使得气。若用上法而仍不得气者,多属正气衰竭,当考虑配合或改用其他治疗方法。临床上常可见到,初诊时针刺得气较迟或不得气者,经过针灸等方法治疗后,逐渐出现得气较速或有气至现象,说明机体正气渐复,疾病向愈。

七、针刺补泻

《灵枢·九针十二原》说:"虚实之要,九针最妙,补泻之时,以针为之。"《备急千金要方·用针略例》指出:"凡用针之法,以补泻为先。"可见针刺补泻是针刺治病的一个重要环节,也是毫针刺法的核心内容。

补法,泛指能鼓舞正气,使低下的功能恢复正常的针刺方法;泻法,泛指能疏泄邪气,使亢进的功能恢复正常的针刺方法。针刺补泻是通过针刺腧穴,采用适当的手法激发经气以补益正气、疏泄邪气,调节人体的脏腑经络功能,促使阴阳平衡而恢复健康的方法。古代医家在长期的医疗实践中,创造和总结出不少针刺补泻手法,现择要简述如下。

(一)单式补泻手法

1.捻转补泻

针下得气后,捻转角度小,用力轻,频率慢,操作时间短者为补法;捻转角度大,用力重,频率快,操作时间长者为泻法。也有以左转时角度大,用力重者为补;右转时角度大,用力重者为泻。

2.提插补泻

针下得气后,先浅后深,重插轻提,提插幅度小,频率慢,操作时间短者为补法;先深后浅,轻插重提,提插幅度大,频率快,操作时间长者为泻祛。

3.疾徐补泻

进针时徐徐刺入,少捻转,疾速出针者为补法;进针时疾速刺入,多捻转,徐徐出针者为泻法。

4.迎随补泻

进针时针尖随着经脉循行去的方向刺入为补法;针尖迎着经脉循行来的方向刺入为泻法。

5.呼吸补泻

患者呼气时进针,吸气时出针为补法;吸气时进针,呼气时出针为泻法。

6.开阖补泻

出针后迅速揉按针孔为补法;出针时摇大针孔而不揉按为泻法。

7.平补平泻

进针得气后,施以均匀的提插、捻转手法,适用于虚实不明显或虚实夹杂的病证。

(二)复式补泻手法

1.烧山火法

将针刺入腧穴应刺深度的上1/3(天部),得气后行捻转补法或紧按慢提九数;再将针刺入中1/3(人部),如上施术;然后将针刺入下1/3(地部),如上施术;继之退至浅层,称为一度。如此反复操作数度,使针下产生热感。在操作过程中,可配合呼吸补法(图12-26)。多用于治疗冷痹顽麻、虚寒性疾病等。

2.透天凉法

先将针刺入腧穴应刺深度的下1/3(地部),得气后行捻转泻法或紧提慢按六数;再将针紧提至中1/3(人部),如上施术;然后将针紧提至上1/3(天部),如上施术,称为一度。如此反复操作数度,使针下产生凉感。在操作过程中,可配合呼吸泻法(图12-27)。多用于治疗热痹、急性痈肿等实热性疾病。

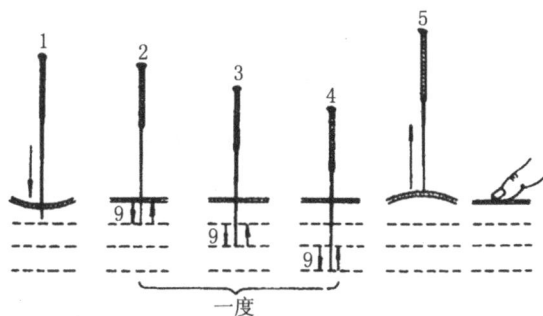

图 12-26　烧山火法

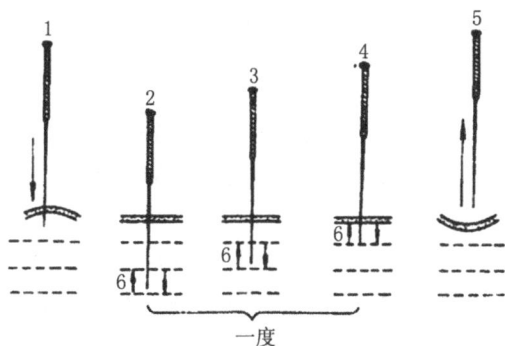

图 12-27　透天凉法

(三)影响针刺补泻效应的因素

1.机体所处的功能状态

在不同的病理状态下,针刺可以产生不同的调整作用(即补泻效果)。当机体处于虚惫状态而呈虚证时,针刺可以起到扶正补虚的作用。若机体处于虚脱状态时,针刺还可以起到回阳固脱的作用;当机体处于邪盛状态而呈实热、邪闭的实证时,针刺可以起到清热启闭、祛邪泻实的作用。例如,胃肠功能亢进而痉挛疼痛时,针刺可解痉止痛;胃肠功能抑制而蠕动缓慢、腹胀纳呆时,针刺可加强胃肠蠕动,提高消化功能,消除腹胀、增进食欲。大量的临床实践和实验研究表明,针刺当时的机体功能状态,是产生针刺补泻效果的主要因素。

2.腧穴作用的相对特异性

腧穴的主治功用不仅具有普遍性,而且具有相对特异性。人体不少腧穴,如关元、气海、命门、膏肓、背俞穴等,都能鼓舞人体正气,促使功能旺盛,具有强壮作用,适宜于补虚益损。此外,很多腧穴,如水沟、委中、十二井、十宣等穴,都能疏泄病邪,抑制人体功能亢进,具有祛邪作用,适宜于祛邪泻实。当施行针刺补泻时,必须结合腧穴作用的相对特异性,才能产生针刺补泻的效果。

3.针具及手法轻重因素

影响针刺补泻因素与使用的针具粗细、长短,刺入的角度、深度,行针时的幅度、频率等有直接关系。一般来说,粗毫针的指力要重,刺激量大;细毫针用的指力较轻,刺激量就小。毫针刺入腧穴的角度、深度不同,其刺激的轻重程度也不同,一般直刺、深刺的刺激量要大些,平刺、浅刺的刺激量要小些。行针时的幅度、频率不同,与针刺手法轻重密切相关。提插幅度大、捻转角度大、频率快者,其刺激量就大。反之,其刺激量就小。

八、留针与出针

(一)留针法

留针指将针刺入腧穴施术后,使针留置穴内。留针的目的是为了加强针刺的作用和便于继续行针施术。留针的方法有静留针和动留针两种。静留针法指在留针过程中不再行针;动留针法指在留针过程中做间歇性行针。一般病证只要针下得气而施以适当的补泻手法后,即可出针或留针10~20分钟。但对一些特殊病证,如急性腹痛,破伤风、角弓反张,寒性、顽固性疼痛或痉挛性病证,需适当延长留针时间,有时留针可达数小时,以便在留针过程中做间歇性行针,以增强、巩固疗效。在临床上留针与否或留针时间的长短,不可一概而论,应根据患者具体病情而定。

(二)出针法

出针又称起针、退针,指将针拔出的方法。在施行针刺手法或留针达到预定针刺目的和治疗要求后,即可出针。

出针的方法,一般以左手拇、示二指持消毒干棉球轻轻按压于针刺部位,右手持针做轻微地小幅度捻转,并将针缓慢提至皮下(不可单手用力过猛),静留片刻,然后出针。出针时,依补泻的不同要求,分别采取"疾出"或"徐出"以及"疾按针孔"或"摇大针孔"的方法出针。出针后,除特殊需要外,都要用消毒棉球轻压针孔片刻,以防出血或针孔疼痛。

当针退出后,要仔细查看针孔是否出血,询问针刺部位有无不适感,检查核对针数有否遗漏,还应注意有无晕针延迟反应现象。

九、针刺意外的护理与预防

(一)晕针

在针刺过程中患者出现头晕目眩,面色苍白,胸闷心慌,恶心,甚至四肢厥冷,出冷汗,脉搏微弱或神志昏迷,血压下降,大便失禁等晕厥现象,称为晕针。

1.原因

多见于初次接受治疗的患者,可因精神紧张,体质虚弱,过度劳累、饥饿,或大汗、大泻、大失血后,或体位不适,或操作者手法过重,刺激量过大而引起。

2.护理

立即停止针刺,将针迅速取出。患者平卧,头部放低,松开衣带,注意保暖。清醒者给饮温开水或糖水,即可恢复。如已发生晕厥,用指掐或针刺急救穴,如水沟、素髎、内关、足三里,灸百会、关元、气海等穴。若症状仍不缓解,可配合其他急救措施。

3.预防

对初次接受针治者,要做好解释工作,解除恐惧、紧张心理;正确选取舒适持久的体位,尽量采用卧位,选穴宜少,手法要轻;对劳累、饥饿、大渴的患者,应嘱其休息、进食、饮水后再予针治;针刺过程中,应随时注意观察患者的神色,询问其感觉,有头晕心慌时应停止操作或起针,让患者卧床休息。此外,应注意室内空气流通,消除过冷、过热等因素。

(二)滞针

在针刺入腧穴后,操作者感觉针下涩滞,捻转、提插、出针均感困难,而患者则感觉疼痛的现象。

1.原因

患者精神紧张,针刺后局部肌肉强烈挛缩,或因行针时捻转角度过大过快和持续单向捻转等,而致肌纤维缠绕针身所致。

2.护理

嘱患者消除紧张,使局部肌肉放松,操作者揉按穴位四周,或弹动针柄。如仍不能放松时,可在附近再刺一针,以宣散气血、缓解痉挛,将针起出。若因单向捻针而致者,需反向将针捻回。

3.预防

对精神紧张及初诊者,应先做好解释工作,消除顾虑。进针时应避开肌腱,行针手法宜轻巧,捻转角度不宜过大过快,避免连续单向捻转。

(三)弯针

弯针是指进针时或将针刺入腧穴后,针身在体内发生弯曲的现象。

1.原因

进针手法不熟练,用力过猛过快;或针下碰到坚硬组织;或因患者在留针过程中改变了体位;或因针柄受外力碰撞;或因滞针处理不当。

2.护理

发生弯针后,切忌用力捻转、提插。应顺着针弯曲的方向将针慢慢退出,若患者体位改变,则应嘱患者恢复原来的体位,使局部肌肉放松,再行退针。

3.预防

操作者手法要熟练,指力要轻巧,避免进针过猛、过速。患者的体位要舒适,留针期间不得随意变动体位。针刺部位和针柄不得受外物碰压。

(四)断针

断针又称折针,是指针体折断在人体内。

1.原因

多由于针具质量差,或针身、针根有剥蚀损伤,术前疏于检查;或针刺时将针身全部刺入,行针时强力提插、捻转;或留针时患者体位改变;或遇弯针、滞针未及时正确处理,并强力抽拔;或因外物碰压。

2.护理

嘱患者不要惊慌,保持原有体位,以免残端向深层陷入。若断针尚有部分露于皮肤之外,可用镊子或血管钳拔出。若断端与皮肤相平,可轻轻下压周围组织,使针体显露,再拔。若折断部分全部深入皮下,须在 X 线下定位,手术取出。

3.预防

针前仔细检查针具,不符合要求者剔除不用;针身不可全部刺入;避免过猛过强的捻转、提插;针刺和留针时患者不能随意更换体位;发生弯针、滞针时应及时处理,不可强行硬拔。

(五)血肿

血肿是指针刺部位出现的皮下出血而引起肿痛的现象。表现为出针后皮肤青紫或肿起,局部疼痛。

1.原因

针尖弯曲带钩,使皮肉受损,或刺伤血管所致。

2.护理

若微量的皮下出血而出现小块青紫时,一般不必处理,可自行消退。若局部肿胀疼痛较剧,青紫面积大而且影响活动功能时,可先做冷敷止血后,再做热敷,促使瘀血消散吸收。

3.预防

仔细检查针具,熟悉人体解剖部位,针刺时避开血管;针刺手法不宜过重,切忌强力捣针,并嘱患者不可随便移动体位。出针时立即用消毒干棉球揉按压迫针孔。容易出血的穴位有太阳、百会、合谷等。

(六)气胸

1.原因

凡胸背部或锁骨上窝针刺过深或角度不当,均可能造成创伤性气胸。症状表现为胸闷、胸痛、咳嗽,重则呼吸困难、面色苍白、发绀、晕厥等,处理不当可造成死亡。

2.护理

发现气胸后应立即报告医师,让患者卧床或半坐卧位休息,配合医师进行对症处理,如吸氧、输液、观察生命体征,必要时行胸腔穿刺抽气。

3.预防

凡是胸背部或锁骨上窝腧穴均应浅刺或斜刺,切忌刺入过深。

(七)大出血

1.原因

由于腧穴定位不正确,刺入较大动脉,如颈、腹腔、股动脉均可造成大出血。

2.护理

立即用消毒纱布压迫出血部位,同时报告医师进行抢救,观察患者生命体征,必要时输液、输血。

3.预防

进针时避开大血管处。

十、注意事项

(1)患者在饥饿、疲劳、精神高度紧张时不宜立即进行针刺,体弱者(身体瘦弱、气血亏虚)不宜用强刺激。孕妇、妇女行经期尽量不采用针刺法。

(2)针刺时尽量取卧位,进针后立即盖好衣被,以防感冒。

(3)针刺时严格按无菌技术进行操作,一个穴位使用一枚针,防止交叉感染。

(4)针刺时应避开皮肤瘢痕、感染、溃疡、肿瘤部位,有自发出血倾向者不宜针刺。

(5)对胸、胁、腰、背脏腑所居之处的腧穴,以及眼区、项部、脊椎部的腧穴应严格掌握进针的深度、角度,以防止事故的发生。

(6)针刺过程中应随时观察患者全身状态,有无不良反应。

(孟　芊)

第二节　耳针疗法及护理

耳针是指在相应的耳穴上采用针刺或其他方法进行刺激以防治疾病的方法。耳穴是指分布在耳郭上与脏腑经络、组织器官、四肢躯干相互沟通的特定区域。当人体发生疾病时,常会在耳穴出现"阳性反应",如压痛、变形、变色、结节、丘疹、凹陷、脱屑、电阻降低等,这些反应点是耳针防治疾病的刺激点。耳针治疗范围广泛,操作方便,且对疾病诊断有一定的参考意义。

一、耳与经络脏腑的联系

耳与经络之间有着密切的联系。《阴阳十一脉灸经》记载了"耳脉",《内经》对耳与经脉、经别、经筋的关系做了较详细的阐述。手太阳、手足少阳、手阳明等经脉、络脉、经别均入耳中,足阳明、足太阳的经脉则分别上耳前、至耳上角。六阴经虽不直接入耳,但也通过经别与阳经相合,而与耳相联系。因此,十二经脉均直接或间接上达于耳。奇经八脉中阴跷、阳跷脉并入耳后,阳维脉循头入耳。故《灵枢·口问》曰:"耳者,宗脉之所聚也。"

耳与脏腑之间也有着密切的联系。《灵枢·脉度》曰:"肾气通于耳,肾和则耳能闻五音矣。"《难经·四十难》曰:"肺主声,故令耳闻声。"《证治准绳·杂病》曰:"肾为耳窍之主,心为耳窍之客"。《厘正按摩要术》曰:"耳珠属肾,耳轮属脾,耳上轮属心,耳皮肉属肺,耳背玉楼属肝","耳上属心……耳下属肾……耳后耳里属肺……耳后耳外属肝……耳后中间属脾",进一步将耳郭分为心、肝、脾、肺、肾五部,说明耳与脏腑在生理、病理上是息息相关的。

二、耳郭表面解剖

(1)耳郭:分为凹面的耳前和凸面的耳背,其表面解剖如下(图 12-28、图 12-29)。

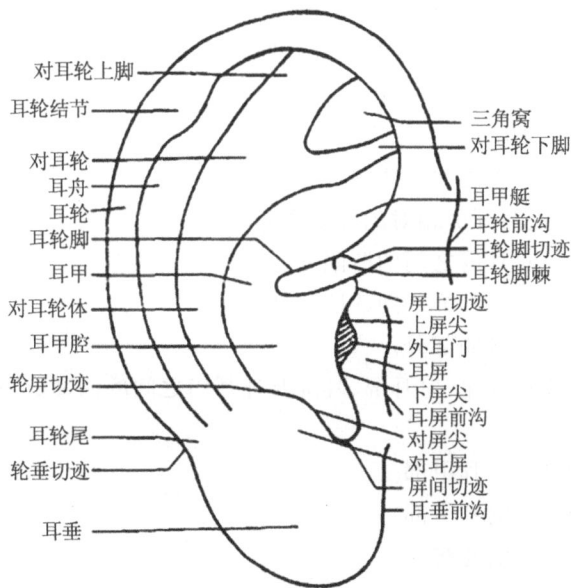

图 12-28 耳郭表面的解剖(前)

(2)耳轮:耳郭卷曲的游离部分。

(3)耳轮结节:耳轮后上部的膨大部分。

(4)耳轮尾:耳轮向下移行于耳垂的部分。

(5)轮垂切迹:耳轮和耳垂后缘之间的凹陷处。

(6)耳轮脚:耳轮深入耳甲的部分。

(7)耳轮脚棘:耳轮脚和耳轮之间的软骨隆起。

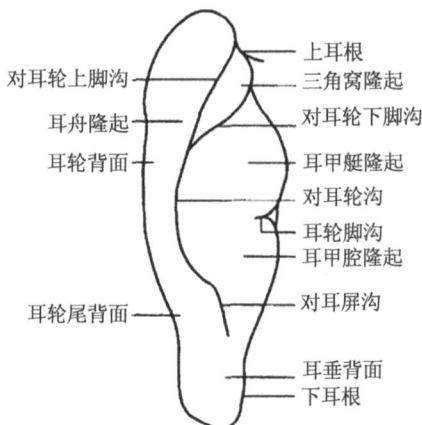

图 12-29 耳郭表面的解剖(背)

(8)耳轮脚切迹:耳轮脚棘前方的凹陷处。

(9)对耳轮:与耳轮相对呈 Y 字形的隆起部,由对耳轮体、对耳轮上脚和对耳轮下脚三部分组成。

(10)对耳轮体:对耳轮下部呈上下走向的主体部分。

(11)对耳轮上脚:对耳轮向前上分支的部分。

(12)对耳轮下脚:对耳轮向前下分支的部分。

(13)三角窝:对耳轮上、下脚与相应耳轮之间的三角形凹窝。

(14)耳舟:耳轮与对耳轮之间的凹沟。

(15)耳屏:耳郭前方呈瓣状的隆起。

(16)屏上切迹:耳屏与耳轮之间的凹陷处。

(17)对耳屏:耳垂上方、与耳屏相对的瓣状隆起。

(18)屏间切迹:耳屏与对耳屏之间的凹陷处。

(19)轮屏切迹:对耳轮与对耳屏之间的凹陷处。

(20)耳垂:耳郭下部无软骨的部分。

(21)耳甲:部分耳轮和对耳轮、对耳屏、耳屏及外耳门之间的凹窝。由耳甲艇、耳甲腔两部分组成。

(22)耳甲腔:耳轮脚以下的耳甲部。

(23)耳甲艇:耳轮脚以上的耳甲部。

(24)外耳门:耳甲腔前方的孔窍。

三、耳穴的分布特点

耳穴是指分布在耳郭上的一些特定区域。耳穴在耳郭的分布犹如一个倒置在子宫内的胎儿,头部朝下臀部朝上。分布规律为与头面相应的耳穴在耳垂和对耳屏;与上肢相应的耳穴在耳舟;与躯干和下肢相应的耳穴在对耳轮体部和对耳轮上、下脚;与内脏相应的耳穴集中在耳甲,其中与腹腔脏器相应的耳穴多在耳甲艇,与胸腔脏器相应的耳穴多在耳甲腔,与消化道相应的耳穴多在耳轮脚周围(图 12-30)。

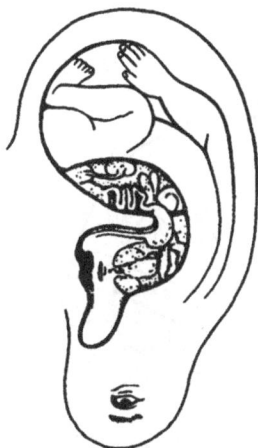

图 12-30　耳穴形象分布规律图

四、耳穴的定位和主治

为了方便准确取穴,《耳穴名称与部位的国家标准方案》按耳的解剖将每个部位划分成若干个区,并依区定穴,共计 91 个穴位(图 12-31、图 12-32)。

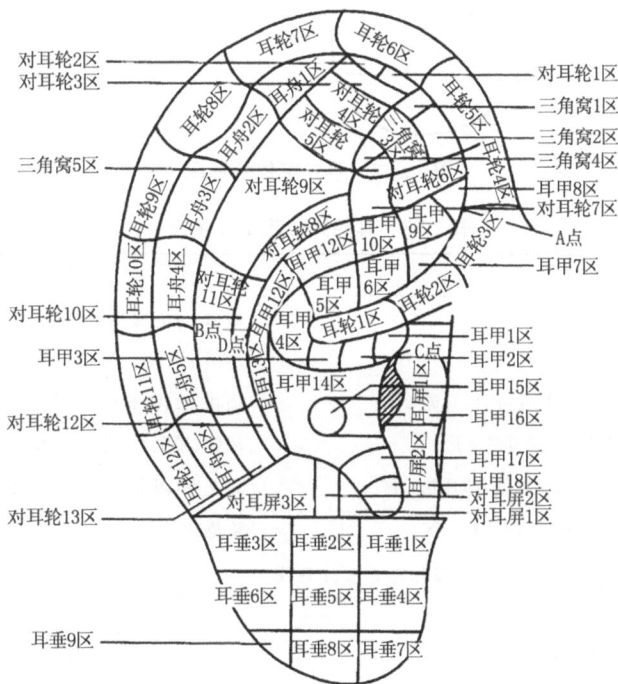

图 12-31　耳郭分区示意图

(一)耳轮穴位

耳轮分为 12 个区。耳轮脚为耳轮 1 区;将耳轮脚切迹到对耳轮下脚上缘之间的耳轮分为 3 等份,自下向上依次为耳轮 2 区、3 区、4 区;对耳轮下脚上缘到对耳轮上脚前缘之间的耳轮为耳轮 5 区;对耳轮上脚前缘到耳尖之间的耳轮为耳轮 6 区;耳尖到耳轮结节上缘为耳轮 7 区;耳

轮结节上缘到耳轮结节下缘为耳轮 8 区；耳轮结节下缘到轮垂切迹之间的耳轮分为 4 等份，自上
而下依次为耳轮 9 区、10 区、11 区和 12 区。耳轮的穴位定位及主治见表 12-3。

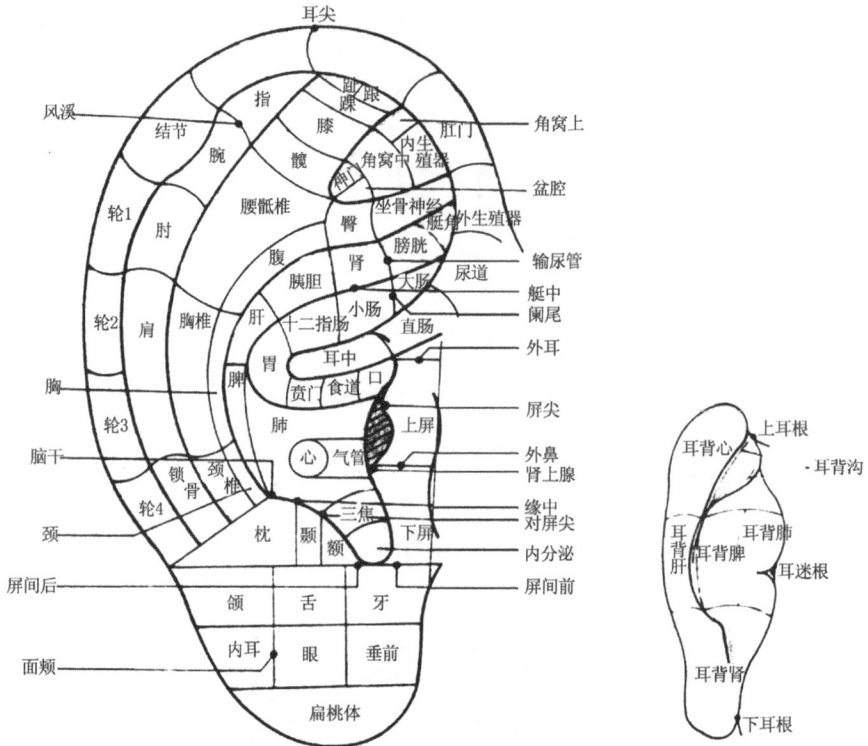

图 12-32 耳穴定位示意图

表 12-3 耳轮穴位定位及主治

穴名	部位	主治
耳中	在耳轮脚处，即耳轮 1 区	呃逆、荨麻疹、皮肤瘙痒症、小儿遗尿、咯血、出血性疾病
直肠	在耳轮脚棘前上方的耳轮处，即耳轮 2 区	便秘、腹泻、脱肛、痔疮
尿道	在直肠上方的耳轮处，即耳轮 3 区	尿频、尿急、尿痛、尿潴留
外生殖器	在对耳轮下脚前方的耳轮处，即耳轮 4 区	睾丸炎、附睾炎、阴道炎、外阴瘙痒症
肛门	在三角窝前方的耳轮处，即耳轮 5 区	痔疮、肛裂
耳尖	在耳郭向前对折的上部尖端处，即耳轮 6 区、7 区交界处	发热、高血压病、急性结膜炎、睑腺炎、牙痛、失眠
结节	在耳轮结节处，即耳轮 8 区	头晕、头痛、高血压病
轮 1	在耳轮结节下方的耳轮处，即耳轮 9 区	发热、扁桃体炎、上呼吸道感染
轮 2	在轮 1 下方的耳轮处，即耳轮 10 区	发热、扁桃体炎、上呼吸道感染
轮 3	在轮 2 下方的耳转处，即耳轮 11 区	发热、扁桃体炎、上呼吸道感染
轮 4	在轮 3 下方的耳轮处，即耳轮 12 区	发热、扁桃体炎、上呼吸道感染

(二)耳舟穴位

将耳舟分为 6 等份,自上而下依次为耳舟 1 区、2 区、3 区、4 区、5 区、6 区,耳舟的穴位定位及主治见表 12-4。

表 12-4　耳舟穴位定位及主治

穴名	部位	主治
指	在耳舟上方处,即耳舟 1 区	甲沟炎、手指麻木和疼痛
腕	在指区的下方处,即耳舟 2 区	腕部疼痛
风溪	在耳轮结节前方,指区与腕区之间,即耳舟 1 区、2 区交界处	荨麻疹、皮肤瘙痒症、过敏性鼻炎
肘	在腕区的下方处,即耳舟 3 区	肱骨外上髁炎、肘部疼痛
肩	在肘区的下方处,即耳舟 4 区、5 区	肩关节周围炎、肩部疼痛
锁骨	在肩区的下方处,即耳舟 6 区	肩关节周围炎

(三)对耳轮穴位

对耳轮分为 13 个区。将对耳轮上脚分为上、中、下 3 等份,下 1/3 为对耳轮 5 区,中 1/3 为对耳轮 4 区;再将上 1/3 分为上、下 2 等份,下 1/2 为对耳轮 3 区;再将上 1/2 分为前后 2 等份,后 1/2 为对耳轮 2 区,前 1/2 为对耳轮 1 区。将对耳轮下脚分为前、中、后 3 等份,中、前 2/3 为对耳轮 6 区,后 1/3 为对耳轮 7 区。将对耳轮体从对耳轮上、下脚分叉处至轮屏切迹分为 5 等份,再沿对耳轮耳甲缘将对耳轮体分为前 1/4 和后 3/4 两部分,前上 2/5 为对耳轮 8 区,后上 2/5 为对耳轮 9 区,前中 2/5 为对耳轮 10 区,后中 2/5 为对耳轮 11 区,前下 1/5 为对耳轮 12 区,后下 1/5 为对耳轮 13 区。对耳轮的穴位定位及主治见表 12-5。

表 12-5　对耳轮穴位部位及主治

穴名	部位	主治
跟	在对耳轮上脚前上部,即对耳轮 1 区	足跟痛
趾	在耳尖下方的对耳轮上脚后上部,即对耳轮 2 区	甲沟炎、趾部疼痛
踝	在趾、跟区下方处,即对耳轮 3 区	踝关节扭伤
膝	在对耳轮上脚的中 1/3 处,即对耳轮 4 区	膝关节疼痛、坐骨神经痛
髋	在对耳轮上脚的下 1/3 处,即对耳轮 5 区	髋关节疼痛、坐骨神经痛、腰骶部疼痛
坐骨神经	在对耳轮下脚的前 2/3 处,即对耳轮 6 区	坐骨神经痛、下肢瘫痪
交感	在对耳轮下脚末端与耳轮内缘相交处,即对耳轮 6 区前端	胃肠痉挛、心绞痛、胆绞痛、输尿管结石、自主神经功能紊乱
臀	在对耳轮下脚的后 1/3 处,即对耳轮 7 区	坐骨神经痛、臀筋膜炎
腹	在对耳轮体前部上 2/5 处,即对耳轮 8 区	腹痛、腹胀、腹泻、急性腰扭伤、痛经、产后宫缩痛
腰骶椎	在腹区后方,即对耳轮 9 区	腰骶部疼痛
胸	在对耳轮体前部中 2/5 处,即对耳轮 10 区	胸胁疼痛、肋间神经痛、胸闷、乳腺炎
胸椎	在胸区后方,即对耳轮 11 区	胸痛、经前乳房胀痛、乳腺炎、产后泌乳不足
颈	在对耳轮体前部下 1/5 处,即对耳轮 12 区	落枕、颈项疼痛
颈椎	在颈区后方,即对耳轮 13 区	落枕、颈椎综合征

（四）三角窝穴位

将三角窝由耳轮内缘至对耳轮上、下脚分叉处分为前、中、后 3 等份,中 1/3 为三角窝 3 区;再将前1/3分为上、中、下 3 等份,上 1/3 为三角窝 1 区,中、下 2/3 为三角窝 2 区;再将后 1/3 分为上、下 2 等份,上1/2为三角窝 4 区,下 1/2 为三角窝 5 区。三角窝穴位定位及主治见表 12-6。

表 12-6　三角窝穴位定位及主治

穴名	部位	主治
角窝前	在三角窝前 1/3 的上部,即三角窝 1 区	高血压病
内生殖器	在三角窝前 1/3 的下部,即三角窝 2 区	痛经、月经不调、白带过多、功能性子宫出血、阳痿、遗精、早泄
角窝中	在三角窝中 1/3 处,即三角窝 3 区	哮喘
神门	在三角窝后 1/3 的上部,即三角窝 4 区	失眠、多梦、戒断综合征、癫痫、高血压病、神经衰弱、痛证
盆腔	在三角窝后 1/3 的下部,即三角窝 5 区	盆腔炎、附件炎

（五）耳屏穴位

耳屏分成 4 区。将耳屏外侧面分为上、下 2 等份,上部为耳屏 1 区,下部为耳屏 2 区;将耳屏内侧面分为上、下 2 等份,上部为耳屏 3 区,下部为耳屏 4 区。耳屏的穴位定位及主治见表 12-7。

表 12-7　耳屏穴位定位及主治

穴名	部位	主治
上屏	在耳屏外侧面上 1/2 处,即耳屏 1 区	咽炎、鼻炎
下屏	在耳屏外侧面下 1/2 处,即耳屏 2 区	鼻炎、鼻塞
外耳	在屏上切迹前方近耳轮部,即耳屏 1 区上缘处	外耳道炎、中耳炎、耳鸣
屏尖	在耳屏游离缘上部尖端,即耳屏 1 区后缘处	发热、牙痛、斜视
外鼻	在耳屏外侧面中部,即耳屏 1、2 区之间	鼻前庭炎、鼻炎
肾上腺	在耳屏游离缘下部尖端,即耳屏 2 区后缘处	低血压、风湿性关节炎、腮腺炎、链霉素中毒、眩晕、哮喘、休克
咽喉	在耳屏内侧面上 1/2 处,即耳屏 3 区	声音嘶哑、咽炎、扁桃体炎、失语、哮喘
内鼻	在耳屏内侧面下 1/2 处,即耳屏 4 区	鼻炎、上颌窦炎、鼻衄
屏间前	在屏间切迹前方耳屏最下部,即耳屏 2 区下缘处	咽炎、口腔炎

（六）对耳屏穴位

对耳屏分为 4 区。由对屏尖及对屏尖至轮屏切迹连线的中点,分别向耳垂上线作两条垂线,将对耳屏外侧面及其后部分成前、中、后 3 区,前为对耳屏 1 区、中为对耳屏 2 区、后为对耳屏 3 区;对耳屏内侧面为对耳屏 4 区。对耳屏的穴位定位及主治见表 12-8。

表 12-8　对耳屏穴位定位及主治

穴名	部位	主治
额	在对耳屏外侧面的前部,即对耳屏 1 区	偏头痛、头晕
屏间后	屏间切迹后方对耳屏前下部,即对耳屏 1 区下缘处	额窦炎
颞	在对耳屏外侧面的中部,即对耳屏 2 区	偏头痛、头晕
枕	在对耳屏外侧面的后部,即对耳屏 3 区	头晕、头痛、癫痫、哮喘、神经衰弱

穴名	部位	主治
皮质下	在对耳屏内侧面,即对耳屏4区	痛证、间日疟、神经衰弱、假性近视、失眠
对屏尖	在对耳屏游离缘的尖端,即对耳屏1、2、4区交点处	哮喘、腮腺炎、睾丸炎、附睾炎、神经性皮炎
缘中	在对耳屏游离缘上,对屏尖与轮屏切迹的中点处,即对耳屏2、3、4区交点处	遗尿、内耳性眩晕、尿崩症、功能性子宫出血
脑干	在轮屏切迹处,即对耳屏3、4区之间	眩晕、后头痛、假性近视

(七)耳甲穴位

将耳甲用标志点、线分为18个区。在耳轮的内缘上,设耳轮脚切迹至对耳轮下脚间中、上1/3交界处为A点;在耳甲内,由耳轮脚消失处向后做一水平线与对耳轮耳甲缘相交,设交点为D点;设耳轮脚消失处至D点连线的中、后1/3交界处为B点;设外耳道口后缘上1/4与下3/4交界处为C点。从A点向B点做一条与对耳轮耳甲艇缘弧度大体相仿的曲线;从B点向C点作一条与耳轮脚下缘弧度大体相仿的曲线。

将BC线前段与耳轮脚下缘间分成三等分,前1/3为耳甲1区,中1/3为耳甲2区,后1/3为耳甲3区。ABC线前方,耳轮脚消失处为耳甲4区。将AB线前段与耳轮脚上缘及部分耳轮内缘间分成3等份,后1/3为5区,中1/3为6区,前1/3为7区。将对耳轮下脚下缘前、中1/3交界处与A点连线,该线前方的耳甲艇部为耳甲8区。将AB线前段与对耳轮下脚下缘间耳甲8区以后的部分,分为前、后2等份,前1/2为耳甲9区,后1/2为耳甲10区。在AB线后段上方的耳甲艇部,将耳甲10区后缘与BD线之间分成上、下二等分,上1/2为耳甲11区,下1/2为耳甲12区。由轮屏切迹至B点做连线,该线后方、BD线下方的耳甲腔部为耳甲13区。以耳甲腔中央为圆心,圆心与BC线间距离的1/2为半径做圆,该圆形区域为耳甲15区。过15区最高点及最低点分别向外耳门后壁做两条切线,切线间为耳甲16区。15、16区周围为耳甲14区。将外耳门的最低点与对耳屏耳甲缘中点相连,再将该线以下的耳甲腔部分为上、下二等分,上1/2为耳甲17区,下1/2为耳甲18区。耳甲的穴位定位及主治见表12-9。

表12-9 耳甲穴位定位及主治

穴名	部位	主治
口	在耳轮脚下方前1/3处,即耳甲1区	面瘫、口腔炎、胆囊炎、胆石症、戒断综合征、牙周炎、舌炎
食道	在耳轮脚下方中1/3处,即耳甲2区	食管炎、食管痉挛
贲门	在耳轮脚下方后1/3处,即耳甲3区	贲门痉挛、神经性呕吐
胃	在耳轮脚消失处,即耳甲4区	胃痉挛、胃炎、胃溃疡、消化不良、恶心呕吐、前额痛、牙痛、失眠
十二指肠	在耳轮脚及耳轮与AB线之间的后1/3处,即耳甲5区	十二指肠溃疡、胆囊炎、胆石症、幽门痉挛
小肠	在耳轮脚及部分耳轮与AB线之间的中1/3处,即耳甲6区	消化不良、腹痛、腹胀、心动过速、心律不齐
大肠	在耳轮脚及部分耳轮与AB线之间的前1/3处,即耳甲7区	腹泻、便秘、咳嗽、牙痛、痤疮
阑尾	在小肠区与大肠区之间,即耳甲6、7区交界处	单纯性阑尾炎、腹泻
艇角	在对耳轮下脚下方前部,即耳甲8区	前列腺炎、尿道炎

穴名	部位	主治
膀胱	在对耳轮下脚下方中部,即耳甲 9 区	膀胱炎、遗尿、尿潴留、腰痛、坐骨神经痛
肾	在对耳轮下脚下方后部,即耳甲 10 区	腰痛、耳鸣、神经衰弱、肾盂肾炎、遗尿、遗精、阳痿、早泄、哮喘、月经不调
输尿管	在肾区与膀胱区之间,即耳甲 9、10 区交界处	输尿管结石绞痛
胰胆	在耳甲艇的后上部,即耳甲 11 区	胆囊炎、胆石症、胆管蛔虫症、偏头痛、带状疱疹、中耳炎、耳鸣、急性胰腺炎
肝	在耳甲艇的后下部,即耳甲 12 区	胁痛、眩晕、经前期紧张症、月经不调、更年期综合征、高血压病、假性近视、单纯性青光眼
艇中	在小肠区与肾区之间,即耳甲 6、10 区交界处	腹痛、腹胀、胆管蛔虫症
脾	在 BD 线下方,耳甲腔的后上部,即耳甲 13 区	腹胀、腹泻、便秘、食欲缺乏、功能性子宫出血、白带过多、内耳眩晕症
心	在耳甲腔正中凹陷处,即耳甲 15 区	心动过速、心律不齐、心绞痛、无脉症、神经衰弱、癔症、口舌生疮
气管	在心区与外耳门之间,即耳甲 16 区	哮喘、支气管炎
肺	在心、气管区周围处,即耳甲 14 区	咳嗽、胸闷、声音嘶哑、皮肤瘙痒症、荨麻疹、便秘、戒断综合征
三焦	在外耳门后下,肺与内分泌区之间,即耳甲 17 区	便秘、腹胀、上肢外侧疼痛、水肿、耳鸣
内分泌	在屏间切迹内,耳甲腔的前下部,即耳甲 18 区	痛经、月经不调、更年期综合征、痤疮、间日疟、甲状腺功能减退或亢进症

(八)耳垂穴位

将耳垂分为 9 区。在耳垂上线至耳垂下缘最低点之间作两条等距离平行线,于上平行线上引两条垂直等分线,将耳垂分为 9 个区,上部由前到后依次为耳垂 1 区、2 区、3 区;中部由前到后依次为耳垂 4 区、5 区、6 区;下部由前到后依次为耳垂 7 区、8 区、9 区。耳垂的穴位定位及主治见表 12-10。

表 12-10 耳垂穴位定位及主治

穴名	部位	主治
牙	在耳垂正面前上部,即耳垂 1 区	牙痛、牙周炎、低血压
舌	在耳垂正面中上部,即耳垂 2 区	舌炎、口腔炎
颌	在耳垂正面后上部,即耳垂 3 区	牙痛、颞下颌关节炎
垂前	在耳垂正面前中部,即耳垂 4 区	神经衰弱、牙痛
眼	在耳垂正面中央部,即耳垂 5 区	急性结膜炎、电光性眼炎、睑腺炎、假性近视
内耳	在耳垂后面正中部,即耳垂 6 区	内耳性眩晕症、耳鸣、听力减退、中耳炎
面颊	在耳垂正面,眼区与内耳区之间,即耳垂 5、6 区交界处	周围性面瘫、三叉神经痛、痤疮、扁平疣、面肌痉挛、腮腺炎
扁桃体	在耳垂正面中部,即耳垂 7、8、9 区	扁桃体炎、咽炎

(九)耳背穴位

将耳背分为 5 区。分别过对耳轮上、下脚分叉处耳背对应点和轮屏切迹耳背对应点做两条水平线,将耳背分为上、中、下三部,上部为耳背 1 区,下部为耳背 5 区;再将中部分为内、中、外三等分,内 1/3 为耳背 2 区,中 1/3 为耳背 3 区,外 1/3 为耳背 4 区。耳背的穴位定位及主治见表 12-11。

表 12-11 耳背穴位定位及主治

穴名	部位	主治
耳背心	在耳背上部,即耳背 1 区	心悸、失眠、多梦
耳背肺	在耳背中内部,即耳背 2 区	哮喘、皮肤瘙痒症
耳背脾	在耳背中央部,即耳背 3 区	胃痛、消化不良、食欲缺乏
耳背肝	在耳背中外部,即耳背 4 区	胆囊炎、胆石症、胁痛
耳背肾	在耳背下部,即耳背 5 区	头痛、头晕、神经衰弱
耳背沟	在对耳轮沟和对耳轮上、下脚沟处	高血压病、皮肤瘙痒症

(十)耳根穴位

将耳根分为上、中、下 3 区。耳根穴位定位及主治见表 12-12。

表 12-12 耳根穴位定位及主治

穴名	部位	主治
上耳根	在耳根最上处	鼻衄
耳迷根	在耳轮脚后沟的耳根处	胆囊炎、胆石症、胆管蛔虫症、腹痛、腹泻、鼻塞、心动过速
耳根下	在耳根最下处	低血压、下肢瘫痪、小儿麻痹后遗症

五、临床应用

(一)适应范围

耳针在临床上应用十分广泛,不仅用于许多功能性疾病,而且对一部分器质性疾病也有一定的疗效。

1.疼痛性疾病

如各种扭挫伤、头痛和神经性疼痛等。

2.炎性疾病及传染病

如急慢性牙周炎、咽喉炎、扁桃体炎、胆囊炎、肠炎、流感、百日咳、菌痢、腮腺炎等。

3.功能紊乱及内分泌代谢紊乱性疾病

如胃肠神经症、心脏神经症、心律不齐、高血压病、眩晕症、多汗症、月经不调、遗尿、神经衰弱、癔症、甲状腺功能亢进或低下症、糖尿病、肥胖症、围绝经期综合征等。

4.过敏及变态反应性疾病

如荨麻疹、哮喘、过敏性鼻炎、过敏性结肠炎、过敏性紫癜等。

5.其他

耳穴还有催乳、催产,防治输血、输液反应,美容、戒烟、戒毒、延缓衰老、防病保等作用。

(二)选穴原则

耳针处方选穴具有一定的原则,通常有按相应部位选穴、中医辨证选穴、西医学理论选穴和临床经验选穴等四种原则,可以单独使用,亦可配合使用。

1.按相应部位选穴

当机体患病时,在耳郭的相应部位上有一定的敏感点,它便是本病的首选穴位,如胃痛取"胃"穴,眼病取"眼"穴,腰痛取"腰"穴等。

2.按中医辨证选穴

根据脏腑学说的理论,按各脏腑的生理功能和病理反应进行辨证取穴,如耳鸣选肾穴,因"肾开窍于耳";皮肤病选肺穴,因"肺主皮毛"等。根据十二经脉循行和其病候选取穴位,如坐骨神经痛取"膀胱"或"胰胆"穴,牙痛取"大肠"穴等。

3.按西医学理论选穴

耳穴中一些穴名是根据西医学理论命名的,如"交感""肾上腺""内分泌"等。这些穴位的功能基本上与西医学理论一致,故在选穴时应考虑其功能,如炎性疾病取"肾上腺"穴,月经不调取"内分泌"穴,内脏痉挛取"交感"等。

4.按临床经验选穴

如"神门"穴有较明显的止痛镇静作用,"耳尖"穴对外感发热血压偏高者有较好的退热降压效果。另外临床实践还发现有些耳穴具有治疗本部位以外疾病的作用,如"外生殖器"穴可以治疗腰腿痛等。

(三)耳穴探查方法

当人体发生疾病时,常会在耳穴出现"阳性反应"点,如压痛、变形、变色、结节、丘疹、凹陷、脱屑、电阻降低等,这些"阳性反应"点是诊断和治疗疾病的重要部位。耳郭上的这些反应点通常需要仔细探查后确定,临床常用的耳穴探查方法有以下 3 种。

1.直接观察法

在未刺激耳郭之前,用肉眼或借助于放大镜在自然光线下,由上而下、从内至外观察耳郭上有无变形、变色等征象,如脱屑、水泡、丘疹、充血、硬结、疣赘、软骨增生、色素沉着以及血管的形状、颜色的变异等。

2.压痛点探查法

这是目前临床最为常用的探查方法。临床上可用较圆钝的弹簧探棒、毫针柄或火柴棒等以均匀的压力,在与疾病相应的耳郭部从周围逐渐向中心探压;或自上而下、自外而内对整个耳郭进行普查,耐心寻找压痛点。当探棒压迫痛点时,患者会发现皱眉、眨眼、呼痛或躲闪等反应。探查时手法必须轻、慢、均匀。少数患者耳郭上一时测不到压痛点,可用手指按摩一下该区域,而后再测。

3.电测定法

医者根据耳郭反应点的电阻低、导电性高的原理,制成各种小型晶体管良导电测定器,测定耳穴皮肤电阻、电位、电容等变化。探测时,患者手握电极,医者手执探测头,在患者的耳郭上进行探查,当电棒触及电阻低的敏感点(良导点)时,可以通过指示信号、音响或仪表数据等反映出来。电测定法具有操作简便、准确性较高等优点。

(四)耳穴的刺激方法

耳穴的刺激方法较多,目前临床常用压丸法、毫针法、埋针法。此外,还可用艾灸、放血、穴位注射、皮肤针叩刺等方法。

1.压丸法

在耳穴表面贴敷王不留行籽、油菜籽、小米、绿豆、白芥子以及特制的磁珠等,并间歇揉按的一种简易疗法。由于本法既能持续刺激穴位,又安全方便,是目前临床上最常用的耳穴刺激方法。现应用最多的是王不留行籽压丸法,可先将王不留行籽贴附在 0.6 cm×0.6 cm 大小的胶布中央,用镊子夹住,贴敷在选用的耳穴上(图 12-33)。每天自行按压 3～5 次,每次每穴按压 30～60 秒,以局部微痛发热为度,3～7 天更换 1 次,双耳交替。

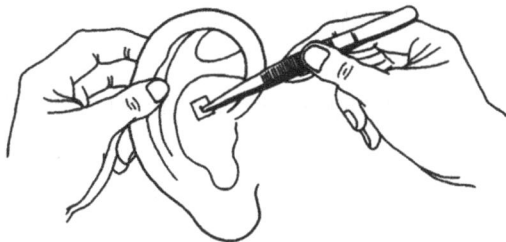

图 12-33　耳穴压丸法

2.毫针法

毫针法是利用毫针针刺耳穴,治疗疾病的一种较常用的方法。其操作程序如下:首先定准耳穴,然后先用2.5%碘酒,再用 75%的乙醇脱碘进行严格消毒,待乙醇干后施术。针具选用 26～30 号粗细的0.3～0.5 寸长的不锈钢针。进针时,医者左手拇、示二指固定耳郭,中指托着针刺部的耳背,然后用右手拇、示二指持针,用快速插入的速刺法或慢慢捻入的慢刺法进针均可。刺入深度应视患者耳郭局部的厚薄灵活掌握,一般以刺入皮肤 2～3 cm,以达软骨后毫针直立不摇晃为准。刺入耳穴后,如局部感应强烈,患者症状往往有即刻减轻感;如局部无针感,应调整针刺的方向、深度和角度。刺激强度和手法依病情、体质、证型、耐受度等综合考虑。耳毫针的留针时间一般 15～30 分钟,慢性病、疼痛性疾病留针时间适当延长。出针时,医者左手托住耳郭,右手迅速将毫针垂直拔出,再用消毒干棉球压迫针眼,以免出血。也可在针刺获得针感后,接上电针仪,采用电针法。通电时间一般以 10～20 分钟为宜。

3.埋针法

埋针法是将皮内针埋入耳穴以治疗疾病的方法,适用于慢性和疼痛性疾病,起到持续刺激、巩固疗效和防止复发的作用。使用时左手固定常规消毒后的耳部,右手用镊子夹住皮内针针柄,轻轻刺入所选耳穴,再用胶布封盖固定(图 12-34)。一般埋患侧耳穴,必要时埋双耳,每天自行按压 3 次,每次留针 3～5 天,5 次为 1 个疗程。

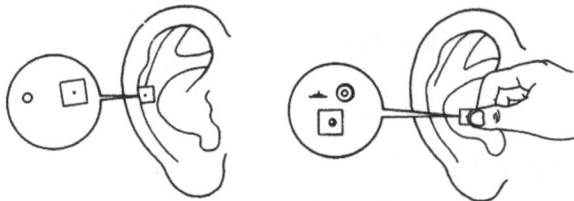

图 12-34　耳穴埋针法

(五)耳针法护理

(1)对初次接受针治者,要做好解释工作,解除恐惧、紧张心理;正确选取舒适持久的体位,尽量采用卧位,选穴宜少,手法要轻;对劳累、饥饿、大渴的患者,应嘱其休息、进食、饮水后再予针治;针刺过程中,应随时注意观察患者的神色,询问其感觉,有头晕心慌时应停止操作或起针,让患者卧床休息。此外,应注意室内空气流通,消除过冷、过热等因素。

（2）严格消毒，防止感染。因耳郭表面凹凸不平，血管丰富，结构特殊，针刺前必须严格消毒，有创面或炎症部位禁针。针刺后如针孔发红、肿胀，应及时涂 2.5％碘酒，防止化脓性软骨膜炎的发生。

（3）耳针刺激比较疼痛，治疗时应注意防止发生晕针，一旦发生应及时处理。

（4）对扭伤和运动障碍的患者，进针后应嘱其适当活动患部，有助于提高疗效。

（5）有习惯性流产的孕妇应禁针。

（6）患有严重器质性病变和伴有严重贫血者不宜针刺，对严重心脏病、高血压病患者不宜行强刺激法。

（孟　芊）

第三节　灸法及护理

灸法是以艾绒为原材料，加工制成艾炷或艾条，点燃后在体表腧穴或患处进行熏灼，借助灸火热力和艾绒药效，通过经络腧穴的传导作用以刺激机体，达到防治疾病目的的一种方法。常用的灸法包括艾条灸、艾炷灸和温针灸。

一、艾条灸

艾条灸是把艾绒制成艾条，将其一端点燃后对准腧穴或患处进行施灸的一种方法。常用的方法有温和灸、雀啄灸和回旋灸。

（一）目的
借助灸火的热力和艾绒的功效，刺激经络腧穴，达到温经通络、祛风散寒、消肿止痛、扶阳固脱、防病保健等作用。

（二）适应证
慢性虚弱性疾病及风寒湿邪为患的病证，如肢体麻木、风湿痹痛、腹痛、胃痛、呕吐、泄泻、脱肛等。

（三）禁忌证
实热证、阴虚发热者；孕妇的腹部、腰骶部禁灸。

（四）评估
（1）患者年龄、病情、既往史。

（2）女性患者应了解是否处于妊娠期。

（3）患者施灸部位的皮肤情况、对温度的敏感程度。

（4）患者文化程度、目前心理状态及合作程度。

（五）操作准备
1.环境准备

环境整洁，空气清新，光线明亮，温度适宜，注意遮挡。

2.物品准备

治疗盘内放艾条、打火机、小口瓶、弯盘、纱布、治疗单等。

3.护士准备

衣帽整齐,洗手,戴口罩。

4.患者准备

核对患者基本信息,做好解释,以取得患者和/或家属对执行该操作的知情同意。协助患者取安全舒适体位。

(六)操作程序

(1)松解患者衣着,暴露施灸部位,注意保暖,必要时床帘遮挡。根据医嘱选择施灸部位,实施相应的施灸方法。

(2)将艾条的一端点燃,与施灸部位皮肤保持一定距离,进行施灸。①温和灸时将艾条燃端对准确定的腧穴或患处,距离施灸部位皮肤 2～3 cm,以患者局部皮肤有温热感而无灼痛感为宜。一般每个部位灸 10～15 分钟,以局部皮肤出现红晕为度。②雀啄灸时将艾条燃端距离施灸部位皮肤 2～5 cm,如鸟雀啄食般一上一下不停移动,进行反复熏灸。一般每个部位灸 5 分钟左右。③回旋灸时将艾条燃端距离施灸部位皮肤 3 cm 左右,左右来回或旋转移动,反复熏灸。一般每个部位可灸 20～30 分钟。

(3)施灸过程中,注意询问患者有无不适,及时将艾灰弹入弯盘中,防止灼伤皮肤和烧坏衣物。

(4)灸至局部皮肤出现红晕而不起疱为宜。施灸时间应根据不同施灸方法及患者的体质而定。对于小儿或皮肤感觉迟钝的患者,操作者可将手指置于施灸处皮肤两侧,测知患者局部受热程度,以便随时调整施灸距离,防止局部烫伤。

(5)施灸完毕,将燃烧的艾条插入小口瓶中灭火。

(6)后续处理:①用纱布清洁施灸处皮肤。协助患者穿衣,取舒适体位,整理床单位,告知注意事项,酌情开窗通风,再次核对医嘱。②按规定分类处理用物,③洗手,记录。

二、艾炷灸

艾炷灸是将艾绒制成大小不等的圆锥形艾炷,直接或间接置于腧穴或患处进行施灸的一种方法。艾炷大小可视患者病情及施灸部位而定,小者如麦粒,中者如半截枣核,大者如半截橄榄。每燃尽一个艾炷,称为一壮。

艾炷灸可分为直接灸和间接灸。直接灸可分为瘢痕灸和无瘢痕灸;间接灸可分为隔姜灸、隔蒜灸、隔盐灸和隔附子饼灸。本部分重点介绍隔姜灸。

(一)目的

借助灸火的热力和艾绒的功效,使局部产生温热的刺激,并借助姜片的功效,达到散寒止痛、温胃止呕、温经通络、防病保健等作用。

(二)适应证

慢性虚弱性疾病及风寒湿邪为患的病证,如呕吐、腹痛、腹泻、痛经、风寒痹痛、肢体麻木等。临床常灸足三里、中脘、气海、关元、神阙、三阴交等穴位。

(三)禁忌证

实热证、阴虚发热者;孕妇的腹部、腰骶部禁灸。颜面、五官、大血管、关节活动处不宜采用瘢痕灸。

(四)评估

(1)患者年龄、病情、既往史。

(2)女性患者应了解是否处于妊娠期。

(3)患者施灸部位的皮肤情况、对温度的敏感程度。

(4)患者文化程度、目前心理状态及合作程度。

(五)操作准备

1.环境准备

环境整洁,空气流通,光线明亮,温度适宜,注意遮挡。

2.物品准备

治疗盘内放艾炷(根据患者病情及施灸部位准备大小合适的艾炷)、血管钳、打火机、线香、生姜片(切成直径 2～3 cm,厚 0.2～0.3 cm 的薄片,中间用针刺数孔)、弯盘、纱布、治疗单等。

3.护士准备

衣帽整齐,洗手,戴口罩。

4.患者准备

核对患者基本信息,做好解释,以取得患者和/或家属对执行该操作的知情同意。协助患者取安全舒适体位。

(六)操作程序

(1)松解患者衣着,暴露施灸部位,注意保暖,必要时床帘遮挡。根据医嘱选择施灸部位和施灸方法。

(2)将生姜片置于施灸部位,再将艾炷置于姜片上,将艾炷顶端点燃施灸,艾炷燃尽除灰,换炷再灸。

(3)施灸过程中,注意观察施灸部位皮肤的变化,及时询问患者有无灼痛感。

(4)灸至局部皮肤出现红晕而不起疱为宜。施灸壮数视施灸部位及患者病情而定。

(5)施灸完毕,将艾灰置于盛水的弯盘中灭火。

(6)后续处理:①用纱布清洁施灸处皮肤。协助患者穿衣,取舒适体位,整理床单位,告知注意事项,酌情开窗通风,再次核对医嘱。②按规定分类处理用物。③洗手,记录。

三、温针灸

温针灸是将毫针刺法与灸法相结合的一种方法,使艾绒燃烧产生的热力通过毫针针身传入施治部位,达到加强针刺效果的一种治疗方法。

(一)目的

借助针刺和艾绒的功效,使局部产生针感和温热的刺激,达到温通经脉、行气活血、祛寒除痹的作用。

(二)适应证

适用于寒盛湿重,经络壅滞之证,如关节痹痛、肢体麻木、腹痛等。

(三)禁忌证

实热证、阴虚发热者;孕妇的腹部、腰骶部;耳、眼、鼻部禁用。对针刺恐惧者,应慎灸。

(四)评估

(1)患者年龄、病情、既往史。

（2）女性患者应了解是否处于妊娠期。

（3）患者施灸部位的皮肤情况、对疼痛的耐受程度。

（4）患者文化程度、目前心理状态及合作程度。

(五)操作准备

1.环境准备

环境整洁,空气清新,光线明亮,温度适宜,注意遮挡。

2.物品准备

治疗盘内放 1～2 cm 长的艾条段、镊子、打火机、线香、毫针(根据针刺部位及患者病情选择合适的针具)、无菌棉签、75％乙醇、硬纸片、弯盘、纱布、治疗单、利器盒、污物盒及医疗垃圾收集盒等。

(六)操作程序

（1）松解患者衣着,暴露施灸部位,注意保暖,必要时床帘遮挡。根据医嘱选择施灸部位。

（2）消毒施治部位皮肤。

（3）遵医嘱选择相应的进针方法,将毫针刺入施治部位,通过提插、捻转等手法调节针感,得气后留针。

（4）根据施灸部位选择大小适宜的剪口方块硬纸片套在针身周围,紧贴皮肤放置,防止艾灰脱落烫伤皮肤。

（5）将 2 cm 长的艾条段穿插在针柄上,点燃艾条段近皮肤端进行施灸,使热力沿针身传至穴位。针柄上的艾条段必须放置牢固,防止艾条脱落灼伤皮肤或烧坏衣物,同时艾条段不可过大,以免发生弯针或断针。

（6）施灸过程中,注意观察施灸部位皮肤的颜色,及时询问患者有无灼痛感,观察有无针刺意外的发生。艾条段燃尽后换炷再灸,可连续灸 2～5 壮。

（7）施灸完毕,去除艾灰,并将艾灰置于盛水弯盘中灭火,取走硬纸片,起出毫针,用无菌棉签轻按针孔片刻。清点晕针数目,以防遗漏。

（8）后续处理:①用纱布清洁施灸处皮肤。协助患者穿衣,取舒适体位,整理床单位,告知注意事项,酌情开窗通风,再次核对医嘱。②按规定分类处理用物。③洗手,记录。

四、灸法护理

（1）严格掌握禁忌证,凡实证、热证、阴虚发热证,以及面部、大血管和黏膜附近,孕妇胸腹部和腰骶部均不宜灸。

（2）施灸时,严密观察艾条的燃烧情况,防止艾火灼伤皮肤、烧坏衣被,如有发生,应立即采取相应措施。

（3）艾灸后皮肤局部出现水疱时,小型水疱,无须处理,大水疱用无菌注射器抽出疱内液体,并用消毒纱布覆盖,防止感染。

（4）施灸后,患者切忌吹风,宜保暖,协助患者穿好衣服,记录施灸腧穴、壮数、留针时间,以及有无反应等情况并签名。

（孟 芊）

第四节　脑卒中的针灸康复护理

脑卒中是脑中风的学名,是一种突然起病的脑血液循环障碍性疾病,又叫脑血管意外。其中缺血性脑卒中又称为脑梗死,包括脑血栓形成、脑栓塞和腔隙性脑梗死等。出血性脑卒中包括脑出血和蛛网膜下腔出血。

由于脑损害的部位、范围和性质不同,脑卒中发病后的表现不尽相同,多见一侧上下肢瘫痪无力,肌肤不仁,口眼㖞斜,时流口水,面色萎黄,舌强语謇。久之,则肢体逐渐痉挛僵硬,拘急不张,甚则肢体出现失用性强直、挛缩,进而导致肢体畸形和功能丧失等。可分为运动功能障碍、感觉功能障碍、言语功能障碍、认知障碍、心理障碍以及各种并发症,其中运动功能障碍以偏瘫最为常见。

传统医学认为本病的发生,主要因素在于患者平素气血亏虚,心、肝、肾三脏阴阳失调,兼之忧思恼怒,或饮酒饱食,或房室劳累,或外邪侵袭等因素,以致气血运行受阻,经脉痹阻,失于濡养;或阴亏于下,肝阳暴涨,阳化风动,血随气逆,夹痰夹火,横窜经络,蒙闭清窍而猝然仆倒,半身不遂。

传统康复疗法主要以针灸、推拿、中药和传统运动疗法等为手段,从而减轻结构功能缺损(残损)程度,在促进患者的整体康复方面发挥重要作用。

一、康复评定

(一)现代康复评定方法

1.整体评定内容

(1)全身状态的评定:患者的全身状态、年龄、并发症、主要脏器的功能状态和既往史等。

(2)功能状态的评定:意识、智能、言语障碍、神经损害程度及肢体伤残程度等。

(3)心理状态的评定:抑郁症、焦虑状态和患者个性等。

(4)患者本身素质及所处环境条件的评定:患者爱好、职业、所受教育、经济条件、家庭环境、患者与家属的关系等。

(5)其他:对其丧失功能的自然恢复情况进行预测。

2.具体康复评定

脑卒中康复评定是脑卒中康复的重要内容和前提,它对康复治疗目标和康复治疗效果起着决定作用,且有利于评估其预后。原则上,在脑卒中早期就应进行评定,之后应定期评定。康复评定涉及的内容包括有脑损害严重程度、脑卒中的功能障碍、言语功能、认知障碍、感觉、心理、步态分析、日常生活活动能力等评定。

(二)传统康复辨证

1.病因病机

中医认为本病的发生多因肝肾阴虚,肝阳偏亢,肝风内动为其根本,当风阳暴涨之际,夹气、血、痰、火,上升于巅,闭塞清窍,以致猝然昏迷,横窜经络,气血瘀阻,形成脑卒中。

2.辨证分型

临床上常将本病分为中脏腑与中经络两大类。中脏腑者,病位较深,病情较重,主要表现为神志不清,半身不遂,并且常有先兆及后遗症状出现。中经络者,病位较浅,病情较轻,一般无神志改变,仅表现为口眼㖞斜,语言不利,半身不遂。具体证型如下。

(1)风痰入络:肌肤不仁,手足麻木,突然发生口眼㖞斜,语言不利,口角流涎,舌强语謇,甚则半身不遂,或兼见手足拘挛,关节酸痛等症,舌苔薄白,脉浮数。

(2)阴虚风动:平素头晕耳鸣,腰酸,突然发生口眼㖞斜,言语不利,甚或半身不遂,舌红苔腻,脉弦细数。

(3)气虚血瘀:半身不遂,肢软无力,或见肢体麻木,患侧手足水肿,语言謇涩,口眼㖞斜,面色萎黄,或黯淡无华,舌色淡紫,瘀斑瘀点,苔白,脉细涩无力。

(4)风阳上扰:平素头晕头痛,耳鸣目眩,突然发生口眼㖞斜,舌强语謇,或手足重滞,甚则半身不遂等症,舌红苔黄,脉弦。

二、康复策略

(一)目标

脑卒中康复目标是采用一切有效的措施预防脑卒中后可能发生的残疾和并发症(如压疮、泌尿道感染、深静脉血栓形成等),改善受损的功能(如运动、语言、感觉、认知等),提高患者的日常活动能力和适应社会生活的能力。

(二)治疗原则

(1)只要患者神志清楚,生命体征平稳,病情不再发展,48小时后即可进行康复治疗。

(2)康复治疗注意循序渐进,需脑卒中患者的主动参与及家属的配合,并与日常生活和健康教育相结合。

(3)采用综合康复治疗,包括物理因子治疗、运动治疗、作业治疗、言语治疗、心理治疗、传统康复治疗和康复工程等。

(4)康复与治疗并进。脑卒中的特点是障碍与疾病共存,故康复应与治疗同时进行,并给予全面的监护与治疗。

(5)重建正常运动模式。在急性期,康复运动主要是抑制异常的原始反射活动(如良好姿位摆放等),重建正常运动模式;其次才是加强肌力的训练。脑卒中康复是一个改变"质"的训练,旨在建立患者的主动运动,保护患者,防止并发症的发生。

(6)重视心理因素。严密观察脑卒中患者有无抑郁、焦虑情绪,它们会严重影响康复治疗的进行和效果。

(7)预防复发,即做好二级预防工作,控制危险因素。

(8)根据患者功能障碍的具体情况,采取合理的药物治疗和必要的手术治疗。

(9)坚持不懈,康复是一个持续的过程,重视社区及家庭康复。

偏瘫恢复的不同阶段治疗方法不同。软瘫时以提高患侧肌张力、促进随意运动产生为主要治疗原则;痉挛时要注意降低肌张力,而在本阶段不恰当的针刺治疗易引起肌张力增高,故应特别注意。

三、康复治疗方法

脑卒中的传统康复疗法包括针灸、推拿、中药内服、中药熏洗和气功疗法等,既可单独使用,也可联合应用。多种康复疗法的综合应用,可以优势互补、提高疗效。药物与针灸结合是最常用的康复疗法,体针和头针结合也得到了普遍认可。推拿疗法在改善痉挛状态方面有独特的优势。在康复过程中应特别重视针灸对肌张力的影响。故传统康复技术与现代康复技术的配合应用,可提高脑卒中康复治疗的有效率。

针灸治疗以疏通经络、调畅气血、醒脑开窍为原则,可选用体针或头皮针法。

(一)体针法

1.中风脑出血闭证

以取督脉、十二井穴为主,用毫针泻法及三棱针点刺井穴出血。口眼㖞斜者,初起单取患侧,久病取双侧,先针后灸,选地仓、颊车、合谷、内庭、承泣、阳白、攒竹等穴。半身不遂者初病可单刺患侧,久病则刺灸双侧,初病宜泻,久病宜补,选肩髃、曲池、合谷、外关、环跳、阳陵泉、足三里。

2.阳闭痰热盛者选穴

水沟、十二井、风池、劳宫、太冲、丰隆,十二井穴点刺放血,其他穴针用泻法,不留针。

3.阴闭痰涎壅盛者选穴

丰隆、内关、三阴交、水沟,针用泻法,每天 1 次,留针 10 分钟。

4.中风,并发高热、血压较高者选穴

十宣、大椎、曲池。十宣点刺放血,其他穴针用泻法,每天 1 次,不留针。

5.血压较高者选穴

曲池、三阴交、太冲、风池、足三里、百会,针用泻法,每天 1 次,留针10~20 分钟。

6.语言不利选穴

哑门、廉泉、通里、照海,强刺激,每天 1 次,不留针。

7.口眼㖞斜者选穴

翳风、地仓、颊车、合谷、牵正、攒竹、太冲、颧髎,强刺激,每天 1 次,留针20~30 分钟。

8.石氏醒脑开窍法

(1)主穴:双侧内关、人中、患侧三阴交。

(2)副穴:患肢极泉、尺泽、委中。

(3)配穴:根据合并症的不同,配以不同的穴位。吞咽障碍配双侧风池、翳风、完骨;眩晕配天柱等。

(4)操作方法如下。①主穴:先针刺内关,直刺 0.5~1 寸,采用提插捻转结合的手法,施手法 1 分钟,继刺人中,向鼻中隔方向斜刺 0.3~0.5 寸,采用雀啄手法,以流泪或眼球湿润为度,再刺三阴交,沿胫前内侧缘与皮肤呈 45°角斜刺,进针 0.5~1 寸,采用提插针法。针感传到足趾,下肢出现不能自控的运动,以患肢抽动三次为度。②副穴:极泉穴,原穴沿经下移 2 寸的心经上取穴,避开腋毛,术者用手固定患侧肘关节,使其外展,直刺 0.5~0.8 寸,用提插泻法,患者有麻胀并抽动的感觉,以患肢抽动 3 次为度。尺泽穴取法应屈肘,术者用手拖住患侧腕关节,直刺 0.5~0.8 寸,行提插泻法,针感从肘关节传到手指或手动外旋,以手动 3 次为度。委中穴,仰卧位抬起患侧下肢取穴,医师用左手握住患者踝关节,医者肘部顶住患肢膝关节,刺入穴位后,针尖向外15°,进针 1.0~1.5 寸,用提插泻法,以下肢抽动 3 次为度。印堂穴向鼻根方向进针0.5 寸,同样用雀啄泻法,最好能达到两眼流泪或湿润,但不强求;后用 3 寸毫针上星透百会,高频率(>120 转/分)捻针,有明显酸胀感时留针;双内关穴同时用捻转泻法行针 1 分钟。每周三次。

治疗时可结合偏瘫不同时期的特点采用不同的治疗方法。如偏瘫 Brunnstrom 运动功能恢复分期,在出现联合反应之前,采用巨刺法,即针刺健侧;出现联合反应但尚无自主运动时,采用针刺双侧的方法;当患肢出现自主运动之后,则采用针刺患侧。巨刺法可促进联合反应和自主运动的出现。但有些脑卒中患者病变范围较广,巨刺法虽可诱发出联合反应,然而促使其出现明显的自主运动仍然比较困难。

(二)头皮针法

选择焦氏头针,按临床体征选瘫痪对侧的刺激区。运动功能障碍选运动区,感觉障碍选感觉区,下肢感觉运动功能障碍选用足运感区,肌张力障碍选舞蹈震颤控制区,运动性失语选言语一区,命名性失语选言语二区,感觉性失语选言语三区,完全性失语取言语一至三区,失用症选运用区,小脑性平衡障碍选平衡区。

操作方法:消毒,针与头皮呈 30°斜刺,快速刺入头皮下推进至帽状腱膜下层,待指下感到不松不紧而有吸针感时,可行持续快速捻转 2~3 分钟,留针 30 分钟或数小时,期间捻转 2~3 次。行针及留针时嘱患者活动患侧肢体(重症患者可做被动活动)有助于提高疗效。急性期每天1 次,10 次为 1 个疗程,恢复期和后遗症期每天或隔天 1 次,5~7 次为 1 个疗程,中间休息 5~7 天再进行下一个疗程。

不管是体针还是头针治疗,均可加用电针以提高疗效,但须注意选择电针参数。一般软瘫可选断续波,电流刺激后可见肌肉出现规律性收缩为度。痉挛期选密波,电流强度以患者耐受且肢体有细微颤动为度。通电时间面部 10~20 分钟,其他部位 20~30 分钟为宜。灸法、皮肤针法、拔罐疗法等也可用于偏瘫治疗,但临床上应用相对较少。

四、护理要点

(1)平时在饮食上宜食清淡易消化之物,忌肥甘厚味、辛辣刺激之品,并禁烟酒,保持心情舒畅,做到起居有常,饮食有节,避免疲劳,以防止卒中和复中;若有高血压家族史者,进入中年后尤要注意养生,注意检查血压、血脂等指标的变化。

(2)既病之后,加强护理。中脏腑昏迷时,须密切观察病情变化,尤其面色、呼吸、汗出等,以防向闭脱转化。加强口腔护理,及时清除痰涎,喂服或鼻饲中药时应少量多次频服。

(3)恢复期要加强偏瘫肢体的被动活动,进行各种功能锻炼,并配合针灸推拿、理疗等.偏瘫严重者,防止患肢受压而发生变形。语言不利者,宜加强语言锻炼。长期卧床者,床铺被褥须平整干燥,保护局部皮肤,防止发生压疮。

(4)本病日常饮食调养非常重要。平素宜多选食木耳、莲藕、芹菜、白萝卜、苦瓜、玉米、山楂、核桃蜂蜜、大蒜、雪梨等具有降脂、降压、软化血管和补益作用的食物。血压高者,最好不吃公鸡,因多有引发动风之虞。

(孟　芊)

第五节　脑性瘫痪的针灸康复护理

小儿脑性瘫痪简称脑瘫,是自受孕开始至婴儿期非进行性脑损伤和发育缺陷所导致的综合征,主要表现为运动障碍及姿势异常,是小儿时期常见的中枢神经障碍综合征。现代医学认为本病的病因是多种因素造成的。而其中早产、窒息、核黄疸是本病的三大原因。

脑性瘫痪的主要功能障碍可表现为以下症状。①运动功能障碍:可出现痉挛、共济失调、手足徐动、帕金森病、肌张力降低等。②言语功能障碍:可表现为口齿不清,语速及节律不协调,说话时不恰当地停顿等。③智力功能障碍:可表现为智力低下。④其他功能障碍:发育障碍、精神障碍、心理障碍、听力障碍等。

本病在传统医学中属于"五迟""五软""五硬"和"痿证"的范畴。五迟是指立迟、行迟、发迟、齿迟、语迟;五软是指头颈软、口软、手软、脚软、肌肉软;五硬是指头颈硬、口硬、手硬、脚硬、肌肉硬。现代康复临床上按运动功能障碍的特点一般将本病分为痉挛性、不随意运动型、强直性、共济失调型、肌张力低下型和混合型。按瘫痪部位可将本病分为单瘫、双瘫、偏瘫、三肢瘫和四肢瘫。

一、康复评定

(一)现代康复评定方法

(1)粗大运动功能评定:常采用 GMFM 量表。

(2)肌张力评定:静止性肌张力测定(包括肌肉形态、硬度、关节伸展度等)、姿势性肌张力测定、运动性肌张力测定。

(3)肌力评定:多用徒手肌力检查法(manual muscle testing,MMT)。

(4)关节活动度评定。

(5)智能评定:智力测验(常用韦氏幼儿智力量表、韦氏儿童智力量表、盖塞尔发育量表等)、适应行为测验。

(6)反射发育评定:原始反射、病理反射、平衡反射等。

(7)姿势与运动发育评定。

(8)日常生活能力评定。

(9)其他评定:一般状况评定、精神评定、感知评定、认知能力评定、心理评定、言语评定、听力评定、步态分析等。

(二)传统康复辨证

1.病因病机

主要有 3 个方面。一是先天不足,多因父母精血亏虚、气血不足或者近亲通婚,导致胎儿先天禀赋不足、精血亏虚,不能濡养脑髓;母体在孕期营养匮乏、惊吓或是抑郁悲伤,扰动胎儿,以致胎儿发育不良;先天责之于肝肾不足,胎元失养,致筋骨失养,肌肉萎缩,日久颓废。二是后天失养,多因小儿出生,禀气怯弱,由于护理不当致生大病,伤及脑髓,累及四肢;后天责之于脾,久病伤脾,痰浊内生,筋骨肌肉失于濡养,日渐颓废。脑髓失养,而致空虚。三是其他因素,多为产程中损伤脑髓,或因脑部外伤、瘀血内阻、邪毒侵袭、高热久病、正虚邪盛,营血耗伤,伤及脑髓而致。

2.四诊辨证

通过四诊,临床一般将本病分为以下 3 型。

(1)肝肾不足型:发育迟缓,智力低下,五迟,面色无华,神志不清,精神呆滞,常伴有龟背、鸡胸、病久则肌肉萎缩,动作无力,舌淡苔薄,指纹色淡。

(2)瘀血阻络型:精神呆滞,神志不清,四肢、颈项及腰背部肌肉僵硬,活动不灵活、不协调,舌淡有瘀斑瘀点,苔腻,脉滑。

(3)脾虚气弱型:面色无华,形体消瘦,五软,智力低下,神疲乏力,肌肉萎缩,舌淡,脉细弱。

二、康复策略

为促进患儿正常的运动发育,抑制异常运动模式和姿势,最大限度地恢复功能,小儿脑瘫的康复应做到早诊断、早治疗,才能达到较好的康复效果。目前主要针对患儿的运动障碍采取综合治疗。在整体康复中,中国传统康复疗法有着举足轻重的作用。脑瘫的康复是一个长期复杂的过程,需要在中西医结合的理论指导下,医师、治疗师、护士、家长共同努力完成。

脑瘫传统康复治疗的目的主要在于减轻功能障碍,提高生活质量。大多以针灸、推拿为主要手段。针灸可以有效改善脑血流速度,促进脑组织的血液供应,从而进一步改善中枢神经功能,促进康复。有效的推拿方法对于运动和姿势异常而引发的继发性损害如关节挛缩等有良好的预防和康复治疗作用。

三、康复治疗方法

针灸治疗以疏通经络、行气活血、益智开窍为原则。《素问·痿论》提出"治痿独取阳明"的治法,常选取手足阳明经腧穴进行针刺,辅以头部腧穴。一般选择毫针刺法、灸法、头皮针法等。

(一)毫针刺法

主穴:四神聪、百会、夹脊、三阴交、肾俞。

配穴:肝肾不足加太溪、关元、阴陵泉、太冲;瘀血阻络加风池、风府、血海、膈俞;脾虚气弱加脾俞、气海;上肢瘫痪加肩髃、肩髎、肩贞、曲池、手三里、合谷、外关;下肢瘫痪加伏兔、血海、环跳、承山、委中、足三里、阳陵泉、解溪、悬钟、太冲、足临泣;言语不利加廉泉、哑门、通里;足下垂加昆仑、太溪;颈软加天柱、大椎;腰软加腰阳关;斜视加攒竹;流涎加地仓、廉泉;听力障碍加耳门、听宫、听会、翳风。

具体操作:选用 28 号毫针针刺。一般每次选 2~3 个主穴,5~6 个配穴,平补平泻。廉泉向舌根方向刺 0.5~1 寸;哑门向下颌方向刺 0.5~0.8 寸,不可深刺,不可提插。每天或隔天 1 次,留针 15 分钟,15 次为 1 个疗程,停 1 周后,再继续下一个疗程。

(二)灸法

选取四神聪、百会、夹脊、足三里、三阴交、命门、肾俞,上肢运动障碍配曲池、手三里、合谷、后溪;下肢运动障碍配环跳、足三里、阳陵泉、解溪、悬钟。使用艾条进行雀啄灸,每天 1 次,皮肤红晕为度;或者隔姜灸,每次选用 3~5 个腧穴,每穴灸 3~10 壮,每天或隔天 1 次,10 次为 1 个疗程。

(三)头皮针疗法

运动功能障碍取健侧相应部位的运动区;感觉功能障碍取健侧相应部位的感觉区;下肢功能运动和感觉障碍配对侧足运感区;平衡功能障碍配患侧或双侧的平衡区。听力障碍取晕听区;言语功能障碍,配言语 1、2、3 区(运动性失语选取运动区的下 2/5;命名性失语选取言语 2 区;感觉性失语选取言语 3 区)。

具体操作:一般用 1 寸毫针,头皮常规消毒,沿头皮水平面呈 30°角斜刺,深度达到帽状腱膜下,再压低针身进针,捻转,平补平泻,3 岁以内患儿不留针,每天 1 次,10 次为 1 个疗程。

四、护理要点

(1)注意脑瘫儿童的饮食。少吃多吃。每天喝 1~2 次淡盐水来补充水和电解质。饮食应该高热量、高蛋白质、高脂肪、高纤维素,以及维生素和微量元素的均衡饮食。钙和维生素也应该补充,以防止骨脱钙和骨质疏松症。饮食应该有 4 个特点:腐烂、精细、新鲜和柔软。脑瘫婴儿脑细胞的发育离不开蛋白质、脂肪、碳水化合物、维生素和矿物质。

(2)由于婴儿运动系统、神经系统正处于发育阶段,异常姿势运动还没有固化,所以临床上对于小儿脑瘫的治疗,应做到早诊断、早治疗,以达到最好的康复效果。提倡在出生后即进行评估,如存在脑瘫发病高危因素,则立即进行干预治疗;出生后 3～6 个月内确诊,如确诊,综合康复治疗应立即进行。康复治疗最佳时间不要超过 3 岁,其方法包括躯体训练、技能训练、物理治疗、针灸治疗、推拿手法治疗等。

(3)针灸治疗本病有较好的疗效。毫针治疗关键在于选择腧穴和针刺补泻手法,选取腧穴多以阳明经穴和奇穴为主,针刺手法以补法和平补平泻为主;头皮针治疗刺激量不宜太大;灸法注意防止烫伤;痉挛型脑瘫患儿的痉挛侧不宜用电针治疗。

(4)有效的推拿方法对于运动和姿势异常而引发的继发性损害,如关节挛缩等有良好的预防和康复治疗作用。但应掌握手法的灵活运用,操作时手法宜轻柔,力度不宜过大,特别是对挛缩关节的操作,更应注意手法的力度和幅度。

(孟 芊)

第六节　面神经炎的针灸康复护理

面神经炎又称特发性面神经麻痹或 Bell 麻痹。常见病因多由病毒感染、面部受凉、神经源性病变、物理性损伤或中毒等引起一侧或者双侧耳后乳突孔内急性非化脓性面神经炎,受损的面神经为周围性,故在此以"周围性面神经麻痹"做重点介绍。本病以口眼㖞斜为主要特点,常在睡眠醒来时发现一侧面部肌肉板滞、麻木、瘫痪,额纹消失,眼裂变大,露睛流泪,鼻唇沟变浅,口角下垂歪向健侧,病侧不能皱眉、蹙额、闭目、露齿、鼓颊。部分患者初起时有耳后疼痛,还可出现患侧舌前 2/3 味觉减退或消失,听觉过敏等症。病程迁延日久,可因瘫痪肌肉出现挛缩,口角反牵向患侧,甚则出现面肌痉挛,形成"倒错"现象。发病急骤,以一侧面部发病为多,双侧面部发病少见。无明显季节性,多见于冬季和夏季,好发于 20～40 岁青壮年,男性居多。

本病属中医学之"口僻""面瘫""吊线风""口眼㖞斜""歪嘴风"等病证范畴。中医认为,"邪之所凑,其气必虚"。本病多由脉络空虚,风寒侵袭,以致经气阻滞,气血不和,瘀滞经脉,导致经络失于濡养,肌肉纵缓不收而发作。

颅内炎症、肿瘤、血管病变、外伤等多种病变累及面神经所致的继发性面神经麻痹与前者不同,不是本节讨论的对象。

一、康复评定

(一)现代康复评定

1.病史

起病急,常有受凉吹风史,或有病毒感染史。

2.表现

一侧面部表情肌突然瘫痪、患侧额纹消失,眼裂不能闭合,鼻唇沟变浅,口角下垂,鼓腮,吹口哨时漏气,食物易滞留于患侧齿颊间,可伴患侧舌前 2/3 味觉丧失,听觉过敏,多泪等。

3.损害部位

耳后乳突孔以上影响鼓索支时,则有舌前 2/3 味觉障碍;若镫骨肌支以上部位受累时,除味觉障碍外,还可出现同侧听觉过敏;损害在膝状神经,可有乳突部疼痛,外耳道和耳郭部的感觉障碍或出现疱疹;损害在膝状神经节以上,可有泪液、唾液减少。

4.脑 CT、MRI 检查

均正常。

5.实验室检查

急性感染性(风湿、骨膜炎等)面神经麻痹者可有:①外周血白细胞及中性粒细胞升高;②血沉增快;③大多数患者脑脊液检查正常,极少数患者脑脊液的淋巴细胞和单核细胞增多。

6.电生理检查

肌电图(EMG)可显示受损的面肌运动单位对神经刺激的反应,测知面神经麻痹程度及有无失神经反应,对确定治疗方针和判定预后及可能恢复的能力很有价值。通常可进行动态观察,在发病 2 周左右,应列为常规检查。神经传导速度(MCV)是判断面神经受损最有意义的指标,它对病情的严重程度、部位以及鉴别轴索与脱髓鞘损害,均有很大帮助。此外,电变性检查对判定面神经麻痹恢复时间更为客观,发病早期即病后 5～7 天,采用面神经传导检查,对完全性面瘫的患者进行预后判定,患侧诱发的肌电动作电位 M 波波幅为健侧的 30% 或以上时,则 2 个月内可望恢复;如为 10%～30%,常需 2～8 个月恢复,并有可能出现合并症;如仅为 10% 或以下,则需 6～12 个月才能恢复,甚至更长时间,部分患者可能终生难以恢复,并多伴有面肌痉挛及连带运动等后遗症。病后 3 个月左右测定面神经传导速度有助判断面神经暂时性传导障碍,还是永久性的失神经支配。

7.功能障碍评定

面神经炎患侧功能障碍和面肌肌力的康复评定(表 12-13 和表 12-14)。

表 12-13　功能障碍分级

分级	肌力表现
0	相当于正常肌力的 0%,嘱患者用力使面部表情肌收缩,但检查者看不到表情肌收缩,用手触表情肌也无肌紧张感
1	相当于正常肌力的 10%,让患者主动运动(如皱眉、闭眼、示齿等动作),仅见患者肌肉微动
2	相当于正常肌力的 25%,面部表情肌做各种运动虽有困难,但主动运动表情肌有少许动作
3	相当于正常肌力的 50%,面部表情肌能做自主运动,但比健侧差,如皱眉比健侧眉纹少或抬额时额纹比健侧少
4	相当于正常肌力的 75%,面部表情肌能做自主运动,皱眉、闭眼等基本与健侧一致
5	相当于正常肌力的 100%,面部表情肌各种运动与健侧一致

(二)传统康复辨证

1.病因病机

中医对本病多从"内虚邪中"立论,认为"经络空虚,风邪入中,痰浊瘀血痹阻经络,以致经气运行失常,气血不和,经筋失于濡养,纵缓不收而发病"。

2.辨证

(1)风寒侵袭:见于发病初期,面部有受凉史。症见口眼㖞斜,伴头痛、鼻塞、面肌发紧,舌淡,苔薄白,脉浮紧。

表 12-14　肌力分级

分级	功能障碍情况
Ⅰ	正常
Ⅱ	轻度功能障碍,仔细检查才发现患侧轻度无力,并可察觉到轻微的联合运动
Ⅲ	轻、中度功能障碍,面部两侧有明显差别,患侧额运动轻微运动,用力可闭眼,但两侧明显不对称
Ⅳ	中、重度功能障碍,患侧明显肌无力,双侧不对称,额运动轻微受限,用力也不能完全闭眼,用力时口角有不对称运动
Ⅴ	重度功能障碍,静息时出现口角㖞斜,面部两侧不对称,患侧鼻唇沟变浅或消失,额无运动,不能闭眼(或最大用力时只有轻微的眼睑运动),口角只有轻微的运动
Ⅵ	全瘫,面部两侧不对称,患侧明显肌张力消失,不对称,不运动,无连带运动或患侧面部痉挛

(2)风热入侵:见于发病初期,多继发于感冒发热,症见口眼㖞斜,伴头痛、面热、面肌松弛、耳后疼痛,舌红,苔薄黄,脉浮数。

(3)气血不足:多见于恢复期或病程较长的患者。症见口眼㖞斜,日久不愈,肢体困倦无力,面色淡白,头晕等,舌淡,苔薄白,脉细无力。

二、康复治疗

面神经炎的中医治疗方法日趋多样化,有针灸、推拿、中药内服、外敷、皮肤针、电针、刺络拔罐、穴位注射、割治、埋线等。在临床中应注意诊断,及早治疗,充分发挥中医各种治法的优势,标本兼顾,内外治疗,并中西医结合,各取所长,以达到提高疗效、缩短病程、降低费用的良好效果。

(一)一般治疗

(1)治疗期间,可在局部用热毛巾热敷,每次 10 分钟,每天 2 次。

(2)眼睑闭合不全者,每天点眼药水 2~3 次,以防感染。

(3)患者应避免风寒侵袭,戴眼罩、口罩防护。

(4)患者宜自行按摩瘫痪的面肌,并适当地进行功能锻炼。

(5)治疗期间,忌长时间看电视、电脑,以防用眼过度,导致眼睛疲劳,影响疗效。

(二)针灸治疗

1.毫针法

治则:活血通络,疏调经筋。

处方:以面颊局部和手足阳明经腧穴为主。

主穴:阳白、四白、颧髎、攒竹、颊车、地仓、合谷(双)、翳风(双)。

随证配穴:风寒证加风池穴祛风散寒,风热证加曲池疏风泻热,鼻唇沟平坦加迎香,人中沟歪斜加人中、口禾髎,颏唇沟歪斜加承浆,味觉消失、舌麻加廉泉,乳突部疼痛加风池、外关,恢复期加足三里补益气血、濡养经筋。

2.电针法

取地仓、颊车、阳白、瞳子髎、太阳、合谷(双)等穴,接通电针仪,以断续波刺激 10~20 分钟,强度以患者面部肌肉微微跳动且能耐受为度。每天 1 次。适用于恢复期(病程已有 2 周以上)的治疗。

3.温针法

取地仓、颊车、阳白、四白、太阳、下关、牵正、合谷(双)等穴,将剪断的艾条(每段 1~1.5 cm)插到针柄上,使艾条距离皮肤 2～3 cm,将艾条点燃,持续温灸 10～20 分钟,注意在艾条与皮肤之间放置一小卡片(4 cm×5 cm),防止烧伤皮肤,温度以患者有温热感且能耐受为度。每天 1 次。

操作要求如下。①初期:亦称"急性期",为开始发病的第 1～7 天,此期症状有加重趋势,此乃风邪初入,脉络空虚,正邪交争,治以祛风通络为主。此期宜浅刺,轻手法,不宜使用电针法过强刺激。②中期:亦称"平静期",为发病第 7～14 天,此期症状逐渐稳定,乃外邪入里,络阻导致气血瘀滞,故治当活血通络。此期宜用中度刺激手法,可用电针法、温针法等强刺激手法。毫针法处方、随证配穴、操作等具体方法见上。其中电针法、温针法、穴位敷贴、穴位注射、皮肤针、耳针法等均可酌情选用。③后期:又称"恢复期",为发病 16 天至 6 个月,此后症状逐渐恢复,以调理气血为主。此期浅刺多穴多捻转有助促进面部微循环,营养面神经及局部组织,同时激活神经递质冲动,利于松肌解痉,恢复面肌正常运动,类似"补法",有别于初期浅刺泄邪之"泻法"。若辅以辨证配穴,补气益血,祛风豁痰,则更显相得益彰。毫针法处方、随证配穴、操作等具体方法见上。可酌情选用电针法、温针法、穴位敷贴、穴位注射、皮肤针、耳针法等。④联动期和痉挛期:发病 6 个月以上(面肌连带运动出现以后),此期培补肝肾、活血化瘀、舒筋养肌、息风止痉。采用循经取穴配用面部局部三线法取穴针灸治疗。在电针法、温针法、穴位敷贴、穴位注射、皮肤针、耳针法无效下可选择手术治疗。

三、护理要点

(1)多食新鲜蔬菜、粗粮、黄豆制品、大枣、瘦肉等。

(2)平时面瘫患者需要减少光源刺激,如电脑、电视、紫外线等。

(3)需要多做功能性锻炼,如抬眉、鼓气、双眼紧闭、张大嘴等。

(4)每天需要坚持穴位按摩。

(5)睡觉之前用热水泡脚,有条件的话,做些足底按摩。

(6)面瘫患者在服药期间,忌辛辣刺激食物。如白酒、大蒜、海鲜、浓茶、麻辣火锅等。

(7)用毛巾热敷脸,每晚 3～4 次,勿用冷水洗脸,遇到寒冷天气时,需要注意头部保暖。

(8)应注意保持良好心情。心理因素是引发面神经麻痹的重要因素之一。面神经麻痹发生前,有相当一部分患者存在身体疲劳、睡眠不足、精神紧张及身体不适等情况。所以保持良好的心情,就必须保证充足的睡眠,并适当进行体育运动,增强机体免疫力。

(9)要注意面神经麻痹只是一种症状或体征,必须仔细寻找病因,如果能找出病因并及时进行处理,如重症肌无力、结节病、肿瘤或颞骨感染,可以改变原发病及面瘫的进程。面神经麻痹也可能是一些危及生命的神经科疾病的早期症状,如脊髓灰白质炎或 Guillian-Barre 综合征,如能早期诊断,可以挽救生命。

(孟 芊)

第七节 脊髓损伤的针灸康复护理

脊髓损伤主要是因直接暴力(砸伤、摔伤、刺伤、枪伤等)造成脊柱过度屈曲、骨折、脱位伤及脊神经,其次是因脊髓感染、变性、肿瘤侵及脊髓引起。本节重点介绍外伤性脊髓损伤。

外伤性脊髓损伤根据损伤水平和程度差异,可分为脊髓震荡、脊髓挫伤、椎管内出血和脊髓血肿 4 种类型。本病多造成严重瘫痪致残。胸、腰髓损伤引起双下肢和躯干的部分瘫痪称截瘫,C_4 以上损伤上肢受累则称四肢瘫。可伴有损伤水平以下躯干、肢体、皮肤感觉、运动反射完全消失、大小便失禁等症状。

中医认为脊髓损伤多为督脉损伤,从而导致督脉和其他经络、脏腑、气血之间的功能紊乱,出现一系列临床表现。中医古籍中无脊髓损伤这样的病名,也缺乏与脊髓损伤相关疾病的完整记载。《灵枢·寒热病》:"身有所伤,血出多……若有所堕坠四肢懈惰不收,名为体惰。"本句描述了外伤所致的截瘫与脊髓损伤极为类似,提出了中医病名"体惰",可被认为是对本病的最早病名记载。

一、康复评定

(一)现代康复评定方法

康复评定通过对患者功能障碍的性质与程度进行评估,为医师在治疗前制订康复治疗策略做准备。同时,通过治疗前后评估客观指标的变化比较,体现治疗效果,有助于进一步康复治疗与策略的修改。康复评定一般分为初期评定(入院后 1 周)、中期评定(治疗 1 个月后)和末期评定(出院前 1 周)。具体评定项目如下。

1.脊柱脊髓功能评定

脊柱脊髓功能评定包括脊柱骨折类型与脊柱稳定性及脊柱矫形器评定,根据美国脊髓损伤学会(ASIA)标准对脊髓损伤程度的评定,根据肌力评定与感觉评定对脊髓损伤水平的评定。

2.躯体功能评定

躯体功能评定包括关节功能评定,肌肉功能评定,上肢功能评定,下肢功能评定,自助具与步行矫形器的评定,泌尿与性功能评定,心肺功能评定,疼痛评定等。

3.心理功能评定

心理功能评定包括心理状态评定,性格评定等。

4.日常生活活动能力评定

可采用 Barthel 指数评定或独立生活能力评定(FIM)。

5.社会功能评定

一般包括生活能力评定,就业能力评定等。

(二)传统康复辨证

1.病因病机

本病属于中医之"瘫证""痿证""痿躄""体惰"的范畴。坠落、摔伤、挤压、车祸、砸伤及战时火器伤,造成督脉损伤,肾阳不足;迁延日久,阳损及阴,使肝肾亏损。督脉受损,阳气不足,导致临证多变。总之,脊髓损伤病位在督脉;累及肾、脾、肝、肺。在病理性质方面,以经络瘀阻、阳气不足为主,甚则阳损及阴,导致阴阳两虚。故其病因为"瘀血",病机为"督脉枢机不利"。

2.辨证

瘀血阻络证;脾肾阳虚证;肝肾亏虚证。

二、康复策略

确定各种不同损伤水平患者的康复目标,使患者使用尚有功能的肌肉,学习相关的技术,完成尽可能独立地进行自理生活的各种活动,完成从一个地方到另一个地方的转移,甚至要努力重新就业。

康复治疗在很大程度上可以预防或降低脊髓损伤所引起的一系列严重的并发症,如肺部感染、尿路感染、压疮、关节僵硬和挛缩、精神抑郁等。通过装配和使用辅助设施使患者最大限度地恢复日常生活活动和工作、学习娱乐等能力。

脊髓损伤康复在早期即应开始。在受伤后有两种情况:一是需手术治疗,一是保守治疗。只要病情稳定、无其他合并损伤,康复即应开始。当然早期活动不能影响手术效果。主要是活动身体各个关节,保持关节正常活动度,每天活动 2～3 次,每个关节活动不少于 1 分钟。另外,在医师允许情况下,在护士指导下进行体位更换,也就是定时翻身,防止压疮产生,一般 2 小时一次,突出骨部分(如肩胛骨、足跟、后背部、骶尾骨、双肢部)加软垫垫起,注意大小便排出通畅,注意体温变化,经常安慰患者,改善患者心理,注意伙食的营养,定时饮水。如果早期康复做得好,会为今后进行全面康复训练创造良好基础。

传统康复治疗对脊髓损伤患者,不论在缩短康复疗程、提高生活自理能力,还是在解除患者病痛方面,都有着不容忽视的作用。它可使脊髓损伤患者的肌力得到不同程度的提高,降低痉挛性瘫痪患者的肌张力,对痉挛有一定的缓解作用,减轻患肢疼痛;改善尿便排泄功能,改善性功能,对泌尿系统感染、继发性骨质疏松和压疮等合并症有很好的防治作用。

脊髓损伤所导致的各种功能障碍和并发症,需采用不同的治疗原则。截瘫或四肢瘫宜疏通督脉,通达阳气;痉挛宜疏通督脉,养血柔肝散寒;骨质疏松应补肾通经,行气活血;直立性低血压应补脾益肾;便秘宜调理肠胃,行滞通便;尿潴留应疏调气机,通利小便;泌尿系统感染宜利尿通淋;脊髓损伤神经痛应通经活血行气止痛。

三、康复治疗方法

(一)针灸治疗

1.毫针刺法

毫针刺法是治疗脊髓损伤中应用广泛的一种疗法。以疏通经络、活血化瘀为原则。临床一般常用循经取穴和对症取穴施术。

(1)循经取穴:以足阳明胃经脉、足太阳膀胱经脉、足少阳胆经脉、督脉、任脉为主。胃经取梁门、天枢、水道、归来、髀关、阴市、足三里、上下巨虚;膀胱经取各背俞穴及膈俞;胆经取京门、环跳、风市、阳陵泉、悬钟、丘墟、足临泣;督脉取大椎、陶道、身柱、神道、至阳、筋缩、脊中、悬枢、命门、腰阳关;任脉选中脘、建里、水分、气海、关元、中极。也可酌选足三阴经穴,如章门、三阴交、地机、血海、涌泉等。

(2)对症取穴。①二便障碍:选取八髎、天枢、气海、关元、中极、三阴交;②下肢瘫:下肢前侧选取髀关、伏兔、梁丘,下肢外侧选取风市、阳陵泉、足三里、绝骨,下肢后侧选取承扶、殷门、昆仑;③足下垂选取解溪、商丘、大冲;④足外翻选取照海,足内翻选取申脉;⑤上肢瘫选取肩髃、肩髎、臂臑、曲池、手三里、外关透内关、阳溪、合谷。

另外,还可按脊髓损伤节段取穴:$C_{5～7}$节段损伤取手太阴经或手阳明经的穴位,$C_8～T_2$节段损伤取手少阴经或手太阳经的穴位;$T_{4～5}$节段损伤取双乳头连线相平的背部俞穴;$T_{7～9}$损伤取平肋缘或肋缘下方的背部俞穴;T_{10}损伤取脐两旁腰部的穴位;$L_{1～5}$损伤取足阳明经和足太阴经的穴位;$S_{1～3}$损伤取足太阳经和足少阳经穴位。临床还常用华佗夹脊疗法,一般选取从受损脊柱两侧上1～2椎体至第5骶椎夹脊穴为主。

(3)具体操作:各经腧穴,轮流交替使用。常规方法针刺上述穴位,软瘫宜用补法,痉挛性瘫痪宜用泻法,针感差者常加电刺激。留针30分钟,每天或隔天1次,30次为1个疗程。1个疗程结束后休息1周再进行下1个疗程。

2.头皮针疗法

以疏通经络、行气活血为原则。选择焦氏头针进行治疗,截瘫选取双侧运动区上1/5,感觉区上1/5;四肢瘫选取双侧运动区上1/5、中2/5,感觉区上1/5、中2/5及足运感区。痉挛者加取舞蹈震颤区。

具体操作:采用大幅度捻转手法,每次捻针15～20分钟,隔天1次。

3.电针疗法

选择损伤脊髓平面上下的椎间隙处督脉穴位,选穴时应避开手术瘢痕。

具体操作:取督脉穴沿棘突倾斜方向进针,针刺的深度以达硬膜外为止,针刺颈段和上胸段时尤应慎重,不可伤及脊髓。针刺到位后,上下两针的针柄上分别连接直流脉冲电针仪的两个输出电极。弛缓性瘫痪,以疏波为主,输入电极正极在下,负极在上;痉挛性瘫痪以密波为主,输入电极正极在上,负极在下。打开开关,电刺激频率为1～5 Hz,电流强度宜从小到大逐渐加大,以引起肌肉明显收缩,患者能够耐受而无痛苦或者以患者下肢出现酸、麻、胀、轻度触电样等感觉为度。对高位损伤的患者强度不宜过大。每天治疗1次,每次30分钟,30次为1个疗程。1个疗程结束后,可休息1～2周再进行下1个疗程的治疗。

四、护理要点

(一)心理护理

脊髓损伤发生以后会导致患者行动不便,使得患者有极大的心理压力,患者在治疗的过程中应注意给患者做好心理护理工作,多给患者以鼓励,耐心地去倾听患者的心声。

(二)生活护理

对于患有脊髓损伤的患者来说,他们是没有自理能力的,患者的日常洗漱、饮食、大小便等都是帮忙的,因此,护理时一定要有耐心,这对于患者身体的康复有很大帮助。

(三)皮肤和肢体护理

脊髓损伤患者因为长期卧床会导致身体血液循环不畅,因此,患者在恢复的过程中要注意给患者翻身,这样可以使得血液更加通畅,还应给患者做好皮肤的清洁工作,以防止感染。

(四)尿路护理

脊髓损伤的患者一般都会出现大小便失禁的现象,在护理这类患者时要注意给患者进行膀胱清洗,这样可以防止病菌的感染,以防止尿路感染的发生,做好尿路护理对于治疗有很大帮助。

(孟 芊)

第十三章

医院感染护理

第一节 医院感染的危险因素

医院感染危险因素与医院感染发病率呈正相关,危险因素越多,医院感染发病率就越高。医院感染的危险因素主要有宿主方面的因素、现代诊疗技术和侵入性检查方面的因素、直接损害免疫系统的因素(如放射治疗和化学治疗)及其他因素。分析医院感染的危险因素,确定高危人群,为制订医院感染监控措施提供依据。引起医院感染的因素有很多,我们应通过调查与监测,发现引起医院感染的主要危险因素,并采取有针对性的措施,以提高医院感染预防与控制的效果。

一、主要危险因素

(一)宿主方面的因素

1.年龄因素

主要是老年人和婴幼儿,尤其是早产儿和低体重新生儿。

(1)老年人是医院感染易感人群。老年人随着年龄的增长,各种器官功能衰退,生理防御功能及机体的免疫功能降低,各种慢性疾病不易彻底治愈,易于发生医院感染,出现医院感染后临床表现多不典型,而且易与原发病、慢性疾病互相混淆或被其表现所掩盖。老年患者在入院时大多数患有多种严重疾病,如果同时伴有营养不良、意识丧失等,医院感染的可能性就更高。

据相关研究,王江桥等对 2 406 例老年病医院感染流行病学调查显示,老年患者医院感染率为6.32%,比医院内科系统同期非老年患者感染率2.7%明显增高。研究表明,医院感染严重影响老年患者原发病的治愈率,延长老年患者的住院时间,增加医疗资源的消耗及患者和家属的身心痛苦。有人调查 65 岁以上老年患者与 20~50 岁年轻组的院内肺炎发病情况,发现老年患者院内肺炎感染率是年轻患者的 2 倍。另外,60 岁以上的患者比 1~4 岁的患者切口感染率高6 倍。对老年住院患者医院感染危害的认识,应积极治疗原发病,改善器官功能紊乱状态,增强机体抵抗力,尽量缩短住院时间,减少医院感染率。

老年患者发生医院感染的特点:肺炎是最常见的感染类型,死亡率很高。尿道感染、呼吸道感染及血流感染在老年患者中有显著增加的趋势。老年患者病后的临床表现常不典型,如有肺部感染时咳嗽咳痰症状可能不突出,发热体温升高不明显,白细胞计数增高也不明显,易误诊。

痰培养出细菌种类很多,常发生菌群失调、混合细菌感染与念珠菌感染,以及发生动态变化与多部位感染。如果不做动态检测就难以了解真实病情。

(2)婴幼儿、早产儿及低体重新生儿是医院感染的高危人群。婴幼儿、新生儿免疫系统发育不成熟,易于发生感染,早产儿免疫功能更差,而且出生体质量越低,医院感染发病率越高。研究报道,新生儿医院感染与出生胎龄、出生体质量呈负相关,即胎龄越小、出生体质量越低,医院感染发病率越高。

2.基础疾病

造成机体抵抗力下降的原发病或基础疾病包括恶性肿瘤、各种造血系统疾病、糖尿病、肝病、慢性阻塞性肺疾病、慢性肾病等。基础疾病或原疾病是发生医院感染的危险因素,与医院感染密切相关。

恶性肿瘤患者的医院感染对肿瘤患者是一个很大的威胁。通过对 589 例住院恶性肿瘤患者医院感染流行病学调查,69 例发生医院感染,感染率为 11.71%,高于同期全院的平均医院感染率(4.98%)。恶性肿瘤患者易并发感染主要是由于肿瘤的浸润和反复的抗肿瘤治疗,所采用的手术、化学治疗、放射治疗及动脉插管药物灌注等方法的应用,会引起白细胞和中性粒细胞平低下,机体全身或局部免疫防御功能遭受到很大破坏,特别是细胞免疫功能很差,以及临床抗菌药物的不合理应用等因素。

内分泌与代谢病患者易发生感染与菌群失调,如糖尿病与慢性肾上腺皮质功能减低者;结缔组织疾病(如系统性红斑狼疮等)患者有异常的自身免疫反应,患者常用肾上腺皮质激素长期治疗,易发生感染。患血液系统疾病如白血病、恶性组织细胞增多疾病者同样也容易感染。据报道血液病患者医院感染率为 34.9%,例次感染率为 37.25%。肝硬化患者并发院内感染率为 15.36%。医护人员应针对疾病特点,采取相应防治措施,加强监护,积极治疗原发病,尽量缩短住院时间,合理应用抗菌药物,以有效预防和控制医院感染的发生。

3.意识状态

昏迷或半昏迷患者易发生误吸而引起吸入性肺炎。昏迷患者的鼻饲也是引起感染的原因。

(二)直接损害免疫系统的因素

一些免疫抑制剂如肾上腺皮质激素、放射治疗、化学治疗等损害免疫功能的各种细胞毒药物在临床应用广泛,对治疗急危重症、结缔组织疾病及过敏性疾病起到了重要作用,但应用不当或时间过长则易引起不良反应。激素的应用掩盖了潜在性感染,改变了宿主的防御状态,抑制了免疫系统功能,增加机体对病原微生物易感性。器官移植技术等现代医疗技术的应用过程中,有些患者必须使用免疫抑制剂;恶性肿瘤患者通过放射治疗、抗肿瘤化学治疗和肾上腺皮质激素的应用,也抑制了患者的免疫功能,特别是长期应用免疫抑制剂可以引起某些条件致病菌,甚至少见的条件致病菌感染。7%的患者在住院的某段时间接受类固醇或其他免疫抑制剂治疗,患医院感染的可能性是非接受者的 2.6 倍,这些患者患菌血症的危险增加10.3 倍,患肺炎的危险增加5.3 倍,外科伤口感染危险增加 3 倍,尿道感染危险增加 2.7 倍。

随着化学治疗药物及免疫抑制剂的广泛应用,恶性肿瘤患者的生存期已有明显延长,但院内感染也日趋增高。化学治疗、放射治疗、肿瘤转移是恶性肿瘤患者医院感染的重要危险因素。化学治疗能引起骨髓抑制、白细胞计数减少,尤其是老年患者化学治疗后骨髓抑制期长,白细胞计数下降幅度大、持续减少时间长。有关资料报道有调查显示,单纯化学治疗者,感染发生率为 49.1%,单纯放射治疗者感染发生率为 65.6%;放射治疗＋化学治疗者为84.6%。放射治疗＋化学治疗者感染率最高,这与放射治疗患者与照射的面积过大,胸部照射和多处照射有密切的关系,而且化学治疗或放射治疗可造成骨髓抑制、白细胞计数减少,损伤呼吸道及消化道黏膜屏障引起感染,同时治疗周期长可导致患者抵抗力明显减弱,使一些条件致病菌引起感染。故对患者应适量减少放射治疗和化学治疗剂量,并适当应用免疫增强剂。

(三)侵袭性操作因素

侵入性诊疗操作包括各种插管、导管、引流管的增加,内镜检查等各种诊疗技术的增多与应用频繁,以及微创外科手术在临床上的广泛应用,破坏皮肤黏膜屏障,给病原体的入侵提供了机会。另外各种监护仪、导管、插管、内镜等,均须插入体内,使用后有的难以清洗、消毒和灭菌,使医院感染率增高。例如,英国、日本、美国等报道肾透析患者 HBsAg 阳性率为 13.3%~88.9%。增加了患者发生医院感染的危险性。

1.留置导尿管

这是引起泌尿道感染的直接原因。国外医院感染中泌尿道感染占首位的原因,经调查发现与留置导尿管有直接关系。英国资料报道,泌尿系统感染是住院期间获得感染最多的一种,这种感染患者 41% 有导尿史;日本广岛大学医学院附院报道 561 例医院感染中 83% 是尿路感染,其中 93% 是因为导尿管留置引起。使用导尿管可引起尿道感染和菌血症。不导尿的患者尿道感染率为 1.4%,非留置导尿管的患者尿道感染率为 3.1%,留置导尿管的患者尿道感染率为 9.9%,且随留置导尿管的天数呈直线增加。导尿患者菌血症的发生率是非导尿患者的 5.8 倍,其危险性也随留置导尿管的天数而增加。

导尿管留置体内为感染创造了条件,导尿管上可黏附细菌。上皮细胞分泌多糖蛋白与尿盐共同形成导尿管表面的生物膜,以保护细菌免受尿液冲洗,并阻碍抗菌药物对细菌的作用。改进插管技术、控制使用留置导尿管,泌尿道感染的发生率下降。留置导尿管是一种侵入性治疗,不仅可造成尿道、膀胱黏膜损伤,也为细菌的逆行感染打开了门户。据报道短期导尿患者导尿管伴随性尿路感染的发生率每天以 8%~10% 的速度递增,长期导尿患者几乎 100% 发生菌尿。牛凤梅等对 108 例留置导尿管患者进行了分析,65 例发生了尿路感染,感染率为 60.1%,其中留管时间>7 天者 25 例,24 例发生尿路感染,占 96%。该次调查还发现留置导尿管期间有 87.9% 的患者使用抗菌药物预防感染,但是感染率仍高达 60.19%。Warren 等认为,抗菌药物应用不能阻止菌尿的发生,长期留置导尿管的患者,全身应用抗菌药物发生导管相关性尿路感染仍然难以避免。由此可见导尿术、留置导尿管的持续时间、不合理的抗菌药物使用是引发医院内泌尿系统感染的危险因素。

2.气管插管或气管切开、人工机械通气

气管插管或气管切开及机械通气已广泛应用于临床,与气管切开有关的并发症,如吸入性肺炎、导管阻塞、导管误入一侧总支气管、导管脱出、气管黏膜溃疡、皮下纵隔气肿等,不但影响治疗效果,而且有些并发症很严重,可危及生命。据报道,施行气管切开术者,发生院内感染的感染率为 57.89%。由于气管切开或气管插管可造成气管黏膜损伤,使气管抵御侵入细菌的能力下降。气管插管或气管切开直接影响下呼吸道的湿化功能,破坏黏液毯,使纤毛运动受影响,大大增加了发生感染的机会。

近年来,随着重症呼吸监护技术和机械通气技术的迅速展,机械通气患者明显增加。呼吸相关性肺炎(VAP)是机械通气过程中常见的并发症之一,易造成病情反复,上机时间延长和撤机困难,其发病率 9%~70%,病死率可达 50%~69%。应用呼吸机的患者,心、胸外科手术患者或全身麻醉患者机械通气时因人工气道的建立破坏了呼吸道的正常防御屏障,使口腔及咽部的定植菌、气管导管气囊周围分泌物滞留及下移,侵入下呼吸道,尤其不利于痰液排出,以及留置胃管导致胃内阴性杆菌生长,细菌通过胃的逆蠕动顺着胃管反流进呼吸道,易发生肺部感染。此外呼吸机管路污染、插管或抽吸时可能造成气管黏膜的损伤、医护人员无菌操作不严格、接触患者前后未认真执行手卫生,以及长期应用或不恰当应用抗生素、机械通气时间过长等都是 VAP 发生的危险因素。

3.静脉导管

中心静脉插管作为一种介入性的诊断与治疗措施已广泛应用于危重医学临床。夏荣等对实施中心静脉插管的 127 例进行调查,发生血流感染 22 例(30 例次),同期住院患者 652 例,占 3.37%。调查表明,插管后对患者的防御屏障造成了损伤,有助于微生物的直接入侵,从而促使感染的发生;另外,机体抵抗力低下、加上广谱抗菌药物的长期使用、留置导管时间过长、插管部位和护理不当等是发生感染的高危因素。

血管内插管是医院感染的常见原因,插管时间长、多部位插管等因素增加医院感染的发生率。与静脉插管有关的静脉炎发生率为 2.3%,菌血症发生率为 0.08%。据相关报道,静脉插管超过 48 小时,真菌败血症的发生率为 1%。静脉导管留置时间较久、输入高营养液等可以引起表皮葡萄球菌与假丝酵母等的定植与局部感染或败血症。烧伤患者用硅胶管深部静脉插管5天后拔管时,其末端可培养出白色念珠菌。

4.现代诊疗技术方面因素

(1)放射治疗:随着科学的发展,尤其应用计算机技术以后,放射治疗在临床上的应用也较广。放射治疗的目标是针对肿瘤的,但同时也会破坏机体的正常组织。因为恶性肿瘤与正常组织在解剖位置上并不易严格区分开。放射线损害了肿瘤组织及正常组织,也损害了机体的防御功能和免疫系统功能,表现在血常规的改变和免疫功能指标的下降。而且这些表现不仅出现在放射治疗期间,还出现在放射治疗后相当一段时间内。

(2)化学治疗:抗癌药物,包括烷化剂类、抗代谢类、抗肿瘤抗菌药物,以及其他类抗肿瘤药物都是细胞毒类药物,主要作用机制是作用于分裂迅速的细胞,包括肿瘤细胞和正常细胞,因而出现各种不良反应,直接损害和破坏了免疫系统和其他脏器的功能。

(3)器官移植:器官移植的开展使一些处于死亡边缘的患者获得新生,为医学一大进步。但是由于此种手术影响机体防御机制,手术难度大,手术时间和住院时间长,医院感染的危险性极高。

器官移植中以同种异体肾移植开展较多。感染是肾移植最常见的并发症,也是造成手术失败、患者死亡的主要原因。肾移植受者术前即有严重肾功能不全、贫血、凝血障碍、低蛋白血症等导致免疫功能低下的基础病变,手术中组织破坏严重,使用各种诊疗性插管和引流管多,术后应用大量免疫抑制剂,都是医院感染的危险因素。肾移植术后可发生尿路感染与肺部感染,远期可有巨细胞病毒感染与卡氏肺孢子虫感染等。国外某大学医院肾移植 224 例患者中约 35% 发生尿路感染。美国 Staoford 报道心肌移植121 例患者中,其中 56% 发生 1~2 种感染,其他如骨髓移植感染率也高得惊人。

实体器官移植使受者生存期延长,生活质量提高,但在免疫排异问题解决后,移植后感染已成为导致患者死亡的重要因素。所有移植受者中发生感染的比例很高,但感染类型、严重性和病死率差别很大。肾移植组中患者感染率最低(0.98%),无一例死于感染;接受心肺联合移植者感染发生率最高(3.19%),其感染相关的病死率也最高(45%)。菌血症的发生率可作为严重感染的指标,在肝移植组最高,最常见的病原菌源于腹部和胆道。据报道肝移植受者中大部分严重感染源自腹腔内细菌或真菌感染,发生率为35%～70%。其中约半数患者的感染发生在移植术后的2周内,这与术前大量腹水、肾功能异常,术后呼吸机使用时间、气管切开、留置胃管时间、肺水肿、纤维支气管镜检查或治疗有关。

(4)血液透析:随着血液透析技术的广泛应用,血液透析患者并发感染已成为血液透析患者住院的主要原因之一,是医院感染的高危人群。张兰等对207例血液透析患者调查显示,其中64例患者发生感染,感染率为30.9%。这与血液透析后患者体液免疫和细胞免疫功能低下、贫血、营养不良及各种侵入性操作有关。

(四)抗感染药物的影响

在预防和控制医院感染的临床实践活动中,尤其在研究医院感染的危险因素中,各种抗菌药物和合成抗菌药物是治疗和预防各种感染性疾病的重要武器。随着高效广谱抗菌药物的广泛应用,很多感染得到有力的控制,在一定条件下,抗菌药物起着十分重要的作用,是控制医院感染的保护因素。但是相反,如果使用不合理,在某些条件下也会转换成危险因素。

目前滥用抗菌药物的现象比较普遍。特别是广谱抗菌药物的大剂量、长期应用或盲目的联合应用,杀死或抑制敏感的病原菌,同时又杀死或抑制了正常菌群,破坏了宿主微生态的平衡,引起菌群失调和二重感染,使感染复杂化而更难治疗,滥用抗感染药物造成正常微生物失衡,引起菌群失调和二重感染;多重耐药菌的产生,增加了患者内源性感染和真菌感染的概率。

普遍存在抗菌药物使用不当的主要方面有:①使用无指征。②用量大。③疗程长。④种类繁多。⑤联合用药,甚至个别患者一次使用抗菌药物达到三联或四联。⑥忽视病原菌的培养和药物敏感试验。⑦使用起点高,一开始使用就选用抗菌谱较广的第三代头孢类抗菌药物等。

针对这些现象应制订切实可行的措施,如严格掌握适应证,降低抗菌药物的使用率,严格控制第三代头孢菌素用于预防,改变目前的以静脉给药为主的用药途径,及时停用抗菌药物,严格根据药代动力学和药敏结果选用抗菌药物,控制新型广谱进口抗菌药物的应用,以控制耐药菌株的产生和医院感染的发生。

抗感染药物应用不当已成为医院感染的危险因素。因此必须合理地选择和应用抗菌药物,争取尽快地控制感染,同时要预防和治疗菌群失调的感染。

(五)清洗、消毒、灭菌因素

近年来,我国医院感染发病率较低,为2%～5%,远低于发达国家的5%～10%,但是我们的数据均为医院官方自己报告结果,与实际情况存在较大差别。环境的清洁程度,与疾病的感染概率密切相关。近年来,政府通告的一些医院感染暴发事件,多与消毒灭菌不彻底有很大关系。感染控制与清洗、消毒、灭菌密不可分。

1.近年来我国出现的医院感染事件

据国家原卫生部通报,2006年安徽宿州某医院发生10例接受白内障手术患者,因手术器械清洗消毒问题而感染,发生9人单侧眼球被摘除的恶性医疗损害事件。2011年,临汾市某眼科医院为15名白内障患者进行手术治疗,其中有7名患者相继发生术后内眼感染,致病菌为铜绿假单胞菌。手术器械清洗灭菌工作管理不规范是造成该事件原因之一。

新生儿病情发生快,感染易出现暴发,家长举报多,社会影响大。1991年11月,某医院发生新生儿鼠伤寒沙门菌暴发流行,55人发病,23名死亡;1992年9月,某医院发生志贺痢疾杆菌暴发,26人感染,10名死亡;1993年,某市妇儿医院发生新生儿柯萨奇B型病毒感染,44人感染,15名死亡;2001年,某医院儿科心脏手术后,发生18例肺炎克雷伯菌血液感染。2008年9月3日起,西安某大学附属医院新生儿科9名新生儿医院感染暴发,其中8名新生儿于9月5至15日间相继死亡,一名新生儿经医院治疗好转2008年某妇幼保健院陆续发生新生儿肺炎克雷伯菌感染事件,7人被证实感染,1人死亡;2009年3月天津某县妇幼保健院发生新生儿感染,6例重症患儿中5人死亡;2009年11月16日,连云港市某医院发生5例新生儿医院感染事件。

血液透析领域的管理不到位、消毒不彻底,也容易发生感染暴发。2008年12月至2009年1月,山西省太原某职工医院、山西煤炭某中心医院发生患者因血液透析感染丙肝的事件,47名血液透析患者中20名患者丙肝抗体阳性。2009年,安徽霍山县某医院70名血透患者中,28人感染丙型肝炎,其中9名明确为入院透析前已感染丙肝,其余19名确定为与血液透析有关的丙肝感染。2009年甘肃、江苏、广东、云南、吉林相继发生血透患者丙型肝炎暴发案例。调查发现,存在未能做到对透析机一用一消毒,甚至未能做到每天消毒;使用未经许可的消毒液;未对使用中的消毒液进行浓度监测,重复使用一次性血液透析器,甚至重复使用一次性血液透析管路;对血液透析器的处理过程不规范,不进行测漏试验和质量监测,消毒方法不正确等问题。

分枝杆菌是感染的重要病原之一。1998年深圳市妇儿医院发生168名产妇手术切口分枝杆菌感染;2009年10月9日至12月27日,广东省汕头市潮阳区某卫生院的38名剖宫产患者中,共有18名发生手术切口感染分枝杆菌,经调查,由于手术器械灭菌不合格导致手术切口感染。1998年11月,福建省南平市延平区某卫生院门诊部发生59例臀部注射部位非结核分枝杆菌感染患者;2010年4月河北保定市新市区某私人诊所发生44例患者肌内注射部位分枝杆菌感染,原因与注射器消毒灭菌不合格有关。

2.基层人员在清洗与消毒方面的常见误区

我国的高等教育迄今还没有消毒专业或医院感染专业的本科、专科教育。故感染控制工作人员主要依靠在职培训。从事清洁与消毒的基层操作人员,人员流动性极大,系统培训的机会少,用人单位进行的少量培训是远远不足的。有人就总结出基层人员的很多清洗与消毒方面的错误认识。

(1)细菌芽孢的抵抗力最强:最强的是朊毒体,约为细菌芽孢抗力的2倍。

(2)选择灭菌方法时,快速方便最好:医疗器械应首先常规压力蒸汽灭菌法,而非快速灭菌法,应尽量少用化学浸泡灭菌法。

(3)医疗环境低度危险的表面不重要:它们往往是医院感染的主要来源,科学证据表明及时的清洁与消毒很有必要。

(4)消毒剂常规在患者区域雾化使用:会对患者造成伤害,而且消毒作用有限。

(5)耐药菌较难消毒:大量文献证明,耐药菌对消毒剂的抗力变化不明显,即使出现抵抗力,也只是最低抑菌浓度提高2~3倍,而常规消毒浓度是最低抑菌浓度的20~100倍。

(6)先清洗还是先消毒:一般情况均为先清洗,只有被朊毒体、气性坏疽、突发不明原因传染病污染时,应先消毒。

(7)消毒剂在有效期内就是安全的:前提是包装没有打开,且按照储存条件存放,一般在接近有效期时,产品的有效成分含量下降率在10%以内。

(8)清洁最容易:最容易的事情,往往是最不容易做好的。

(9)低温灭菌难监测:低温灭菌更要重视监测,必要时可以采用过程监测、物理参数监测、化学监测等代替生物监测。

（10）机器比手工好：如果操作人员非常认真和仔细，则手工比机器好。但机器的重复性更好，对烈性病原体污染，建议使用机器，以便减少操作者的感染。

3.我国消毒领域面临挑战

现代医学中感染控制理论，普遍遵循循证医学原则。所有医学实践，必须依赖基础科学研究的成果。临床诊断，必须依据各种医学检查的结果；同样采取消毒与灭菌措施，第一应该具有科学上的必要性，如果不进行消毒处理则发生感染；第二是选择何种消毒药物、何种消毒方法，才能保证消毒与灭菌的效果；第三应有良好的过程监控与记录；第四应进行经济效益分析、环境友好、相容性问题。

我国的感染与消毒领域，还没有建立完善的不良反应收集、报告制度；更没有建立消毒剂销售量数据库、长期连续的耐药性监测数据库。只有少量市场抽检工作，检测的依据也只是最低要求的产品标签、说明书，不可能证明哪种产品更好。我国的感染控制指南大多借鉴国外发达国家、国际标准化组织的经验和做法。这些标准或规范，可能与我国的法规体系、市场上已有的产品体系、评价体系不完全吻合，需要加以注意和不断完善，才能对我国的感染控制发挥越来越重要的作用。感染与消毒在新世纪面临更多新的挑战。

（六）其他因素

1.住院时间

以往众多研究均得出住院时间长是医院感染的重要危险因素，很可能是由于患者发生医院感染而引起住院时间延长，或两者互为因果。因为在这些研究中均未明确定义其住院时间是全程住院时间还是医院感染前住院时间。许能峰等将患者感染前住院天数从全程住院天数中区分出来，分别研究他们各自与医院感染的关系，研究结果表明，感染前住院天数与医院感染无关联。

2.手术时间

手术时间越长，手术切口部位感染的危险性越高，随着手术时间的延长，手术切口部位受损加重，局部及全身抵抗力下降，切口中污染的微生物数量增加及术者疲劳手术操作的准确性降低等，使患者对微生物易感。

3.手术和引流

外科手术患者是医院感染的易感人群，外科手术部位感染是外科手术后最常见的感染之一，外科手术切口感染为医院内常见的感染性疾病，随着切口污染程度的升高，切口局部细菌繁殖也增多，引起感染的可能性也增大。据报道，非清洁手术切口感染率明显高于清洁手术切口，全身麻醉手术切口感染率高于非全身麻醉手术。这是由于各种外科手术均为侵入性操作，在治疗疾病的同时，也打破了人体免疫屏障，造成失血、失液、创面暴露，术前、术中、术后接受大剂量抗菌药物治疗，更易引起病原体入侵导致切口感染。另外，外科引流术是一种创伤性操作，引流物是异物刺激，有机会将细菌带入伤口而致感染，而有些细菌如凝固酶阴性葡萄球菌，具有产生黏液的作用，使抗菌药物对其亲和力下降，并容易黏附在物体表面，使感染的概率上升。

4.其他

社会人口的不断增加，使空间变得越来越拥挤、环境污染加重，增加医院感染的机会。无菌操作不严、医疗废物、患者数目的不断增长和病房拥挤等因素使患者发生医院感染的危险性增加。

二、医院感染重点部门的危险因素

医院感染的发生原因是复杂的,医院感染预防应当是多环节的,医院感染的控制应当是多因素的。为此应当结合本医院的感染监测信息,研究与确定本医院感染控制的重点部门、重点科室与重点流程,对可能存在的危险因素采取必要和有效的干预措施。

医院内存在危险因素较多的部门,包括 ICU、新生儿室、母婴室、骨髓移植病房、器官移植病房、血液透析病房等,这些部门的住院患者,其医院感染率较普通病房高出许多,是医院感染预防与控制的重点部门。关于医院感染的有效预防方面,世界卫生组织于 1986 年向全球推荐的 5 类措施包括:消毒、隔离、无菌操作、合理使用抗菌药物、监测并通过监测进行感染控制的效果评价。了解重点部门的医院感染发生的状况及其危险因素,发布有关信息并有针对性地提出预防和控制医院感染的措施,对控制医院感染意义重大。

(一)重症监护室

ICU 是医院感染发病率较高的科室之一。探讨 ICU 医院感染的相关危险因素,提出预防、控制 ICU 医院感染的措施及对策具有重要意义。重症监护患者常见医院感染为:导管相关性感染(包括导尿管相关尿路感染、导管相关血流感染、呼吸机相关肺部感染),尤其是多重耐药菌感染;主要危险因素:建筑布局及工作流程不合理、空气与环境污染、侵入性操作、手卫生依从性差、长期或不合理应用广谱抗菌药物、免疫抑制剂应用、年龄≥60 岁、基础疾病多、专业护理人员不足、对人员管理不到位(包括探视人员、护工、保洁人员)等。

(二)新生儿室

新生儿是医院感染的高危人群,新生儿重症监护室是发生医院感染的高发区,而医院感染是导致新生儿死亡率增加的主要危险因素。新生儿发生医院感染的主要危险因素为出生低体质量、病原体、基础疾病、长期或不合理应用广谱抗菌药物、住院时间长、空气与环境污染、医源性交叉感染等。

(三)血液透析室

尿毒症血透患者由于尿毒症毒素蓄积、代谢紊乱、免疫功能低下及侵入性治疗等多种原因易发感染。血透患者出现医院感染主要危险因素为年龄超过 60 岁,血红蛋白低于 60 g/L,血浆清蛋白低于 30 g/L,合并左心衰竭或有静脉插管等。

(四)手术室

手术室是医院感染的高危科室,它担负对患者进行手术治疗和急危重患者的抢救工作。因此,其工作质量直接影响手术患者的预后及医疗效果,严重的术后感染可危及患者生命。手术室医院感染主要危险因素为布局与环境、环境因素(空气、带入手术室的物品)、手术人员外出的影响因素、手术时间、无菌技术操作、外科手卫生执行情况、手术皮肤消毒、术前处置、患者自身因素、患者体内植入物的影响、一次性使用医疗用品管理、手术物品的清洁安全因素、手术中预防感染处置等。

(五)口腔科门诊

口腔科门诊是集检查、诊断、治疗为一体的场所。其工作量大,口腔诊疗器械种类繁多、形状结构复杂、使用频繁且受患者血液、体液污染严重,是医院感染管理的重点和难点部门。其医院感染主要危险因素为口腔器械污染、诊疗环境污染、综合治疗台水道污染、无菌观念不强所致交叉感染。通过对危险因素的分析,从细节入手,严格口腔诊疗器械的清洗消毒灭菌,加强口腔科医院感染各个环节的控制,可有效预防和控制医源性感染,确保医护人员职业安全和患者就医安全。

三、常见医院感染的重点环节的危险因素

虽然医院感染不能够被消灭,但是通过控制感染源、切断传播途径、保护易感人群等措施,可以大大降低发生医院感染的危险性,有效预防和控制医院感染。美国医院感染控制效果研究(SENIC)结果表明,通过预防与控制措施的实施,1/3 的医院感染是可以预防的。例如,在医院最为常见的泌尿道感染、手术部位感染、呼吸机相关肺炎、血管内导管相关性感染等医院感染,都与侵入性医疗器械或者侵入性操作有关,通过规范地实施无菌操作技术、保证侵入性医疗器械的灭菌以及限制插管留置时间等措施,可以有效地降低发生感染的危险性,减少医院感染。

(一)导尿管相关尿路感染

导尿管相关尿路感染是医院感染中最常见的感染类型。导尿管相关尿路感染的危险因素包括患者方面和导尿管置入与维护方面。患者方面的危险因素主要包括患者年龄、性别、基础疾病、免疫力和其他健康状况等。导尿管置入与维护方面的危险因素主要包括导尿管留置时间、导尿管置入方法、导尿管护理质量和抗菌药物临床使用等。导尿管相关尿路感染方式主要为逆行性感染。医疗机构和医护人员应当针对危险因素,加强导尿管相关尿路感染的预防与控制工作。

(二)导管相关血流感染

留置血管内导管是救治危重患者、实施特殊用药和治疗的医疗操作技术。置管后的患者存在发生感染的危险。血管内导管相关血流感染的危险因素主要包括导管留置的时间、置管部位及其细菌定植情况、无菌操作技术、置管技术、患者免疫功能和健康状态等因素。

(三)手术部位感染

手术部位感染危险因素的研究对手术部位感染预防和控制有着极为重要的意义。手术切口是否发生感染受多种因素影响,经过大量的临床病例观察,现已得出:手术切口的类型、手术时间的长短、术中污染情况、术前病情评分 4 个因素是切口感染危险性的预测指标。1999 年,美国疾病控制中心列出了手术部位感染的主要危险因素,并于 2002 年对其中的某些项目做了重新评估,补充了机体基础情况及手术操作因素的内容。国内对手术患者住院期间的手术部位感染及其危险因素的描述性研究近几年已陆续有相关报道,已发现有很多因素与手术部位感染有关。①宿主(患者)因素:年龄、肥胖、手术前住院时间的长短、基础疾病。②手术因素:手术切口类别、手术技术因素、手术时间的长短、急诊手术、术区毛发的处理、预防性应用抗菌药物等。

(四)呼吸机相关肺炎

医院感染性肺炎是我国第一位的医院感染,发病率为 $1.3\%\sim3.45\%$,在各部位医院感染构成比中约占 1/3。西方国家统计表明,医院感染性肺炎占全部医院感染的 $13\%\sim18\%$。美国疾病控制中心 1992 年资料称,因并发医院肺炎,平均增加住院日 5.09 天,每例额外增加医疗费用平均 5 683 美元,全美 1 年增加医疗费开支约 20 亿美元。在医院感染性肺炎中呼吸机相关肺炎最为常见。呼吸机相关肺炎的发病率为 $9\%\sim24\%$,按每 1 000 机械通气日计,呼吸机相关肺炎的发病率为 $10\%\sim30\%$;在不同类型重症监护病房(ICU)中,其发病率相差颇大,如内科 ICU 内呼吸机相关肺炎发生率为 9.4%,外科 ICU 为 14.9%,而烧伤 ICU 则高达 20.9%(以每 1 000 机械通气日计)。呼吸机相关肺炎的病死率为 $33\%\sim71\%$。在 ICU 死亡病例中,近 30% 直接归因于呼吸机相关肺炎。因此,加强呼吸机相关肺炎的预防和控制是提高抢救成功率、改善预后和节约医疗卫生资源的重要环节。

(五)多重耐药菌感染

由多重耐药菌引起的感染呈现复杂性、难治性等特点,主要感染类型包括泌尿道感染、外科手术部位感染、医院获得性肺炎、导管相关血流感染等。近年来,多重耐药菌已经成为医院感染重要的病原菌。多重耐药菌的危险因素主要包括多重耐药菌医院感染管理不规范、消毒隔离不到位、抗菌药物使用不合理、多重耐药菌的监测不完善等。各级各类医疗机构和医护人员应当针对危险因素,做好多重耐药菌医院感染预防与控制工作,降低发生医院感染的风险,保障医疗质量和医疗安全。

四、定期监测、分析医院感染的危险因素意义

可见针对医院感染危险因素的各项工作范围较广,而与医院感染关系较为密切的重要环节主要是:侵入性医疗器械的灭菌、无菌技术操作规程、标准预防及隔离措施的实施、抗菌药物合理使用情况及医疗机构耐药菌状况、医疗机构的环境卫生学状况等。在医疗机构中,医院感染危险因素较高的临床部门主要是侵入性操作较多及暴露血液、体液等物质机会较多的部门,如手术室、产房、治疗室、口腔科、重症监护病房、血液透析室等;低免疫力患者较多的部门,如肿瘤病房、血液科病房、新生儿科病房、神经外科病房等。此外,消毒供应室、洗衣房、医疗废物收集暂存部门也是医院感染管理的重点部门。医疗机构应根据其收治患者的情况、科室设置的特点和医院感染监测的结果,针对上述易感因素、侵袭性操作、重点部门和主要感染部位采取有效的干预措施,降低医院感染发生的危险。因此医疗机构应当切实结合本单位实际工作,有重点、有目标地实施医院感染预防与控制措施。

对散发医院感染病例,也要定期分析危险因素。医疗机构应当根据确定或初步确定的感染源和感染途径,及时采取有效的处理和控制措施,一旦采取处理措施,仍应当持续监测,观察措施是否有效,无效或效果不明显时,认真分析原因及修正措施,再通过监测评价。当感染源和感染途径不明确时,可以针对可能的感染源和感染措施,在不停止调查的同时,采取比较广泛的控制措施,并根据调查结果不断修正评价。积极救治患者应当与分析感染源、感染途径,采取有效的处理和控制措施同步进行,不能顾此失彼。

有流行或暴发时更要及时调查分析,并针对导致医院感染的危险因素监测,缺一不可,有时甚至整合在一起,没有监测的控制可能会失去方向,不能为制订控制措施服务和评价控制措施效果的监测等于浪费和白费劲。医院感染监测的目的在于降低医院感染,而减少或降低医院感染的危险因素是降低医院感染的重要手段之一;医院感染危险因素很多,减少和降低危险因素的措施也不一样。要通过对不同医院感染及其危险因素的监测,并利用监测资料分析医院感染与危险因素的关系,危险因素的消长,据此采取措施预防和控制医院感染危险因素,达到降低医院感染的目的。如留置导尿管是导尿管相关尿路感染最重要的危险因素,如能有效减少留置导尿管人数与留置时间,就能减少导尿管相关尿路感染的发病患者数。再如监测资料的反馈也是控制医院感染手段之一,非常重要。

医院感染的预防与控制,是医疗机构及其所有工作人员共同的责任,医疗机构的各个部门和全体工作人员都必须为降低患者及自身发生感染的危险性而通力合作。由于医院感染的预防与控制具有涉及多环节、多领域、多学科的特点,因此医疗机构必须加强管理,有目标、有组织、有计划地针对导致医院感染的危险因素,科学实施控制活动,以达到减少医院感染和降低医院感染危险性的目的。

(陈树霞)

第二节 医院感染的三间分布

医院感染的"三间分布"是医院感染在时间、空间和医院不同人群中的分布规律,是将流行病学调查、实验室检查结果等资料按时间、地区、医院人群等不同特征分组,分别计算其感染率、例次发病率、病死率等,了解医院感染的"三间分布"规律。

一、医院感染的时间分布规律

时间是研究疾病分布的重要指标之一。住院时间与医院感染呈正相关,住院时间越长,接触危险因素时间越长,发生医院感染的风险越高。掌握医院感染的时间分布可以分析医院感染是短期出现还是长期流行,是季节性发生还是周期性存在,进而针对不同时间分布的医院感染采取相应的防治措施。时间分布分为下列 4 种类型。

(一)短期波动

有时也称时点流行或暴发。医院感染在一集体或固定人群中,短时间内发病数突然增多,称为短期波动。常见因医疗器械、食物或水源被污染而发生的医疗器械相关性医院感染、食物中毒、胃肠炎等。多因医院人群在短期接触同一致病因子而引起。发病高峰与疾病的常见潜伏期基本一致,故可从发病高峰推算出暴露时间,从而找出该病短期波动的原因。

(二)季节性

与传染病的较明显季节性表现不同,医院感染发病率的季节性变化不明显。从全国医院感染监控网的历年监测资料分析结果看,某些月份的医院感染率出现高峰,多数与医院感染的局部流行有关;但某些类型的感染与社区感染性疾病相似,不同月份医院感染有差别,可能存在季节性差异,如下呼吸道感染和皮肤感染,前者集中在 1 月和 12 月,后者在 8 月最多。有研究表明,不同病原体导致医院感染时间分布有差异,可能与环境温度影响病原体生长繁殖有关。如某些革兰氏阴性菌,特别是肺炎克雷伯菌、沙雷菌属、铜绿假单胞菌感染,在夏季和早秋较多,不动杆菌以夏季最高。葡萄球菌属和链球菌属感染在医院感染中没有显著的季节性变化;医院内病毒性感染与社区病毒性感染(如流感病毒、呼吸道合胞病毒和轮状病毒感染)相同,呈季节性改变,冬季和早春发病较多。通过季节性研究可探讨流行因素,并为制订医院感染防治对策提供依据。

(三)周期性

某些传染病相隔若干年发生 1 次流行,并且有规律性的现象,称为疾病的周期性。在医院感染中呈现周期性流行的疾病主要是呼吸道传染病,这与社区感染性疾病类似。例如,流行性感冒从历史上看,一般每隔 10~15 年流行 1 次。流行性脑脊髓膜炎 7~9 年流行 1 次。周期性是可以改变和消灭的。例如,麻疹疫苗推广前,在大、中城市几乎隔 1 年发生 1 次流行,自 1965 年推广麻疹疫苗接种后,我国的麻疹发病率显著降低,周期性已不存在。因此在医院对部分高危人群进行有针对性的免疫接种如流感疫苗接种,可减少该类医院感染疾病的发生。

(四)长期变动

长期变动是指在一个相当长的时间内,通常为几年或几十年,或更长的时间内,疾病的感染类型、病原体种类及宿主随着人类生活条件改变、医疗技术进步和自然条件的变化而发生显著变化。例如,猩红热在 1750—1800 年间,是严重的传染病,以后转为缓和,至 1840 年又变为凶险之病,其死亡率是近年来的数百倍。近百余年来,世界各地猩红热的发病率和死亡率均明显下降,临床上轻型和不典型病例所占的比重增多。20 世纪 60 年代初以来,特别是实行计划免疫后,麻疹、白喉、脊髓灰质炎的流行情况发生了很大变化。

国内外报道一致表明,医院感染病原体的种类和构成不断变化,由常见细菌病原体向传染性病原体及多重耐药病原体发展,同时主要医院感染部位居首位的病原体也不相同。20 世纪 40 年代以前,医院感染的病原体以革兰氏阳性球菌为主,20 世纪 60 年代开始,革兰氏阴性杆菌取代阳性球菌,成为医院感染的主要病原体。

二、医院感染的空间分布规律

医院感染率的高低受多方面因素的影响,各国各地和不同性质的医院,医院感染发病率不同。

(一)世界各国的医院感染率高低不一

国家间的医院感染率差异较大,与国家的医疗水平,对医院感染的认识及调查方式的不同有关,据世界卫生组织于 1983—1985 年在 14 个国家进行的医院感染患病率调查报道,美国约5%,英国为 7.5%,日本为 5.8%,比利时为 10.3%,瑞典为 17%;希腊对 14 所医院开展医院感染调查,现患率为 9.3%;意大利对 51 所医院调查总的医院感染率为 6.7%。原卫生部全国医院感染监测网于 2010 年组织 740 所医院进行一日现患率调查表明,我国的医院感染现患率为 3.6%,较 2001 年 5.2% 的调查结果有所降低。

(二)不同的医疗机构医院感染率差异较大

由于医护人员素质、医院条件、管理水平、对医院感染的认识以及患者病情构成不同,不同的医疗机构医院感染率差异较大。美国医院感染监测系统(NNIS)估计 1975—1976 年美国的6 449 所医院平均医院感染率为 5.7%,发病密度为 7/1 000 住院日;慢性疾病医院、长期护理机构、儿童医院等医疗机构的医院感染发病密度为 3.3/1 000 住院日。我国各地各级医院医院感染率差异较大,医院规模不同,医院感染率不同,教学医院与非教学医院的医院感染率也有差异,非教学医院比教学医院低。2008 年全国医院感染监测网数据显示,269 家接受调查的医院中,<300 张床位的医院感染率为 2.28%,≥900 张床位的医院感染率为 4.44%。在美国小型(<200 病床)非教学医院为 3.7%,大型(>200 病床)非教学医院为 5.1%;非营利性教学医院为7.6%;公立(市立)教学医院为 8.5%。在我国 37 所大学附属医院的现患率为 6.25%,高于其他类型医院。这主要是由于级别高的医院、教学医院与大医院收治的患者病情重,有较多的危险因素和侵入性操作所致。

(三)医院内不同科室医院感染率不同

不同科室间医院感染率的差异是由患者病情严重程度、免疫状态、住院时间长短、侵入性操作执行情况及科室医护人员手卫生、医院感染防范意识、消毒隔离到位情况等不同所引起。针对不同科室间医院感染的报道较多,但体现出的医院感染率的差异基本一致,多数医院医院感染好发于重症监护室、神经外科、血液内科等病情危重和免疫缺陷患者较多的科室。卫生部医院感染监测网 2003 年对 159 家参与现患率调查的医院结果分析显示,重症监护室(ICU)医院感染率最高,达 38.71%。内科组医院感染率为 5.46%,其中以血液病组和神经内科组较高,分别达到11.38% 和 7.35%,传染病组和内分泌组较低;外科组中以烧伤组和神经外科组较高,分别达

10.38％和 9.44％,整形外科和泌尿外科组较低;儿科新生儿组较非新生儿组高,分别为 4.65％和 3.27％。卫生部医院感染监测网 2011 年度医院感染监测报告显示,各类型重症监护病房感染中以烧伤科 ICU 医院感染率最高,达 43.33％,其次是产科成人组 11.9％,神经外科 6.72％。

三、医院感染的人群分布

医院感染的人群分布可按其不同特征进行分类研究,如年龄、性别、职业、不同的基础疾病、有无某种危险因素等。通过对不同特征人群医院感染发病率的调查研究,来描述医院感染的人群分布。

(一)医院感染的年龄分布

大量的调查表明,医院感染与年龄有关,婴幼儿和老年人感染率高,如有调查表明心外术后患者 0~12 月龄组的医院感染率是 ＞10 岁组的 4.7 倍,心瓣膜置换术 50 岁以上组是 20~50 岁组的 2.4 倍,这主要与婴幼儿和老年人抵抗力较低有关。在众多的横截面调查研究报道中,＜2 岁及＞60 岁组的医院感染率均高于 2~60 岁年龄组。

(二)医院感染的性别分布

性别差异主要由与致病因素接触的机会不同所致,大多数研究认为医院感染的性别差异不明显。但在某些感染部位中发病率有差异,如具有相同危险因素的女性患者泌尿道感染率比男性患者高,这可能与解剖生理或内分泌有关。

(三)患不同基础疾病的患者医院感染发病率不同

全国医院感染监测网 2009 年全面综合性监测资料报告,各系统疾病医院感染发病率存在明显差异,病情越重,免疫系统受损越严重的患者,发生医院感染的风险越高。其中以白血病感染发病率最高,达 23.09％,其次为颅内出血,感染率为 10.63％,肝和肝内胆管恶性肿瘤感染率为 7.3％,医院感染发病率较低的疾病主要是眼和附器疾病、耳和乳突疾病、妊娠、分娩和产褥期等,其感染率均在 1％以下。

(四)有无危险因素的患者医院感染发病率不同

住院过程中有危险因素存在的患者医院感染发病率较无危险因素者高,如是否有泌尿道插管,是否使用动静脉插管、呼吸机、气管切开、血液透析、免疫抑制剂、激素、放射治疗、化学治疗,是否进行手术,基础疾病数的多少等都与医院感染有关。2001 年对全国 178 家医院现患调查,分析各危险因素与医院感染的关系,发现相对危险度较高的危险因素有气管切开、使用呼吸机、泌尿道插管、动静脉插管等。

(五)不同人群的医院感染常见部位存在差异

人群不同,常见的感染部位不一样。欧美等国家常以泌尿系统感染排在医院感染首位,其次是下呼吸道感染、手术切口感染、血液感染或皮肤软组织感染。如美国医院感染部位以泌尿系统、皮肤为主,其次为肺部和血液。全国医院感染监测网报道我国以呼吸道感染最常见,其次是泌尿系统、手术切口、胃肠道、皮肤软组织。

医院感染部位分布还与医院功能有关,专科医院发生医院感染的常见部位与疾病本身的特点存在直接联系。美国一家退伍军人脊髓损伤中心的调查结果显示,医院感染率显著高于既往报道的其他人群,感染部位以泌尿道、血液和骨关节为主,分析原因与该医院只收治脊髓损伤和肢体功能障碍患者,长期卧床、住院时间长、泌尿道插管有关。

(陈树霞)

第三节 医院感染的传播过程

医院感染是由病原微生物经由一定的传播途径进入易感宿主体内而引起的感染。根据病原体来源可以分为 2 类,一是外源性感染,亦称交叉感染,另一是内源性感染,亦称自身感染,外源性感染和内源性感染因为发病机制的不同而有不同的传播过程,但都必须具备 3 个基本环节,即感染源、传播途径和易感人群,三者共同构成一个感染环或感染链,缺少或中断任一环节,将不会发生医院感染。研究医院感染的感染环,对及时采取针对措施,进行有效干预具有重要意义。

一、医院感染的病原微生物

医院感染的病原体可以是细菌、真菌、病毒或寄生虫。据国内外医院感染监测的资料,以细菌为主,占 90% 以上,其中以需氧菌为主,厌氧菌占少数,占<2% 左右;其次为真菌类,占 5% 左右,其他为病毒类或寄生虫等。但医院感染的病原微生物种类也因年代、地域、医院规模及应用抗菌药物的情况不同而有很大差异。

(一)常见医院感染病原微生物

1.细菌

(1)共生菌:健康人的正常菌群,它们具有预防病原微生物定植的重要保护作用。当宿主免疫力低下时,有些共生菌能引起感染,如皮肤上的凝固酶阴性葡萄球菌可以引起血管内感染,肠道内的大肠埃希菌也是泌尿道感染最常见的病原菌。

(2)致病菌:一般所说的致病菌指的是病原微生物中的细菌。细菌的致病性与其毒力、侵入数量及侵入门户有关,一般具有较强的毒性,能引起感染的散发甚至流行。例如,革兰氏阳性厌氧杆菌如梭状芽孢产气杆菌能引起坏疽。革兰氏阳性菌如金黄色葡萄球菌(定植于医院工作人员、患者的皮肤和鼻部的细菌)能引起肺、骨、心脏和血源的各种感染,它们常常对抗菌药物耐药。革兰氏阴性细菌在当宿主免疫损伤时(如各种气管插管、导尿管及血管置管等的使用),使得肠杆菌科细菌(如大肠埃希菌,变形杆菌,克雷伯菌,肠杆菌,黏质沙雷菌)也可定植甚至引起相应部位的感染,如手术部位感染、肺炎、菌血症、泌尿系统感染等;有些革兰氏阴性菌如假单胞菌属常从水和潮湿的地方分离出,它们也可以定植在住院患者的消化道中,同样也具有较高的耐药性。医院的其他细菌也具有特别的危险性,如吸入污染水产生的含军团菌属的气溶胶(来自空调、淋浴水以及雾化治疗装置等)能引起肺炎的散发或暴发流行。

2.寄生虫和真菌

有些寄生虫(如蓝氏贾第鞭毛虫)很容易在成人和儿童中传播。许多真菌和其他寄生虫是机会病原体,过量抗菌药物治疗和严重免疫力低下时能引起感染(如白色念珠菌、曲霉菌属、新型隐球菌、隐孢子虫),这是免疫力低下患者全身感染的主要原因。最常见的真菌病原体包括曲霉菌属,尤其是烟曲霉菌和黄曲霉菌及毛霉菌,这些真菌原来存在于灰尘和土壤中,可经空气传播造成环境污染乃至真菌感染暴发,这种情况特别容易发生在医院建设或翻新的过程中,没有恰当处理污染的粉尘,外部建筑不能对医院空气进行适当过滤,或是通风系统受到了污染。

3.病毒和衣原体

除各种细菌和真菌外,还有病毒(肝炎病毒、流感病毒、疱疹病毒、风疹病毒、水痘病毒、轮状病毒、巨细胞病毒、麻疹病毒、柯萨奇病毒等)和衣原体等。这类病原微生物,其致病力强,传染性大,没有获得特异免疫力的人受到侵袭时均能感染发病,通常是从医院外侵入,并非医院所特有,但易在医院内传播。如肝炎病毒可以通过输血、血液透析、静脉注射及内镜等途径引起院内感染传播。对于这类病原微生物,只要严格执行医院感染消毒与隔离技术规范,便可有效控制其在医院内的传播。

(二)医院感染病原体的特性

(1)医院感染的病原体大多数为人体正常菌群或条件致病菌,这些细菌包括皮肤、消化道、呼吸道及泌尿生殖道的正常菌群。这一类微生物的致病力弱,传染性低,在健康人群中不会引起疾病或仅出现轻微症状,仅对抗感染能力低下或免疫功能缺损患者,或经由破损皮肤黏膜直接进入人体组织或器官时才能引起感染。如凝固酶阴性葡萄球菌逐渐成为医院感染的重要致病菌。这类细菌属是寄生于人体皮肤、黏膜的正常菌群,以往普遍认为是非致病菌,但由于介入诊疗手段、免疫抑制剂的应用,以及肿瘤、糖尿病等基础疾病致患者机体抵抗力低下,使得这类细菌成为医院感染的重要致病菌,临床检出率不断攀升。

(2)医院感染的病原菌大多数具有耐药性,且耐药菌株不断增多。据文献报道,由于抗菌药物特别是广谱、高效抗菌药物在临床上的大量应用,导致许多细菌在短时间内就产生了耐药性。一部分病原微生物已由毒力弱的药物敏感株,逐渐向毒力强的多重耐药菌株发展。这些细菌在免疫力低下的患者中常替代正常菌群,往往成为以后发生院内感染的病原体。目前常见的一些多重耐药菌株如耐甲氧西林金黄色葡萄球菌(MRSA)、耐万古霉素肠球菌(VRE)、耐超广谱内酰胺类抗菌药物的阴性肠杆菌(大肠埃希菌、肺炎克雷伯菌等)及耐碳青霉烯类抗菌药物的铜绿假单胞菌和鲍曼不动杆菌等,在医院感染中不断检出,这都意味着在临床面对一些严重的感染,可能面临无抗菌药物可用的尴尬局面。

(3)医院感染中革兰氏阴性杆菌跃居首位,真菌和病毒、衣原体、支原体引发的医院感染比例升幅较快。目前在国内外相关研究领域中,细菌与真菌报道较多,其他病原微生物报道较少。医院感染病原微生物种类存在一定程度的长期变化趋势:20世纪40年代前主要是革兰氏阳性球菌;20世纪60年代后主要为革兰氏阴性杆菌。近年来,随着抗菌药物的大量应用及侵入性操作的增多,真菌在各类病原体中所占的比例越来越大,病毒、衣原体也成为医院感染的重要病原体。

(4)医院感染与储菌所的关系:人体最大的储菌所为肠道,其次为鼻咽部。医院环境中适合细菌生长的非生物性储菌所(环境储源)也很多,如水槽、氧气湿化瓶、拖布、潮湿的器材和容器等。许多种医院感染细菌能在体外生长,其中有一些细菌还具有耐受消毒剂能力。有人曾做过一个试验,将铜绿假单胞菌种入新鲜蒸馏水中,经48小时培养发现有繁殖,经蒸馏水传代后的细菌对戊二醛、醋酸、二氧化氯具有抵抗力。储菌所不仅是细菌生长繁殖场所,而且是成为细菌基因交换基地,包括耐药性基因及一些与产毒素和侵袭力有关的基因。因此在储菌所居留较久的细菌,不仅会发展成多重耐药菌株,而且也增强了毒力和侵袭性,常常成为医院感染共同来源或持续长期存在的流行菌株。

二、外源性医院感染

外源性医院感染的病原体是来自患者以外的地方,如其他患者、外环境等;这类感染可随着消毒方法逐渐丰富,消毒水平迅速提高,消毒工作走上规范化、法制化的轨道,而得以完全控制,乃至基本消灭。

(一)感染源

感染源是指病原微生物自然生存、繁殖并排出的场所或宿主(人或动物)。有些病原微生物兼有腐生菌的特性,能在环境中生存繁殖,这类环境场所被称为病原微生物的环境储源,或非生物性储源。也就是说医院内感染的传染来源包括生物性的传染源及非生物性的传染源两类。已感染的患者、病原携带者、动物感染源等为生物性传染源。非生物性传染源包括患者衣物、食品、医疗器械、医疗预防制品及有利微生物生存的环境等。

1.已感染的患者

已感染的各种类型的患者(入院时或入院后)是医院感染最重要也是最危险的传染来源。感染患者体内的病原体可以在感染部位(伤口、呼吸道、肠道、泌尿道等)大量繁殖并不断排出,其数量多且致病力较强,而且许多是耐药菌或多重耐药菌,很容易在另一易感宿主体内定植或引起感染,甚至造成医院感染暴发。如尿路感染的大肠埃希菌,有报告认为其具有对黏膜的特殊亲和力,容易在黏膜上存活。因此在日常工作中,应根据病原体的不同,对感染患者采取相应的消毒隔离措施,切断可能的传播途径,防止院内感染的发生。

2.病原携带者

病原携带者是指感染有病原体的宿主,由于获得免疫力或部分免疫力,不具有任何临床感染症状,但其体内的病原体并未清除仍可向外排出,有些呈现定植状态。常因为其无症状与体征而未被发现、未被隔离,故其是更重要的传染源。在常见传染病方面病原携带者可分为3种。

(1)潜伏期病原携带者:在潜伏期内携带病原体者,称为潜伏期携带者。此型携带者多在潜伏期末期排出病原体,故有人认为它实质上属于传染病的前驱期,如霍乱、痢疾、伤寒、水痘、麻疹和甲型肝炎等。

(2)恢复期病原携带者:从急性期进入恢复期的患者仍持续排出病原体者,称为恢复期病原携带者,如伤寒、痢疾、白喉、流行性脑脊髓膜炎、乙型肝炎等。一般情况下,恢复期携带状态持续时间较短,但少数患者则持续较久,个别甚至可持续多年,乃至延续终身。凡病原携带者在3个月以内,称为暂时性病原携带者,超过3个月的称为慢性病原携带者。慢性携带者往往呈间歇性排出病原体现象,故应多次反复检查,至少连续3次阴性,才可认为病原体携带状态已经消除。对这类病原携带者管理不善,往往可引起疾病暴发或流行。

(3)健康病原携带者:整个传染过程均无明显症状而排出病原体者,称为健康病原携带者。这种携带者只能由实验室检验方法证实。例如,白喉、猩红热、流行性脑脊髓膜炎、脊髓灰质炎、霍乱、乙型肝炎等。健康携带者可能是隐性感染的结果。此型携带者排出病原体的数量较少,时间较短,因而流行病学意义相对较小。但是有些疾病如流行性脑脊髓膜炎、脊髓灰质炎等健康病原携带者为数众多,可成为重要传染源。

病原携带者作为传染源的意义大小,不仅取决于携带者的类型、排出病原体的数量,持续时间,更重要的取决于携带者的职业、生活行为、活动范围,以及环境卫生状况、生活条件及卫生防疫措施等。因此对于病原携带者,尤其是医护人员,必须强调手卫生,提高手卫生依从性,严格执行消毒隔离技术是预防医院感染的重要措施。

3.动物感染源

动物感染源在医院感染中主要是鼠类。鼠类在医院的密度很高,如医疗垃圾暂存处往往是蚊、蝇、蟑螂和老鼠的繁殖地。这些医疗垃圾中的病菌可以通过在垃圾中生活的生物,转移给人类。鼠类是沙门菌尤其是鼠伤寒沙门菌的重要宿主,由鼠类污染食品,导致医院内鼠伤寒沙门菌感染暴发,已有多次报告。此外,变形杆菌、梭状芽孢杆菌、流行性出血热病毒等均可由鼠传播。因此医院内注意灭鼠十分必要。

4.环境储源

医院本身就是一个社会性的储菌库,是各种病原微生物高度聚集的地方,加之自然界中许多腐生菌在医院环境中极易生长,它们可广泛存在于空气、物品、食品、血液和血制品、生物制品及污水污物中,以及被污染的医疗器械表面,这些都是导致医源性传播的重要感染源。医源性感染的发生取决于宿主、病原体和环境之间复杂的相互作用,在评价医源性感染中环境的作用时,必须区分传染性病原体的宿主和传染来源两个概念。宿主是指维持微生物存在、代谢和繁殖的地方,可以是人、动物或是无生命的宿主。传染来源是指通过直接或间接接触而将传染性病原体传染给宿主的地方。医源性感染的传染来源包括无生命的医院环境和生物性环境,前者包括设备、药品、水、物体表面等,后者包括其他患者和医院工作人员。

如果污染的医疗设备如血压计、听诊器等再次使用之前没有对其表面进行消毒,可造成患者感染。日常用品表面如患者床头柜、计算机键盘等在被不同的患者使用的间隔如果没有进行清洁,可导致潜在的病原体传播,并且可污染医护人员的手,进而医护人员作为带菌者使潜在致病菌在患者中传播。

物体表面污染被认为同以下医源性感染传播的关系最为密切:金黄色葡萄球菌、耐万古霉素肠球菌(VRE)和梭状芽孢杆菌。这些微生物能在环境中存活很长时间,从这些环境表面分离出病原体,流行病学研究将危险增加归因为广泛的环境感染,并且实验也证实清洁和消毒可使病原体的传播能力下降。国外在 20 世纪 70 年代以前,医院感染控制人员对医院物体表面进行常规采样监测,结果显示医院物体表面细菌污染很普遍,病房内地面和其他物体表面普遍受到潜在致病菌如金黄色葡萄球菌、肠球菌和革兰氏阴性菌污染,但并不说明物体表面是医院感染的来源。研究发现,在靠近耐甲氧西林金黄色葡萄球菌感染(MRSA)患者区域的医院物体表面污染MRSA 的比例高于靠近 MRSA 定植患者的区域。对感染患者的病房、护理患者护士戴的手套、穿的防护服和工作服均能采样并分离到致病菌,而且 42% 不直接接触患者但接触受患者污染的物体表面的工作人员戴的手套也检出致病菌。因此可以认为无生命环境物体表面可能起着MRSA 的储存库及播种器作用。医护人员在没有直接接触患者的情况下,这些物体表面的致病菌仍会再次污染医护人员的手及工作服,这就为医院物体表面在医院致病菌的水平传播上起作用提供了支撑。所观察到的证据提示,在医院感染暴发期间,环境物体表面对于医院感染致病菌的传播起着很明显的作用。

环境物体表面污染被美国和国际组织认为是感染的一个来源。2009 年美国疾病控制中心在《卫生保健机构环境感染控制指南》指出,尽管微生物污染的环境物体表面可以成为潜在的病原体的储菌库,但这些表面通常不会直接与感染传播有关,环境表面的微生物绝大部分通过手接触污染的表面传播给患者。尽管手卫生在降低这种传播中非常重要,但是环境表面的清洁与消毒是减少环境微生物导致的医院内感染发生的基本措施。

(二)传播途径

传播途径是指病原微生物从感染源排出后,再进入另一个易感者所经历的途径和方式。医院感染传播途径呈多种形式,有空气传播、接触传播、共同媒介物及生物媒介传播等 4 种类型。

各种疾病或微生物的播散有各自途径,大多数感染菌的传播途径常有 2 种或 2 种以上。例如金黄色葡萄球菌可经接触或空气传播;鼠伤寒沙门菌可经接触、共同媒介或生物媒介传播。在多种途径中,常有主要与次要的区别,控制和预防方法也有所不同。

1.空气传播

主要是以空气为媒介,在空气中带有病原微生物的微粒子,随气流流动,也称微生物气溶胶传播,是引起上呼吸道和下呼吸道感染的主要途径之一。微生物气溶胶种类繁多而构成复杂,但传播医院感染主要由从感染源排出的带菌飞沫水分蒸发,形成一脱水蛋白质外壳,内含病原体,称为飞沫核或形成灰尘粒子(菌尘),粒径多数<5 μm,此微粒能在空气中悬浮较长时间,并可随气流漂浮到较远处,所以可造成多人感染,甚至导致医院感染暴发流行。医院可以产生病原气溶胶的场所和环节非常多,如呼吸治疗装置的湿化器、雾化器、空调系统、实验室震荡离心、注射器的抽吸、气管插管、人工呼吸、吸痰、支气管镜检和手术等,这些微生物气溶胶可引起患者感染,称为医源性气溶胶传播,可认为是一种特殊类型的空气传播。空气传播是引起医院内呼吸系统感染的主要传播方式,包括经飞沫、飞沫核与尘埃传播 3 种方式。

(1)飞沫传播:人在咳嗽、打喷嚏或谈笑时,会从口腔、鼻孔喷出很多微小液滴,称为飞沫,医护人员在进行诊疗操作如支气管镜或吸痰操作时也可产生许多含微生物的飞沫。因此飞沫传播主要是通过咳嗽、打喷嚏或大声说笑,尤其是患有呼吸道感染性疾病患者产生的飞沫,因其含有呼吸道黏膜分泌物及大量病原微生物,当易感者与其密切接触,通过吸入或黏膜直接接触、间接接触(手、衣物的污染),再经由手接触鼻腔或眼结膜等方式引起感染。一次咳嗽或喷嚏可产生飞沫颗粒 10^5 个以上,粒径 0.1～1 000 μm,多数为 15～100 μm,由于颗粒大,在空气中悬浮时间不长,很快降落于地面或物体表面,其播散距离一般<1 m。因此经飞沫传播只能累及传染源周围的密切接触者,专用的空气处理和通风设备不是必需的,也不需要采取空气隔离。但若易感者处于近处,接触到含致病菌的飞沫,即可引发感染。其病原微生物主要有 B 型流感病毒、腺病毒、脑膜炎球菌、链球菌、百日咳、小儿猩红热等。

(2)飞沫核传播:飞沫核的粒径多数<5 μm,这种小粒子在空气中能长时间浮游,随气流流动,能长距离传播。因此与飞沫传播不同,飞沫核传播能同时引起多人感染,受感染者与感染源可无密切接触。据文献报道,一些较耐干燥的或传染性强的病原体,如结核杆菌及流感、麻疹、水痘、带状疱疹、腮腺炎病毒等,可经飞沫核传播引起医院感染的发生或暴发。

(3)经尘埃传播:含有病原体的飞沫、呼吸道分泌物、伤口脓液、排泄物、皮肤鳞屑等传染性物,落在地面或物体表面,干燥后形成带菌尘埃,在清扫、抹擦、整理病床、人员走动、物品传递时,经由机械摩擦、震动或气流流动可将尘埃扬起,形成尘埃传播,易感者吸入后即可感染。凡对外界抵抗力较强的病原体如结核杆菌和炭疽杆菌芽孢均可通过尘埃传播。空气中尘埃颗粒的粒径,多数为 15～25 μm,比飞沫核大,故在空气中悬浮的时间较短。尘埃传播可通过吸入或菌尘降落于伤口引起直接感染,或菌尘降落于室内物体表面,引起间接传播。一般多在污染严重的室内发生,如重症监护室。气管切开患者的痰液可造成监护室气溶胶的污染,这些被污染的气溶胶到处漂浮,又可导致监护室物体表面的污染,因此监护室气管切开患者的痰液是造成监护室感染的重要原因,因为气管切开的患者咳嗽时,痰液从套管口中喷溅到空气中,有时还会喷射到医护人员身上,这些痰液的微粒悬浮在空气中,形成微生物粒子的胶体系统,不断与周围空气混合并向周围空间运行,播散到一切空气可以到达的环境。而这些被微生物污染了的微粒子遇到风、震动或各种机械力都可再扬起,产生再生气溶胶、再悬浮不停地传播。监测证实,患者咳痰 30 分钟后其周围的物品都会被污染,空气监测细菌超标,形成严重污染源,经培养分离的细菌与患者痰液的细菌一致,由此可能造成监护室的医院感染的发生甚至暴发流行。

(4)医源性气溶胶传播:在医院内,某些呼吸治疗装置如湿化器或雾化器、微生物实验室操作及空调系统等也可以产生微生物气溶胶,引起患者感染,称为医源性气溶胶传播,可认为是一种特殊类型的空气传播。①吸入治疗装置:日常使用的气体湿化器及雾化器(气溶胶发生器),能产生粒径<5 μm,多数为1~2 μm 的雾粒,这种粒子吸入后能穿透至下呼吸道;由于雾化液常受到微生物的污染,主要为某些革兰氏阴性杆菌,如铜绿假单胞菌及其他假单胞菌、不动杆菌、沙雷菌、克雷伯菌等,这些细菌能在水中长期存活,有的还能繁殖,因此如果吸入治疗装置使用前未经消毒或使用未经灭菌的水而被细菌污染,可造成病室空气污染,甚至导致院内交叉感染暴发。②实验室气溶胶:在医院微生物实验室中,常规的各种操作都可能产生微生物气溶胶,导致工作人员受染。例如,在匀浆、离心、混合和振荡中,可有很多细菌播撒出来,在吸管、针筒的使用中,由于吸入、吹气或推动,也会有气溶胶产生。有人用高速摄影法观察,吸管末端吹出的气泡破裂时可产生粒径<10 μm 的颗粒 1 500 多个,随之蒸发形成感染性飞沫核。实验室感染事件时有发生,最严重的一次实验室气溶胶感染事故,是 1961 年在莫斯科的一家研究所发生的。实验人员从流行性出血热疫区捕捉到一些野鼠带回实验室,由于疏忽,这些野鼠被放在了室内暴露的场所。不久实验室相继有 63 人出现发热症状,开始被误诊为流感,1 周内又增加了 30 人,才开始怀疑到是流行性出血热。本次事故被认为是野鼠身上带有的出血热病毒以气溶胶的形式污染了空气所致。因此实验室的生物安全管理必须引起高度重视,实验室工作人员也需要做好个人防护,以防止气溶胶吸入。③空调系统的空气传播:1977 年 1 月美国首次报告证明,1976 年 7 月于费城某旅馆退伍军人协会年会中发生的军团菌肺炎暴发,是由于污染的空气经空调系统传播。此后一些医院中,也有类似的病例发生。军团菌广泛存在于自然界水和土壤中,在自来水中可生存 1 年以上,吸入被污染的水的气溶胶是最重要的传播途径。人们感染军团菌的渠道多种多样,尤其夏季到来后,空调的制冷装置成为军团菌滋生的温床。军团菌经由空调系统播散至室内,浮游在空气中,人们吸入被污染的空气就会引起感染。感染后先是出现发热、四肢无力、肌肉疼痛、头晕等症状,之后引起肺炎、内脏病变,严重的有生命危险。因此要有效预防军团菌引起的院内感染,就应该对医院的中央空调进行定期清洗和消毒,尽量减少军团菌的生长繁殖,并将军团菌检测作为常规监测项目。

国内外调查表明,病原体经空气传播是医院感染的主要途径之一。如流行性感冒病毒通过空气飞沫可在全病区传播;水痘病毒可使婴儿室或儿科病房发生水痘暴发;铜绿假单胞菌和金黄色葡萄球菌也可通过尘埃或空气污染伤口。金黄色葡萄球菌带菌者的鼻腔或人体皮肤湿润部位如会阴部、肛周、腋下、脐部等均可有此菌。人每天总有皮肤鳞屑脱落,带有金黄色葡萄球菌的皮肤鳞屑粒子可在空气中悬浮一定时间(数小时至数天)。此种皮肤鳞屑被人吸入后在鼻腔定植;如在手术室内其可直接降落于伤口表面,引起感染。现代外科手术因高度重视无菌操作,接触传播得到了严格控制,但术后感染仍不断出现。1993 年健康报报道,沈阳市妇婴医院,由于一产妇感染柯萨奇 B 族病毒,通过飞沫传播,导致新生儿医院感染暴发,在 224 名新生儿中发生感染者44 名,死亡 13 人。在加拿大多伦多医院由 Norwalk 样病毒飞沫传播引起急性胃肠炎暴发,4 天内竟有 500 多名工作人员和 49 名患者感染(Sawyer 报告)。经调查认为感染的发生很可能是由于患者剧烈的呕吐、腹泻,使病毒粒子污染空气,当被其他人吸入或咽下时就会引起发病。因此应严格按照医院隔离技术规范,根据不同病原菌的特点及其传播途径采取相应的隔离措施。

2.接触传播

接触传播是医院内病原微生物从一个人传给其他人最常见的方式,分为直接接触传播和间接接触传播。

(1)直接接触传播:是指病原体在没有外界传播媒介的参与下,直接从感染源传播给易感者。在一个病床拥挤的室内,患者的日常生活及医疗护理中,直接接触是经常发生的。病室内如有感染者,如皮肤或伤口化脓性感染、甲型肝炎、感染性腹泻或鼠伤寒沙门菌感染等,在患者间常常可经直接接触而引起交叉感染。母婴之间可由直接接触而传播疱疹病毒、沙眼衣原体、淋球菌或链球菌等。患者的一些自身感染也可认为是通过自身接触使病原菌从已感染的伤口传递至其他伤口,从而引起其他部位的感染。粪便中的革兰氏阴性杆菌可通过手的"自身接种"传递至鼻咽部或伤口而引起感染。

(2)间接接触传播:其常见的方式为病原体从感染源污染医护人员手、医护用品或设备、病室内物品(如床单、食具、便器等),再感染其他患者。在这种传播中,医护人员的手起着重要媒介作用。手因工作关系可能经常接触患者的传染性物质及其污染的物品,很容易再将病原体传递给其他物品、患者或医护人员。

医院内医护人员手及病室内物品的污染率很高。某医院一烧伤病房内,医护人员的手携带铜绿假单胞菌者为25.9%,大肠埃希菌者为22.2%,金黄色葡萄球菌者为14.8%。各种常用物品上铜绿假单胞菌的检出率:床上物品为24.4%,医护用品为10.5%,洗手槽水龙头为8.8%,床边水瓶塞为26%,室内地板为25.2%,拖把及抹布为69.2%。这些被病原微生物污染的物品大多是患者、医护人员或者陪护人员经常接触的,如果不注意手卫生,则这些微生物很容易在医护人员、陪护人员及患者之间传播。现在常发生的导尿管相关尿路感染、手术切口感染、新生儿皮肤感染等,手是最重要的传播媒介。接触传播也使医护人员受感染的机会增加。某地调查发现医院医护人员感染病毒性肝炎的机会相当于非医护人员的3.47倍。因此可以说做好手卫生是切断接触传播、控制医院感染发生最有效的措施,而且简便、易行。

3.共同媒介物传播

医院中血液、血液制品、药物及各种制剂、医疗设备、水、食物等均为患者共用或常用,因其受到病原体污染引起医院感染,称为共同媒介物传播。这种传播中最常见的有以下几种。

(1)经水传播:水一直是卫生保健相关感染的宿主和传染来源。医院重要的水宿主包括饮用水、水池、水龙头、淋浴、透析液、冰和冰箱、洗眼装置和牙科用水等,医院供水系统的水源有可能受粪便及污水的污染,未经严格消毒即供饮用,或用来洗涤食具等,常可引起医院感染的暴发。同水宿主相关最常见的病原体包括革兰氏阴性杆菌(尤其是铜绿假单胞菌)、军团菌、非结核分枝杆菌等。饮用水被认为是许多感染暴发的感染源,最常见的是设备用饮用水冲洗,可造成设备污染及随后的院内感染。医院内经水传播而致伤寒、细菌性痢疾、病毒性腹泻等暴发在国内已有多次报告。

(2)经食物传播:是由食物的原料、加工、储运等任何环节受污染所致。常见有医院内细菌性食物中毒、菌痢、沙门菌病和病毒性肝炎等的暴发。另外,食物中常可检出多种条件致病菌,如铜绿假单胞菌和大肠埃希菌等。这些细菌随食物进入患者体内,在肠道存活,当机体免疫功能低下时可发生自身感染。

(3)输液、输血制品:包括血液、血制品、生物制品,静脉输液,高能营养液及输液器、注射器等,这些产品可在生产过程和使用中受到病原体污染,多数细菌可在溶液中生长繁殖,使用后可致医院感染的暴发或流行。这类感染危险度高,发病快,严重者可致患者败血症而死亡,临床上应引起高度重视。常引起感染的病原微生物有肝炎病毒、巨细胞病毒、人类免疫缺陷病毒、真菌、假单胞菌和部分革兰氏阴性杆菌,还可引起患者热原反应。既往我国输血后乙型肝炎感染率约10%,近年来由于采取措施,情况有所好转。但输血后发生丙型肝炎事例则屡有发生,应引起注意。国外血液制品的危险性已被人共知,曾多次从进口血液制品中检出艾滋病病毒抗原。因此,凡未经检验的血液制品不得使用。1976年美国发生一次由输液制品污染引起的全国性菌血症暴发。由于输液制剂消毒不合格,国内也曾发生多起菌血症暴发。国内已广泛应用静脉高能营养液。国外曾因白色念珠菌污染而有15%的使用者中发生致命性感染(该菌可在此液中增殖)。

(4)药品和药液:在生产和配制过程中的操作失误而造成污染,或者在使用药品时发生污染,均可导致医院感染的发生。医院中各种口服液及外用药液中常可检出铜绿假单胞菌、克雷伯菌、大肠埃希菌、沙雷菌、不动杆菌等条件致病菌。某些动物性药品,如从甲状腺粉剂中曾检出沙门菌,并引起感染。也有人报告泌尿科氯己定冲洗液中有假单胞杆菌污染,导致患者发生尿道感染。国外有报道一起由腹膜透析液被污染所导致的细菌性腹膜炎的暴发。

(5)各种诊疗仪器和设备:随着医学科技的迅速发展,各种侵入性诊疗设备不断增多,如呼吸治疗装置、牙科器械、各种内镜、血液透析装置、麻醉机、各种导管插管、各种吸入吸引装置和手术植入器材等,随之带来的消毒、灭菌问题也日渐凸显。有的设备因结构复杂或管道细长、不耐热力、管道内的污染物(血液、黏液)不易清除、内镜与诊疗人次不相适应等问题,常常消毒不彻底而存在污染。有的在使用过程中,常被各种用液污染,如冲洗液、雾化液、透析用液、器械浸泡液等,所造成的医院感染报道并不鲜见。据统计由器械装置引起的医院感染事例中,导尿管引起的占26%,血液透析装置占19%,呼吸治疗设备占11%之多。

内镜是医疗设备中与医源性感染暴发和隐形感染有关的代表之一。可曲性内镜内腔细长狭窄、交叉接合、弯曲角度大、有弹簧和阀门、盲性末端、材料有吸附性、有双层表面等,这些特点给低温杀菌和高效消毒带来了新的挑战。自1990年以来,报道了多起支气管镜和胃肠内镜感染暴发和隐性感染。同支气管镜相关感染暴发有关的常见病原体是结核分枝杆菌,隐性感染常涉及非结核分枝杆菌,或其他水源性环境微生物,如军团菌属和铜绿假单胞菌。与胃肠道内镜相关感染暴发的常见病原体以往是沙门菌属,现在常见为乙型肝炎病毒和铜绿假单胞菌。另外,通过病房中空调系统而引起军团感染,国内外均有报告。

(6)一次性使用的医疗用品:随着一次性医疗卫生用品的增多和广泛使用,对其生产、消毒、灭菌、贮存、运输、使用等也提出了新的要求,但因管理不善或使用不当造成医院感染暴发的事例,国内外均有报道。尤其是进入人体无菌组织或接触有创皮肤和黏膜的一次性灭菌用品,包括人工植入物,如果受到污染,极易导致严重的医院感染,甚至造成治疗的失败、患者的死亡。因此医院感染管理应督导一次性医疗用品的使用、毁型、收集、暂存、登记、转运等情况,发现不合格现象与科室经济收入挂钩从而更加规范一次性医疗用品的使用,确保医疗安全。

4.生物媒介传播

在医院感染中虽非主要,但在一些虫媒传染病流行区内,医院若无灭虫、灭鼠等措施时,则一些疾病也可在病房中传播,如流行性乙型脑炎、疟疾、流行性出血热、流行性斑疹伤寒等。蝇及蟑螂等媒介,属于机械性传播,在医院内的密度很高,传染食品后(主要为革兰氏阴性杆菌),也能引起肠道传染病及感染性腹泻的发生,尤其是抵抗力低下的患者易发生感染。此外,苍蝇也能使暴露伤口、注射器械、药液等受到污染,引起条件致病菌的感染。

（三）易感人群

病原体传播到宿主之后，并不总是引起感染。它取决于病原体的致病因素与宿主的一些因素。影响宿主的易感因素，主要是病原体的定植部位和宿主机体防御功能。人群作为一个整体对传染病的易感程度称为人群易感性。人群易感性的高低取决于该人群中易感个体所占的比例。与之相对应的是群体免疫力，即人群对于传染病的侵入和传播的抵抗力。

1.影响人群易感性升高的主要因素

（1）新生儿增加：出生后 6 个月以上的婴儿，其源自母体的抗体逐渐消失，而获得性免疫尚未形成，缺乏特异性免疫，因此对许多传染病易感。

（2）易感人口迁入：流行区的居民因隐性或显性感染而获得免疫力。但一旦大量缺乏相应免疫力的非流行区居民进入，则会使流行区人群的易感性增高。

（3）免疫人口免疫力自然消退：当人群的病后免疫或人工免疫水平随时间逐渐消退时，人群的易感性升高。

（4）免疫人口死亡：免疫人口的死亡可相应地使人群易感性增高。

2.影响人群易感性降低的主要因素

（1）计划免疫：预防接种可提高人群对传染病的特异性免疫力，是降低人群易感性的重要措施，预防接种必须按程序规范实施。

（2）传染病流行：一次传染病流行后，总有相当部分人因发病或隐性感染而获得免疫，这种免疫力可以是持续较短时间，也可以是终身免疫，因病种而不同。

3.人体对感染的防御功能

人体对感染的防御功能，可分为特异性的和非特异性的两类。特异性防御功能是机体同抗原物质相互作用的结果，具有特异性，有自动免疫和被动免疫两种，对传染病病原体的预防作用具有重要意义。因为大多数条件致病微生物对人的免疫原性较一般病原体低，其刺激机体产生特异性免疫力的程度较差。非特异性防御功能主要为人体的屏障结构，体液中的多种非特异性杀菌或抑菌物质，机体吞噬细胞系统对微生物的吞噬或杀灭，人体皮肤、黏膜上正常菌群对侵入微生物的拮抗作用等。非特异性防御功能对各种条件致病微生物的侵袭或感染的防御具有重要意义。如完整的皮肤、黏膜是人体防御病菌侵入的重要屏障，大多数条件致病微生物是不会侵入正常皮肤和黏膜的。人体呼吸道也有防御细菌侵袭的屏障结构，如鼻腔弯道及鼻毛可阻挡吸入的大的带菌颗粒；上呼吸道黏膜的纤毛及黏液对吸入带菌颗粒起到捕捉与排菌作用；粒径小的颗粒虽可深透至下呼吸道，但也会受到黏膜分泌物的抑菌及巨噬细胞的吞噬。人体消化道的胃酸，对肠道细菌的侵入起到重要屏障作用。

4.医院感染的人群易感性

住院患者有下述情况者，对医院感染更为易感。

（1）所患疾病严重影响或损伤机体免疫功能者：如患恶性肿瘤、糖尿病、慢性肾病、肝病、各种造血系统疾病等，这些疾病严重影响人体的细胞免疫和体液免疫，使患者对病原微生物易感。

（2）老年及婴幼儿患者：因婴幼儿的免疫功能尚未发育成熟，而老年人的生理防御功能逐渐减退，机体抵抗力下降，从而对病原微生物易感。

（3）接受各种免疫抑制疗法者：如抗癌药物、皮质激素及放射治疗和化学治疗等。

（4）长期使用抗菌药物者：尤其是长期使用广谱抗菌药物者，体内细菌可产生广泛耐药性，并且患者容易发生菌群失调或二重感染。

（5）接受各种损伤性（侵入性）诊断、治疗器械或损伤者：这类介入性操作具有直接损伤机体皮肤和黏膜屏障的作用，使得某些定植在人体的条件致病菌直接侵入而引起感染。

（6）营养不良者：容易减弱机体的抗病能力，从而易发生医院感染。

（7）手术时间长者：随着手术时间的延长，手术切口部位组织受损加重，局部和全身抵抗力下降，手术切口污染的细菌数量相对增多，造成患者对病原体的易感。据文献报道手术患者医院感染的发生率与手术时间延长有关。

（8）住院时间较长者：据文献报道，医院感染的发病率，常随患者住院时间的延长而增多。

三、内源性医院感染

内源性感染是指引起感染的病因菌来自患者本身，而不是来自医院内周围环境，不是来自其他患者或医护人员的所谓交叉感染，这类感染虽然经医护人员与患者的不懈努力也不可能消灭，但却可有效减少。目前医院感染病原体来源的特点是由外源性转变到内源性，后者约占医院感染病例的 70%。许多研究结果表明，内源性感染在医院感染的研究中占有重要地位，特别是近年来随着肠道细菌移位的研究进展，体内肠源性医院感染正备受关注。

（一）内源性感染的微生态学原理

传统的生物病因论认为感染是由致病性微生物引起的，而微生态学则认为内源性感染是机体受失血性休克、创伤、免疫功能低下、不合理使用抗菌药物、应激损伤等促使细菌易位的临床因素影响下，正常微生物群定位转移的结果。引起感染的微生物不一定是致病菌或病原体，而是正常微生物群易位或易主的结果。其中的肠道正常菌群易位引起感染已引起了广泛的关注。肠道易位的细菌主要为兼性厌氧菌，其中革兰氏阴性杆菌占了很大一部分。通常易位的细菌与其在肠道中的数量密切相关，细菌数量越多，发生易位的可能性越大，但在正常人群，肠道内数量上占优势的专性厌氧菌如双歧杆菌并不发生易位。肠道细菌易位的主要原因有肠道内菌群失调，肠黏膜屏障通透性增加和宿主免疫功能下降，比如出血性休克、烧伤、外伤、肠道缺血、急性胰腺炎、严重感染、急性肝衰竭及肝硬化等均可导致细菌易位。各种原因尤其在抗菌药物治疗期间引起的肠道菌群失调，均可导致细菌易位扩散，如甲硝唑可显著增加肠道大肠埃希菌易位到局部淋巴结的发生率，引起肠道外的感染（脓毒血症、肺部感染、腹腔感染等）；动物实验发现在肠道缺血再灌注时经常发生细菌易位，发生肠道易位的细菌数量依次为大肠埃希菌、变形杆菌、凝固酶阴性葡萄球菌和肠球菌。

临床研究发现，许多患者虽有菌血症、脓毒血症、全身炎症反应综合征或多器官功能不全综合征（MODS）等，但没有明确的感染灶。我们推测，肠道细菌和各种毒素易位可能参与其感染的形成和发展。传统的感染性疾病认知模式是基于病原学的模式来研究人为什么会感染、感染的表现、发展及预后。但是实验证明病原体的暴露可能造成感染也可能不导致感染，而感染也不一定导致疾病。微生态学认为人体及动物宿主携带有大量的正常微生物群，在正常情况下，分布在消化道、呼吸道、泌尿生殖道及皮肤这些特定部位的正常微生物群形成机体的生物屏障，对外袭性致病性微生物起拮抗作用。

（二）感染源

一般常见的医院感染（尿路感染、下呼吸道感染、手术切口感染、皮肤软组织感染以及感染性腹泻等），其病原菌多为条件致病微生物，在一定条件下，可引起自身感染，即内源性感染，也可成为播菌者，这是医院感染中的一个特点。实际上这种引起感染的微生物，有的是人体正常菌群，如在肠道、上呼吸道等处寄居或定植的细菌,有的是正在身体其他部位引起感染的微生物,而有的是入院后从医院外环境中而来的条件致病菌,可在人体定植,一般并不引起临床症状,一旦机体抵抗力降低或有经由该部位的侵入性操作(如经呼吸道、尿道、或中心静脉插管、气管切开或手术等),则可发生感染。一些研究表明大多数患者感染发生前,在感染部位或其邻近已有相应的感染菌定植。例如,由铜绿假单胞菌引起的肛门蜂窝织炎和菌血症,该菌已先后在肛门周围定植;克雷伯菌肺炎发生时,在患者咽部常先有该菌定植;口腔有白色念珠菌重度定植者,以后发生念珠菌性咽炎或食管炎的概率也较高。因此对一些重症或免疫功能缺损的患者、进行监测性细菌学检查,及时了解其体内定植菌种类及耐药情况,对控制医院感染有一定意义。

(三)感染途径

内源性医院感染的机制比较复杂,其感染途径尚不十分清晰,但目前存在这样的几种学说。

1.原位菌群失调

原位菌群失调也称菌群紊乱,即原位菌群失调是指正常菌群虽仍生活在原来部位,亦无外来菌入侵,但发生了数量或种类结构上的变化,即出现了偏离正常生理组合的生态学现象。根据失调程度不同,原位菌群失调可分为三度。

(1)一度失调:在外环境因素、宿主患病或所采取的医疗措施(如使用抗菌药物或化学药物治疗)的作用下,一部分细菌受到了抑制,而另一部分细菌却得到了过度生长的机会,造成某些部位正常菌群的结构和数量发生暂时性的变动,即为一度失调。失调的因素被消除后,正常菌群可自然恢复,临床上称这为可逆性失调。

(2)二度失调:正常菌群的结构、比例失调呈相持状态;菌群内由生理波动转变为病理波动。去除失调因素后菌群仍处于失调状态,不易恢复,即具有不可逆性,多表现为慢性腹泻(肠炎)、肠功能紊乱及慢性咽喉炎、口腔炎、阴道炎等,临床常称为比例失调。

(3)三度失调:亦称菌群交替症或二重感染,是较严重的菌群失调症。原正常菌群大部被抑制,只有少数菌种占决定性优势。发生三度失调的原因常为广谱抗菌药物的大量应用使大部分正常菌群消失,而代之以过路菌或外袭菌,并大量繁殖而成为该部位的优势菌。三度失调表现为急性重病症状,如难辨梭菌引起的伪膜性肠炎。白色念珠菌、铜绿假单胞菌和葡萄球菌等都可能成为三度失调的优势菌。

2.移位菌群失调

在医院中更严重的是移位菌群失调,也称为定位转移或易位。即正常菌群由原籍生活环境转移到外籍生活环境或本来无菌的部位定植或定居,如大肠中的大肠埃希菌、铜绿假单胞菌转移到呼吸道或泌尿道定居。其原因多为不适当地使用抗菌药物,即该部位的正常菌群被抗菌药物抑制或消灭,从而为外来菌或过路菌提供了生存的空间和定植的条件,包括横向转移和纵向转移两种形式。

(1)横向转移:如下消化道向上消化道转移,上呼吸道向下呼吸道转移。

(2)纵向转移:正常菌群是分层次的转移,由表浅向纵深转移或由深部向表浅的转移。纵向转移又分为4个层次。①体表部位:微生物在皮肤、口腔、鼻咽、呼吸道、小肠、大肠及阴道黏膜上异常繁殖,发生菌群失调,临床可无症状及体征。②上皮细胞:微生物在上述部位的上皮细胞表面异常繁殖,呈现明显菌群失调,临床可出现卡他症状或炎症。③淋巴组织:微生物侵入深部淋巴组织,如胸腺、淋巴结、二次性淋巴发生中心、骨髓、肝及脾等,临床表现为胸腺、淋巴结大,白细胞增多,或肝、脾大。④网状内皮系统:微生物侵犯关节、胸膜、心包膜、腹膜、脑膜、血管内皮等,临床表现为关节炎、胸膜炎、心包炎、脑膜炎等。

3.血行易位

正常菌群在一定诱因条件下,迁移到远隔的组织或脏器,形成病灶而引起的感染。血行易位可分为血管内易位和组织脏器易位。血管内易位是血行易位的一种特殊形式,它可发生在微生物定位转移之前或之后。菌血症是最常见的,多数为一过性,因而常易被忽略。脓毒败血症是正常菌群通过血行易位转移到其他部位引起严重感染,然后再由感染部位重新进入血行,引起另外部位的感染,如此反复,所以病情一般较为凶险。组织器官易位即远隔脏器转移,是正常菌群通过血行转移到其他脏器或组织,如脑、肝、肾、肺、腹腔、盆腔等处发生的脓肿,多与脓毒败血症同时或连续发生。

内源性医院感染的传播最常见的直接诱因是外科手术、插管、内镜、血液透析、各种注射等外部侵入性诊疗操作;间接诱因是使用免疫抑制药、放射治疗、慢性疾病、衰老、大面积烧伤及早产儿等所致免疫力不全或下降;抗菌药物不合理应用使耐药菌株过度生长,造成原位菌群失调也可以使耐药优势菌群得到传播。

(四)易感部位

内源性医院感染的发生与易感部位的性质和状态有非常密切关系。易感部位分为有菌部位和无菌部位。

1.有菌部位

一般为人体的正常储菌库,正常微生态环境能够阻挡外来细菌的定植。当这种平衡或定植抵抗力被破坏,依据破坏的程度就会造成外来菌的不同感染。破坏定植抵抗力最危险的因素就是抗菌药物,其次为各种疾病的状态。

2.无菌部位

主要是指人体内的无菌组织和脏器。一般情况下不易发生感染。但在局部或全身抵抗力低下时,有可能成为易感部位,如局部穿刺、介入治疗、大量使用糖皮质激素、放射治疗和免疫力低下的疾病,是其常见诱因。

目前抗菌药物普遍应用、微生态失调、细菌耐药性的产生日益成为全球性的公共卫生问题,要想有效地防治医院感染,必须要掌握医院感染的各类病原微生物特点及感染传播的过程,从感染发生、发展的多个环节上寻找预防、控制及治疗感染的方法。

(陈树霞)

第十四章

体检中心护理

第一节 健康体检项目及其临床意义

如今健康体检越来越普及,想保证自身健康指数的大多数人都会选择每年定期体检,了解了每个体检项目的具体内容及意义,才能让每次的健康体检更有意义,下面对于健康体检的项目和意义做全面的介绍。

一、一般情况

(一)身高

正常人体的身高随年龄变化也会有不同,从出生开始,男性到 25 岁左右,女性到 23 岁左右停止长高,从 40 岁开始男性老年人的身高平均要降低 2.25%,女性平均要降低 2.5%。甚至一天中也会有 1~3 cm 的改变。影响身高的因素有很多,遗传因素较为普遍但也不是绝对,一个人后天的生活习惯,运动方式,都会影响到身高。国际上也有不同年龄段身高的计算方法,可适用于大多数人群。一般在常规检查中用身高增长来评定生长发育、健康状况和疲劳程度。

(二)体重

体重是反映和衡量一个人健康状况的重要标志之一。

(三)体重指数

BMI＝体重/(身高)^2

1.正常体重

体重指数＝18~25(中国体质标准为女性 18~22,男性 20~24)。

2.超重

体重指数＝25~30。

3.轻度肥胖

体重指数＞30。

4.中度肥胖

体重指数＞35。

5.重度肥胖

体重指数>40。

(四)血压

血管内的血液对于单位面积血管壁的侧压力。通常所说的血压是指动脉血压。

1.理想血压

收缩压<16.0 kPa(120 mmHg)、舒张压<10.7 kPa(80 mmHg)。

2.正常血压

收缩压<17.3 kPa(130 mmHg)、舒张压<11.3 kPa(85 mmHg)。

3.血压升高

血压测值受多种因素的影响,如情绪激动、紧张、运动等;若在安静、清醒的条件下采用标准测量方法,至少 3 次非同日血压值达到或超过收缩压 18.7 kPa(140 mmHg)和/或舒张压 12.0 kPa(90 mmHg),即可认为有高血压,如果仅收缩压达到标准则称为单纯收缩期高血压。高血压绝大多数是原发性高血压,约 5% 继发于其他疾病,称为继发性或症状性高血压,如慢性肾炎等。高血压是动脉粥样硬化和冠心病的重要危险因素,也是心力衰竭的重要原因。

4.血压降低

凡血压低于 12.0/8.0 kPa(90/60 mmHg)时称低血压。低血压也可有体质的原因,患者自诉一贯血压偏低,患者口唇黏膜,使局部发白,当心脏收缩和舒张时则发白的局部边缘发生有规律的红、白交替改变即为毛细血管搏动征。

二、查体

(一)内科检查

1.脉搏

脉搏是心脏搏动节律在外周动脉血管的表现,检查的常用部位有桡动脉、颞动脉、足背动脉。其节律同心律。

2.胸廓

检查胸廓的前后、左右径,是否对称,有无扁平胸、桶状胸、鸡胸,有无胸椎后凸(驼背)、侧弯,有无呼吸困难所致"三凹症"等。

3.肺部

肺部主要检查气管是否居中,呼吸动度、呼吸音是否正常,有无过清音、实音,有无干湿啰音、胸膜摩擦音,并叩诊肺下界,初步诊断肺炎、慢性支气管炎、肺气肿、气胸、胸腔积液等。

4.心率

心脏搏动频率,正常 60~100 次/分,心率>100 次/分为心动过速,心率<60 次/分为心动过缓。

5.心界

用叩诊法在前胸体表显示出的心脏实音区,初步判断心脏大小及是否存在左右心室肥大。

6.心律

心脏搏动节律。正常为窦性心律,节律规整,强弱一致,且心率在正常范围。否则为心律不齐,常见异常心律有期前收缩、二或三联律、房颤等。

7.杂音

血流在通过异常心脏瓣膜时发出的在第一、二心音以外的声音。根据杂音发生时限可分为收缩期或舒张期杂音;根据杂音强弱可分为若干级杂音;根据杂音所在听诊区可确定某处瓣膜病变。正常心脏无杂音或仅闻及一到二级收缩期杂音。三级以上收缩期或舒张期杂音均视为异常。瓣膜病变的确诊须行心脏彩超检查。

8.腹部压痛

正常腹部触诊为柔软、无压痛、无反跳痛、无包块。如有压痛应考虑所在部位病变。腹部以九分法分区,腹部分区相对应的器官如下。

(1)右上腹:肝、胆、十二指肠、结肠肝曲。

(2)上腹部:胃、横结肠、胰。

(3)左上腹:脾、胰尾,结肠脾曲。

(4)右侧腹:右肾、右输尿管、升结肠。

(5)中腹部:小肠。

(6)左侧腹:左肾、左输尿管、降结肠。

(7)右下腹:回盲部(阑尾)、右输尿管。

(8)下腹部:膀胱。

(9)左下腹:左输尿管、乙状结肠。

9.肝脏

肝脏呈楔形位于右上腹,上界为右锁骨中线第六肋间,下界于剑突下<3 cm,右肋缘下不能触及质地柔软,边缘锐,无结节,无压痛。肝脏主要功能为糖、蛋白、脂肪代谢场所;分泌胆汁;并有防御及解毒功能。肝脏疾病时其上下限可发生改变。

10.脾脏

脾脏位于左上腹,正常于左肋下不能触及。其主要功能为处理衰老红细胞及血小板,并能储存血液。如脾大常为肝脏、血液、免疫系统疾病。

11.肾脏

肾脏呈半圆形,左右各一,位于腰椎两侧肋脊角。主要功能是产生尿液,调节体液,排泄代谢废物。如有病变常表现肾区叩痛。

12.肿块

医师可通过视触叩听的检查方法初步判断有无腹部包块,并提出进一步检查的建议。

(二)外科检查

1.淋巴结

人体皮下有许多表浅淋巴结群,其主要分布在头颈部、腋下、腹股沟,这些淋巴结汇集相应皮肤表层淋巴液。淋巴结是人体防御器官,将淋巴液中有害物质吞噬清除。当淋巴结肿大压痛时常表示相应区域有病变。

2.甲状腺

甲状腺呈蝶形位于颈前气管甲状软骨两侧,其分泌的甲状腺素对人体新陈代谢起重要作用。正常甲状腺外观不明显,不可触及,无血管杂音,无结节。甲状腺常见病变有单纯性肿大、甲状腺炎、甲亢、甲减、腺瘤、囊腺瘤,极少数有癌症。

3.脊椎

人体脊柱由32个椎体相互连接从头后枕骨大孔直至臀部尾骨,其中颈椎7个,胸椎12个,腰椎5个,骶椎5个,尾椎3个。正常脊柱无侧弯,有四个生理弯曲:颈、腰椎稍前凸;胸、骶椎稍后凸。胸椎和骶椎无活动度,颈椎和腰椎具有一定的活动度,不注意保护易造成损伤如颈椎病、腰椎间盘突出等。组成人体脊柱的32个椎体的椎弓相连形成椎管,穿行其内的脊髓是神经传导的重要组成部分,自椎间孔发出外周神经控制躯干及四肢的运动和感觉。故脊椎病变还可表现外周神经损伤的症状。

4.四肢

注意患者步态,检查上下肢有无畸形、外伤、感染、活动障碍及水肿等。

5.关节

检查有无关节畸形、红、肿、热、痛及活动障碍等。

6.皮肤

检查皮肤颜色有无苍白、发红、发绀、黄染及色素,有无斑疹、丘疹、荨麻疹等皮疹,有无脱屑,有无瘀点、瘀斑等皮肤出血,有无肝掌及蜘蛛痣、水肿、皮下结节及瘢痕等。

7.外周血管

有无下肢静脉曲张、有无动脉血管搏动减弱或消失。

(三)眼科

1.视力

常使用远视力表(在距离视力表5 m处)及近视力表(在距离视力表33 cm处),两表均能看清1.0视标者为正常视力。近视力检查能了解眼的调节功能,配合远视力检查可初步诊断屈光不正(包括散光、近视、远视)、老视或器质性病变(如白内障、眼底病变)。

2.辨色力

色力可分为色弱和色盲两种。可分为先天性和后天性。先天性以红绿色盲最常见;后天性多由视网膜病变、视神经萎缩和球后神经炎引起。

3.外眼

外眼包括眼睑、泪器、结膜、眼球位置和眼压的检查。

4.内眼

内眼包括角膜、前房、虹膜、瞳孔、晶状体、玻璃体和眼底的检查。常见疾病有角膜炎、青光眼、白内障、视网膜病变等。

(四)耳鼻喉科

1.耳

检查外耳(耳郭、外耳道)、中耳(鼓膜)、乳突、听力。常见疾病有外耳道疖肿、中耳炎、鼓膜穿孔、胆脂瘤和听力减退等。

2.鼻

检查鼻外形、鼻腔(鼻甲、鼻黏膜、鼻中隔、鼻腔分泌物)、鼻窦(上颌窦、额窦、筛窦等)。常见疾病有鼻中隔偏曲、鼻炎、鼻出血、鼻息肉、鼻甲肥大及萎缩和鼻窦炎等。

3.咽

咽分为鼻咽、口咽及喉咽部。常见疾病有咽炎、扁桃体炎、扁桃体肿大和鼻咽癌等。

4.喉

检查声带和会厌。常见疾病有喉炎、声带小结、会厌囊肿、声带麻痹和喉癌等。

(五)口腔科

1.牙齿

主要是检查有无龋齿、残根、缺齿。

2.黏膜

口腔黏膜及腺体有无异常。

3.牙周

牙龈、牙周及下颌关节有无异常。

(六)妇科

1.外阴部

已婚妇女处女膜有陈旧性裂痕,已产妇处女膜及会阴处均有陈旧性裂痕或会阴部可有倒切伤痕。必要时医师会嘱患者向下屏气,观察有无阴道前后壁膨出、子宫脱垂或尿失禁等。

2.阴道

阴道壁黏膜色泽淡粉,有皱襞,无溃疡、赘生物、囊肿、阴道隔及双阴道等先天畸形。

3.宫颈

宫颈糜烂的分度(轻、中、重),宫颈肥大的程度,以及赘生物的大小、位置等。

4.子宫及附件

子宫位置,有无肌瘤。卵巢及输卵管合称"附件",有无囊肿。

三、实验室检查

(一)糖尿病筛查

1.空腹血糖

空腹血糖即空腹时血液中的葡萄糖浓度,葡萄糖是供给人体能量最重要的物质,它在血中的浓度受肝脏、胰岛素及神经系统等的调节,保持在正常范围内。参考范围是 $3.8\sim6.1$ mmol/L,若≥7.0 mmol/L 应考虑为糖尿病,如血糖超过肾糖阈(9 mmol/L)即可出现尿糖。如果长时间的糖尿病未治疗,可能引起心脏血管、脑血管、神经系统、眼底病变及肾脏功能障碍等并发症。此外血糖增高还可见于内分泌疾病(肢端肥大症、皮质醇增多症、甲亢、嗜铬细胞瘤、胰高血糖素瘤),应激性高血糖(如颅脑损伤、脑卒中、心肌梗死),药物影响(口服避孕药等)。亦可见于生理性增高(如饱食后、高糖饮食、剧烈运动、情绪紧张)。

2.餐后 2 小时血糖

当空腹血糖稍有升高时,需做餐后 2 小时血糖测定,它是简化的葡萄糖耐量实验,可以进一步明确有无糖尿病。若餐后 2 小时血糖值为 $7.8\sim11.1$ mmol/L,应考虑为糖耐量降低,表示体内葡萄糖代谢不佳,可能存在胰岛 β 细胞分泌胰岛素功能减退,或胰岛素抵抗,应予以饮食和运动治疗。若≥11.1 mmol/L,就可诊断为糖尿病,应进一步咨询糖尿病专科医师(高度怀疑糖尿病者不宜做糖耐量试验)。

3.糖化血红蛋白

是血糖与血红蛋白的结合产物,由于糖化过程非常缓慢,一旦形成不易解离,故反映的是在检测前 120 天内的平均血糖水平,而与抽血时间,患者是否空腹,是否使用胰岛素等因素无关,不受血糖浓度暂时波动的影响。对高血糖、特别是血糖、尿糖波动较大的患者有独特的诊断意义，也是判定糖尿病各种治疗是否有效的良好指标。糖化血红蛋白的测定结果以百分率表示，指的是和葡萄糖结合的血红蛋白占全部血红蛋白的比例。

糖化血红蛋白 A1C 正常值为 4％～6％。＜4％时表示控制偏低，患者容易出现低血糖；6％～7％时表示控制理想；7％～8％时表示可以接受；8％～9％时表示控制不好；＞9％时表示控制很差，是糖尿病并发症发生发展的危险因素。糖尿病性肾病，动脉硬化，白内障等并发症，并有可能出现酮症酸中毒等急性并发症。

4.糖尿病风险评估

通过汗腺离子密度的测定来分析自主神经病变的程度，检测出胰岛素抵抗的病变程度，判断出糖尿病并发症及罹病风险。

(二)血流变检测

血液流变学是研究血液中各种成分的流变规律。当血液的流动性和黏滞性(即黏稠度)发生异常时，可出现血流缓慢、停滞和阻断，可致血液循环障碍，组织缺血缺氧，引起一系列的病理变化。临床常见的与血黏度增高有关的疾病有高脂血症、冠心病、高血压病、糖尿病、动脉硬化、脑血栓、心力衰竭、急性肾炎、肾病综合征、慢性肾衰竭、急性肾衰竭等。例如，血液中脂蛋白和胆固醇增加，可使血液黏稠度增加，血流速度减慢，血管内皮损害，血管壁内膜粗糙，形成粥样硬化，造成血管弹性变差，易导致血栓形成。此外吸烟、超重(肥胖)也是血栓性疾病的发病因素。因此检测全血黏度、血浆黏度、红细胞变性的临床意义，要结合患者具体情况综合判断。

(三)冠心病危险因素检测指标

1.同型半胱氨酸(HCY)

HCY 水平升高与遗传因素和营养因素有关。现认为 HCY 反应性的增高是引起血管壁损伤的重要因素之一，它与心肌梗死和心绞痛的发生率和死亡率增高有关，目前国内外逐渐把它作为心血管疾病临床常规检查指标。

2.超敏 C-反应蛋白(hs-CRP)

hs-CRP 是用高灵敏度的方法检测的血浆 C-反应蛋白水平，大量研究证实，hs-CRP 可能是比 LDL-C 更有效的独立的心血管疾病预测指标。个体 hs-CRP 的观测值应取两次(最好间隔2 周)检测的平均值。hs-CRP 可对表观健康的人群预示未来发生脉管综合征的可能性，对急性冠脉综合征(ACS)患者则是预后指标。心肌梗死后的 hs-CRP 水平预示未来冠心病的复发率和死亡率，和梗死面积无关。

四、影像学检查

(一)心电图

心电图是诊断心血管疾病最常用的辅助手段。分析各波形出现的顺序及基线水平的变化可为诊断各种心脏疾病或全身疾病提供线索。P 波为心房兴奋产生；QRS 波为心室所形成；T 波为心室激动恢复(复极)的结果；P-R 间期代表激动由心房传到心室时所需的时间，正常值为0.12～0.20 秒，当 P-R 间期延长时提示房室间传导障碍；QRS 间期为心室除极时间，正常应在0.08 秒以内，Q-T 间期代表心室复极的时间，在某些疾病时 Q-T 间期可明显延长。

可用心电图诊断的疾病。①心律失常：如房性及室性期前收缩、室性及室上性心动过速、病窦综合征、房室及室内传导阻滞。主要表现为 P、QRS 波群出现的顺序及形态，节律的异常以及

P-R 段的延长或 P、QRS 波无固定关系。②心肌梗死：主要表现为异常 Q 波及 ST 段的上移，T 波倒置等。③冠心病心绞痛：主要表现为 S-T 段下移和 T 波倒置或低平。④药物中毒或电解质紊乱：可表现为 QRS 波增宽，Q-T 间期延长及巨大 U 波等。⑤心包积液：表现为肢导联低电压。

心电图与运动试验相结合称为运动心电图，主要用于诊断冠心病及某些心律失常如窦性心动过缓及室性心动过速。平时心电图正常者，若运动后出现 S-T 段压低则为冠心病的临床诊断提供了重要依据。

(二)胸片

1.数肋骨

数肋骨是看片的基础，正常胸片肋骨从后上向前下数，第一肋与锁骨围成一个类圆形的透亮区，这一部分也是肺尖所在的区域，两侧对比有利于发现肺尖的病灶。

2.肺纹理

一侧肺野从肺门到肺的外周分为三等份分别称为肺的内、中、外带，正常情况下肺内中带有肺纹理，外带没有，如果外带出现了肺纹理则有肺纹理的增多，反之内中带透亮度增加则肺纹理减少。对肺内中外带的区分还有一个意义，那就是对肺气肿时肺压缩的判断，一般来说，肺内中外带占肺的量分别为 60%、30%、10%。

3.纵隔与肺门

肺门前方平第二到四肋间隙，后平对四到六胸椎棘突高度，在后正中线与肩胛骨内侧缘连线中点的垂直线上。

4.心脏

心脏后对 $T_{5\sim8}$，前对二到六肋骨(补心胸比)。在读片的时候经常听到有一个概念叫"主动脉结"，主动脉结就是主动脉弓由右转向左出突出于胸骨左缘的地方，它平对左胸第二肋软骨。另外，肺动脉段位于主动脉结下方，对判断肺动脉高压很有意义。

5.膈肌和肋膈角

一般右肋膈顶在第五肋前端至第六肋前间水平，由于右侧有肝脏的存在，右膈顶通常要比左侧高 1~2 cm。胸腔或腹腔压力的改变可以改变膈肌的位置如气胸时膈位置可以压低；膈神经麻痹出现矛盾呼吸。正常的肋膈角是锐利的，如果肋膈角变钝则胸腔有积液或积血存在，一般说肋膈角变钝：积液 300 mL；肋膈角闭锁：500 mL。

6.乳头位置

乳头位置也是经常碰到的一个问题，男性乳头一般位于第五肋前间，女性乳头位置可较低，两侧不对称的乳头阴影易误诊为结节病灶。

7.病灶来源

一般来说如果病灶大部分在肺内则病灶来自肺内；可以结合侧位片来判断，同时 CT 可以精确鉴别。

(三)骨密度检查

检测部位为腰椎 $L_{1\sim4}$、髋关节及股骨颈。骨密度测定是目前诊断早期骨质疏松最敏感的特异指标。

(四)经颅多普勒

TCD 是检测颅内、外血管病变的无创伤性新技术，是目前诊断脑血管疾病的必备设备。经颅多普勒在临床上主要应用于高血压病;此外尚可用于脑血管疾病,包括脑动脉硬化症、脑供血不足、脑血管狭窄及闭塞等;以及椎动脉及基底动脉系统疾病等。还可应用于临床疾病的病因学诊断,包括头痛、头晕、眩晕、血管性头痛、功能性头痛、神经症、偏头痛等,并可用于脑血管疾病治疗前后的疗效评价等方面。

五、特殊检查

(一)呼气试验

1. ^{13}C-尿素呼气试验

^{13}C-尿素呼气试验是敏感性和特异性都较高的无创性检测方法;能方便、快捷地反映出胃内幽门螺杆菌感染的情况,且无放射性,广泛适用于各种人群,尤其是老年人及患高血压、心脏病等不能耐受胃镜检查者。并能监测幽门螺杆菌经治疗后的效果。

2. ^{14}C 检测

观察 ^{14}C 呼气试验对上消化道疾病中胃幽门螺杆菌感染的检出率及胃幽门螺杆菌感染对上消化道疾病的诊治意义。

(二)女性 TCT 检查

TCT 是液基薄层细胞检测的简称,TCT 检查是采用液基薄层细胞检测系统检测宫颈细胞并进行细胞学分类诊断,它是目前国际上最先进的一种宫颈癌细胞学检查技术,与传统的宫颈刮片巴氏涂片检查相比明显提高了标本的满意度及宫颈异常细胞检出率。

(三)动脉硬化检测

PWV(脉搏波传播速度)、ABI(踝臂血压指数)。

1. 意义

通过 PWV、ABI 异常,诊断下肢动脉疾病,常提示可能存在全身动脉粥样硬化疾病。及时进一步检查、通过改变不良生活习惯及药物治疗等方式进行干预,避免将来重大心脑血管疾病的发生。

2. 适用人群

(1)年满 20 周岁以上。

(2)已被诊断为高血压(包括临界高血压)、高脂血症、糖尿病(包括空腹血糖升高和糖耐量异常)、代谢综合征、冠心病和脑卒中者。

(3)有早发心脑血管疾病家族史、肥胖、长期吸烟、高脂饮食、缺乏体育运动、精神紧张或精神压力大等心脑血管疾病高危因素者。

(4)有长期头晕不适等症状尚未明确诊断者;有活动后或静息状态下胸闷、心悸等心前区不适症状尚未明确诊断者。

3. 不适于检查的人群

(1)外周循环不足(有急性低血压、低温)。

(2)频发心律失常。

(3)绑袖捆绑位置局部表皮破损、外伤。

(4)正在静脉注射、输血、血液透析行动静脉分流的患者。

(四)人体成分分析

对身体脂肪比例和脂肪分布进行测定可以对身体进行健康检查及老年病,如高血压、动脉硬化和高血脂的筛查诊断。另外,它还可以广泛应用于肥胖的诊断、营养状态评估、康复治疗后肌肉物质的变化、身体平衡、物理治疗、透析后体内水分改变和激素治疗后身体成分的改变。通过人体成分分析仪的分析检测,可以找到身体状况改善的轨迹;查找健康隐患,为体检者提供保持健康的建议和知识。对细胞内外液的质量以及比例进行分析尤其适合儿童青少年生长发育过程中的监控。

(安宝宁)

第二节　健康体检超声影像学检查相关知识

一、发展现状

近半个世纪以来,随着超声医学迅速发展及超声新技术的不断出现,超声医学作为影像医学的重要组成部分在临床应用中发挥着重要作用。回顾超声诊断发展历程,从 20 世纪 50 年代的 A 超、M 超发展到如今的二维(B 超)、三维超声;从静态的灰阶超声成像发展到实时二维、实时三维超声成像;由黑白超声显像发展到彩色多普勒血流显像(CDFI);随着超声造影技术的应用,超声诊断开始从解剖成像向功能成像迈进;超声技术与其他技术结合应用,相得益彰,开辟了超声检查的新途径,如内镜超声、腹腔镜超声、术中超声、介入超声等。超声显像技术已经与 X 线、CT、MR、放射性核素并驾齐驱,成为诊断信息丰富、临床使用最多、最方便、无创和安全的医学影像诊断方法之一。

二、基本特性

超声波是指超过人耳听力范围的高频率的声波($> 20\ 000$ Hz)。诊断常用的超声频率为 $2 \sim 10$ MHz(兆赫)。超声具有不同于 X 线的重要物理特性,其中与临床检测和诊断密切相关的特性有以下几种。

(一)方向性

超声在介质(如人体软组织和水)中可以类似光线一样成束发射(声束),直线传播,方向性很强。

(二)声阻抗

超声在介质传播过程中会遇到声阻抗(Z)。超声垂直通过两个不同介质构成的交界面上,产生最大的界面反射——回声。

(三)声衰减

超声在人体组织中传播,能量逐渐减低,这种现象称作声衰减。

(四)频移

超声遇到运动中的物体,如血管内流动的大量红细胞,反射回来的声波频率发生改变即频移(Δf),称为 Doppler 效应。

三、超声诊断的优点和不足

(一)优点

(1)无创伤、无放射性。

(2)分辨力强,取得的信息丰富。

(3)可以实时、动态观察组织及器官。

(4)可以观察血流方向及流速。

(5)能多方位、多切面地进行扫查。

(6)检查浅表器官及组织不需空腹、憋尿及排便,随时可以检查。

(7)可在床旁、急症及手术中进行检查,不受条件限制。

(8)可以追踪、随访观察,并比较前后两次治疗的效果等。

(二)不足

(1)超声检查切面的随意性较大,对切面的认识和理解还没有形成完全统一的规范标准。

(2)现有的探头构造技术限制了一个切面的扫查范围,不能保证一幅图像具有如 CT、MRI 图像一样的完整性。

(3)图像质量受呼吸、心搏等生理活动,以及气体、骨骼等解剖因素的影响或干扰等。

四、临床应用

随着影像医学的飞速发展,超声影像学已经成为一门具有临床特色的独立学科,其临床应用的领域不断拓展。超声波属纵波,即机械振动波。它在不同的介质中,传播速度不相同,反射的声波亦不相同。超声对人体软组织、脏器(如膀胱、胆囊)内液体有良好的分辨力,有利于诊断及鉴别微小病变。

(一)检查内容

1.形态学检查

体积大小、形态改变、有无占位等。

2.功能检查

心脏功能、血流动力学、胆囊收缩功能等。

3.介入性诊断和治疗

在超声引导下,将穿刺针刺入病灶,进行细胞学及组织学的诊断,同时也可以对某些部位的积液、积脓、囊肿等进行抽液并注入药物治疗。

(二)应用范围

1.腹腔脏器

腹部疾病种类繁多,病情复杂,高敏感度彩色多普勒血流显像技术在腹部疾病的应用研究进展迅速,显示了极为重要的临床应用价值,更拓宽了超声在腹部领域的诊断范围,使超声诊断为腹部外科临床解决了大量的难题,在临床医学中占有举足轻重的地位,已成为各级医疗机构不可缺少的重要诊断手段之一。在肝脏、胆囊、胰腺、脾脏、肾脏、输尿管、膀胱、肾上腺、前列腺、胃肠道等领域可为临床提供丰富且有价值的影像诊断信息。

2.盆腔脏器

妇产科是超声应用的一个非常广阔的领域。自 20 世纪 70 年代超声诊断应用于妇产科临床后,使妇产科疾病的诊断水平有了大幅度的提高。

3.心血管

作为重要的心血管影像学技术,超声心动图的最大优势是能够为临床医师提供心血管系统结构、心内血流和压力以及心脏功能等重要信息。超声心动图对一些心血管疾病起着决定性的诊断作用,如结构性心脏病、心肌疾病、心腔内肿瘤、心包积液、主动脉夹层、急性心肌梗死后机械并发症等。

4.浅表器官

随着高频探头(10～20 MHz)的出现,使皮肤及皮下等浅表组织的超声探测,不仅成为可能,而且有了迅速发展。应用范围包括眼部、甲状腺、甲状旁腺、颌面与颈部、乳腺、浅表淋巴结、肌肉与肌腱、骨与关节等。

5.颅脑与外周血管

20世纪90年代随着超声血流成像多普勒技术的使用,使超声诊断颅脑与外周血管疾病从形态学与血流动力学结合,得到客观图像特征及血流动力学的参数表达。应用范围包括脑血管、颈部血管、腹腔血管、上肢血管、下肢血管等。

6.介入性超声

采用超声影像引导经皮穿刺抽吸、活检和引流等介入技术,实现对病灶的诊断和治疗目的。主要优点是实时监护,无放射损伤,操作重复性强。对人体内微量积液、微小肿物和微细管腔的穿刺准确率高。经体腔超声显像技术如经食管、经膀胱、经血管和术中超声检查等也归纳于介入超声的范畴。

7.超声造影

随着超声成像技术的不断发展,新型声学造影技术成功地运用于临床诊断。超声造影剂是一类能够显著增强超声检测信号的诊断用药,在人体微循环和组织灌注检验与成像方面用超声造影剂进行超声检测,简便、实时、无创、无辐射,具有其他影像学检查方法如CT、MRI等无法比拟的优点。应用新型造影增强超声成像技术,可清楚显示微细血管和组织血流灌注,增加图像的对比分辨率,显著提高病变组织在微循环灌注水平的检测水平,进一步开拓了临床应用范围,是超声医学发展历程中新的里程碑。

五、超声诊断在体检预防医学中的重要价值

(一)脂肪性肝病

1.临床病理

体检中脂肪性肝病发生率高居榜首。脂肪在组织细胞内贮积量超过肝重量的5%,或在组织学上有30%肝细胞出现脂肪变性时,称为脂肪肝。脂肪肝是一种常见的肝脏异常现象,而不是一个独立的疾病。常见的原因有过量饮酒,肥胖,糖尿病、妊娠和药物毒性作用等引起的肝细胞内脂肪堆积。与脂肪性肝病肝脏不同程度的脂肪浸润及肝细胞变性有关。肝外组织的三酰甘油主要由高密度脂蛋白携带通过HDL受体途径进入肝脏代谢。当高血脂导致肝组织被脂肪堆积、浸润变性时,会使血脂代谢和脂蛋白合成障碍,尤其是HDL合成减少。肝细胞被浸润变性,同样使肝脏生成极低密度脂蛋白障碍,导致肝内的脂类不能以脂蛋白形式运出肝脏,造成TG在肝内堆积,形成和加重脂肪肝,由于腹部周围的脂肪细胞对刺激敏感,脂肪易沉积于腹部内脏,并将大量脂肪酸输送到肝脏所致。按肝细胞脂肪贮积量的多少,分为轻、中、重度,轻度时脂肪量超

过肝重 5%～10%,中度为 10%～25%,重度者为 25%～50%。根据脂肪在肝内的分布情况,分为均匀性和非均匀性脂肪肝两大类,前者居多。

2.超声诊断标准

(1)肝脏呈弥漫性肿大,轮廓较整齐,表面平滑,肝边缘膨胀变钝。

(2)肝实质回声增强,呈点状高回声(肝回声强度＞脾、肾回声)。

(3)肝深部回声衰减,＋～＋＋。

(4)肝内血管显示不清。

(5)不规则脂肪肝可表现为节段型(地图型)、局灶型(图 14-1)。

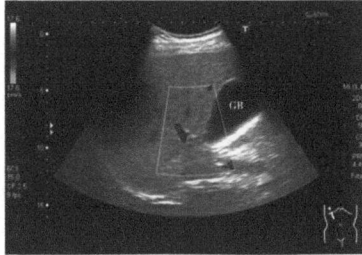

图 14-1　脂肪性肝病超声诊断图

(二)肝硬化

1.临床病理

肝硬化由多种原因引起肝细胞变性、坏死、继而出现纤维组织增生和肝细胞的结节状再生。这三种改变反复交替进行,结果导致肝脏的小叶结构和血液循环系统逐渐改变,形成假小叶,随之肝脏质地变硬。肝硬化是一种常见的慢性疾病,根据病因病变和临床表现的不同有多种临床分型。常见的有门脉性肝硬化、坏死性肝硬化、胆汁性肝硬化、瘀血性肝硬化和寄生虫性肝硬化,其致病因素有肝炎、病毒、饮酒、胆道闭塞、瘀血等。

2.超声诊断标准

(1)肝脏改变。①形态:右叶萎缩,左叶肿大。②表面:不光滑,凹凸不平或波浪状。③边缘:边缘显著变钝。④回声:增粗、增强。⑤肝静脉:管腔狭窄,粗细不等。

(2)门脉改变:门静脉、脾静脉扩张,脾大、侧支循环。

(3)其他改变:胆囊壁水肿、腹水(图 14-2)。

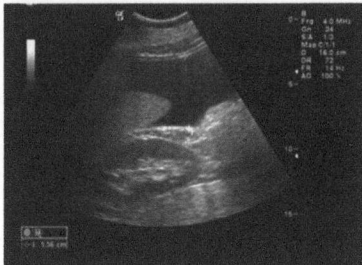

图 14-2　肝硬化超声诊断图

(三)肝囊肿

1.临床病理

肝囊肿病因不明,有先天性和后天性之分。先天性肝囊肿多认为起源于肝内迷走的胆管,或因肝内胆管和淋巴管在胚胎期的发育障碍所致,或胎儿时期患胆管炎导致肝内小胆管闭塞,引起近端胆管呈囊性扩张。部分患者出生时可能已存在类似的囊肿基础,所以年轻人群中也有很小一部分发现肝囊肿。而后天性肝囊肿则由于肝内胆管退化而逐渐形成,为生理性退行性变,与年龄关系密切。因此肝囊肿检出率随年龄增长而增加,但囊肿的大小与数目发展与年龄的增长无相关。超声检查肝囊肿具有敏感性高、无创伤、简便易行等优点,而且能肯定囊肿的性质、部位、大小、数目和累及肝脏的范围,也易与其他囊性病变鉴别。超声为本病的首选检查方法。

2.超声诊断标准

(1)囊肿形态呈类圆形或椭圆形,大小不一。

(2)囊壁薄,轮廓平滑、整齐。

(3)内部回声呈无回声区。

(4)两侧壁处可出现声影。

(5)后方回声明显增强(图 14-3)。

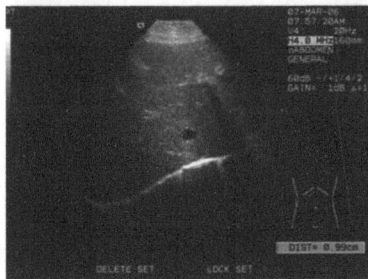

图 14-3　肝囊肿超声诊断图

(四)肝血管瘤

1.临床病理

肝脏血管瘤属先天性发育异常,是肝脏最常见的良性肿瘤,分为海绵状血管瘤和毛细血管瘤。切面为蜂窝状的血窦腔,由纤维组织分隔,大的纤维隔内有小血管,血窦壁有内皮细胞覆盖。一般质地柔软有弹性,边界清晰,可呈分叶状或较平整,有纤维性包膜。血窦腔内可有血栓形成,血栓及间隔可发生钙化。肝脏血管瘤一般生长缓慢,较小者无症状,常由体检中发现,多为单发,多发的可并发身体其他部位(如皮肤)血管瘤。

2.超声诊断标准

(1)呈类圆形或不规则形。

(2)常为单个,亦可多发,大小不一。

(3)典型呈高回声,不典型呈混合回声或低回声。

(4)与周围肝组织境界清晰或无明显境界(图 14-4)。

(五)胆囊结石

1.临床病理

胆囊结石是最常见的胆囊疾病。女性胆囊结石发病率明显高于男性与两方面因素相关。

(1)女性妊娠、多孕、产次可引起胆囊排空功能降低,致使胆汁淤积形成胆结石。

(2)雌酮是绝经期女性体内的主要雌激素,可提高胆汁中胆固醇的饱和度,促使胆石的形成。并且绝经期前的中年妇女因为内分泌改变的关系,常影响胆汁的分泌和调节。研究发现,年轻女性易患胆囊结石,与饮食不规律有关,不吃早餐、喜吃甜食等。其原因为空腹时间延长,控制饮食减轻体重等导致胆酸的分泌下降,胆固醇过饱和,从而成石指数升高。年龄增长,胆囊收缩能力呈下降趋势,胆囊中胆汁排泄不畅易造成结石的形成;另外生活水平提高,高蛋白、高胆固醇、高热量类饮食摄入导致胆汁成分和理化性质发生了改变,胆汁中的胆固醇处于过饱和状态,易于形成结石。超声对胆囊结石的诊断有很高的敏感性和特异性,准确率在 95% 以上。使用高分辨力超声仪在胆汁充盈状态下可发现直径小至 1 mm 的结石,被公认为是诊断胆囊结石的最好方法,是影像诊断的首选方法。

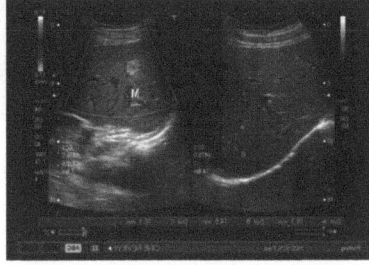

图 14-4　肝血管瘤超声诊断图

2.超声诊断标准

(1)典型结石:胆囊形态完整,有一个或多个结石强回声光团,其后方有清晰声影。

(2)充满型结石:胆囊轮廓前半部呈半圆形或弧形强回声带,其后方有较宽的声影,胆囊后半部和胆囊后壁不显示,呈"WES"征。

(3)泥沙型结石:胆囊内有多个小的强回声光团,呈细砂样随体位移动,其后有或无声影(图 14-5)。

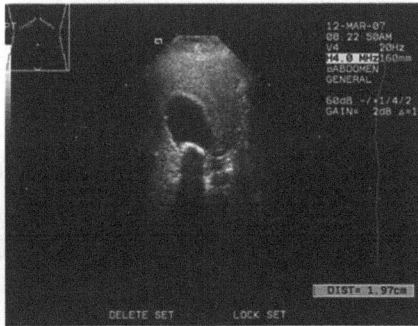

图 14-5　胆囊结石超声诊断图

(六)胆囊息肉

1.临床病理

胆囊息肉为一种非炎症性慢性胆囊疾病。因胆囊黏膜固有层的巨噬细胞吞噬胆固醇,逐渐形成向黏膜表面突出的黄色小突起,有弥漫型和局限型,以后者多见,呈息肉样,故又称胆固醇息肉。随着高分辨力实时超声仪的广泛应用,发病率逐年增加。发病率男女均等,原因不明,似与肥胖、血脂升高、胆固醇结石、胆汁中胆固醇过多积聚等有关。

2.超声诊断标准

(1)形态多呈颗粒状或乳头状,有蒂或基底较窄。

（2）内部呈强回声或中等回声，后方无声影。

（3）体积小，最大直径多小于 10 mm。

（4）一般为多发性，以胆囊体部较多见（图 14-6）。

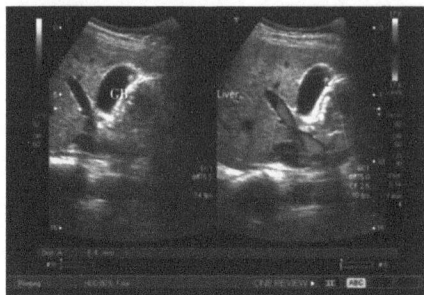

图 14-6　胆囊息肉超声诊断图

（七）子宫肌瘤

1.临床病理

子宫肌瘤为女性生殖系统最常见的良性肿瘤，受多种因素的影响。雌激素是子宫肌瘤发生与发展的重要促进因素。研究显示 40 岁组发病率最高，低于或高于此年龄段发病率逐渐下降。此年龄段女性生殖功能旺盛，体内雌激素水平较高，同时社会压力、琐碎家庭事务均可导致中年妇女机体内分泌紊乱。摄取含有激素的食物、药物等，促进子宫肌瘤发生发展。肌瘤增长速度与年龄增加无相关性，肌瘤好发于生育年龄，绝经后肌瘤停止生长，甚至萎缩，受女性激素水平调节。

2.超声诊断标准

（1）壁间肌瘤：最多见，子宫正常或增大；肌壁可见结节状低回声或旋涡状混合回声，伴后壁回声衰减；如肌瘤压迫子宫腔，可见宫腔线状反射偏移或消失。

（2）浆膜下肌瘤：宫体表面有低回声或中等回声的结节状凸起；子宫形体不规则；常与壁间肌瘤同时存在。

（3）黏膜下肌瘤：宫腔分离征，其间有中等或低回声团块（图 14-7）。

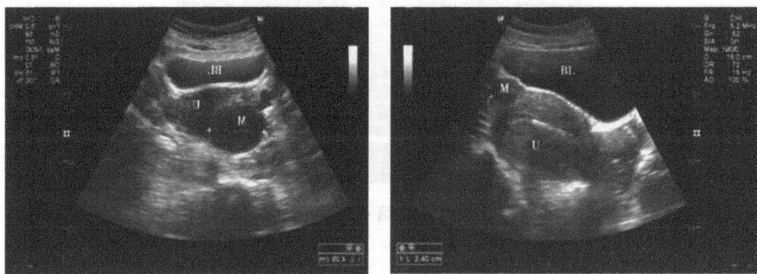

图 14-7　子宫肌瘤超声诊断

（八）卵巢囊肿

1.临床病理

卵巢囊性肿瘤分为非赘生性囊肿和赘生性囊肿两大类。非赘生性囊肿包括滤泡囊肿、黄体囊肿、黄素囊肿、多囊卵巢；赘生性囊肿包括浆液性囊腺瘤（癌）、黏液性囊腺瘤（癌）、皮样囊肿。

2.超声诊断标准

（1）形态呈圆形或椭圆形无回声区，可单个或多个，可伴线状或粗细不均的分隔光带。

（2）无回声区内可有细小或粗大光点,壁上可有局限性光团突向囊内或囊外。

（3）无回声区内可有规则或不规则的实性回声(图14-8)。

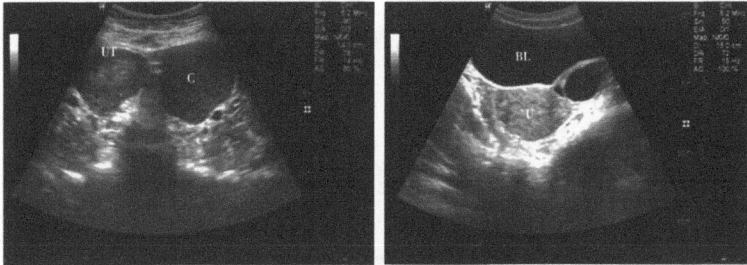

图14-8　卵巢囊肿超声诊断

(九)乳腺增生

1.临床病理

乳腺增生好发于育龄妇女。研究发现30～40岁乳腺增生发病率高,余各年龄段呈逐渐下降趋势,20～30岁发病率上升较快。调查分析与人们工作、生活条件、人际关系、压力所致精神紧张,内分泌紊乱导致体内性激素失衡,使乳腺导管、腺泡和间质增生和复旧变化同时存在,导致乳腺的组织结构发生紊乱,乳腺导管上皮和纤维组织不同程度增生。国内外学者研究证实,口服避孕药增加年轻女性乳腺增生症的患病风险。50岁以上乳腺增生的发病率逐渐降低,该年龄段绝经期卵巢功能逐渐衰退,雌激素水平相对下降,降低了乳腺增生的发病风险。大量流行病学、病理研究也证实,部分乳腺良性疾病癌变是乳腺癌发生的重要原因。因此,定期检查乳腺非常必要,对降低乳腺癌发病率具有重要意义。

2.超声诊断标准

（1）两侧乳房增大,但边界光滑、完整。

（2）内部质地及结构紊乱,回声分布不均,呈粗大强回声点及强回声斑。

（3）如有囊性扩张,乳房内可见大小不等的无回声区,其后壁回声稍强(图14-9)。

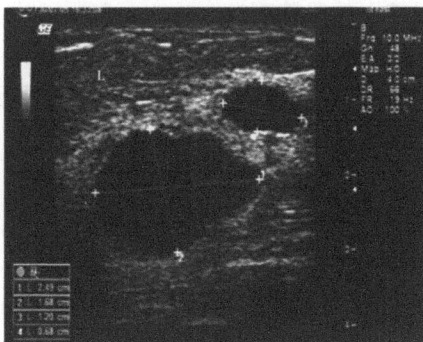

图14-9　乳腺增生超声诊断图

(十)甲状腺结节

1.临床病理

甲状腺结节为代谢障碍引起甲状腺组织增生或腺体增大,过去认为是由于腺垂体分泌促甲状腺素过多所致,现在认为是与原发性免疫疾病有关。年轻女性多见,与精神因素有关。随着高频超声技术的普及,超声体检时可发现越来越多的甲状腺结节,超声不仅对鉴别甲状腺良恶性结节有重要价值,还可以发现有无局部及远处转移,高频超声检查已经成为甲状腺疾病的首选影像学检查方法。

2.超声诊断标准

(1)甲状腺两侧叶增大、不对称、表面不光滑,呈多发性大小不等的结节。

(2)结节之间有散在的回声点或回声条形成,为纤维组织增生表现。

(3)结节内部呈中低回声,无包膜、囊性变时,可见无回声区。

(4)结节周围呈点状,或在结节间穿行、绕行的血流信号,血流亦可沿结节包绕呈环状(图 14-10)。

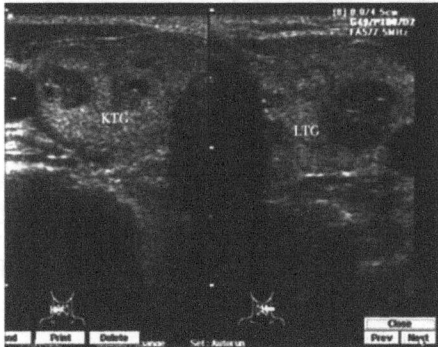

图 14-10　甲状腺结节超声诊断图

(十一)前列腺增生

1.临床病理

发病年龄多在 50 岁以上,并随年龄的增长,发病率逐渐增高,是老年人最常见的前列腺疾病。发病原因尚不清楚,可能与人体雄性激素-雌性激素的平衡失调有关。增生常发生于前列腺移行带和尿道周围腺,即内腺。增生的前列腺由腺体、平滑肌和间质组成,形成纤维细胞性、肌纤维性、肌性、腺体增生性和肌腺性等不同的病理类型,较多见的是肌腺增生,向各个方向发展,呈分叶状或结节状增大,形成体积较大的肌腺瘤。

2.超声诊断标准

(1)前列腺形态异常:各径线不同程度增大,通常左右对称,外形规整;少数局限性增生者,外形可不规则。

(2)内腺结节状增大:多数呈分叶状或结节状(结节型),少数为非结节状(弥散型)、内部回声多数呈均匀低回声,少数呈等回声或高回声、外腺被挤压萎缩。

(3)包膜回声平滑、连续、无中断现象。

(4)常有钙质沉着或结石:沿交界处形成弧形排列的散在强回声点或强回声团。

(5)精囊可能受压变形,但无浸润破坏征象(图 14-11)。

(十二)恶性肿瘤

恶性肿瘤是威胁人类生命的一大杀手,恶性肿瘤筛查是肿瘤早发现、早诊断、早治疗,获得较好的预后和生活质量的先决条件。体检中以肝癌、肾癌、卵巢肿瘤、甲状腺癌、乳腺癌、胰腺癌、膀胱癌、前列腺癌居多,往往都无明显症状和临床体征。因此超声诊断在肿瘤早期筛查中具有重要意义,早期发现,早期治疗,降低恶化风险(图 14-12)。

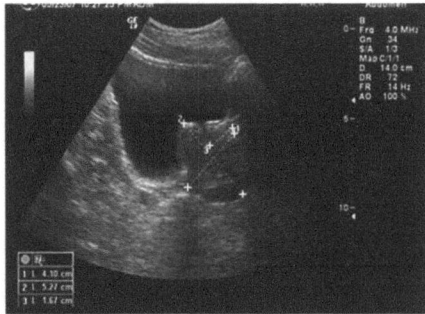

图 14-11　前列腺增生超声诊断图

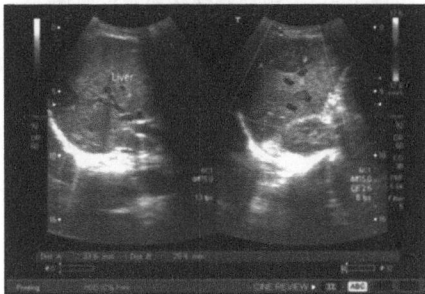

图 14-12　恶性肿瘤超声诊断图

(十三)颈动脉硬化

1.临床病理

动脉粥样硬化为脑卒中最重要的原因,是散在分布于动脉血管壁的一种慢性发展的一系列病理变化,包括脂质沉积、平滑肌增殖、纤维增殖、斑块形成。动脉粥样硬化斑块又可以发生钙化、坏死、出血、溃疡、附壁血栓形成等,使血管狭窄、闭塞或破裂,以及斑块脱落堵塞远端血管,导致脑血管病的发生。

2.超声诊断标准

(1)颈动脉内膜增厚:颈动脉 IMT≥1.0 mm,颈动脉分叉处≥1.2 mm 作为内-中膜增厚的标准,是动脉粥样硬化的早期改变。

(2)颈动脉粥样硬化斑块:IMT 局限性增厚≥1.5 mm 时,称为斑块,斑块的大小、质地、形态变化,可造成不同程度的血管狭窄和血流动力学的改变。

(3)颈动脉狭窄:颈动脉狭窄在 60% 以上,就应积极采取有效的治疗手段。颈内动脉狭窄>70%,可引起缺血性脑血管病的发生,外科治疗效果明显高于药物治疗。

(4)颈动脉闭塞:是在颈动脉狭窄的基础上发生的,颈内动脉或颈总动脉闭塞可造成一侧脑供血中断,产生一系列病理变化和临床改变(图 14-13)。

(十四)冠心病

1.临床病理

冠心病全称为冠状动脉性心脏病,又称缺血性心脏病,是指冠状动脉粥样硬化或功能性痉挛使血管腔阻塞导致心肌缺血、缺氧而引起的心脏病。

2.超声诊断标准

(1)内膜增厚:左冠状动脉主干及右冠状动脉近端管腔内径为 3～6 mm,当管腔内径

＜3 mm或＞6 mm者均为异常,而内膜增厚、回声增强且不均匀是冠状动脉粥样硬化的证据。

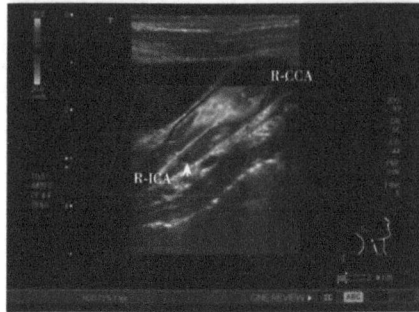

图 14-13　颈动脉硬化超声诊断图

(2)节段性室壁运动异常:伴随着冠状动脉缺血的心肌缺血常导致左室壁某个部位发生局限性的运动异常,它是切面超声心动图诊断冠心病的较特异性指标。

(3)心肌梗死:是指冠状动脉血供急剧减少或中断,使相应的发生心肌严重而持久的缺血、坏死,表现为室壁运动减弱、消失或矛盾运动;室壁变薄、室壁瘤形成、心功能不全等(图 14-14)。

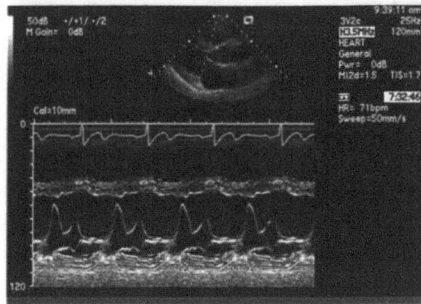

图 14-14　冠心病超声诊断图

六、小结与展望

预防医学的工作重点是健康和无症状患者,体检是预防医学的重要组成部分,是预防保健工作的重要手段之一,亦是预防疾病、延缓疾病发展的重要方式。超声影像技术的飞速发展,为预防医学和临床带来了不可估量的价值。超声检查因其实时、无创、价廉、易于重复等优势,极大地拓展了医学领域的早期诊断和早期治疗的价值,为疾病的诊断与治疗提供可靠的依据。

(安宝宁)

第三节　功能医学检测指标及含义

一、功能医学基本概念

(一)功能医学概念

功能医学是从 20 世纪 70 年代开始的一门新兴的医学模式,它是以科学为基础的保健医学,属预防医学领域。功能医学是一种评估和治疗疾病潜在因素的医疗保健方法,通过个体化治疗方法使机体恢复健康和改善功能。其应用是以人的基因、环境、饮食、生活形态、心灵等共同组合成的独特体质作为治疗的指标,而非只是治疗疾病的症状。

功能医学是一种完整性并具有科学基础的医学,除了治疗疾病外,它更提倡健康的维护,利用各种特殊功能性检查来了解和系统分析身体各系统功能下降的原因,再依其结果设计一套"量身定做"式的营养治疗建议、生活方式指导和功能恢复方法,以达到预防疾病,改善亚健康症状及慢性疾病的辅助治疗,享受更优质的生活。

(二)功能医学的健康观念

功能医学对健康的定义是健康乃是积极的活力,而不仅是没有疾病而已,健康应是心灵、精神、情绪、体能、环境及社会各个层面在人生的最佳状态。功能医学提倡的是如何提升器官的储备能力,及器官功能年轻化,提高生活品质,让人健康的老化,无疾而终,而并非因疾病老去。

二、功能医学检测

(一)功能医学检测概念

功能医学检测是以科学为基础的保健医学,以先进及准确的实验为工具,检测个人的生化体质、代谢平衡状态、内生态环境,以达到早期改善并维持生理、情绪/认知及体能的平衡的检测方法。

简单地说,功能医学检测是根据每一个亚健康状态的人的体质,评估身体器官无临床症状的功能状况,评估器官的"功能"而非仅器官的"病理"。功能医学检测包括基因检测、免疫系统功能分析、内分泌系统分析、代谢系统功能分析,生理代谢功能分析、胃肠道系统功能分析、营养状况分析等。

(二)功能医学检测意义

1.了解人体器官功能现在及将来运转状况

任何疾病的形成,都需要时间累积,在器官病变之前,通常器官的功能先下降,当下降到一个临界点时,器官才会有器质性病变,当出现器质性病变时,功能下降会更加明显,这是一个量变到质变的过程。功能医学检测是在生病之前,了解各个器官功能的指数是不是在正常范围之内,发现那些已经下降的指标,了解它们将来对身体产生的影响,同时通过科学的方法改善它们,减慢功能下降速率,达到防患于未然的目的。

2.功能医学检测发现疾病和亚健康的原因

传统的医学检测更多的是检测疾病,告诉患者身体哪里已经发生病理性变化,功能性医学检测更多的是强调是哪些指标的下降才导致生病,也就是病因,为疾病提供一种全新的辅助检查方式。

人们通常会因为有一些不适(如消化不良、胃肠胀气、睡眠不佳、容易疲劳、记忆力下降、关节酸痛等)去医院看病,各种检查、化验后无大问题,医师建议注意休息、舒缓压力、调解饮食,多运动。其实这些不适就是亚健康的表现,亚健康真正的形成是由于饮食、环境、不良生活方式导致的器官功能下降,改变了身体内环境的稳定状态,而产生的一系列症状。功能性医学检测则能发现亚健康形成的原因,具体检测出身体那些已经不在正常范围的微量元素和指标,这些也就是造成身体亚健康的原因。

3.功能医学检测分析机体衰老的速度

人体衰老有各种各样的原因,但总的来说,除了人体老化基因决定外,每个影响衰老的因素都是因为人体内的器官指标变化所形成的,每个人指标的变化程度不一样,衰老程度也就不同。只有真正了解人体各种健康和衰老指标,才能明白为什么比同龄人更老,身体状况更差的原因,才能真正地针对性地延缓衰老。功能性医学检测能检测出人体各种指标的状况,每种指标都有对身体及衰老的影响,综合所有的指标,也就能更容易地评估出身体衰老速度是否正常,有没有比同龄人更容易衰老。

4.根据功能医学检测结果有目标的补充营养保健食品

生活中,每个人都在比较盲目补充一些保健食品,对身体真正的帮助意义不大。功能医学检测可以通过检测血中各种所需营养浓度,知道身体内部缺少哪种元素,了解身体真正需求及需求量,根据身体代谢反应,来决定补充等量营养。

(三)功能医学检测方法

功能医学检测只需收集个人的粪便、尿液、唾液、血液及毛发,通过物理、化学、仪器或分子生物方法,检测、了解人体在无临床症状时期器官功能的改变程度。

三、功能医学检测内容及其含义

(一)基因检测

1.基因的概念

基因(遗传因子)是遗传的物质基础,是 DNA(脱氧核糖核酸)或 RNA(核糖核酸)分子上具有遗传信息的特定核苷酸序列。基因通过指导蛋白质的合成来表达自己所携带的遗传信息,从而控制生物个体的性状表现,通过复制把遗传信息传递给下一代,使后代出现与亲代相似的性状。它也是决定人体健康的内在因素。

2.基因检测的概念

基因检测是指通过基因芯片等方法对被检者的血液、体液或细胞的 DNA 进行检测的技术,是从染色体结构、DNA 序列、DAN 变异位点或基因表现程度,分析被检者所含致病基因、疾病易感性基因等情况的一种技术。基因检测可以诊断疾病,也可用于疾病风险的预测。

3.检测疾病类型

基因检测疾病类型包括恶性肿瘤疾病,心脑血管疾病,代谢与免疫系统疾病,呼吸、消化与泌尿生殖系统疾病,肌肉、骨骼关节及神经类疾病,眼、耳鼻喉及皮肤疾病,精神类疾病等。

(二)免疫系统功能分析

1.免疫系统功能评估

免疫系统是机体执行免疫应答及免疫功能的重要系统。由免疫器官、免疫组织、免疫细胞和免疫分子组成,是防卫病原体入侵最有效的武器,它能发现并清除异物、外来病原微生物等引起内环境波动的因素。免疫系统功能评估各种主要免疫细胞的数量、分布比例、活性及细胞增生与凋亡,了解机体免疫系统的作用,有助于正确的调节免疫功能,维持身体的正常防御。

(1)免疫系统功能评估:嗜中性粒细胞、淋巴细胞、单核细胞、嗜酸性粒细胞、嗜碱性粒细胞、T 淋巴细胞、辅助性 T 细胞、抑制性 T 细胞、Th/Ts 比值、B 淋巴细胞、自然杀伤细胞、自然杀伤细胞活性、细胞分裂周期和细胞凋亡比率。

(2)适合做免疫功能检测人群:免疫功能低下、年龄超过 50 岁、易生病、易发生感染、患有各种慢性病等。

2.自然杀伤细胞功能评估

自然杀伤细胞是一种细胞质中具有大颗粒的细胞,也称 NK 细胞。自然杀伤细胞功能主要评估免疫细胞的数量、分布比例、活性及细胞的增生与凋亡,可以了解机体自然杀伤细胞的功能,有助于正确调节免疫功能维持身体的正常防御。

3.慢性食物变应原分析

食物不耐受是指一种复杂的变态反应性疾病,人的免疫系统把进入人体内的某种或多种食物当成有害物质,从而针对这些物质产生过度的保护性免疫反应,产生食物特异性 IgG 抗体,IgG 抗体与食物颗粒形成免疫复合物,可引起所有组织发生炎症反应。如慢性鼻炎、关节痛、慢性疲劳、便秘、过敏性肠综合征、胀气、痤疮、湿疹、荨麻疹等。慢性食物变应原检测在功能医学检查中是一项基础检查,包括常见食物的慢性过敏 IgG 的强度分析,可分析检测出个人确切的食物变应原。

(1)常见食物变应原检测:肉类、海产品类、蛋奶类、谷物类、坚果类、蔬菜类、水果类以及生姜大蒜等食物。

(2)适合检测人群:眼睛有时发痒或多泪水,消化方面偶尔有胀气、腹泻、便秘情况,有肌肉和关节酸痛情况,皮肤荨麻疹或其他种皮炎,注意力不集中或易感疲劳,呼吸系统经常有气喘、咳嗽、鼻炎、支气管炎,焦虑、头痛及偏头痛现象等人群。

(三)代谢系统功能评估

1.代谢功能分析

代谢功能分析是评估尿液中 40 余种有机酸,这些有机酸是体内碳水化合物、氨基酸、脂肪酸、细胞能量生成、B 族维生素、神经传导物质、肝毒素、肠道有害菌滋生等经过代谢所产生的酸性产物,因此可提供观察机体细胞代谢过程及代谢功能效率的途径,了解细胞能量产生、神经内分泌失衡、环境毒素暴露、维生素缺乏、肠道菌群失调等问题,当代谢障碍被确认,可制订个性化营养方案,使机体症状得到缓解。

(1)代谢功能检测内容:己二酸、辛二酸、乙基丙二酸、丙酮酸、乳酸、羟基丁酸、枸橼酸、顺式乌头酸、异枸橼酸、酮戊二酸、琥珀酸、焦磷酸、苹果酸、羟甲基戊二酸、琥珀酸、焦磷酸、酮异戊酸、酮异己酸、酮-甲基戊酸、羟基异戊酸、甲基丙二酸、亚胺甲基麸胺酸、香草基扁桃酸、高香草酸、5-羟吲哚醋酸、犬尿胺酸、喹啉酸、2-甲基马尿酸、乳清酸、葡萄糖酸、羟丁酸、焦谷氨酸、硫酸、D-乳酸、对羟基苯乙酸、靛、苯丙酸、对羟基苯甲酸。

(2)适合检测人群:超重/肥胖;营养不均衡;易疲劳;记忆力衰退、失眠;胃肠功能失调,便秘,胀气;情绪不稳定,易烦躁,抗压能力不足;抵抗力不足,反复感染;易过敏等人群。

2.肝脏解毒功能分析

肝脏解毒功能是指在机体代谢过程中,门静脉收集来自腹腔流的血液,血中的有害物质及微生物抗原性物质,将在肝内被解毒和清除。肝脏解毒功能分析是利用小剂量的物质,如咖啡因、醋胺酚、水杨酸来刺激肝脏,并收集唾液及尿液标本,分析肝脏的解毒功能,评估肝脏的解毒能力及自由基的伤害。肝脏解毒功能失调可能导致的疾病包括慢性疲劳综合征、多重化学物质过敏、帕金森症、多发性硬化症、肌萎缩侧索硬化症等。

(1)肝脏解毒功能检测:咖啡因清除率、甘氨酸结合作用、硫化反应、醛糖酸化反应、Phase I/Sulfation比值、Phase I/Glycination 比值、Phase I/Glucuronidation 比值。

(2)适合检测人群:高血压、高三酰甘油、高胆固醇、吸烟、过量饮酒、肝功能下降、糖尿病、胆结石,常暴露于汽车废气中、居住或工作场所新铺地毯或新刷油漆、乙型肝炎病毒携带者等。

3.心血管代谢综合征健康评估

心血管疾病与先天基因体质和后天环境因素、生活形态,包括饮食、运动等密切相关。根据国人十大死因统计,心血管相关疾病占其中的四项,包括心脏病、糖尿病、脑血管疾病和高血压。心血管代谢综合征健康评估包括血脂代谢、血管壁完整性、慢性发炎因子、糖化反应与氧化压力,可提供心血管健康与代谢综合征的全面性评估。

(1)心血代谢综合征健康检测:三酰甘油、总胆固醇、低密度脂蛋白胆固醇、高密度脂蛋白胆固醇、脂蛋白(a)、TG/HDL-C 比值、T-Cho/HDL-C 比值、LDL-C/HDL-C 比值、同型半胱氨酸、非对称性二甲基精胺酸、C-反应蛋白、纤维蛋白原、空腹胰岛素、空腹葡萄糖、糖化血红蛋白、血清铁蛋白、辅酶 Q10、谷胱甘肽。

(2)适合检测人群:年龄>35 岁、肥胖者(BMI>24)、有糖尿病家族史或病史者、有高血压、心血管疾病家族史或病史者、有高血脂家族史或病史者、有妊娠糖尿病者或多囊性卵巢病史者、少运动者、工作压力大等。

4.骨质代谢健康评估

骨质代谢分析是对骨质增生标记骨钙素、甲状旁腺素、骨质流失标记及造骨所需营养素维生素 D、促进因子维生素 K、NTx 标志物及血钙分析,来全面性了解骨质破坏与增生的平衡性,以评估骨质生长或骨质疏松的真实情况。并使医师可据以判断正确的临床治疗或营养补充品疗程,以达到确实维护骨骼健康的目的。

(四)内分泌系统

1.精神荷尔蒙分析

荷尔蒙对人体调节系统扮演着强大的角色,适当的荷尔蒙平衡是维持健康的要件。许多男女在进入 40 或者 50 岁更年期的时候,会经历一系列由荷尔蒙不平衡引起的症状,包括丧失性欲,思维模糊,体重增加、忧郁、失眠多梦等。此外,荷尔蒙还是一种自然的能量促进器,能保护机体免受忧郁和心脏病的困扰。当荷尔蒙缺乏或者过量时会影响睡眠质量、代谢和抵抗疾病的能力。

精神荷尔蒙检测包括多巴胺、去甲肾上腺素、肾上腺素、麸胺酸酯、血清素、γ-氨基丁酸、色氨酸、5-羟色氨酸、褪黑激素、酪氨酸。

2.雌激素代谢分析

雌激素是一类主要的女性荷尔蒙,包括雌酮、雌二醇等。雌二醇是最重要的雌激素。雌激素主要由卵巢分泌,少量由肝,肾上腺皮质,乳房分泌。雌激素缺乏会出现骨质疏松、无月经、停经综合征等困扰,过多则有月经过多、子宫肌瘤、乳癌、焦虑和易怒等问题。雌激素代谢分析是评估雌激素在肝脏两个阶段的代谢是否顺畅,是测定尿液中雌激素与雌激素代谢产物的含量,是评估保护雌激素代谢机制的重要步骤。

(1)雌激素代谢检测:雌酮、雌二醇、雌三醇、2-羟基雌酮、4-羟基雌酮、16α-羟基雌酮、2-甲氧基雌酮、4-甲氧基雌酮、2-OHE1/16α-OHE1 比值、2-MeOE1/2-OHE1 比值。

(2)适合检测人群:乳房肿胀、乳房纤维囊肿、乳癌;焦虑、忧郁、经前综合征、子宫肌瘤、子宫内膜异位症、子宫癌;卵巢癌;肥胖;长期口服避孕药;有乳癌、子宫癌等家族史等。

3.肾上腺皮质压力分析

当内在认知与外在事件冲突时,就会产生压力,这时肾上腺就会分泌大量的肾上腺素以应付压力,此时抗压荷尔蒙也同时增加分泌,身体处在一种平衡的状态,以避免内在的伤害。如果抗压荷尔蒙与压力荷尔蒙无法平衡时,就会产生许多情绪的及身体上的疾病。肾上腺压力分析是种功效大又精准的非侵入性检验方法,同时也是测量压力反应的可靠指标,也是发现肾上腺荷尔蒙不均衡的重要工具。

肾上腺皮质压力检测包括促肾上腺皮质素、肾上腺皮质醇、活性皮质醇、脱氢表雄固酮(硫酸酯)、分泌型免疫球蛋白 A、DHEA/FreeCortisol 比值。

4.女性荷尔蒙分析

女性荷尔蒙包括数种在女性身上比较多的荷尔蒙。卵巢分泌两大类女性荷尔蒙:雌激素和孕激素。其中雌激素之中最重要的是雌二醇;孕激素之中最重要的是黄体素。这些荷尔蒙的分泌量与平衡关系与女性卵巢周期、生育能力和妇科相关疾病、心血管健康、认知与情绪等皆有关。女性荷尔蒙分析可用于预防和治疗与荷尔蒙不平衡的相关疾病和症状,以及荷尔蒙不平衡相关疾病风险的评估,包括乳癌、卵巢癌和子宫癌。

(1)女性荷尔蒙检测:黄体刺激素、滤泡刺激素、孕烯醇酮、黄体酮、脱氧皮脂酮、皮脂酮、醛固酮、17-羟孕烯醇酮、17-羟黄体酮、11-脱氧皮脂酮、皮脂醇、脱氢异雄固酮、脱氢异雄固酮硫酸盐、雄烯二醇、雄烯二酮、睾酮、二氢睾酮、还原胆烷醇酮、雄酮、雄烯二醇、雌酮、雌二醇、雌三醇、性荷尔蒙结合球蛋白。

(2)适宜检测人群:月经不规律;不孕;月经前出现烦躁易怒、水肿、头痛或情绪不稳;更年期出现热潮、经期不规律、心情郁闷;对性行为没有兴趣等。

5.男性荷尔蒙分析

男性荷尔蒙是促进男性生殖器官的成熟和第二性征发育并维持其正常功能的一类激素。男性激素的主要作用是刺激雄性外生殖器官与内生殖器官(精囊、前列腺等)发育成熟,并维持其功能,刺激男性第二性征的出现,同时维持其正常状态。荷尔蒙的分泌量与平衡关系与男性之活力、生育能力、心血管健康、认知与情绪、秃发、前列腺健康等皆有关。男性荷尔蒙健康分析能检测出许多扰乱睾固酮分泌节律的因素,包括老化、慢性疾病、感染、接触病毒、抽烟、创伤等。有助于预防和治疗与荷尔蒙不平衡的相关疾病和症状,以及荷尔蒙不平衡相关疾病风险的评估,包括前列腺癌。

(1)男性荷尔蒙检测:黄体刺激素、滤泡刺激素、孕烯醇酮、黄体酮、脱氧皮脂酮、皮脂酮、醛固酮、17-羟孕烯醇酮、17-羟黄体酮、11-脱氧皮脂酮、皮脂醇、脱氢异雄固酮、脱氢异雄固酮硫酸盐、雄烯二醇、雄烯二酮、睾酮、双氢睾酮、原胆烷醇酮、雄酮、雄烯二醇、雌酮、雌二醇、雌三醇、性荷尔蒙结合球蛋白、前列腺特异抗原。

(2)适宜检测人群:年龄＞35 岁;性功能低落或勃起困难;经常情绪低落、沮丧;肤色变浅;体重增加;有前列腺癌或睾丸癌家族史;没有生殖能力等。

(五)营养系统

1.氨基酸平衡性分析

氨基酸是构成蛋白质的基本单位,赋予蛋白质特定的分子结构形态,使他的分子具有生化活性。蛋白质是生物体内重要的活性分子,包括催化新陈代谢的酵素和酶。氨基酸是构建人体结构组织和荷尔蒙的必需物质,此类化合物或衍生物皆是来自于饮食中的氨基酸。氨基酸平衡性分析是通过检测了解饮食中蛋白质摄取与吸收是否足够与平衡,体内氨基酸如处于不平衡状态可提供许多相关疾病的信息。通过检测结果制订个性化氨基酸营养处方改善胃肠道功能、促进血管健康、改善解毒功能、改善神经肌肉功能以及改善神经系统与行为问题。

(1)氨基酸平衡性检测:精氨酸、组氨酸、异亮氨酸、白氨酸、牛磺酸、苏氨酸、色氨酸、缬氨酸、丙氨酸、门冬酰胺、天冬氨酸、半胱氨酸、谷氨酸、谷氨酸盐、甘氨酸、脯氨酸、丝氨酸、酪氨酸。

(2)适宜检测人群:注意力不集中、厌食、抑郁、免疫力下降、性欲缺乏、慢性疲劳综合征等。

2.抗氧化维生素分析

维生素是一系列有机化合物的统称。它们是生物体所需要的微量营养成分,需要通过饮食等手段获得。维生素对生物体的新陈代谢起调节作用,缺乏维生素会导致严重的健康问题;平衡适量的抗氧化维生素浓度有助于防止自由基对身体的伤害及慢性病形成。

(1)抗氧化维生素检测:维生素 A、茄红素、α-胡萝卜素、β-胡萝卜素、叶黄素、δ-维生素 E、γ-维生素 E、α-维生素 E、辅酶素、维生素 C。

(2)适宜检测人群:长期疲倦状态、有过敏问题、经常肌肉或关节疼痛、经常感冒或有鼻炎问题、工作压力大、吸烟或接触二手烟等。

3.氧化压力分析

氧化压力是指体内自由基过多与抗氧化物不足所产生的结果。一般状况下,机体会自动修补氧化压力所带来的伤害。若身体存在过多的自由基却无足够的抗氧化物来平衡它,就会造成细胞损伤。现代人工作压力大、情绪紧张、饮食不当及环境污染等因素,经常会让身体处于高氧化压力状态。评估氧化损伤与抗氧化储备能力之间的平衡,有助于找出慢性病的潜在原因。氧化压力分析可早期评估组织伤害状况,确定不平衡的程度,有助于制订具体的针对性的补充或调整,达到身体的平衡,提高自身抗氧化水平。

(1)氧化压力检测:血脂、自由基、血浆丙二醛、红细胞超氧化物歧化酶、含硫化合物、总谷胱甘肽、红细胞谷胱甘肽过氧化物酶、谷胱甘肽转硫酶。

(2)适宜检测人群:长期疲倦状态、有过敏问题、经常肌肉或关节疼痛、经常感冒或有鼻炎问题、工作压力大、经常吃快餐、经常接触汽车废气、吸烟或接触二手烟等。

(六)胃肠道系统

肠漏症是指当肠道因为各种因素,如发炎、过敏等失去其完整性,使肠道的渗透力增加,未消化的大分子及代谢或微生物毒素透过小肠进入血液循环,刺激活化免疫及自体免疫系统,危害肝脏、胰腺等器官,从而引起各种疾病。

1.小肠渗透力检测

乳果糖回收百分比、甘露醇回收百分比、乳果糖与甘露醇比例,以评估小肠吸收力及屏障功能。

2.适宜检测人群

腹胀、腹痛、腹泻、便秘、体臭、头痛、眩晕、皮肤粗糙或发痒、荨麻疹、食物过敏、关节炎、腰酸背痛等。

(安宝宁)

第四节　健康体检注意事项

一、体检前注意事项

(1)体检前3天内保持正常饮食,不要大吃大喝,不吃太甜、太咸、过于油腻、高蛋白食品及大量海产品,不要饮酒及浓茶、咖啡等刺激食物,晚上应该早休息,避免疲劳及情绪激动。各类食物可能对体检造成的影响:①含碘高的食品:如深海鱼油、藻类、海带、海蜇皮等,会影响甲状腺功能检测。②含嘌呤类的食物:如动物内脏、海鲜类食品,会影响血尿酸的检测。③动物血液制品:对大便潜血试验检查有一定影响。④含糖过高食物:对血糖、尿糖的检测有一定影响。⑤高蛋白食品:对肾脏功能检测有一定影响。⑥高脂肪食品:影响血脂的检测。

(2)体检前需禁食至少8小时,否则将影响血糖、血脂、肝功能(但饮少量的清水,送服平时服用的药物,不会影响体检结果)。

(3)体检前3天不要服用非必需药物,因为各种药物在体内作用可能会影响到体检的准确性。

(4)为了保证体检后能准确地了解自己的体检结果,在体检前应认真填写和核对体检表。

(5)体检前勿贸然停药。如高血压病患者每天清晨服降压药,是保持血压稳定所必需的,贸然停药或推迟服药会引起血压骤升,发生危险。按常规服药后再测血压,体检医师也可对目前的降压方案进行评价。服少量降压药对化验的影响是轻微的,所以高血压患者应在服完降压药物后体检。对糖尿病或其他慢性病患者,也应在采血后及时服药,不可因体检而干扰常规治疗。

二、体检注意事项

(1)体检当天要注意先做要求空腹检查的项目,如采血、空腹彩超等。

(2)体检当天不要化妆,否则可能影响医师的判断(如贫血、心脏疾病和呼吸系统疾病等)。

(3)穿着简单衣物,女性勿穿连衣裙、高筒袜、连裤袜,男性不要打领带,穿高领套头衫或紧身衣。体检当日最好不要佩戴项链等饰品,不要穿带金属物品的衣服,女性内衣尽量不要带钢托。

(4)精神放松,用一种平常的心态参加体检,切忌紧张,以使检查结果得到客观、真实的反映。

(5)体检化验要求早上7:30至8:30采空腹血,最迟不宜超过9:00。太晚会因为体内生理性分泌激素的影响,使血糖值失真。所以受检者应该尽早采血,不要轻易误时。静脉采血时心情要放松,抽血后立即压迫针孔5分钟,防止出血,勿揉局部。因个别人需较长时间才能凝血,若出现小片青紫,待24小时后进行局部热敷,会慢慢吸收。如有晕血史,请提前告知采血人员。

(6)内科检查前请先测血压、身高、体重。

(7)做X线检查时,宜穿棉布内衣,勿穿带有金属纽扣的衣服、文胸,请摘除项链、手机、笔、钥匙等物品。拟在半年内妊娠的夫妇及已妊娠的女士,请勿做X线检查、骨密度检查。

(8)做膀胱、前列腺、子宫、附件彩超时请勿排尿,如无尿需饮水至膀胱充盈。

(9)心电图检查前应安静休息5分钟左右,不能在跑步、饱餐、冷饮或吸烟后进行检查,这些因素都可以导致心电图异常,从而影响对疾病的判断。

（10）做经颅多普勒检查时，需停服对脑血管有影响的药物3天以上，检查前一天应洗头。

（11）做尿常规留取尿标本时，需要保持外阴清洁并留取中段标本，以确保化验结果的准确性，女士留取尿标本应避开月经期（至少经后3天）。

（12）便常规检查，可到体检中心后留取标本，也可在体检当日在家中使用干净容器留取。如大便有黏液或血液，应注意选取黏液及血液部分，以便提供准确的信息。

（13）女士做妇科检查（宫颈癌筛查），请避开经期，筛查前24小时阴道不上药、不冲洗、不过性生活。未婚女性不做该项检查。

（14）在体检过程中，向体检医师提供尽可能全面准确的疾病病史。

（15）请配合医师检查，务必按预定项目逐科、逐项检查，不要漏检。

三、体检后注意事项

（1）请保存好体检结果，以便和历次体检结果对照，也可作为以后就医的参考资料。

（2）如果在当次体检中身体状况良好，请保持良好的生活习惯，并且定期进行全面检查。

（3）如果体检结果反映出您的健康状况存在问题，请根据体检医师建议对异常指标进行复查、进一步检查或就医。

（4）当检查方法不足以作为诊断根据时，就必须到医院做进一步检查。

（5）当体检结果提示有疾病，需要治疗，应及时就医，以明确诊断疾病，以免耽误疾病治疗。

（安宝宁）

第五节　体检中心护士职责

一、体检中心护士长职责

体检中心护士长在体检中心主任和体检部主任的领导下，履行下列职责。

（1）全面负责体检中心护理部的日常管理工作。

（2）组织拟制中心护理工作计划和管理制度。

（3）安排中心护理人员的日常管理、培训、排班、考勤等各项工作。

（4）组织领导中心护理教学、科研、业务训练、技术考核工作。

（5）组织落实各项护理规章制度和技术操作常规，并监督检查。

（6）组织中心护理交班和护理巡查，分析中心护理、心理服务工作质量和安全情况。

（7）负责安排各岗位护士的具体工作，根据需要进行适当调整，提出本科室护理人员调整的建议。

（8）做好与各部门协调工作，加强医护配合。

（9）掌握每天预约的参检人数、人员组成和具体要求，合理安排人员。

（10）负责体检中心消毒隔离制度的修订和组织实施。

（11）负责对中心的内部环境的全面管理。

（12）做好护理相关部门每月的物耗预算上报及日报、月报统计工作。

(13)指导中心护理人员开展新业务、新技术和信息化项目的应用。

(14)完成中心主任交办其他工作。

二、前台护士职责

(1)在护士长的领导下进行工作。

(2)提前 15 分钟到岗,做好体检前准备工作。

(3)负责制作、发放受检客人的《体检指引单》,嘱客人填写个人资料。

(4)负责向受检客人发放标本管(尿、便、尿 TCT 等标本),并负责说明标本管使用方法及注意事项。

(5)熟悉各检测项目、目的、价格等内容,做到熟练掌握。

(6)负责体检客人临时加减项目的录入与确认。

(7)体检结束后,负责收集《体检指引单》并进行认真仔细的查对,防止体检表遗失或体检漏项,一旦发现立即联系相关部门予以弥补。

(8)负责每天体检统计工作,与财务核对个检、团检收费和体检单项收费总额,填写体检日报表。

(9)负责为个检客人开具收费单。

(10)负责做好《体检指引单》在前台期的临时管理与交接工作。

(11)负责做好体检客人的相关咨询与解释工作。

(12)负责做好待查、漏查项目的统计,并在规定时间向外联人员上报及时通知客人补检。

三、导检护士职责

(1)在护士长和主管护士的领导下进行工作。

(2)负责迎接与指引体检客人。

(3)负责协助客人办理存包手续。

(4)负责体检客人体检顺序的组织,根据客人的多少,合理安排体检顺序(餐前餐后)。

(5)对空腹项目检查完毕的客人,引导其用餐。

(6)随时根据体检流程情况合理安排检测项目,防止科室忙闲不均,减少客人等候时间。

(7)维持现场秩序,做好客人的疏导工作。

(8)熟悉各检查项目、目的、价格等内容,耐心回答受检客人提出的问题。

(9)对检查完毕的客人嘱其将《体检指引单》交到前台。

(10)负责指导、监督保洁人员将体检客户的尿、便标本及时收集送至检验科。

(11)负责及时收集妇科检查标本,并及时送至检验科。

(12)负责更换体检公共场所的饮用水。

(13)协助相关人员做好客户投诉的处理工作。

四、测量血压、身高、体重室护士职责

(1)在护士长的领导下进行工作。

(2)负责体检客人的身高、体重、血压的测量。

(3)负责体检前的准备工作,检查测量仪器是否正常,确保检测数据准确无误。

（4）熟练掌握测量方法、步骤及注意事项，准确记录测量结果。

（5）认真核对受检者姓名、性别及检测项目，防止测量或记录错误。

（6）对异常血压要进行复测并与相关科室联系。

（7）负责测量仪器的使用与保管，需要维修时，要提前申报，不得影响体检工作。

五、采血室护士职责

（1）在护士长的领导下进行工作。

（2）负责体检客人的血液采集工作。

（3）严格执行无菌技术操作规程，熟练掌握静脉穿刺技术。

（4）认真执行"三查七对"制度，核对化验单与客人的名字并与客人确认，一旦发现有误，须速与前台核对。

（5）严格执行一次性医疗用品的使用管理有关规定，做到一人、一针、一管、一巾、一条止血带。

（6）按照医疗废物管理规定，负责对使用过的棉签和一次性注射器的处理，并及时送交收集地点集中管理。

（7）做好当日工作量的核对、登记、统计工作（体检表、化验单、外送标本等）。

（8）负责采血物品的请领和保管，并做好使用消耗登记。

（9）负责采血室内的消毒工作。

（10）负责收集整理各科检查报告。

（安宝宁）

第六节　体检的人性化护理

21世纪以人为本，人则是以健康为本。健康是人生的第一财富，随着我国经济的快速发展、国民生活水平的提高和社会的整体健康意识的增强，人们对预防保健的需求愈加强烈，健康体检中心应运而生，服务模式从过去单一的健康体检发展为健康管理、健康咨询、健康教育等综合的服务模式。以人的健康为中心的护理观念使护理对象从患者扩展到健康者的预防保健，因而对体检中心护理工作提出了更高的要求，实行医院人性化服务是坚持以人为本理念的必然要求。也是医学模式转变的必然要求，更是医院提高核心竞争力的必然要求。

到医院进行健康体检者心理不尽相同，他们希望能够用相对少的时间和精力高质量地完成体检活动并获取准确的有针对性的健康信息。人性化服务的核心就是要了解和重视体检者的健康需求，如人格尊严和个人隐私的需求、体检环境舒适和体检结论准确无误的需求、受到医务人员重视的需求、体检过程温馨方便的需求、体检费用项目知情同意的需求、体检中尊重体贴关心的需求、体检时提前沟通的需求、体检后获得健康指导的需求、对医院工作制度人性化的需求、护士职业形象的需求。因此，这就要求医务人员应该牢记以体检者为中心，以质量为核心，以体检者满意作为我们的工作目标。服务应从细微之处入手，贴近生活，贴近社会。积极主动地用亲情和爱心全程全方位地为体检者提供满意的人性化服务。要尊重体检者的健康需求、人格尊严和个人隐私,营造优美温馨舒适的体检环境,创建方便快捷的工作流程,完善护理服务内容,提供精湛的操作技术,才能使体检者得到满意服务,提高护理工作价值。使其在体检过程中感受到人性的温暖,享受到符合体检者的个性化、专业化、人性化的服务。

一、实施人性化护理工作的具体措施

(1)医务人员要强化服务更新理念,树立以人为本的服务意识,护士要具备良好的职业素质和丰富的人文知识还要掌握心理学、社会学等方面的知识。不断提高沟通技巧,另外,还应具备一定的健康教育水平,熟练掌握各个医技检查项目方法、目的和注意事项。

(2)在体检中心,虽然面对的都是一些健康人群和亚健康人群,但是医院对于护士的礼仪要求、服务要求更加严格。这是为了体现体检中心的特色,减轻体检者对医院的恐惧感。

(3)要形成良好护理行为规范,重视外部形象,做到工作制服合体整洁,头发不过肩,首饰不佩戴整体感觉清新利落,淡妆上岗,微笑服务。让人们看着轻松、舒服,缩短相互之间的距离。

(4)要规范服务礼仪,礼仪服务不仅体现于站姿、微笑,还包括护士的仪表、仪容、风度、气质等。所以要用规范的动作和语言向大家展示标准的仪表、站姿、坐姿、行姿和礼貌用语,做到来有迎声,问有答声,走有送声等"三声"服务。见面先问您好,导检先用请,操作失误先道歉,操作完毕说谢谢,体检结束不忘嘱咐今后按时体检。

二、要建立便民预约服务系统

体检者可通过上网查询体检项目套餐,电话预约和制定体检项目。根据专家的意见针对不同年龄层次、不同生活方式和不同单位以及具体要求、经济基础等特点,设计制定相应的体检项目,如有特殊情况可临时增减体检项目;做到不乱收、多收费用,让体检者明明白白的消费,让受检者放心,充分体现以人为本的思想。并保存和传真体检者体检结果的信息资料,实现体检系统网络自动化管理,方便快捷,准确无误。

三、营造一种充满人情味的、尽可能体现温馨和舒适的体检环境

由于等待往往令人焦急、烦躁不安,对体检本来持迟疑态度的人会因此而动摇。所以休闲厅应该设置舒适的座椅、配备饮水机,一次性水杯,微波炉等供体检者使用。摆放各种健康保健宣传资料、创办健康教育专栏、利用电视等多媒体传播医学保健知识,使体检者在等待中获取相关的保健知识,同时也减轻了体检者在等待体检过程中的焦躁情绪。

四、实施全面详细健康教育,提高体检者保健意识

(一)体检前健康教育

介绍体检环境,体检流程,向体检者讲解体检前需注意的事项。其内容是体检前饮食注意的事项,以保证体检结果的真实性、准确性,减少误诊。交代体检项目,让患者了解体检过程中的禁忌,如忌采血时间太晚、忌体检前贸然停药、忌随意舍弃检查项目、忌忽略重要病史陈述、忌轻视体检结果。

(二)体检中的健康教育

体检中医务人员应主动向体检者讲解一些相关的检查知识和保健知识,包括各项检查的目的和意义,针对存在的健康问题讲解一些相关的疾病知识及注意事项等。

(三)体检后的健康教育

医务人员在发放体检报告时应向体检者详细讲解其目前的健康状况,以使体检者对自己的健康状况有一个全面而客观的认识,并进行相关的防病知识的宣传,包括健康的生活方式,合理的饮食指导及用药注意事项等。

五、建立导诊巡诊岗位

挑选知识全面工作能力强,有亲和力的护士担任导检,结合体检业务特征和功能要求,充分考虑体检者的年龄、职业、文化背景等因素。做到热情接待语言文明,语气柔和。妥善安排体检者排队次序及诊室分流。并及时做好与体检者沟通交流工作,合理调整各科室待检人数既保障体检工作顺利进行又保证每位体检者都享受到了全时服务。从而使体检流程紧密衔接,缩短体检者排队和等待的时间。对受检者提出的疑问,及时耐心地解答,对情绪急躁、有误解的受检者,应及时做好解释和安抚工作。合理安排体检顺序最大限度地减少人员流动,工作人员要自觉做到"四轻":说话轻、走路轻、操作轻、开关门轻,加强宣传使体检者自我约束避免大声喧哗,以减少噪声污染,共同创造一个安静舒适的体检环境,全心全意为体检者提供优质、高效、安全、舒适的体检服务。

六、体检各诊室应色彩宜人,空气清新,温度适宜

每天体检完毕应彻底打扫各诊室卫生。每天空气紫外线消毒。家具陈设消毒液擦拭。注意常开窗通风。

七、创建方便快捷的人性化一站式体检服务流程

使体检者相对集中在一层楼内完成检验、B超、心电图、内外科、五官科、放射科、妇科、皮肤科、口腔科的检查。以减少来同奔波之苦。

八、建立绿色通道

为年老体弱行动不方便者安排专人全程陪护,优先检查,缩短检查时间,让体检者感到受尊重、爱护。对特殊检查者应提前预约并专人陪同以保障查体活动高质量高效率完成。

九、提供熟练的操作技术,体检中心护士对受检者应文明用语

微笑服务,如在操作前要说"请";抽血后要说"请屈肘按压5分钟";操作完毕后要说"下一步请做某某检查"。严格执行"一人一巾一带消毒制度",穿刺采用无痛技术,操作熟练轻巧,要求做到"稳、准、快、一针见血",同时也要运用沟通技巧与体检者交流以分散其注意力消除紧张恐惧心理,而达到减轻疼痛的目的。晕针者采取平卧抽血,专人监护,保障安全,并配备热牛奶及糖水等,以免发生意外。测血压体位舒适正确,测量值准确无误。

十、提供免费的早餐

就诊者检查完毕后,他们的体能消耗较多,感觉饥饿时能吃到医院提供的品种丰富、花样齐全的免费早餐,心情舒畅,能体会到浓浓的人情味,对医院的信任度、满意度也提高了。

十一、后续服务

(1)建立健康档案:将体检结果保存在电脑中以方便体检者查询与对比,方便两次体检结果之间的分析,从而制定出更适合体检者的保健治疗方案。体检结论根据体检者需要,可邮寄、送达或自取。需进一步了解健康状况可电话或上门咨询。实行重大疾病全程负责制,对一些检查出重大疾病的体检者,争取在最短的时间内通知患者单位及本人来院就诊治疗,帮助患者联系相关科室的专家为其诊治并负责联系住院床位,使其尽快接受治疗,争取早日康复。

(2)建立同访制度:满意度调查,对每一个体检单位负责人进行同访,并发放满意度调查表,了解本单位职工对体检工作的满意度,对存在的问题及时分析原因,提出整改措施,以不断改进工作。

(3)电话回访:对存在健康问题的体检者,定时电话了解健康情况,提醒其做必要的复查,并送去温馨的祝福。

(4)对体检者出现的异常指标进行归纳整理,根据情况请专家进行会诊,以明确诊断。应一些单位的特殊要求,派专家到体检单位对体检结果进行详细讲解,并制定出合理的治疗方案。

总之,在健康体检中进行人性化护理是一种整体的、创造性的、个性化的、有效的护理模式。同时补充了"以人为本,以患者为中心"整体护理内涵,充分展现了护士的多种角色功能,扩大了护理范畴。随着人性化护理服务措施的不断完善,注重体检者人性关爱。使体检者感受到了方便、舒适、温馨、满意,赢得了体检者的信任与尊重。使他们获得了满足感和安全感。而放心地接受体检。并且都能在体检后保持良好的心态,把握自己的健康状况,调整自己的生活方式正确合理用药。不断提高自己的生活质量。使健康者继续更好的保持健康,使亚健康状态逐渐转化为健康状态。达到早诊断、及时治疗、早日康复的目的。此外,人性化护理管理工作运用到体检服务中,医务人员责任感增加了,工作质量和效率不断提高,通过群体的健康筛查还为医院各科室提供了一定数量的门诊及住院患者。使医院的社会效益和经济效益不断得到了提高。

（安宝宁）

第七节　小儿体格检查护理

在国民经济水平不断攀升的过程中,对体质健康的情况也越来越重视,尤其是身体组织器官发育并不健全的婴幼儿。由于婴幼儿机体免疫抵抗能力比较差,相对来说更容易患病,因此,为了能够更好地保障儿童健康和促进发育成长,儿童健康体检就显得越来越有必要。而在现阶段医疗改革不断深入的过程中,社会大众对医疗服务的要求不断提升,所以,如何能够做好儿童健康的体检工作,确保儿童体检者能够在短时间内得到更周到、更细心地服务,已经成为目前儿科体检工作中面临的重要课题,为此,我们制定了一些人性化护理服务措施,希望能够更好地提升体检儿童及家属的护理满意程度。综上所述,儿童健康体检可为儿童疾病早期诊治提供可行性依据,而人性化护理服务在儿童健康体检中的应用,更好地帮助体检儿童及家属提升护理服务工作的满意态度,这不仅可以减少医患矛盾纠纷,同时也可以更好地提高儿童体检的积极性,因此,有增强社会效益的作用。

一、小儿体格检查的注意事项

不要机械地为执行检查而给患儿造成不良刺激。要随时注意保暖，不要同时过多地暴露小儿的身体。在患儿烦躁不安、情绪反抗的时候，更应当耐心，千万不可急。向母亲询问病史的时候，应频频向患儿说一两句话，使他逐渐解除恐惧心理，易于合作或反抗较少，然后进行诊察。患儿拒绝脱衣检查时，应说服或请母亲协助。

(一)环境准备

在给小儿做体格评估的时候，要准备一个舒适的场所，温度适宜，有图画、玩具、娃娃、游戏可以给小儿玩，确保可能会发生危险的设备都在小儿不能触及的地方，可以保护学龄期儿童和青少年的隐私。

(二)让小儿配合

在检查前，护士应该和父母交谈、微笑地看着小儿、给予适当的抚摸，然后才让小儿躺在诊疗床上。如果小儿没有做好准备，可以先和父母交谈然后慢慢把注意力移到小儿身上，赞赏小儿的外貌、衣着或喜欢的东西，和小儿讲有趣的小故事，或是用纸套娃娃等替代护士来和小儿交流。

(三)适当的宣教

护士可以使用娃娃来给小儿示范将要做的检查，也要让小儿参与到检查中，如让小儿自己选择是睡在诊疗床上还是坐在妈妈身上，让小儿自己拿着小设备，鼓励小儿用小设备去给娃娃或是家长做检查，还要用很简单的话来给小儿解释检查的每一个步骤。

(四)技术熟练

在给患儿检查的时候要按照一定的顺序，通常都是从头到脚，年长儿可能自己对检查的顺序有要求的话可以更改，最后检查疼痛的部位，在危急时刻，要先检查受伤的部位和重要的脏器功能，如气道、呼吸和循环。但要避免过长时间的操作宣教，尽快地操作，避免小儿的焦虑。

(五)鼓励小儿

在检查完之后要和家长说明检查的结果，还要表扬小儿在检查过程中的配合，可以给一些小粘纸之类的作为奖励。

二、体格检查用具

除普通内科常用器具之外，须准备适合小儿的检查用具：各种体温表，准确的计量器具如量尺、小儿用磅秤、台秤，用电池的耳镜，听诊器(用于婴儿的胸件应比成人所用者小，直径约2.5 cm)，配有各种型号袖带的血压计以及小型压舌板。检查婴儿时，可准备一些玩具，以便哭闹时应用。此外，检查室须温暖安静，并有充分的自然光线，便于仔细观察。

三、体格检查准备

检查者态度应和蔼可亲，对婴幼儿，宜先一面观察其一般情况，一面与其逗玩，并让小儿熟悉一些检查用品，如听诊器等，以解除其防御、惧怕甚至敌对的心理状态。对年长儿，可直接说明即将进行的检查项目，嘱其合作，不必通过其父母去命令他。检查者的手应保持干净、温暖，不至于刺激小儿皮肤而引起反抗。如果检查者本人患呼吸道感染，还必须戴上口罩。

四、患儿体位

小儿体检时所采取的体位宜根据年龄及需要检查部位等而定。新生儿可在检查台上或保温箱内进行检查。婴幼儿则可由父母抱在胸前,面对检查者或面向一侧,横坐在父母的腿上,以利于进行肺部的叩诊和听诊。检查心脏和腹部时,则让小儿仰卧在检查台或父母膝上,将髋部弯曲以助腹部肌肉的放松。对年长儿的检查,则宜嘱其坐、立或躺在检查台上。检查咽部时,宜靠近窗户,利用自然光比用灯光更方便,较大儿童可经说服令其自动张口伸舌,并发出"啊"音,就可不用压舌板而看到全咽,但婴幼儿都需用压舌板。

五、体格检查的顺序、技术和内容

(一)检查顺序及技术

小儿体格检查顺序可按一定的诊察程序进行,但要根据不同的年龄、病情及临时需要而灵活运用。

测体温宜在腋下试表,试表时间不应超过 5 分钟。正常体温一般平均为 36～37 ℃。如果小儿合作,腹股沟较腋部为好,因该处脂肪多,易于夹紧体温表,个别病例可用肛表。需要时,可于体格检查后试表,以免不合作儿童的挣扎。

体格检查一般先做整体视诊,如观察小儿的面容、表情、营养及发育状况,五官、四肢是否对称,有无畸形,姿势、体位、动作及步态等。以后依次检查头面部,颈部,胸背部,腹部,肛门,外生殖器,神经系统反射等。皮肤与淋巴结的检查可在各部检查时顺便进行,亦可放在系统检查之前。对婴幼儿,则亦先做心脏听诊,腹部听诊与触诊等,因为上述检查需在安静情况下进行,方能获得准确的结果。肺部听诊可稍后进行,由于哭对听诊的影响较小,在哭叫后深吸气时细小,声音可较清晰。

耳、鼻、眼、口腔、咽喉部位的检查最易引起不适,宜于最后进行。小儿有时不能很好合作,也可分段进行检查。例如,在其睡眠时做深腹部的触诊及心脏杂音的听诊,常可取得满意结果。但若病情重笃,不宜做全面系统的检查时,应迅速查明主要体征,以便及时采取抢救措施,不致贻误病情。对于慢性疑难病症,则应反复细致检查,追踪观察,以便获取确诊所需的全部资料。在体检时切忌凭主观臆测而仅注意支持自己假设的阳性体征,忽视甚至遗漏某些检查项目,以致造成误诊。

(二)体格检查的内容

1.脉搏

小儿脉搏及呼吸易受进食、活动、哭闹等因素影响,故尽可能在小儿安静时测量,测量1 分钟,尤其是心律失常者。应当选择较浅的动脉如桡动脉,婴幼儿可通过心脏听诊或颈动脉、股动脉搏动来测量,注意脉搏的速率、节律、强弱和紧张度。由于小儿新陈代谢旺盛而且交感神经占优势,故脉搏相对较快,随年龄增长可逐渐减慢。凡脉搏显著增快而在睡眠时不见减慢者,应怀疑有器质性心脏病。

2.呼吸

尽可能在小儿安静时测量,测量 2 分钟。小婴儿以腹式呼吸为主,可通过观察腹部运动计数,也可用少量棉花纤维置于小儿鼻孔边缘,观察棉花纤维摆动次数。过快的呼吸可用听诊器听呼吸音计数,同时注意呼吸节律及深浅。小儿年龄越小,呼吸频率越快,且容易出现呼吸节律不齐。肺炎患儿呼吸加快,可达 40～80 次/分,并有鼻翼翕动,重者呈点头状呼吸、三凹征及发绀。各年龄小儿呼吸、脉搏次数见表 14-1。

表 14-1 各年龄小儿呼吸、脉搏次数(次/分)

年龄	呼吸	脉搏
新生儿	40～45	120～140
<1岁	30～40	110～130
2～3岁	25～30	100～120
4～7岁	20～25	80～100
8～14岁	18～20	70～90

3.体温

通常在脉搏和呼吸测量后进行,可通过口、肛门、耳和腋窝等途径测量,口温适用于神志清楚能配合的>6岁小儿,体温表置于舌下,避免小儿咬碎体温表,饮食温度、张口呼吸等可影响测量值;肛温对小儿刺激性大但较准确,适用于1岁以下小儿、不合作的儿童或昏迷、休克患儿等,将肛表涂润滑剂后缓慢推入肛门,儿童进入 2.5 cm,婴儿进入 1.5 cm;腋温较安全方便,将体温表置于腋窝处夹紧上臂至少 5 分钟,外周灌注差可能导致度数偏低,穿着、取暖设备、新生儿的棕色脂肪数量可影响测量值;耳温剂的探头直径约 8 mm,年幼儿可能因为耳道狭窄而影响测量。

4.血压

影响血压精确测量的最重要因素是袖带宽度,一般为上臂长度的 1/2～2/3,过宽者测量值偏低,太窄则偏高。不同的测量位置血压不同,下肢的收缩压高于上肢。小儿血压随年龄增长而逐渐升高,正常值可用以下公式推算:收缩压＝(年龄×2)＋10.7 kPa(80 mmHg),收缩压的 2/3 为舒张压。正常时下肢血压比上肢血压高约 2.7 kPa(20 mmHg)。收缩压超出标准 2.7 kPa(20 mmHg)者为高血压,低于标准 2.7 kPa(20 mmHg)者为低血压。

5.体重

应在一日的同一时间,最好在晨起,空腹或进食后 2 小时,采用同一量器称量,称时小婴儿应裸体或只穿尿布,儿童应脱鞋,只穿内衣裤,衣服不能脱去时应除去衣服重量,小婴儿用磅秤测量,身下垫棉类织物防止皮肤直接接触磅秤,测量前校零;测量时注意小儿安全,避免小儿因为躁动而跌落,如果小婴儿不合作可让其家长抱起称量,再减去家长体重,即为小儿体重;年长儿用立式秤测量,避免小儿的四肢接触到周围物体或人,精确至 0.1 kg。将测量结果和小儿的外貌和营养状况比较后总体评估。

6.身高(长)

测量时小儿应脱鞋、帽和袜,3 岁以下小儿仰卧位测量,称身长,即让小儿仰卧于量板中线上,让他的头顶接触头板,一手按直他的膝盖使双下肢伸直,紧贴底板,一手移动足板使之紧贴患儿足底,并与底板相互垂直。顶臀长为小儿头顶接触头板,测量者一手提起患儿小腿使膝关节屈曲,大腿与底板垂直而骶骨紧贴底板,一手移动足板紧压臀部测得的读数。3 岁以后立位测量,称身高,即小儿垂直站立,头顶在中线,两眼平视,背靠立柱或墙壁,使两足后跟、臀部及肩胛间同时接触立柱或墙壁,挺胸抬头,腹微收,两臂自然下垂,手指并拢,脚尖分开约 60 度,测量者移动身高计顶板与小儿头顶接触,板呈水平位时读立柱上读数,精确至 0.1 cm。

7.头围

将皮尺的 0 点固定于一侧眉弓上缘,紧贴头皮绕枕骨结节最高点及另一侧眉弓上缘的长度为头围。

8.胸围和腹围

测量沿乳头下缘水平绕胸一周的长度为胸围,取吸气和呼气的测量值的平均值;平脐绕腹一周的长度为腹围;测量时注意小儿的保暖。

9.上臂围

测量上臂中点部位的周径为上臂围。

10.皮肤和毛发

皮肤检查最好在明亮的自然光线下进行,并注意在保暖情况下仔细评估身体各部位,观察皮肤颜色、温度、湿度、质地、弹性等。毛发应观察颜色、分布和质地。注意本身的肤色、水肿、卫生状况、血红蛋白数、光线、房间颜色、温度和化妆品会影响皮肤的观察。要关注明显的异常,如上下肢温度的明显差异等。小儿因自主神经功能不稳定,面颊的潮红与苍白有时不一定能正确反映有无贫血,此时观察甲床、结合膜及唇黏膜更可靠。

11.头部

(1)头颅:观察头颅形状、大小和对称性;前囟为额骨和顶骨边缘形成的菱形间隙,初生时1.5~2.0 cm(两对边中点连线)大小,一般在生后2~3个月,随头围增大而略有增大,以后应逐渐缩小,于12~18个月时闭合。注意前囟有无紧张感、凹陷或隆起,凹陷可能提示脱水,紧张可能提示有脑膜炎或硬膜下血肿。小婴儿注意有无枕秃和颅骨软化、血肿或颅骨缺损。

(2)面部:观察面部对称性、活动和五官分布,不对称可能由于面神经或三叉神经损伤所致麻痹引起,注意特殊面容可能提示染色体异常导致的疾病,如21-三体综合征(又称先天愚型综合征)患儿有眼距宽、鼻梁低平、眼裂小、眼外侧上斜等特殊面容。

(3)眼:注意有无眼睑下垂、水肿;结膜有无苍白、充血、分泌物;角膜有无浑浊、溃疡;瞳孔大小、对光反应是否灵敏;视力、色觉和视野等视功能检查。

(4)耳:检查双耳外形、分泌物、提耳时是否有疼痛反应;听力测试的结果;若怀疑有中耳炎时应用耳镜检查鼓膜情况。

(5)鼻:观察鼻形状、鼻翼煽动、鼻塞等,分泌物的形状及量,观察通气情况。

(6)口腔:观察口唇色泽有无苍白、发绀、干燥、口角糜烂、疱疹、张口呼吸、糜烂。口腔内颊黏膜、牙龈、硬腭有无充血、溃疡、黏膜斑、鹅口疮、腮腺开口处有无红肿及分泌物。牙齿数目及龋齿数。舌质、舌苔颜色。咽部评估放在最后进行,评估者一手固定小儿头部使其面对光源,一手持压舌板,在小儿张口时进入口腔,压住舌后根部,利用小儿反射性张口暴露咽部的短暂时间,迅速观察双扁桃体是否肿大,有无充血、分泌物、脓点、假膜及咽部有无溃疡、充血、滤泡增生、咽后壁脓肿等情况。若小儿不合作,可让小儿面对镜子,让小儿给家长或护士检查口腔,然后让小儿稍仰头,经口深呼吸,必要时使用压舌板。

12.颈部

观察颈部外形、对称性和活动情况,有无甲状腺肿大;颈静脉充盈情况。

13.胸部

(1)胸廓:注意有无佝偻病的体征,若胸骨下部显著突前,前后径增大,横径缩小,则为鸡胸;若胸骨下部剑突处显著凹陷为漏斗胸;肋骨与肋软骨接连处呈圆形增大为佝偻病串珠;胸部前面肋缘向外突出,而自胸骨剑突沿膈附着的部位向内凹陷为肋膈沟。观察胸廓两侧是否对称、心前区有无隆起、有无桶状胸、肋间隙饱满、凹陷、增宽或变窄等。

(2)肺:望诊应注意呼吸频率和节律有无异常,有无呼吸困难和呼吸深浅改变;吸气性呼吸困难可出现"三凹征"(即胸骨上窝、肋间隙和剑突下在吸气时向内凹陷),呼气性呼吸困难可出现呼气延长。触诊在年幼儿可利用啼哭或说话时进行。小儿胸部叩诊时用力要轻(因其胸壁薄,叩诊反响较强),也可用直接叩诊法,用两个手指直接叩击胸膛。听诊时正常小儿呼吸音较响,呈支气管肺泡呼吸音,应尽量保持小儿安静,或利用小儿啼哭后的深呼吸时容易闻及细湿音。肺炎时腋下、肩胛间区及肩胛下区较易听到湿性啰音,故应特别注意这些部位有无异常。

(3)心:望诊时注意心前区是否隆起,心尖冲动位置、强弱和搏动范围,正常<2岁小儿的心尖冲动在第四肋间,左侧最远点可达乳线外1 cm,5～6岁时在左第五肋间锁骨中线上;范围2～3 cm^2,肥胖婴儿不易看到搏动。触诊心尖冲动的位置及有无震颤,并注意震颤出现的部位和性质。心界叩诊时用力要轻才易分辨清浊音界线,3岁以内婴幼儿一般只叩心脏左右界;从心尖冲动点左侧起向右叩,听到浊音改变即为心左界,记录为第几肋间左乳线外或内几厘米;叩出肺肝浊音界,然后在其上一肋间自右向左叩,有浊音改变时即为心右界,以右胸骨线(胸骨右缘)外几厘米记录。应在安静环境下进行心脏听诊,且要用小的听诊器胸件。小婴儿第一心音与第二心音响度几乎相等;随年龄的增长,心尖部第一音较第二音响,而心底部第二音超过第一音。小儿时期肺动脉瓣区第二音比主动脉瓣区第二音响($P_2 > A_2$),有时可出现吸气性第二心音分裂。杂音部位、性质、时期、响度及传导方向等对诊断先天性心脏病有重要价值;也要注意学龄前期及学龄儿童常于肺动脉瓣区或心尖部听到生理性收缩期杂音或窦性心律不齐。

14.腹部

在新生儿或消瘦小儿望诊可见肠型或蠕动波,应注意新生儿脐部有无分泌物、出血、炎症,脐疝大小。触诊应尽量争取小儿的合作,可让其躺在母亲怀里或在哺乳时进行,评估者的手应温暖、动作轻柔,如小儿哭闹不止,可利用其吸气时作快速扣诊。应主要观察小儿表情反应评估有无压痛,而不能完全依靠小儿回答。正常婴幼儿肝脏可在肋缘下1～2 cm扣及,柔软无压痛;6～7岁后不应再触及。婴儿期偶可触及脾脏边缘。肝脾大也常见于婴幼儿贫血,可能提示髓外造血。叩诊可采用直接叩诊或间接叩诊法,其检查内容与成人相同。听诊在小儿可闻肠鸣音亢进,如有腹部血管杂音时应注意其部位。

15.脊柱和四肢

注意有无畸形,躯干与四肢比例失调和佝偻病体征,如"O"形或"X"形腿、手镯、脚镯样变、脊柱侧弯等;观察手、足指(趾)有无杵状指、多指(趾)畸形等。缺铁性贫血者指甲菲薄、脆弱,严重者呈扁平或匙状指。

16.外生殖器与肛门

观察外生殖器有无畸形,有无异常分泌物、包茎、隐睾、鞘膜积液、疝气等。

17.神经系统

根据病种、病情、年龄选择必要的检查。

(1)一般检查:观察小儿的神志、精神状态、面部表情、反应灵敏度、动作语言能力、有无异常行为等。

(2)神经反射:注意新生儿期特有的吸吮反射、拥抱反射、握持反射是否存在;新生儿和小婴儿期提睾反射、腹壁反射较弱或不能引出,但跟腱反射亢进,并可出现踝阵挛;由于中枢神经系统发育尚不成熟,<2岁小儿Babinski征可呈阳性,但若一侧阳性、一侧阴性则有临床意义。

(3)脑膜刺激征:注意颈部有无抵抗、Kernig征和Brudzinski征是否阳性,评估方法与成人一样,由于小儿不配合,要多次评估才能确定。在解释检查结果意义时一定要结合病情及年龄特点全面考虑,因为正常小婴儿在胎内时屈肌占优势,故生后头几个月 Kernig 征和 Brudzinski 征也可呈阳性。

(三)智力测定

1.学龄前 50 项智力筛查(SSCC)

学龄前 50 项智力筛查包括自我认识、运动、记忆、观察、思维和常识 5 个领域的测试。主要用于将智力异常的儿童从正常儿童中筛查出来,给出智商水平,检查方便,多在 30 分钟内可以完成。

结果分析:智商≥130 为高智能;115～130 为中上智能;85～115 为中等智能;70～85 为中下智能;智商＜70 为低智能。

2.韦氏智力测定(WISC)

该检查的涉及面广,将测验集中在多种能力测试中,因而可以进行多层次能力差异性比较和进行智力结构的剖面分析,检查结果可以用作智力落后的诊断。测验分为言语(包括常识、类同、算术、词汇、理解、背数)和操作(填图、图片排列、积木、拼图、译码、迷津)两部分。测试结果有:①各分测验的原始分及量表分。②言语分及言语智商。③操作分及操作智商。④总量表分(言语分和操作分之和)。⑤总智商评分、等级及理论分数。⑥WISC 剖面图。

智力分类标准:智商≤69 为弱智;70～79 为边缘智力;80～89 为迟钝;90～109 为中等智力;110～119 为聪明;120～129 为优秀;智商≥130 为极优。

3.瑞文智力测定(CRT)

瑞文智力测定是与后天知识积累无甚关系,而与神经的生理结构和功能有关的智力测试,主要测试儿童的直接观察辨别能力和类比推理能力。

结果分析:智商≤69 为弱智;70～79 为边缘智力;80～89 为迟钝;90～109 为中等智力;110～119 为聪明;120～129 为优秀;智商≥130 为极优。

4.图片词汇测验(PPVT)

图片词汇测验是一本画有 120 张图的测验本,每张图由 4 幅画组成,其中规定一幅图代表一个词汇,是与后天知识积累相关的智力测试。测试时,测试老师说出一个词汇,被测试者指出一幅与词相同的图,主要测定小儿对词汇的理解能力。由于测试时不需要被测试者说话,所以本测验对各种原因而丧失说话能力(如哑巴、失语、脑性瘫痪)或说话表达能力薄弱(如口吃、智能低下、胆怯孤僻等)的儿童特别合适。

结果分析:智商≤69 为弱智;70～79 为边缘智力;80～89 为迟钝;90～109 为中等智力;110～119 为聪明;120～129 为优秀;智商≥130 为极优。

5.绘人试验(DAPT)

测试中要求儿童按照自己的想象绘一个人的全身像。可测试儿童的智力水平、思维、推理、空间概念、感知能力及情绪等。操作简单,一般 10～20 分钟可完成。

结果分析:智商≥130 为高智力;115～130 为中上智力;85～115 为中等智力;70～85 为中下智力;智商＜70 为低智力。

（安宝宁）

第十五章

健 康 管 理

第一节 健 康 干 预

一、健康和疾病的可干预性

从现代医学模式的角度看,人的健康状况受生物、心理和社会诸多因素的影响,由健康向疾病的转化过程及疾病的进展和预后同样也受上述因素的影响,是多种复杂健康危险因素协同作用的结果。在众多健康危险因素当中,很多危险因素是可以干预的,这种可干预性是健康干预的基础。以心脑血管疾病为例:国内外研究证实心脑血管疾病的发生和发展与遗传背景、个体敏感性、性别、年龄、高血压、脂代谢异常、糖尿病、胰岛素抵抗、炎症、凝血异常、吸烟、生活方式、神经行为等因素有关,现有研究报道的心脑血管相关危险因素已达上百种。在众多心脑血管疾病相关危险因素中,除了年龄、性别、家族史等危险因素指标不可干预,绝大多数的指标参数是可干预的。针对不同人群和不同危险因素对心脑血管疾病进行健康教育、健康干预和药物干预,可以有效推迟心脑血管疾病的发病时间和降低发病率。美国疾病控制中心研究发现,在美国引起疾病和死亡的健康危险因素 70%以上是可干预的因素。哈佛公共卫生学院疾病预防中心的研究表明,通过有效地改善生活方式,80%的心脏病与糖尿病,70%的中风以及 50%的癌症是可以避免的。可见,个人的健康危险因素是可以控制并降低的,有效的健康干预所获得的健康效益也将是十分明显的。

二、健康干预的意义

(一)降低疾病风险

健康管理的意义在于通过健康干预有效控制健康危险因素,降低疾病风险,对一般人群的健康干预能够充分发挥一级预防的作用,从而有效预防和控制疾病。世界卫生组织研究报告表明:人类 1/3 的疾病通过预防保健就可以避免,1/3 的疾病通过早期发现可以得到有效控制,1/3 的疾病通过积极有效的医患沟通能够提高治疗效果。

(二)控制疾病进展

健康干预可以有效降低疾病风险的同时,对患者群体的早期干预可以有效控制病情进展和并发症的出现。美国的健康管理经验证明,通过有效的主动预防与干预,健康管理服务的参加者按照医嘱定期服药的概率提高了 50%,其医师能开出更为有效的药物与治疗方法的概率提高了60%,从而使健康管理服务对象的综合风险降低了 50%。

(三)减少医疗费用

疾病一级预防和早期干预是疾病控制最为有效和性价比最高的手段,通过对一般人群和患者群体的健康干预,可以明显减少医疗费用和降低健康损失。数据证实,在健康管理方面投入1 元,相当于减少3~6 元医疗费用的开销。如果加上劳动生产率提高的回报,实际效益可达到投入的 8 倍。

三、健康干预的形式

健康管理的目的在于识别和控制健康危险因素,降低疾病风险,促进个体和群体健康。因此,有效的健康干预是健康管理的重点和实现健康管理目标的重要手段。根据干预对象、干预手段和干预因素的不同健康干预可有多种形式,具体包括以下内容。

(一)个体干预

个体干预指以个体作为干预对象的健康干预,所干预的健康危险因素可以是单一危险因素,如对个体血压的干预,也可以是综合危险因素,如对个体心脑血管疾病危险因素的综合干预。

(二)群体干预

群体干预指以群体为干预对象的健康干预,如孕期增补叶酸预防出生缺陷就是对孕妇群体的干预措施。

(三)临床干预

临床干预主要指对特定患者个体或群体在临床上采取的以控制疾病进展和并发症出现的干预措施,临床干预包括对患者实施的药物干预。

(四)药物干预

药物干预指以药物为手段,以减低疾病的风险和防止病情进展为目的的干预措施,药物干预既可以是针对患者群体的临床干预也可以是对特殊群体的预防性干预措施,如采用小剂量他汀类药物对心脑血管高危人群的干预。

(五)行为干预

行为干预指对个体或群体不健康行为如吸烟,酗酒等健康危险因素进行的干预。

(六)生活方式干预

生活方式干预指对个体或群体生活方式如膳食结构、运动等进行的干预。

(七)心理干预

心理干预指对可能影响个体或群体健康状况并引发身心疾病的健康危险因素进行的干预。

(八)综合干预

综合干预指同时对个体或群体的多种健康危险因素进行的干预,在健康管理中通过健康监测和风险评估所形成的健康指导方案应包括综合干预措施。

(安会云)

第二节 健 康 教 育

一、健康教育的概念与发展

(一)健康教育的概念

WHO将健康定义为健康不仅仅是没有疾病或虚弱,而是指身体、心理和社会适应的完美状态。健康教育是旨在帮助对象人群或个体改善健康相关行为的系统的社会活动。健康教育在调查研究的基础上采用健康信息传播、行为干预等措施,促使人群或个体自觉地采纳有益于健康的行为和生活方式,消除或减轻影响健康的危险因素,从而达到疾病预防、治疗、康复,增进身心健康,提高生活质量和健康水平的目的。

健康教育的核心在于教育人们树立健康意识,改善健康相关行为,进而防治疾病、促进健康。慢性非传染性疾病(如心脑血管疾病)和传染性疾病(艾滋病)等许多疾病与人类的行为密切相关,且目前尚缺乏有效的预防控制手段和治愈方法,这使得健康教育成为医疗卫生工作中的一个相对独立和十分重要的领域。健康教育又是一种工作方法,可参与其他卫生工作领域的活动或为其提供相关技术支持。针对健康相关行为及其影响因素的调查研究方法、健康教育干预方法及评价方法已广泛应用于临床医学和预防医学的各个领域。此外,健康相关行为及其影响因素的复杂性决定了健康教育须不断地从其他领域引入新的知识和技术,如卫生政策与管理学、社会营销学、健康传播学、教育学、行为科学、预防医学、心理学等。

(二)健康教育的意义

1.健康教育是世界公认的卫生保健的战略

健康教育已成为人类与疾病做斗争的客观需要。通过健康教育促使人们自愿地采纳健康生活方式与行为,能够控制致病因素,预防疾病,促进健康。

2.健康教育是实现初级卫生保健的先导

健康教育是能否实现初级卫生保健任务的关键,在实现所有健康目标、社会目标和经济目标中具有重要的地位和价值。

3.健康教育是一项低收入、高产出、效益大的保健措施

健康教育引导人们自愿改变不良行为、生活方式,追求健康,从成本-效益的角度看是一项低投入、高产出的保健措施。

(三)健康教育工作步骤

健康教育是预防医学的实践活动,所有健康教育工作都为改善对象人群的健康相关行为和防治疾病、促进健康服务。当健康教育以项目形式开展时,过程大体可分为四个阶段。

1.调查研究与计划设计阶段

通过现场调查、专家咨询、查阅文献等方式收集信息,进行诊断/推断,以期发现社区人群的生活质量、目标疾病、危险行为和导致危险行为发生发展的因素及其分布等,进而根据这些结果进行健康教育干预计划的设计、制订。

2.准备阶段

准备阶段包括制作健康教育材料、动员及培训预试验和实施过程中涉及人员和组织、筹集建设资源及准备物质材料等。

3.实施阶段

动员目标社区或对象人群,利用组建的各级组织和工作网络,全面实施多层次多方面的健康教育干预活动。

4.总结阶段

对干预进程和结果进行检测与评价。

当然并非所有的健康教育工作都需要完整经历上述过程,如当既往工作已将某个健康问题的相关行为及其影响因素基本查清时,就不必另行组织调查。

(四)健康教育发展概况

健康教育是人类最早的社会活动之一。早在远古时代,为了个体的生存和种族的延续,人类就不断地积累并传承关于伤害避免、疾病预防的行为知识和技能。随着社会经济和科学技术的发展、生活水平的逐步提高、行为与生活方式的改变、健康知识的不断积累,人们对健康的要求不断提高,健康教育越来越受到重视。自20世纪70年代以来,健康教育的理论和实践有了长足的进步,在全世界范围内迅速发展。旨在研究健康教育基本理论和方法的科学——《健康教育学》也被纳入预防医学专业课程。

有记载我国最早的医学典籍《黄帝内经》中就论述到健康教育的重要性,甚至谈及健康教育的方法。20世纪初健康教育学科理论引入我国,使得健康教育活动开始在科学基础上活跃起来。新中国成立后,我国健康教育在学科建设、人才培养、学术水平、国内外交流等方面取得了长足的进步。健康教育专业机构、人才培养机构、研究机构和学术团体不断发展壮大,如1984年在北京成立了"中国健康教育协会";1985年《中国健康教育》专业学术期刊创刊;1986年中国健康教育所建立;健康教育领域的专科、学士和硕士人才的招收、培养,以及一批批健康教育工作者到先进国家或地区的学习进修,促进了我国健康教育学科建设、学术水平的提高,增进了国际学术交流;新的理论和工作模式的引进,逐步加强了健康教育工作的横向联系及与其他社会部门的协作,丰富了健康教育途径、方式方法,促进了国际合作。

世界各国健康教育的发展极不平衡,发达国家起步较早,但真正重视健康教育也是在20世纪70年代以后,如1971年后美国设立了健康教育总统委员会,国家疾病控制中心设立了健康促进/健康教育中心,联邦卫生福利部设立了保健信息及健康促进办公室等。近年来,西太平洋地区一些国家的健康教育进展较快,如新加坡将健康教育计划纳入全国卫生规划;澳大利亚在健康教育人才培养方面有特色,取得了不少成绩和经验;韩国、马来西亚、菲律宾等国家在制定国家卫生政策、建设健康教育机构、健康教育项目开展等方面有很大的进步。

目前健康教育有关的国际组织如下。

1.国际健康促进和教育联合会

国际健康促进和教育联合会是唯一通过公共卫生的推广和教育、社区行动和开发公共卫生政策来改善人类健康、提升公共卫生发展水平的全球性科学组织,其主要活动是组织大型国际性专题会议,深入探讨健康教育重大问题。

2.世界卫生组织(WHO)

其下设有公共信息与健康教育司,互联网网站上提供各种相关的健康促进、健康教育材料。

3.联合国儿童基金会

互联网网站上提供有各种健康教育、健康促进材料。

4.联合国人口基金会

互联网网站上提供与生育和妇女生殖健康、预防性传播疾病和艾滋病、保护妇女权益和制止家庭暴力等内容有关的健康教育、健康促进材料。

5.联合国艾滋病署

互联网网站上提供丰富的性传播疾病和艾滋病方面的文献和数据,特别是"最佳实践"文献中包含许多健康教育成功范例,对健康教育干预具有很好的指导意义。

二、健康相关行为

(一)人类行为

行为是有机体在内外部刺激作用下引起的反应。美国心理学家 Woodworth 提出了著名的"S-O-R"行为表示式,S(stimulation)代表机体内外环境的刺激,O(organization)代表有机体,R(reaction)代表行为反应。人的行为由五大基本要素构成,分别为行为主体(人)、行为客体(人的行为所指向的目标)、行为环境(行为主体与行为客体发生联系的客观环境)、行为手段(行为主体作用于行为客体时的方式方法和所应用的工具)和行为结果(行为对行为客体所致影响)。人类的行为受自身因素和环境因素的影响,与其他动物行为相比,其主要特点是既具有生物性,又具有社会性。著名心理学家 Kurt Lewin 指出,人类行为是人与环境相互作用的函数,用公式 $B=f(P \cdot E)$ 表示。其中,B(behavior)代表行为,P(person)代表人,E(environment)代表环境,主要指社会环境。人类的行为因其生物性和社会性决定可分为本能行为和社会行为。前者是人类最基本的行为,主要包括摄食、睡眠、躲避、防御、性行为、好奇和追求刺激的行为;后者是由人的社会性所决定的,通过社会化过程确立的。人类行为还具有目的性、可塑性和差异性的特点。

(二)健康相关行为

健康相关行为是指个体或团体与健康或疾病有关联的行为。

1.促进健康的行为

促进健康的行为指个体或团体表现出的、客观上有利于自身和他人健康的一组行为,具有有利性、规律性、和谐性、一致性和适宜性的特点,可细分为以下几方面。①日常健康行为:指日常生活中有益于健康的基本行为,如合理膳食、充足睡眠、适量运动等;②预警行为:指对可能发生的危害健康事件给予警示,以预防事故的发生并在事故发生后正确处置的行为,如驾车时使用安全带,预防车祸、火灾、溺水等意外事故的发生以及发生后的自救和他救行为;③保健行为:指合理利用现有的卫生保健服务,以实现三级预防、维护自身健康的行为,如定期体检、预防接种、患病后遵医嘱等;④避开环境危害行为:指避免暴露于自然环境和社会环境中的有害健康的危险因素,如不接触疫水、远离受污染环境、积极应对各种紧张生活事件等;⑤戒除不良嗜好:如戒烟、不酗酒、不滥用药物等。

2.危害健康的行为

危害健康的行为指偏离自身、他人乃至社会健康期望方向的,客观上不利于健康的一组行为,具有危害性、稳定性和习得性的特点,可细分为以下几方面。①不良生活方式:如吸烟、酗酒、熬夜等,对健康的影响具有潜伏期长、特异性弱、协同作用强、个体差异大、存在广泛等特点,研究证实,肥胖、高血压、糖尿病、心脑血管疾病、癌症等疾病的发生与不良生活方式有着密切的关系;

②致病性行为模式：是导致特异性疾病发生的行为模式，目前 A 型和 C 型行为模式在国内外的研究较多，前者与冠心病发生密切相关，后者与肿瘤发生有关；③不良疾病行为：指个体从感知自身患病到疾病康复全过程所表现出的不利于健康的行为，如疑病、瞒病、不及时就诊等；④违反社会法律法规、道德规范的危害健康行为：既直接危害行为者自身的健康，也严重影响社会健康与正常的社会秩序，如药物滥用、性乱等。

3.健康教育行为改变理论

健康教育的目的是使受教育对象采纳、建立健康相关行为，帮助人们的行为向有利于健康的方向变化、发展。健康教育行为改变包括终止危害健康的行为、实践促进健康的行为以及强化已有的健康行为。为使健康教育达到预期目的，必须对目标行为及其影响因素有明确的认识。近来，涉及健康相关行为内外部影响因素及其作用机制等方面的理论快速发展，这为解释和预测健康相关行为，指导、实施和评价健康教育计划奠定了基础。

目前，国内外健康教育实践中常用的健康相关行为理论从应用水平上有三个层次，即应用于个体水平、人际水平及社区和群体水平的理论，其中运用较多、较成熟的行为理论包括知信行模式、健康信念模式、行为变化阶段模式等。知信行模式将人们行为的改变分为获取知识、产生信念及形成行为三个连续过程，表示为知—信—行。健康信念模式认为人们要接受医师的建议而采取某种有益健康的行为或放弃某种危害健康的行为，首先需要知觉到威胁，认识到严重性，其次坚信一旦改变行为会得到益处，同时也认识到行为改变中可能出现的困难，最后使人们感觉到有信心、有能力通过长期的努力改变不良行为。行为变化阶段模式则认为人的行为改变通常要经过无转变打算、打算转变、转变准备、转变行为和行为维持五个阶段，而且行为改变中的心理活动包括了认知层面及行为层面。从这些健康相关行为理论中可看出，影响人的行为的因素是多层次、多方面的。在实际健康教育工作中必须考虑到多种因素对目标行为的协同作用，动员各种力量，采用各种策略和措施，对多种关键的、可改变的措施进行干预。

三、健康教育与健康传播

健康教育作为卫生事业发展的战略措施，目的在于帮助个体和群体掌握卫生保健知识，树立健康观念，采取有益于健康的行为和生活方式，从而实现预防疾病、促进健康和提高生活质量的目的。因此，健康教育是由一系列有组织、有计划的健康信息传播和健康教育活动所组成的。

(一)健康传播的概念

健康传播是指通过各种渠道，运用各种传播媒介和方法，为维护和促进人类健康而收集、制作、传递、分享健康信息的过程。该概念的提出是从美国开始的，最早出现在美国公共卫生专业刊物上。"治疗性传播"这一概念应用较早，主要针对与疾病治疗和预防有关的医学领域，而不包括诸如吸毒、性乱、避孕、延长寿命等一系列重要的议题，于是 1970 年代中期被"健康传播"这一涵盖内容更丰富的概念所替代。虽然关于健康传播的概念还有许多提法，每个概念的侧重点不同，但最终目的都是为了预防疾病、促进健康、提高生活质量。

(二)健康传播的特点

健康传播是应用传播策略来告知、影响、激励公众、专业人士、领导以及政府、非政府组织机构人员等，促使相关个人及组织掌握健康知识与信息、转变健康态度、作出决定并采纳有利于健康的行为的活动。健康传播作为一般传播行为在医疗卫生保健领域的具体化和深化，除了具有传播行为的基本特性外，还有其独特的特点和规律。

1.健康传播对传播者有着特殊的素质要求

一般来说,人人都具有传播的本能,都可作为传播者,但是健康传播者应是专门的技术人才,有特定的素质要求。

2.健康传播传递的是健康信息

健康信息泛指一切有关人的健康的知识、观念、技术、技能和行为模式。

3.健康传播目的性明确

健康传播旨在改变个人和群体的知识、态度、行为,使其向有利于健康的方向转化。根据健康传播对人的心理、行为的作用,按达到传播目的的难易层次,由低到高可将健康传播的效果分为知晓健康信息、健康信念认同、形成健康态度、采纳健康行为四个层次。

4.健康传播过程具有复合性

从信息来源到最终的目标人群,健康信息的传播往往经历了数个甚至数十个的中间环节,呈复合性传播,具有多级传播、多种传播途径、多次反馈的特点。

(三)健康传播的意义

健康传播是健康教育的重要的手段和基本策略。有效运用健康传播的方法与技巧有助于健康教育资源的收集、挖掘,为健康教育调研做准备,提高健康教育活动效率,以最有效的投入获得最大的产出。充分运用健康传播的原理可为健康教育决策提供科学依据,从而影响决策者对健康促进政策的制定。而且,健康教育是促进公众健康的手段之一,可从个体、群体、组织、社区和社会多水平、多层次上影响目标人群。它可动员社会各团体,引起群众关注、支持并参与到健康教育活动;针对不同目标人群开展多种形式的健康传播干预,有效地促进行为改变,疾病的早期发现和治疗,从而降低疾病对公众健康的危害;也可收集反馈信息,用于监测、评价、改进和完善健康促进计划。

(四)健康传播方式

人类健康信息的传播活动形式多样,可从多个角度进行分类。例如,按传播的符号可分为语言传播、非语言传播;按使用的媒介可分为印刷传播、电子传播;按传播的规模可分为自我传播、人际传播、群体传播、组织传播和大众传播。各种传播方式在健康教育与健康促进中有着各自的应用。例如,人际传播是全身心的传播,信息比较全面、完整、接近事实,可用形体语言、情感表达来传递和接受用语言和文字所传达不出的信息,而且反馈及时,可及时了解对方对信息的理解和接受程度,可根据对方的反应来随时调整传播策略、交流方式和内容,在健康教育中常用的形式有咨询、交谈或个别访谈、劝服和指导。群体传播在群体意识的形成中起着重要的作用,主要用于信息的收集、传递以及促进态度和行为改变。组织传播是沿着组织结构而进行的,有明确的目的,其反馈具有强迫性,主要有公关宣传、公益广告和健康教育标识系统宣传三种类型。

(五)健康传播的影响因素及对策

健康传播最终要使受传者从认知、心理、行为三个层面上产生效果。从认知到态度再到行为改变,层层递进,效果逐步累积、深化和扩大,这一过程正与健康教育所追求的"知—信—行"改变统一。加强研究影响健康传播效果的因素,提出相应的对策,将有利于健康传播,这也是健康传播学研究的重要内容。影响健康传播的因素主要有以下几方面。

1.传者因素

健康传播者的素质直接关系到传播效果,因此健康传播者要严格把关,树立良好的形象,加强传播双方共通的意义空间。

2.信息因素

依据传播的目的和受众的需要应适当取舍信息内容,科学地进行设计,使健康信息内容具有针对性、科学性和指导性。而且,同一信息在传播中须借助不同方式反复强化,并应注重信息的反馈,及时了解受众反应,分析传播工作状况,找寻出问题,提高健康传播质量。

3.受者因素

受者间存在着个人差异和群体特征,对健康信息的需求存在多样性,应收集、分析和研究受众的需求,根据受众个体和群体的心理特点制订健康传播策略。

4.媒介因素

健康传播活动中,应充分利用媒介资源,多种传播媒介共用,优势互补,提高健康传播效率。

5.环境因素

环境因素包括自然环境(如传播活动的时间、天气、地点、场所、环境布置等)和社会环境(如特定目标人群的社会经济状况、文化习俗、社会规范,政府的政策法规、社区支持力度等)。健康传播工作者要对这些因素事先进行研究,深入了解,在实际健康传播计划设计和实施中应加以考虑。

四、健康教育计划

健康教育活动是通过施加一定影响,使目标人群改变原有行为和生活方式中不利于健康的部分、建立/加强有利于健康的部分、使之向促进健康的方向转化而设计的、有机组合的一系列活动和过程。在一项健康教育项目工作中,通过进行健康教育诊断的调查研究,充分了解目标人群健康问题、健康相关行为、可利用资源等情况后,紧接着进行健康教育计划的制订和实施。

(一)健康教育计划的制订

健康教育计划的制订应遵循客观性和系统性的原则,主要有以下步骤。

1.确定优先项目和优先干预的行为因素

优先项目的选择应遵循重要性和有效性两大原则。确定为优先项目的健康问题应是严重威胁着人群健康,对经济发展、社会稳定的影响性较大,并可通过健康教育干预获得明确的健康收益。确定优先干预的健康问题后,紧接着应对该问题有关的心理和行为进行分析、归纳、推断和判断,按照重要性和可变性的原则选择出关键的、预期可改善的行为作为干预的目标行为。对于导致危险行为发生发展的三类行为影响因素:倾向因素、促成因素、强化因素也存在选择重点和优先的问题。

2.确定计划目标

目的和目标是计划存在与效果评价的依据。计划目的是项目最终利益的阐述,具有宏观性和远期性;目标是目的的具体体现,具有可测量性,有总体目标和具体目标之分。

3.确定健康教育干预框架

包含确定目标人群、三类行为影响因素中的重点和干预策略。其中,策略的制订应充分运用健康教育行为改变理论。干预策略一般可分为教育策略、社会策略、环境策略和资源策略四类。在实际中,要综合应用各类干预策略方可达到事半功倍的效果。

4.确定干预活动内容和日程

依据干预策略合理地进行设计各阶段各项干预活动的内容、实施方法、地点、所需材料和日程表等。

5.确定干预活动组织网络与工作人员队伍

干预活动所需的网络组织是多层次、多部门参与的,除各级健康教育专业机构外,还应包括政府有关部门、大众传播部门、教育部门、社区基层单位及其他医疗卫生部门等;工作人员队伍以专业人员为主,并吸收网络组织中其他部门人员参加。

6.确定干预活动预算

干预活动预算是干预经费资源的分配方案,必须认真细致、科学合理、厉行节约、留有余地。

7.确定监测与评价计划

监测与评价贯穿于项目始终,是控制项目进展状态、保证项目目标实现的基本措施。在计划设计时就应根据项目目标、指标体系、日程安排、预算等做出严密的监测与评价方案。

8.形成评价

主要通过专家评估或模拟试验进行,形成对项目本身的评价,评估计划设计是否符合实际。

(二)健康教育计划的实施

健康教育计划的实施是按照计划设计所规定的方法和步骤来组织具体活动,并在实施过程中修正和完善计划。一个完整健康教育计划主要包括以下几点。

1.回顾目标

进行项目背景情况、目的与目标的回顾,为后续进一步的目标人群的分析、健康干预场所的选择、干预策略和活动的设计奠定基础,确保项目目标得以实现。

2.细分人群

根据目标人群的社会人口学特征、目标人群中包含哪些亚人群及影响各类亚人群的人文因素和自然环境因素进一步对目标人群进行细分。这有利于我们对目标人群的理解更为清晰,从而使设计的健康教育干预策略和活动能覆盖全部目标人群,易于被不同亚人群所接受,取得预期效果。

3.确定干预场所

健康教育干预场所是指针对项目目标人群的健康教育干预活动的主要场所,在项目中也经常有许多中间性的干预活动场所。

4.制订实施进度表

在项目计划的日程安排基础上,在干预实施开始前制定实施进度表,从而从时间和空间上将各项措施和活动整合起来,使得项目计划实施启动后,各项措施和任务能以进度表为指导有条不紊地进行,逐步实现工作目标。

5.建立项目组织机构

积极动员目标社区或对象人群,建立并完善健康教育协作组织和工作网络。

6.培训各层次骨干人员

根据项目目的、执行手段、教育策略等对项目有关人员进行培训,促使他们具备胜任健康教育任务所需的知识和技能。培训工作应遵循按需施教、学用结合、参与性强、灵活性高以及少而精原则,内容包括项目管理知识、专业知识和技能,并对培训工作进行明确的过程、近期效果和远期效果方面的评价。

7.管理健康教育传播资料

根据健康教育计划有目的地制作健康教育传播材料,并选择正确的传播渠道有计划、有准备地发放和使用。认真监测材料的发放和使用情况,调查实际使用人员对材料内容及使用情况的意见,为材料的进一步修改打好基础。

8.实施干预活动和质量控制

按计划全面展开多层次多方面的健康教育干预活动。在健康教育干预实施过程中,建立质量控制系统,保障项目按计划进度和质量运行,并收集反馈信息和建立资料档案为项目评价做准备。质量控制的内容涉及工作进度监测、干预活动质量监测、项目工作人员能力监测、阶段性效果评估和经费使用监测。

（安会云）

第三节　超重与肥胖的健康管理

对超重与肥胖者的健康管理主要依据《中国成人超重和肥胖症预防控制工作指南(试行)》。通过健康管理,使管理对象掌握以下内容。

一、什么是超重或肥胖

(一)超重与肥胖的概念

肥胖是一种由多因素引起的慢性代谢性疾病。肥胖症患者的一般特点为人体脂肪的过量贮存,表现为脂肪细胞增多和/或细胞体积增大,即全身脂肪组织块增大,体脂占体重的百分比异常增高,并在某些局部过多沉积脂肪。

超重和肥胖对人体健康的危害都是因为体内脂肪过多惹的祸。因此要评价某个人是否肥胖,最好是实际测量他的体脂肪含量。目前公认的在人群调查和临床实践中最实用的方法就是体重指数法(body mass index,BMI),在大多数情况下,体重指数与体脂肪的比例相关。

要知道自己的体重是否合理,就要学会用体重指数(BMI)科学评价自己的体重。体重指数具体计算方法是以体重(千克,kg)除以身高(米,m)的平方,即:BMI＝体重(kg)/身高(m)^2。

例如,体重 70 kg,身高 1.65,BMI 是 $70÷(1.65)^2=25.7$。

BMI＜18.5,说明体重过轻,可以适当增加食物的摄入量。

BMI 为 18.5～23.9,说明体重是很标准的,应当将体重维持在这个范围内。

BMI 为 24～27.9,说明体重已经超出正常范围,应当积极采取行动来减轻体重。

BMI≥28,说明体重为肥胖,患慢性病的概率会显著升高,要积极开展减重行动。

通过测量腰围,能预测出患心血管疾病的危险性,衡量肥胖常用的指标是体重指数,但是腹部肥胖对心脏病的预测作用比体重指数更为准确,它是心脏病发作的一个独立危险因素。

用腰围判断中心型肥胖的标准:男性≥85 cm、女性≥80 cm。

(二)肥胖的分类

1.单纯性肥胖

无内分泌疾病或找不出引起肥胖的特殊病因的肥胖症为单纯性肥胖。单纯性肥胖者占肥胖症总人数的 95% 以上,肥胖儿童中 99% 以上属于单纯性肥胖。

单纯性肥胖按肥胖的程度可分轻、中、重三级。

单纯性肥胖按脂肪的分布可分为全身性(均匀性)肥胖、向心性肥胖、上身肥胖或下身肥胖、腹型(苹果型)肥胖和臀型(梨形)肥胖等。

2.继发性肥胖

主要指由于继发于某种疾病所引起的肥胖,一般均有明显的疾病因素可寻。病因包括:遗传因素、中枢神经系统因素、内分泌因素、代谢因素、环境因素(生活方式,社会因素,药物)。

3.特殊时期肥胖

某些特殊情况下由于人体自身的需要,也可使个体处于脂肪蓄积过多的状态,这种状态某种意义上有利于机体,如妊娠期及哺乳期的肥胖。

4.遗传性肥胖

主要指遗传物质(染色体、DNA)发生改变而导致的肥胖。

二、单纯性肥胖的危险因素

(一)遗传因素

多项研究表明单纯性肥胖具有遗传倾向,肥胖者的基因可能存在多种变化或缺陷。双亲均为肥胖者,子女中有70%~80%的人表现为肥胖,双亲之一(特别是母亲)为肥胖者,子女中有40%的人较胖。研究表明遗传因素对肥胖形成的作用占20%~40%。

(二)膳食不合理

膳食结构不合理对肥胖发生的影响,谷类和根茎类食物摄入量低;动物性食物、油脂类摄入量高,使得高能量密度食物摄入过高,脂肪供能>30%,甚至35%,造成超重与肥胖。机体的能量摄入大于机体的能量消耗,从而使多余的能量以脂肪形式贮存,是导致肥胖的根本原因。

进食行为是影响肥胖症发生的重要因素。不吃早餐,晚餐吃的过多,经常吃快餐,进食速度快都会使多余的能量在体内转化为脂肪而储存起来。此外,如经常性的暴饮暴食、夜间加餐、喜欢零食,尤其是在看电视时进食过多零食,是许多人发生肥胖的重要原因。另外,在外就餐和购买现成的加工食品及快餐食品的情况增多,特别是经常上饭店参加宴会和聚餐者常常进食过量。

(三)体力活动过少

随着现代交通工具的日渐完善,家务劳动量减轻,人们处于静态生活的时间增加,能量消耗降低;大多数肥胖者相对不爱活动;坐着看电视是许多人在业余时间的主要休闲消遣方式,成为发生肥胖的主要原因之一。

研究表明,遗传因素是不可改变的,而环境因素是可改变的。因此,在肥胖发生过程中环境更加重要。遗传的作用是非常缓慢的长期过程。而近10~20年,肥胖症如此快速增长,说明不是遗传基因发生了显著变化,主要是人们生活方式发生了改变。因此,改变多吃少动的生活方式是预防超重与肥胖的关键。它不仅是可能的,事实证明也是完全有效的。

三、超重与肥胖病症的危害

肥胖和许多慢性病有关,控制肥胖是减少慢性病发病率和病死率的一个关键因素。根据世界卫生组织的报告,与肥胖相关疾病的相对危险度见表15-1。

表 15-1　　肥胖者发生肥胖相关疾病或症状的相对危险度 *

危险性显著增高(相对危险度大于 3)	危险性中度增高(相对危险度 2~3)	危险度稍增高(相对危险度 1~2)
2 型糖尿病	冠心病	女性绝经后乳腺癌,子宫内膜癌
胆囊疾病	高血压	男性前列腺癌,结肠直肠癌
血脂异常	骨关节病	生殖激素异常
胰岛素抵抗	高尿酸血症和中风	多囊卵巢综合征
气喘	脂肪肝	生育功能受损
睡眠中阻塞性呼吸暂停	背下部疼痛	麻醉并发症

注:* 相对危险度是指肥胖者发生上述肥胖相关疾病的患病率是正常体重者对该病患病率的倍数。

四、超重与肥胖健康管理的目标

(1)坚持合理膳食,控制膳食总能量和减少饱和脂肪酸摄入量。

(2)增加体力活动和锻炼,每天安排进行的体力活动的量和时间应按减体重目标计算。

(3)戒烟限酒。

(4)降低体重 5%~10%,最好达到 BMI<24 kg/m²;合理安排减重速度,如成年轻度肥胖者,按每月减轻体重 0.5~1.0 kg,中度肥胖者每周减轻体重 0.5~1.0 kg 为宜。

(5)如有其他慢病危险因素要进行干预,使其得到一定的改善。

(6)管理期结束后,管理对象能够养成健康的生活习惯,合理调配膳食结构,坚持适量运动,维持体重不增加。

五、超重与肥胖健康管理的内容

(一)平衡膳食、合理营养指导

1.减肥膳食原则

(1)低热能饮食:膳食给予低热能食物,以造成能量的负平衡,使体内储存的多余脂肪逐渐消耗。对摄入的热能控制要循序渐进,逐步降低,最好使每天膳食中热量比原来每天减少 1/3,这是达到每周能降低体重 0.5 kg 目标的一个重要步骤。低能量减重膳食一般设计为女性 1 000~1 200 kcal/d,男性 1 200~1 600 kcal/d,或比原来习惯摄入的能量减少 300~500 kcal。避免用极低能量膳食(即能量总摄入低于每天 800 kcal 的膳食),如有需要,应在医护人员的严密管理下进行。控制热能的摄入时,要做到营养平衡,保证摄入充足的蛋白质。蛋白质来自肉、蛋、乳及豆制品,应占总热量的 15%~20%,适量优质蛋白质可以与谷类等植物蛋白质的氨基酸起互补作用,提高植物蛋白质的营养价值。不提倡采用素食疗法,否则损害健康。

(2)适当限制脂肪的摄入:脂肪应占总热能的 20%~25%,严格控制烹调油的用量,每天用烹调油10~20 g,同时还要控制油脂肥厚的食物,如烤鸭、炸鸡、红烧肉、扣肉、熘肝尖、爆腰花等。烹调时应注意烹调方法,以蒸、煮、炖、拌、汆、卤等方法,避免油煎、油炸和爆炒等方法,煎炸食物含脂肪较多。

(3)摄入适量的碳水化合物:碳水化合物应限制在占总热能的 40%~55%,不可极度地控制,防止酮症的出现。碳水化合物以谷类食物为主要来源,每天应摄入150~250 g。在谷类食物中,最好选择粗粮和杂粮,因为它们含有丰富的膳食纤维,食用后具有饱腹感,可以延缓食物的消化、吸收的速率,有利于控制体重,减轻肥胖。严格限制单糖食物如蔗糖、麦芽糖、果糖、蜜饯及甜点心等食物。也要限制辛辣及刺激性食物及调味品,如辣椒、芥末、咖啡等,这类食物可以刺激胃酸分泌增加,容易使人增加饥饿感,提高食欲、进食量增加,导致减肥失败。食盐也应限制,食盐可引起口渴和刺激食欲,增加体重,每天食盐量控制在5~6 g。

(4)充足的无机盐和维生素:膳食中必须有足够量的新鲜蔬菜,尤其是绿叶蔬菜和水果,蔬菜含膳食纤维多,水分充足,属低热能食物,有充饥作用,可采用拌豆芽、拌菠菜、拌萝卜丝、拌芹菜、小白菜、冬笋、有的蔬菜可以生食、借以充饥。还可补充多种维生素、无机盐,防止维生素和无机盐缺乏。⑤改变不良饮食习惯:养成良好的饮食习惯是防止肥胖的有效措施之一,平时最好不要吃零食、甜食、含糖饮料和碳酸饮料。吃饭时要细嚼慢咽,使食物与唾液充分混合,有助于消化吸收,可延长用餐时间,即使吃得少也可达到饱腹作用。一日三餐要定时定量,早餐要吃好,午饭要吃饱,晚餐要吃少。不可不吃早餐,中午对付,晚上会餐,这样不利于减肥。进餐时不看电视、阅读报纸等。

2.减肥的饮食疗法

(1)充分摄取蛋白质、维生素和矿物质:每餐在肉、鱼、蛋、乳类和大豆制品中摄取2种以上;蔬菜类要绿、黄色和单色蔬菜合理搭配,约各占一半;海草、蘑菇、魔芋类等要充分摄取;每餐食品种类要在8种以上。

(2)要努力使副食的体积不减少:肉要选用瘦肉部位;肉类的热量按白肉、红肉和青鱼的顺序的增加;贝、虾、蟹类因热量低可充分摄取;使用食用果酱、调味汁、蛋黄酱、甜味剂等。

(3)要设法获得饱腹感:摄取汤类食品,品种要多。选用耐嚼的食品。

(4)采取措施,防止体重反弹:肥胖症的饮食疗法存在的问题是,一旦减肥成功也很难维持,容易反弹。对于这些情况必须进行指导:必须充分品味食物,咀嚼可以向大脑传递已经进食的信号。因此,养成每口咀嚼20次的习惯很重要;确定规则的、正确的进食时间:就寝前进食是肥胖的原因。特别是早餐应多吃,晚餐少吃,睡前则禁止进食;不要过多购买食物。

(5)减肥期间禁用的食品:油炸食品、腌制食品、加工的肉类食品(肉干、肉松、香肠)、饼干类(不含低温烘烤和全麦饼干)、汽水可乐类食品、方便类食品(方便面和膨化食品)、罐头类食品、话梅蜜饯类食品(果脯)、冷冻甜食类(冰激凌、冰棒、雪糕)、烧烤类食品。

(二)减肥食谱举例

1.一日膳食(1 400 kcal)

早餐:牛奶(牛奶250 g),全麦面包(全麦粉25 g),炝黄瓜条(黄瓜100 g)。

午餐:包子(标准粉100 g、白菜100 g、瘦猪肉50 g、韭菜25 g),拌海带100 g,西红柿鸡蛋汤(西红柿50 g、鸡蛋50 g、紫菜2 g)。

加餐:草莓100 g,黄瓜100 g。

晚餐:米饭(大米40 g、燕麦35 g),砂锅白菜(大白菜200 g、鲜蘑50 g),清蒸鱼(鲤鱼100 g)。

加餐:猕猴桃100 g,菜瓜100 g。

全日烹调用油20 g。

2.一日膳食(1 200 kcal)

早餐:牛奶燕麦粥[牛奶250 g、燕麦10 g、鸡蛋1个(鸡蛋50 g)],玉米面发糕(玉米粉25 g),拌卷心菜(卷心菜100 g、麻油1 g)。

午餐:米饭(大米70 g),清炖鸡(鸡块50 g),豆腐干炒芹菜(豆腐干25 g、芹菜200 g)。

加餐:苹果 200 g,黄瓜 200 g。

晚餐:荞麦面条(荞麦面粉 60 g),肉片柿子椒(瘦猪肉 50 g、柿子椒 150 g),炒西葫芦(西葫芦 125 g)。

全日烹调用油 15 g。

(三)运动指导

运动是超重与肥胖防控的重要措施。运动可增加脂肪分解,提高胰岛素敏感性。长期坚持适量运动,具有良好预防肥胖、减肥的作用,还可提高心肺功能,改善身体不良指标。

(1)只限制饮食而不合并增加体力活动或不采取其他措施时,减重的程度和持续效果均不易达到满意的程度。建议采用中等降低能量的摄入并积极参加体力活动的做法,使体重逐渐缓慢地降低。

(2)提倡采用规律的、中等强度的有氧活动或运动。因为中等或低强度运动可持续的时间长,运动中主要靠燃烧体内脂肪提供能量。如用心率来大致区分,进行中等强度体力活动量时的心率为 100～120 次/分,低强度活动时则为 80～100 次/分。

(3)每天安排进行体力活动的量和时间应按减体重目标计算,对于需要亏空的能量,一般多考虑采用增加体力活动量和控制饮食相结合的方法,其中 50%(40%～60%)应该由增加体力活动的能量消耗来解决,其他 50%可由减少饮食总能量和减少脂肪的摄入量以达到需要亏空的总能量。

(4)如希望在 1 个月内减体重 4 kg,每周需减体重 1 kg,则需每天亏空能量约 1 100 kcal,其中通过增加运动量以消耗 550 kcal,即每天需要增加中等强度体力活动 2 小时,或低强度体力活动3～4 小时。

(5)如计划在 1 个月内减体重 3 kg,每周需减体重 0.75 kg,需每天亏空能量约 800 kcal,其中通过运动增加消耗 400 kcal,每天需要增加中等强度体力活动 1.5～2 小时,或低强度体力活动2.5～3.5 小时。

(6)计划在 1 个月内减体重 2 kg,每周减体重 0.5 kg,则需每天亏空能量约 550 kcal,其中由体力活动增加消耗 300 kcal。最好每天增加中等强度体力活动 1～1.5 小时,或低强度体力活动2～3 小时。

(7)计划在 1 个月内减体重 1 kg,每周减体重 0.25 kg,则需每天亏空能量约 270 kcal,其中由增加体力活动量每天消耗 150 kcal。每天至少增加中等强度体力活动 1 小时或低强度体力活动约2 小时。

(8)要使已超重或肥胖者意识到,期望短期恢复到所谓的"理想体重"往往不太现实,但是即使在一年之内比原有体重减少 5%～10%也会对健康有极大好处。减肥成功后一定坚持健康的生活方式,否则体重会进一步增长,甚至超过减重前的原始水平。减肥反复失败会失去信心。

(四)心理干预

肥胖症也是一种心身疾病,它不仅和社会心理文化因素密切相关,同时与肥胖者自身情况、家庭及成长环境也密切相关。在进行健康管理时,应了解管理对象的心理状况,并进行相应的心理辅导。

1.认知疗法

改变管理对象的知识、观念、态度和行为,首先应当树立正确观念,即肥胖是可以预防和控制的,某些遗传因素也可以通过改变生活方式来抗衡,肥胖症必须防治,它不仅损害身心健康,降低生活质量,而且与发生慢性病息息相关。通过心理辅导,应让他们了解,在大多数情况下,不良环境或生活方式因素对超重与肥胖的发生可起促进作用并激活这一趋势,而改变膳食、加强体力活动对预防超重与肥胖是有效的。对超重与肥胖者,要强调监测体重和进行管理的重要性和必要性,对超重和肥胖症的健康管理是比较经济而有效的措施。

2.行为疗法

鼓励管理对象建立节食意识,每餐不过饱,尽量减少暴饮暴食的频度和程度;注意挑选脂肪含量低的食物;细嚼慢咽以延长进食时间,有助于减少进食量。另一种方法就是进食时使用较小的餐具,使得中等量的食物看起来也不显得单薄;也可按计划用餐,即在进餐前将一餐的食物按计划分装,自我限制进食量,使每餐达到七分饱;也可使漏餐者不致在下一餐过量进食。餐后加点水果可以满足进食欲望。改变进食行为常常有助于减少进食量而没有未吃饱的感觉。

(五)保健食品减肥指导

由于种种原因体重仍然不能减低者,或行为疗法效果欠佳者,可考虑用保健食品辅助减重。减重所选择的食品应是国家正式批准的保健食品或特殊膳食食品。健康管理师应提供使用减肥食品的指导,同时进行合理膳食和运动指导。

(六)非药物干预体重管理

在健康管理师指导下进行 3 个月强化健康管理,即非药物干预体重健康管理。通过管理有计划的减少体重,同时要养成健康的生活习惯。3 个月强化健康管理期结束后,健康管理师定期随访,鼓励其坚持健康的生活方式,防止体重反弹。

(七)养成经常检测体重的习惯

为了加强体重管理,应该提倡家中购买体重计,经常检测,只有这样才能及时知道体重的增加和减肥效果。

（安会云）

第四节　高血压的健康管理

高血压健康管理主要依据《中国高血压防治指南 2010》。通过健康管理,使被管理的对象要掌握以下内容。

一、什么是高血压

高血压是最常见的慢性病,是我国人群脑卒中和冠心病发病及死亡的主要危险因素。国内外的实践证明,高血压是可以预防和控制的疾病,降低高血压患者的血压水平,可明显减少脑卒中及心脏病事件,明显改善患者的生存质量,有效降低疾病负担。

高血压定义:在未使用降压药物的情况下,收缩压≥18.7 kPa(140 mmHg)和/或舒张压≥12.0 kPa(90 mmHg);根据血压升高水平,又进一步将高血压分为 1 级、2 级和 3 级。一般需要非同日测量 3 次来判断血压升高及其分级,尤其是轻、中度血压升高者。

要注意的是,大多数患者早期没有明显症状,有的患者即使血压很高,也不会感到身体不适。血压水平分类和定义见表 15-2。

表 15-2　血压水平分类和定义(mmHg)

分类	收缩压		舒张压
正常血压	<120	和	<80
正常高值血压	120~139	和/或	80~89
高血压	≥140	和/或	≥90
1 级高血压(轻度)	140~159	和/或	90~99
2 级高血压(中度)	160~179	和/或	100~109
3 级高血压(重度)	≥180	和/或	≥110
单纯收缩期高血压	≥140	和	<90

当收缩压和舒张压分属于不同级别时,以较高的分级为准。

二、我国人群高血压的重要危险因素

(一)人口学因素

原发性高血压是一种由多基因、多环境危险因子交互作用而形成的慢性疾病。世界卫生组织调查显示,男性收缩压每年增加 0.04~0.12 kPa(0.29~0.91 mmHg),女性为 0.08~0.17 kPa(0.6~1.31 mmHg),这些资料显示,随着年龄的增长,男性比女性(更年期前)血压增加快速,在更年期后女性增加较快。高血压具有家族聚集倾向,一般认为遗传因素大约占 40%,环境因素大约占 60%。

(二)高钠、低钾膳食

人群中,钠盐(氯化钠)摄入量与血压水平和高血压患病率呈正相关,而钾盐摄入量与血压水平呈负相关。膳食钠与钾的比值与血压的相关性更强。高钠、低钾膳食是导致我国大多数高血压患者发病的主要危险因素之一。

(三)超重和肥胖

身体脂肪含量与血压水平呈正相关。人群中体重指数(BMI)与血压水平呈正相关。我国 24 万成人随访资料的汇总分析显示,BMI≥24 kg/m² 者发生高血压的风险是体重正常者的 3~4 倍,腰围≥90 cm(男性)或≥85 cm(女性),发生高血压的风险是腰围正常者的 4 倍以上。

(四)饮酒

过量饮酒也是高血压发病的危险因素,人群高血压患病率随饮酒量增加而升高。虽然少量饮酒后短时间内血压会有所下降,但长期少量饮酒可使血压轻度升高;过量饮酒则使血压明显升高。如果每天平均饮酒>3 个标准杯(1 个标准杯相当于 12 g 酒精),收缩压与舒张压分别平均升高 0.47 kPa(3.5 mmHg)与 0.28 kPa(2.1 mmHg),且血压上升幅度随着饮酒量增加而增大。

(五)精神紧张

长期精神过度紧张也是高血压发病的危险因素,长期从事高度精神紧张工作的人群高血压患病率增加。

三、高血压的危害

高血压对人体危害非常大,不仅直接产生头痛、头晕、失眠、烦躁、心悸、胸闷等一系列症状,而且长期下去对心、脑、肾及其他器官的损伤也是非常严重的。许多高血压患者死于卒中、心力衰竭和肾衰竭。高血压的危害如下。

（一）心力衰竭、心律失常及高血压猝死

长期高血压会加重心脏左心室负担，使左心室出现代偿性肥厚、扩张，引起心力衰竭。

（二）高血压引起脑卒中

高血压会引起脑部血管病变及硬化，当血管发生阻塞、产生栓塞时，高血压导致血管破裂，引起脑卒中即中风。研究发现，收缩压每升高 1.3 kPa(10 mmHg)，亚洲人群脑卒中与致死性心肌梗死风险分别增加 53% 与 31%。

（三）高血压可引起冠心病

长期高血压将加速动脉粥样硬化，引起冠心病（包括心绞痛、心肌梗死等）。高血压是我国心脑血管疾病首位危险因素，每年 300 万例心血管死亡中至少一半与高血压有关。

（四）高血压引起其他疾病

长期高血压可以导致肾脏损害，肾衰竭（严重的引起尿毒症）。在重度高血压患者中，终末期肾病发生率是正常血压者的 11 倍以上，即使血压在正常高值水平也达 1.9 倍。引起眼睛的损坏，眼底动脉硬化等。

四、高血压健康管理的目标

(1)限制钠盐每人每天通过各种食物摄入的食盐量＜6 g，增加钾盐摄入。
(2)降低体重 5%～10%，最好达到 BMI＜24 kg/m²。
(3)戒烟、限酒。
(4)坚持适量运动：每周适量体力活动 3～5 次，每次不少于 30 分钟。
(5)减轻精神压力，保持心理平衡。
(6)如有其他慢病危险因素要进行干预，使其得到一定的改善。
(7)维持健康血压：收缩压＜16.0 kPa(120 mmHg)和舒张压＜10.7 kPa(80 mmHg)。
(8)坚持合理用药。

五、高血压健康管理的内容

（一）减少钠盐摄入

首先在膳食评估中要了解服务对象的膳食钠盐摄入量和来源。指导其尽可能减少钠盐的摄入量，并增加食物中钾盐的摄入量。主要措施包括以下几点。
(1)尽可能减少烹调用盐，建议使用可定量的盐勺。
(2)减少味精、酱油等含钠盐的调味品用量。
(3)少食或不食含钠盐量较高的各类加工食品，如咸菜、火腿、香肠以及各类炒货。
(4)增加蔬菜和水果的摄入量。
(5)注意补充钾和钙，膳食中应增加含钾多，含钙高的食物，如绿叶菜、鲜奶、豆制品、土豆等。
(6)肾功能良好者，使用含钾的烹调用盐。
一日膳食举例。
早餐：牛奶 1 袋(脱脂)，面包(花卷 1 个)，鸡蛋，卤豆腐干，拌卷心菜。
午餐：二米饭，蒸红薯，清蒸鱼，拌海带丝，小白菜，番茄鸡蛋汤。

加餐：柑橘。

晚餐：麦片大米粥，2个发面馒头，卤豆腐干，鸡肉丝烩金针菇，豆皮拌芹菜。

(二)控制体重

具体内容请见超重与肥胖健康管理部分。减重的速度因人而异，通常以每周减重 0.5～1.0 kg为宜。对于非药物措施减重效果不理想的重度肥胖患者，应在医师指导下使用减肥药物控制体重。

(三)戒烟

健康管理师应强烈建议并督促高血压患者戒烟，并指导患者寻求药物辅助戒烟，同时也应对戒烟成功者进行随访和监督，避免复吸。

(四)限制饮酒

长期大量饮酒可导致血压升高，限制饮酒量则可明显降低高血压的发病风险。所有患者均应控制饮酒量，每天酒精摄入量不应超过 25 g（男性）、15 g（女性）。不提倡高血压患者饮酒，如饮酒，则应少量：白酒或葡萄酒（或米酒）或啤酒的量每天分别少于 50 mL、100 mL 和 300 mL。

(五)运动指导

定期的体育锻炼则可产生重要的治疗作用，可降低血压、改善糖代谢等。因此，每天应进行适当的体力活动（每天 30 分钟左右）；而每周则应有 3 次以上的有氧体育锻炼。指导服务对象坚持适量运动并进行运动情况监测。

(六)心理干预

长期的精神压力和心情抑郁是引起高血压和其他慢性病的重要原因之一。因此，鼓励高血压患者参加体育锻炼、绘画等文化活动，参与社交活动，可向同伴们倾诉心中的困惑，得到同龄人的劝导和理解，保持乐观心态。

在进行健康管理时，应了解管理对象的心理状况，并进行相应的心理辅导。健康管理师应采取各种措施，帮助患者预防和缓解精神压力以及纠正和治疗病态心理，必要时建议患者寻求专业心理辅导或治疗。

(七)坚持定期测量血压

正常成年人，每年至少测量 1 次血压；35 岁以上的所有就诊患者，均应测量血压；易患高血压的高危人群，每 6 个月至少测量 1 次血压；高血压患者血压达标者，每周测量血压 1～2 天；血压未达标者，每天测量血压 1 次；提倡高血压患者进行家庭血压测量；学会正确测量血压；测量前至少休息5 分钟，坐在靠背椅上测血压，要裸露右上臂，袖带大小合适并紧贴上臂，袖带要与心脏保持在同一水平，测压时保持安静不讲话、不活动肢体，每回测压 3 次，每次间隔 1～2 分钟，以3 次平均值为结果。

(八)高血压的药物治疗指导

(1)不要乱用药物：降压药有许多种，作用也不完全一样。要根据个体情况，遵循医嘱用药，不要听别人推荐用药，不听信广告宣传用药。根据医嘱用药，联合用药可产生协同作用，减少每种药物剂量，减少不良反应。

(2)降压不能操之过急：有些人一旦发现高血压，恨不得立即把血压降下来，随意加大药物剂量，很容易发生意外。短期内降压幅度最好不超过原血压的 20%，血压降得太快或过低都会发生头晕、乏力，重的还可导致缺血性脑卒中和心肌梗死。

(3)服药期间定时测量血压，及时调整服药剂量。有些患者平时不测血压，仅凭自我感觉服药。感觉无不适时少服一些,头晕不适就加大剂量。其实,自觉症状与病情轻重并不一致,血压过低也会出现头晕不适,继续服药很危险。正确的做法是,定时测量血压,及时调整剂量,维持巩固。

(4)切莫间断服药,有的患者用降压药时服时停,血压一高吃几片,血压一降马上停药,这种间断服药,不仅不能使血压稳定,还可使病情发展。

(5)最好不要在临睡前服用降压药。临床发现,睡前服降压药易诱发脑血栓、心绞痛、心肌梗死。正确的方法是睡前2小时服药。

(安会云)

第五节 血脂异常的健康管理

血脂异常健康管理主要依据《中国成人血脂异常防治指南》。

一、什么是血脂异常

血脂是血浆中的胆固醇(TC)、甘油三酯(TG)和类脂,如磷脂等的总称。血脂异常是指 TC、TG、低密度脂蛋白胆固醇(LDL-C)增高,高密度脂蛋白胆固醇(HDL-C)降低。血脂异常在发病早期可能没有不舒服的症状。多数患者在发生了冠心病、脑卒中后才发现血脂异常,可表现为头晕、头痛、胸闷、心痛、乏力等。

我国人群的血脂适宜水平如下。

(一)TC

(1)TC<5.18 mmol//L 为合适范围。

(2)TC 在 5.18~6.1 mmol/L 为边缘升高。

(3)TC≥6.22 mmol/L 为升高。

(二)TG

(1)TG<1.70 mmol/L 为合适范围。

(2)TG 在 1.70~2.25 mmol/L 为边缘升高。

(3)TG≥2.26 mmol/L 为升高。

(三)LDL-C

(1)LDL-C<3.37 mmol/L 为合适范围。

(2)LDL-C 在 3.37~4.12 mmol/L 为边缘升高。

(3)LDL-C≥4.14 mmol/L 为升高。

(4)LDL-C 增高是动脉粥样硬化发生、发展的主要脂质危险因素。故最好采用 LDL-C 取代 TC 作为对冠心病及其他动脉粥样硬化性疾病的危险性评估。

(四)HDL-C

(1)HDL-C<1.04 mmol/L 为减低。

(2)HDL-C≥1.55 mmol/L 为升高。

(3)若<0.91 mmol/L,称为低 HDL-C 血症。

基础研究证实,HDL 能将外周组织如血管壁内胆固醇转运至肝脏进行分解代谢,提示 HDL 具有抗动脉粥样硬化作用。

二、血脂异常的危险因素

(1)人口学因素:研究认为血脂异常是一种由遗传和环境危险因素共同作用的结果。胆固醇水平常随年龄而上升,但＞70 岁后不再上升甚或有所下降。中青年期女性低于男性,女性绝经后 TC 水平较同年龄男性高。家族中有早发血脂异常或冠心病患者。

(2)饮食习惯:长期高胆固醇、高饱和脂肪酸摄入可造成血脂升高。

(3)体力活动或体育锻炼过少。

(4)超重或肥胖。

(5)吸烟、过量饮酒。

(6)精神长期处于紧张状态。

三、高脂血症的危害

大量的流行病学调查结果表明,血脂异常是高血压、脑卒中、动脉粥样硬化和冠心病等多种慢病的重要危险因素。高血脂是导致动脉粥样硬化的重要因素,过多的脂肪沉积于动脉内膜,形成粥样斑块,使管腔缩小,造成供血部位缺血性损害,最终发生各器官功能障碍。

(1)冠心病(包括心绞痛、心肌梗死、心律失常、心搏骤停等)。

(2)缺血性脑卒中(偏瘫、失语、意识障碍、吞咽困难甚至生命危险)。

(3)肾性高血压、肾衰竭。

(4)眼底血管病变、视力下降、失明等。

四、血脂异常健康管理的目标

(1)减少饱和脂肪酸和胆固醇的摄入。

(2)增加能够降低 LDL-C 食物的摄入(如植物甾醇、可溶性纤维)。

(3)降低体重 5%～10%,最好达到 BMI＜24 kg/m²。

(4)增加有规律的体力活动。

(5)如有其他慢病危险因素要进行干预,使其得到一定的改善。

(6)维持血脂在适宜的水平。

五、血脂异常健康管理的内容

(一)平衡膳食及合理营养指导

高脂血症与饮食的关系最为密切,控制饮食对高脂血症的防治是十分重要的。

(1)减少饱和脂肪酸和胆固醇的摄入对降低 LDL-C 作用最直接,效果最明显,也最容易做到。饮食应限制动物油脂、动物脑髓内脏、蛋黄、黄油等;烹调不用动物油。

(2)选用富含能够降 LDL-C 膳食成分的食物(如富含植物甾醇、可溶性纤维)。不吃甜食和零食,多吃蔬菜、水果和豆类食品。以大米为主食的饮食习惯,三餐中至少一餐改为面食,每天要吃 50～100 g 粗粮。

(3)宜低盐饮食,食油宜用豆油、花生油、菜油、麻油、玉米胚芽油,适量选用橄榄油或核桃油等。

(4)饥饱适度,每餐进食量以下一餐就餐前半小时有饥饿感为度,不宜采用饥饿疗法,过度的饥饿反而使体内脂肪加速分解,使血液中脂肪酸增加。

(5)多吃有降脂作用的食物。①大豆:大豆及其制品中含有丰富的不饱和脂肪酸、维生素E和卵磷脂,三者均可降低血中的胆固醇。②黄瓜:黄瓜中含有的丙醇二酸,可抑制糖类物质转化为脂肪,尤其适用于心血管病患者。③大蒜:新鲜的大蒜或大蒜提取物可降低胆固醇。大蒜的降脂效能与大蒜内所含的物质,蒜素有关,它具有抗菌、抗肿瘤特性,能预防动脉粥样硬化,降低血糖和血脂等。④洋葱:其降血脂效能与其所含的烯丙基二硫化物及少量硫氨基酸有关,这些物质属于配糖体,除降血脂外还可预防动脉粥样硬化,是防止心血管疾病的理想食物。⑤蘑菇:含有一种嘌呤衍生物,有降血脂作用。⑥牛奶:含有羟基,甲基戊二酸,能抑制人体内胆固醇合成酶的活性,从而抑制胆固醇的合成,降低血中胆固醇的含量。⑦茶叶:有降低胆固醇的效果。⑧生姜:生姜内含有一种类似水杨酸的有机化合物,该物质的稀溶液的稀释剂和防凝剂对降血脂、降血压、防止血栓形成有一定作用。⑨香菇、黑木耳:能降低血清胆固醇、甘油三酯及低密度脂蛋白水平,经常食用可使身体内高密度脂蛋白增加。

(6)食谱举例。①早餐:脱脂牛奶250 mL,玉米发面糕(玉米面100 g),拌莴笋丝150 g。②午餐:馒头或米饭100 g,炖豆腐(海米15 g、香菇25 g、豆腐100 g),炒茄子(茄子100 g)。③晚餐:玉米面粥,馒头(100 g),番茄炒圆白菜(番茄50 g、圆白菜100 g),蘑菇鸡块(鸡块100 g)。④全日烹调用油10 g。

(7)高脂血症患者保健汤。①海带木耳肉汤:取海带、黑木耳各15 g,瘦猪肉60 g,味精、精盐、淀粉适量。海带、木耳切丝,猪肉切成丝或薄片,用淀粉拌好,与海带丝、木耳丝同入锅,煮沸,加入味精和淀粉,搅匀即成。②百合芦笋汤:取百合50 g,芦笋250 g,黄酒、味精、精盐和素汤适量。先将百合浸泡洗净,锅中加入素汤,将泡好的百合放入汤锅内,加热烧几分钟,加黄酒、精盐、味精调味,倒入盛有芦笋的碗中即成。③山楂首乌汤:取山楂、何首乌各15 g,白糖20 g。先将山楂、何首乌洗净、切碎,一同入锅,加水适量,浸泡2小时,再熬煮约1小时,去渣取汤,日服1剂,分两次温服。④山楂银花汤:取山楂30 g,金银花6 g,白糖20 g。先将山楂、金银花放在勺内,用文火炒热,加入白糖,改用小火炒成糖钱,用开水冲泡,日服1剂。

(二)运动指导

应用减轻体重干预和增加体力活动的措施可以加强降低LDL-C效果,还可以获得降低LDL-C之外进一步降低缺血性心血管病危险的效益。因此,适量运动和控制体重是预防血脂过高的重要措施之一。指导服务对象坚持适量运动并进行运动情况监测。

(三)戒烟限酒

指导服务对象积极开展戒烟限酒,以便进一步控制患者的心血管病综合危险因素。

(四)心理干预

在进行健康管理时,应了解管理对象的心理状况,并进行相应的心理辅导。健康管理师应采取各种措施,帮助患者预防和缓解精神压力以及纠正和治疗病态心理,必要时建议患者寻求专业心理辅导或治疗。

(五)提倡适量饮茶

茶叶中含有的儿茶碱有增强血管柔韧性、弹性和渗透性的作用,可预防血管硬化。茶叶中的茶碱和咖啡因能兴奋神经,促进血液循环,减轻疲劳和具有利尿作用。适量饮茶能消除油腻饮食而减肥。但过多喝浓茶,会刺激心脏,使心跳加快,对身体有害。

六、血脂异常健康管理的流程

（1）健康管理的前 3 个月优先考虑降低 LDL-C。因此,在首诊时健康管理师应通过询问和检查了解健康管理对象在以下几方面是否存在问题:①是否进食过多的升高 LDL-C 的食物;②是否肥胖;③是否缺少体力活动;④如肥胖或缺少体力活动,是否有代谢综合征。

为了解和评价摄入升高 LDL-C 食物的状况,推荐使用高脂血症患者膳食评价表。该表虽然不能取代营养师所作的系统性膳食评价,但可以帮助健康管理师发现管理对象所进能升高 LDL-C 的食物,以便有效指导下一步的干预。

（2）首诊发现血脂异常时,应立即开始必要的健康管理。主要是减少摄入饱和脂肪和胆固醇,也鼓励开始轻、中度的体力活动。

（3）管理进行 6～8 周后,应监测血脂水平,如果已达标或有明显改善,应继续进行管理。否则,可通过如下手段来强化降脂。首先,进一步强化膳食干预。其次,选用能降低 LDL-C 的植物甾醇,也可以通过选择食物来增加膳食纤维的摄入。含膳食纤维高的食物主要包括全谷类食物、水果、蔬菜、各种豆类。

（4）再进行管理 6～8 周后,应再次监测患者的血脂水平,如已达标,继续保持强化管理。如血脂继续向目标方向改善,仍应继续管理,不应启动药物治疗。如检测结果表明不可能仅靠管理达标,应考虑加用药物治疗。

（5）经过上述两个管理过程后,如果管理对象有代谢综合征,应开始针对代谢综合征的健康管理。代谢综合征健康管理主要是减肥和增加体力活动。在达到满意疗效后,定期监测管理对象的依从性。

（6）在健康管理的第 1 年,监测 1 次/4～6 个月,以后随诊 1 次/6～12 个月。对于加用药物的患者,更应经常随访。

健康管理师对于启动和维持血脂管理均起着至关重要的作用。健康管理师的知识、态度和说服技巧决定了干预能否成功。应向管理对象说明健康管理的多重效益,并强调说明即使使用药物仍需要必要的健康生活方式干预。

（安会云）

参 考 文 献

[1] 洪梅.临床护理操作与护理管理[M].哈尔滨:黑龙江科学技术出版社,2021.

[2] 张世叶.临床护理与护理管理[M].哈尔滨:黑龙江科学技术出版社,2020.

[3] 赵云.现代护理学精要[M].西安:陕西科学技术出版社,2021.

[4] 朱玉华.实用医学护理与管理[M].天津:天津科学技术出版社,2020.

[5] 吴雯婷.实用临床护理技术与护理管理[M].北京:中国纺织出版社,2021.

[6] 屈庆兰.临床常见疾病护理与现代护理管理[M].北京:中国纺织出版社,2020.

[7] 曾广会.临床疾病护理与护理管理[M].北京:科学技术文献出版社,2020.

[8] 周晓丹.现代临床护理与护理管理[M].北京:科学技术文献出版社,2021.

[9] 王春红.现代护理管理新进展[M].天津:天津科学技术出版社,2020.

[10] 窦超.临床护理规范与护理管理[M].北京:科学技术文献出版社,2020.

[11] 李雪梅.实用护理学与护理管理[M].哈尔滨:黑龙江科学技术出版社,2021.

[12] 左岚.现代临床护理实践与护理管理[M].北京:科学技术文献出版社,2020.

[13] 张艳.新编实用临床护理学[M].青岛:中国海洋大学出版社,2021.

[14] 王婷,王美灵,董红岩,等.实用临床护理技术与护理管理[M].北京:科学技术文献出版社,2020.

[15] 那娜.实用临床护理与管理[M].南昌:江西科学技术出版社,2020.

[16] 徐明明.现代护理管理与临床护理实践[M].北京:科学技术文献出版社,2021.

[17] 刘玉春,牛晓琳,何兴莉.临床护理技术及管理[M].北京:华龄出版社,2020.

[18] 张书霞.临床护理常规与护理管理[M].天津:天津科学技术出版社,2020.

[19] 李葆华,王鹏.健康体检与管理机构护理工作常规[M].北京:中国医药科学技术出版社,2021.

[20] 周更苏,周建军.护理管理[M].北京:人民卫生出版社,2020.

[21] 张俊英.精编临床常见疾病护理[M].青岛:中国海洋大学出版社,2021.

[22] 汤优优.现代护理管理与常见病护理[M].北京:科学技术文献出版社,2020.

[23] 翟荣慧.临床护理实践指导与护理管理[M].北京:科学技术文献出版社,2020.

[24] 张容.医疗护理员服务管理规范[M].福州:福建科学技术出版社,2021.

[25] 郑学风.实用临床护理操作与护理管理[M].北京:科学技术文献出版社,2020.

[26] 黄方.新编临床护理学[M].北京:科学技术文献出版社,2021.

[27] 田桂英.护理学基础与标准化护理管理[M].北京:科学技术文献出版社,2020.

[28] 高淑平.专科护理技术操作规范[M].北京:中国纺织出版社,2021.

[29] 张琼芬.护理学临床实践与护理管理[M].长春:吉林科学技术出版社,2020.

[30] 黄浩,朱红.临床护理管理标准化手册[M].成都:四川科学技术出版社,2020.

[31] 王蕾.临床护理理论与管理[M].长春:吉林科学技术出版社,2020.

[32] 刘爱杰,张芙蓉,景莉,等.实用常见疾病护理[M].青岛:中国海洋大学出版社,2021.

[33] 刘洪军.现代临床护理与质量管理[M].北京:科学技术文献出版社,2020.

[34] 张翠华,张婷,王静,等.现代常见疾病护理精要[M].青岛:中国海洋大学出版社,2021.

[35] 姜鑫.现代临床常见疾病诊疗与护理[M].北京:中国纺织出版社,2021.

[36] 张丽蓉.个性化程序化护理干预在偏头痛性眩晕治疗中的应用效果分析[J].中国农村卫生,2021,13(10):72-74.

[37] 乔丽萍,张莉,王剑鹰.心理应激对策在治疗慢性盆腔炎护理中的应用[J].中国药物与临床,2020,20(20):3534-3536.

[38] 杨红云.健康教育应用于慢性胃炎护理中对生活质量的改善分析[J].医学食疗与健康,2021,19(4):182-183.

[39] 余雪纷.早期护理干预在急性乳腺炎护理中的应用分析[J].中外医疗,2020,39(5):126-128.

[40] 张燕.心理护理联合针灸对急性脑梗死后吞咽困难患者的影响研究[J].中国继续医学教育,2021,13(4):180-184.